AF473046

Dr ALFRED MARTINET

CLINIQUE

ET

THÉRAPEUTIQUE

CIRCULATOIRES

MASSON & Cie, ÉDITEURS
LIBRAIRES DE L'ACADÉMIE DE MÉDECINE
20, BOULEVARD SAINT-GERMAIN, PARIS

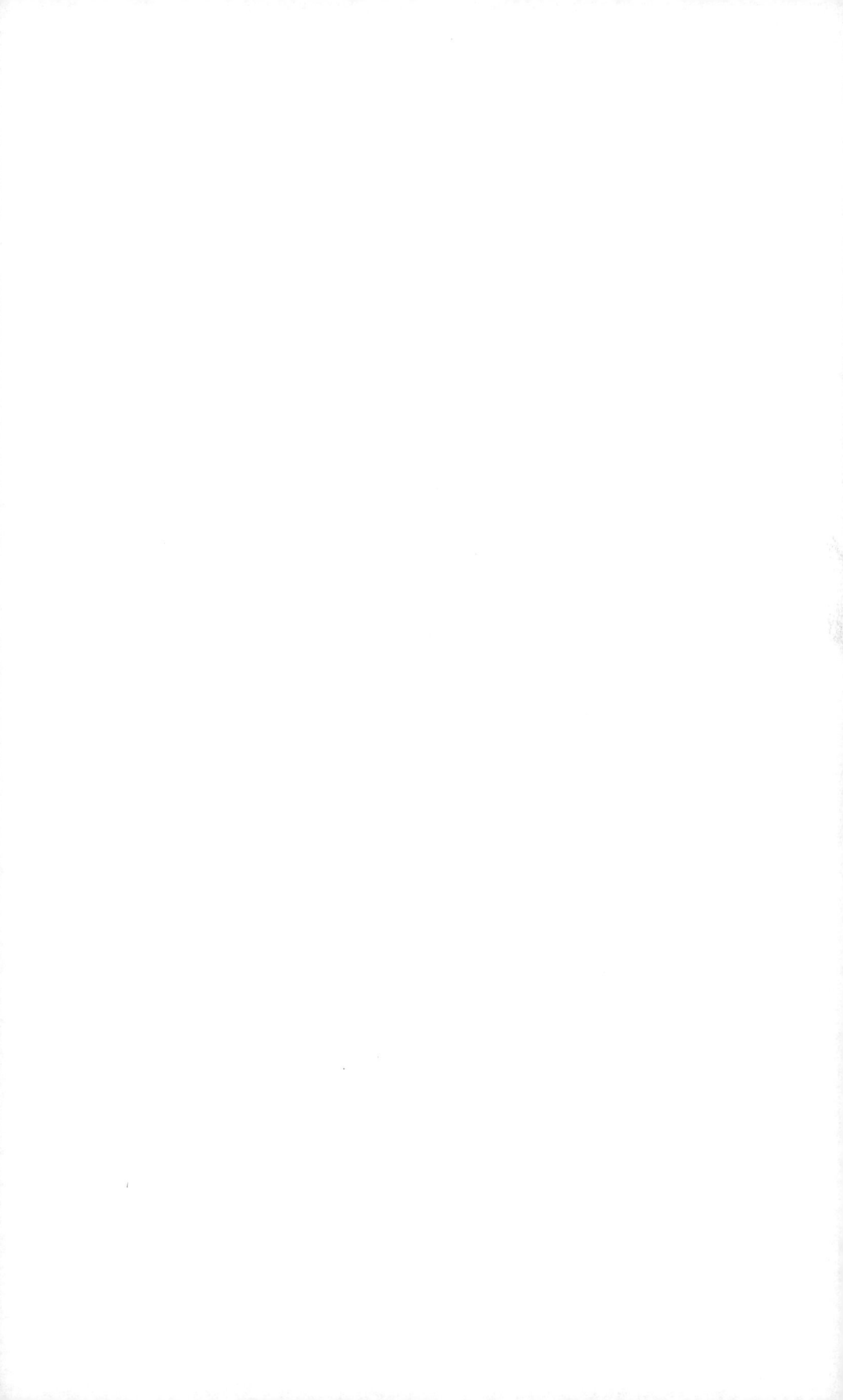

CLINIQUE

ET

THÉRAPEUTIQUE

CIRCULATOIRES

DU MÊME AUTEUR

Pressions artérielles et viscosité sanguine : *Circulation, Nutrition, Diurèse* 1 vol in-8 de 273 pages, avec 102 figures en noir et en couleurs **7 fr.**

Les Médicaments usuels. — 4e édition, entièrement refondue et conforme à la nouvelle édition du Codex (1908) 1 vol in-8, de la *Bibliothèque de Thérapeutique clinique*, de XVI-610 pages. . . . . **6 fr.**

Les Aliments usuels : *Composition, Préparation.* 2e édition revue et augmentée. 1 vol. in-8 de la *Bibliothèque de Thérapeutique clinique*, de VI-352 p . **4 fr**

Les Régimes usuels, par Paul Le Gendre, médecin de l'Hôpital Lariboisière, et Alfred Martinet. 1 vol in-8, de la *Bibliothèque de Thérapeutique clinique*, de IV-435 pages . . . . **5 fr.**

Thérapeutique usuelle des maladies de l'appareil respiratoire. 1 vol. in-8 de la *Bibliothèque de thérapeutique clinique*. de 295 pages **3 fr. 50**

Thérapeutique usuelle des maladies de la nutrition, par Paul Le Gendre, médecin de l'Hôpital Lariboisière, et Alfred Martinet. 1 vol. in-8, de la *Bibliothèque de Thérapeutique clinique*, de IV-429 pages . . . . . **5 fr.**

Les Agents physiques usuels : *Climatothéraphie, Hydrothérapie, Crénothérapie, Kinésithérapie, Thermothérapie, Méthode de Bier, Électrothérapie, Radium thérapie*, par les Drs A. Martinet, Mougeot, Desfosses, Durey, Ducrocquet, Delherm, Dominici. 1 vol. in-8° de la *Bibliothèque de Thérapeutique clinique* avec 170 figures et 3 planches hors texte. . . . . **8 fr.**

CLINIQUE

ET

THÉRAPEUTIQUE

CIRCULATOIRES

PAR

Le Dr Alfred MARTINET

MASSON & Cie, ÉDITEURS
LIBRAIRES DE L'ACADÉMIE DE MÉDECINE
120, Bd SAINT-GERMAIN, PARIS (VIe)
1914

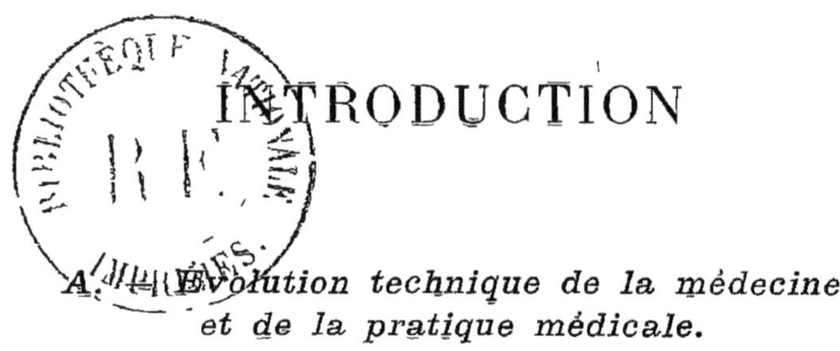

INTRODUCTION

A. — Évolution technique de la médecine et de la pratique médicale.

Comme nous l'écrivions dans notre précédent volume[1] : « tout en conservant pieusement les acquisitions du passé, la cardiologie s'est orientée surtout depuis une dizaine d'années vers des méthodes d'exploration vraiment nouvelles qui l'ont en une certaine mesure rénovée. Elles sont surtout d'ordre *physiopathologique* ; elles surprennent, enregistrent, mesurent les phénomènes circulatoires en pleine période de fonctionnement vital. Beaucoup plus pénétrantes que les méthodes précédentes, elles ont été déjà extrêmement fructueuses et promettent de l'être encore beaucoup plus. »

D'incontestables acquisitions diagnostiques et thérapeutiques ont été la conséquence de ces progrès physiopathologiques conditionnés eux-mêmes par cette évolution méthodique, par cette *incorporation* rapide et intégrale *à la clinique* de techniques rigoureuses ou bien inconnues jusque-là ou bien pratiquées seulement de façon fragmentaire et exceptionnelle dans quelques rares laboratoires.

Maints esprits sont troublés par cette intrusion dans le

1. *Pressions artérielles et viscosité sanguine*, 1912, Masson, édit.

domaine médical de constatations, de méthodes, de formules, d'apparence mathématique dont la rigueur même les déconcerte et les effraie. Aucun doute cependant que ce soit la condition et le signe du progrès.

Récemment encore nous pouvions lire une diatribe fort spirituelle d'ailleurs relative aux néo-mécaniciens. Ces exercices de rhétorique retardent de plus d'un siècle.

La notion du nombre, de la mesure a pénétré en clinique le jour où vers la fin du siècle dernier un médecin s'est avisé de compter les battements du pouls ou la fréquence des mouvements respiratoires. Ce fut un beau tolle. Rist rappelle [1] que G.-L. Bayle, interne de Corvisart en 1803, fut raillé publiquement par son chef à cause de l'importance qu'il paraissait attacher à certains symptômes tels que le nombre des pulsations et des mouvements respiratoires. F.-J. Double [2] estimait de même ces recherches futiles et funeste à la science la notion de la quantité, du nombre, de la mesure, du « calcul arithmétique ». Le morceau mérite d'être cité dans son intégralité.

« Quelle que soit l'importance que j'attache, écrivait cet auteur, au mode d'exploration du pouls, je ne peux m'empêcher de signaler comme inutile par ses résultats et comme ridicule par son affectation, la pratique qui semble vouloir s'accréditer de calculer, montre en main, le nombre des pulsations de l'artère brachiale. Cette pratique frivole qui nous est venue de la lecture des médecins anglais du siècle dernier, dans les observations desquelles on lit sans cesse : « Le pouls donnait tant de pulsations par minute » n'offre que sécheresse et aridité. Ceux qui l'emploient ne savent voir autre chose, dans l'exploration du pouls, que le nombre

1. *Presse médicale*, 3 mai 1913, p. 358 et 14 juillet 1913, p 485 Diagnostic des maladies thoraciques avant l'auscultation et la percussion

2. *Séméiologie générale ou traité des signes et de leur valeur dans les maladies*, t II, p 141-142. Paris, Croullebois, 1817.

de ses pulsations : ils en laissent échapper les modifications les plus essentielles, les seules capables de fournir à l'observateur des signes importants et des éclaircissements utiles. Ils ignorent ou ils oublient que, sous le rapport de la quantité des battements artériels produits dans un temps donné, chaque individu, chaque âge, chaque situation de la vie et je dirai presque chaque instant de la journée apportent des différences qui détruisent tout ce que ce procédé paraît avoir d'exactitude mathématique. *Si le calcul* arithmétique se glisse jamais à ce point dans la médecine clinique, c'en est fait de la science. On finira par voir un jour les médecins supputer, une balance à la main, la quantité des selles, d'urines, de crachats, etc., rendus dans telle ou telle maladie. Loin de nous ces méthodes minutieuses, ces froids procédés ; ils étoufferaient tout le mérite du tact médical ; ils en éteindraient le génie et en détruiraient les beaux résultats. »

Tout commentaire serait superflu. L'introduction du thermomètre en clinique a soulevé les mêmes polémiques et suscité les mêmes critiques littéraires. Il en est de même aujourd'hui de la sphygmomanométrie et de la viscosimétrie. Il en sera de même demain de telle nouvelle exploration plus précise et plus pénétrante que celles qui l'avaient précédé.

C'est une loi générale et salutaire de l'esprit humain. Cette néophobie, instinctive chez d'aucuns, et ces critiques sont des conditions essentielles du progrès. Elles permettent de séparer le bon grain de l'ivraie, le faux du vrai, le temporaire du définitif. Elles renferment presque toujours comme nous l'allons voir une part de vérité, et obligent les novateurs à donner à leurs techniques plus de précision, à leurs exposés plus de clarté, à éviter les erreurs et les illusions, à serrer de plus près le phénomène. Elles sont la pierre de touche scientifique. La vérité seule y résiste. L'erreur peut avoir un succès voire grand, mais temporaire ; son règne est nécessairement limité ; seule la vérité s'impose et demeure.

Voyons donc ce que ces critiques ont de fondé, quelle est la part de vérité qu'elles renferment et le profit qu'on en peut tirer.

* * *

On peut faire à cette notion de la médecine conçue comme une science exacte, ou du moins susceptible de le devenir, trois objections :

1° Une première *d'ordre scientifique* consiste à déclarer que l'introduction en médecine des notions précises de mesure, de nombre, de calcul est à priori fallacieuse, erronée, inadéquate à son objet.

2° Une seconde d'ordre *psychologique* consiste à déclarer que l'éducation scientifique est inutile, sinon nuisible, à la pratique médicale.

3° La dernière d'ordre *pratique* consiste à déclarer que l'application, la mise en œuvre desdites techniques est impossible dans la pratique courante.

Examinons successivement ces diverses objections.

* * *

Il convient de reconnaître ce qu'il peut y avoir d'exact, ou du moins d'apparemment fondé, peut-être à l'insu même de leurs auteurs, dans les *critiques relatives à l'introduction en médecine du nombre et du calcul.*

Un phénomène biologique quelconque est extrêmement complexe ; il est fonction d'un très grand nombre de facteurs dont la plupart échappent à notre emprise, à notre mesure ; dans ces conditions il semble absurde, à priori, de vouloir établir une relation numérique entre ce phénomène, la sécrétion hydrique urinaire par exemple et quelques-uns des facteurs mesurables qui le conditionnent. La vérité cependant est la suivante. Des facteurs qui interviennent dans la variation quantitative d'un phénomène biologique, les uns de première grandeur, sont indispensables à connaître pour arriver à une approximation même grossière, les autres de deuxième, de troisième, de quatrième grandeur sont pratiquement négligeables parce qu'ils n'influent sur le phénomène que d'une façon insignifiante par rapport aux premiers. Prenons l'exemple de l'orbite d'une planète, elle est régie par la loi de la gravitation universelle, et il n'est pas dans l'espace de corps astral de masse si minime et d'éloignement si considérable qui soit qui n'influe sur la forme de cette orbite; en fait et pratiquement un très petit nombre, quelques unités ou quelques groupes seuls conditionnent cette orbite et leur connaissance suffit à la déterminer, la connaissance des autres est négligeable.

Un nombre considérable de facteurs intervient certainement dans le déterminisme de la sécrétion urinaire. En fait la considération des seuls facteurs : pression différentielle sanguine, viscosité du sang, calibre des capillaires glomérulaires, perméabilité épithéliale, paraît conduire à une approximation très suffisante de l'excrétion hydrique rénale.

On trouve déjà dans le texte précité de J. Double une autre objection encore perpétuellement faite à la notion du nombre et du coefficient. « Ils ignorent ou ils oublient que, sous le rapport de la quantité des battements artériels produits dans un temps donné, chaque individu, chaque âge, chaque situation de la vie et je dirai presque chaque instant de la journée apportent des différences qui détruisent tout ce que ce procédé paraît avoir d'exactitude mathématique. » Bref rien à fonder sur la notion de quantité de nombre puisqu'en biologie cette quantité, ce nombre est variable suivant l'individu, l'âge, le jour, le moment de la journée, les conditions physiologiques, etc. Il en est en effet ainsi du poids, de la température, du pouls, du débit urinaire, des tensions artérielles, de la viscosité sanguine, du taux uréique sanguin et d'une façon générale de tous les phénomènes biologiques mesurables. C'est que la variabilité, l'oscillation, le mouvement sont caractéristiques de la vie, *motu est vita*, mais cette variabilité loin d'enlever un intérêt quelconque à la notion de quantité en renforce singulièrement la valeur, en ce que l'étude desdites variations permet précisément de suivre avec rigueur l'évolution d'un phénomène physiologique ou pathologique et introduit en médecine, sous forme de courbes, la notion formelle de l'évolution morbide. Ce sont au contraire ces variations physiopathologiques, reflets, expressions de la vie même qui constituent le plus haut intérêt des études basées sur le nombre. C'est parce que la viscosité sanguine par exemple nous permet de suivre par ses variations physiopathologiques le flux et le reflux diurne et nocturne de l'eau et de l'acide carbonique dans le sang et partant les perméabilités rénale et pulmonaire que son étude est intéressante.

Mais à la vérité la critique ci-dessus n'en est pas moins utilisable. Elle nous amènera : 1° à rapprocher les *moyennes quotidiennes*, et non au hasard et sans discrimination aucune, des chiffres recueillis dans des conditions indéterminées ; 2° à étudier les *variations* conditionnées par divers épisodes physiopathologiques.

Elle nous conduira surtout à préciser de façon minutieuse le déterminisme expérimental de nos observations (âge, sexe, taille, poids, moment de la journée, conditions physiologiques, attitude pendant la mesure, etc.). C'est à ces conditions seules que les observations recueillies seront utiles et utilisables, étant homogènes et partant comparables. Il est évident par exemple que les chiffres ne sont pas comparables (à moins qu'il ne s'agisse précisément d'établir les limites de leur variabilité), les chiffres ne sont pas comparables qu'il s'agisse de la fréquence du pouls, de la température corporelle, de la tension artérielle, de la viscosité sanguine ou du débit urinaire, s'ils sont recueillis chez un sujet, le matin à jeun ou le soir, debout après un dîner copieux.

Cette rigueur et cette précision dans les observations sont très rarement, très exceptionnellement observées. Nous croyons pouvoir affirmer que *toute étude biologique numérique qui ne s'astreint pas à cette discipline est inévitablement vouée à l'impuissance.* Non seulement elle n'apportera aucun élément utile ou utilisable, mais elle ne constituera qu'un élément de confusion pour les intelligences qui dépourvues d'esprit critique en accepteront sans plus d'examen les données comme valables. Et c'est précisément l'écueil de l'érudition et de l'éducation livresque, dont on fait souvent, si injustement d'ailleurs, le procès, que de mettre sur le même plan des publications, des mémoires, des observations sans se soucier toujours suffisamment, et pour cause, de leur valeur intrinsèque. Sur 100 mémoires, il n'y en a parfois pas 1 qui mérite d'être retenu. C'est à ce rôle de haute critique que devraient se consacrer maintes intelligences et maintes publications. Quelques-uns y excellent en effet, qui oserait dire que ce soit le cas du plus grand nombre empêchés par l'esprit de coterie et il faut avoir le courage de le dire par l'incompétence. Il faudrait se garder en effet de croire que l'excellence en une technique particulière confère ipso facto à celui qui la possède une compétence scientifique réelle ; un garçon de laboratoire bien dressé peut colorer une coupe, recueillir un tracé, doser une substance chimique d'impeccable manière et être totalement dépourvu d'esprit scientifique. Et certains font autorité qui sont des techniciens purs — sans méthode, sans critique, sans esprit scientifique — bref sans compétence véritable.

L'esprit scientifique est tout autre chose — il a pour but unique la recherche de la vérité — pour moyens l'observation et l'expérience. Il emploie les techniques les plus diverses, — les appliquant avec plus ou moins de génie — à l'étude d'un phénomène déterminé. Accumulant les observations avec méthode, en critiquant les résultats et les coordonnant il aboutit à une synthèse nouvelle.

Bref la technique n'est que le moyen, l'outil de la science, rien de plus, rien de moins. Sans technique aucun progrès possible, mais avec la technique seule aucun progrès non plus. Prenez le microscope le plus perfectionné qui soit, si derrière la rétine qui en reçoit les images, il n'y a pas de cerveau pensant, rien de nouveau ne sera découvert. Pasteur fit la plupart de ses découvertes avec un microscope dont ne se contenterait pas actuellement un débutant du P. C. N.

*
* *

Arrivons à la deuxième critique proclamant *l'éducation scientifique inutile voire nuisible à la pratique médicale*. Qu'on ne croie pas que cette objection soit imaginée, *a priori* et de toutes pièces. Nous l'avons recueillie textuellement dans le numéro du *Times* en date du 23 août 1913, où le Pr W.-H. Clayton Green, dans une lettre intitulée : « Les opinions d'un professeur, — The wiews of a teacher » — s'exprime comme suit : « Scientific education may be excellent as an ideal, but I doubt if it materially assists the average practitioner in the treatment of disease — L'éducation scientifique peut être excellente comme idéal, mais je doute qu'elle aide efficacement le praticien ordinaire dans le traitement des maladies. »

Les critiques *psychologiques* relatives à l'*inutilité de l'éducation scientifique* pour les médecins sous leur forme fossile et paradoxale, en fait absolument insoutenables, n'en renferment pas moins une part de vérité plus considérable peut-être que les critiques précédentes.

En allant au fond on voit qu'elles tendent toutes à ces 2 propositions :

1° L'éducation scientifique éloigne le médecin de la pratique clinique, base fondamentale essentielle de la médecine. Elle en fait un théoricien et non un praticien.

2° L'esprit humain est incapable d'assimiler à l'heure actuelle, sans la plus grande confusion, la totalité des théories scientifiques.

La première repose sur une conception évidemment erronée de l'éducation scientifique. Nous devons cependant reconnaître qu'elle est en partie exacte. L'éducation scientifique, du moins telle qu'elle a été longtemps donnée en médecine, a consisté surtout en exercices de rhétorique; en développements oratoires, en élaborations de théories pathogéniques, de conceptions thérapeutiques purement imaginaires. Qui oserait dire, qu'il en est très différemment à l'heure actuelle et que le médecin tire un profit réel de la pénible assimilation de la logomachie traditionnelle. L'éducation scientifique doit tout au contraire reposer sur le culte non du mot, mais du fait, non sur la rhétorique mais sur la technique, non sur l'amplification oratoire, mais sur l'expérience, non pas même sur la logique, mais sur l'observation. C'est enfoncer une porte ouverte et Bacon l'avait déjà écrit il y a quelques siècles et Claude Bernard l'a répété, avec une inégalable maîtrise, il y a 50 ans. Et cependant rhétorique et sophisme règnent autant que jamais en médecine.

Il convient de réinstaurer le culte du fait, de l'observation. L'examen direct, clinique du malade a toujours été, est, et restera la base inébranlable de la médecine. La médecine sera clinique ou elle ne sera pas et c'est en cela que les critiques sus-mentionnées ont raison. La rhétorique pathologique, l'érudition livresque, l'expérimentation animale, la pratique exclusive de certaines techniques ont éloigné maint praticien du lit du malade, là est le danger évident signalé par les néophobes. L'art d'exprimer clairement, voire élégamment ses idées, le fait d'être au courant des publications les plus récentes, la pratique de la médecine expérimentale, la virtuosité technique, etc., sont, en soi, choses excellentes extrêmement utiles, mais à la condition qu'elles soient et demeurent les humbles servantes de la clinique. Aucun livre jamais, aucun enseignement théorique ne pourra suppléer à l'étude directe du malade.

Et c'est précisément parce que nous croyons que l'éducation scientifique médicale vraie n'est pas cela que nous nous séparons des néophobes. L'examen clinique doit devenir chaque jour plus pénétrant et plus complet, et si parfois, si souvent, et forts de notre expérience antérieure, la simple mise en œuvre de nos cinq sens peut y suffire, parfois aussi il nécessitera l'emploi de méthodes plus pénétrantes indispensables à connaître.

Les techniques que nous nous proposons de décrire ultérieurement — pour en montrer les fructueuses applications — ne sont d'ailleurs, à y bien regarder, que le perfectionnement de méthodes d'exploration clinique fort anciennes et qui ont fait leurs preuves.

L'étude du pouls n'a-t-elle pas, en effet, toujours été une des bases les mieux assises de l'exploration clinique et la sphygmomanométrie, la sphygmographie sont-elles autre chose qu'une étude précise, mensuratrice de ce phénomène?

La viscosité du sang a été négligée par la clinique la plus récente; elle était, au contraire, l'objet d'une attention marquée lorsque la pratique des saignées était banale. La viscosimétrie méthodique est, à l'appréciation visuelle de

« l'épaisseur » du sang, ce que la sphygmomanométrie est à l'observation digitale du pouls.

Le débit urinaire a été de tout temps considéré comme un symptôme de la plus haute valeur dans l'évolution des affections cardiorénales. L'hydrurimétrie ne consiste, en somme, qu'à préciser les modalités et le rythme de ce débit urinaire.

Mais l'innovation consiste, précisément, et grâce à ce fait que ces phénomènes : puissance du pouls, degré de la viscosité sanguine, débit urinaire, etc., peuvent être mesurés et exprimés par des grandeurs numériques, à confronter ces grandeurs et à chercher à découvrir les lois qui les coordonnent.

Nous ferons d'ailleurs en cours de route ample moisson de faits cliniques et thérapeutiques susceptibles de redresser maintes notions classiques erronées, d'en préciser un plus grand nombre, et d'en introduire enfin quelques-unes réellement nouvelles, dont diagnostic et traitement tireront le plus grand profit.

* * *

Quant à l'*incapacité de l'esprit humain d'assimiler à l'heure actuelle sans la plus grande confusion* la totalité des théories scientifiques en cours — elle est hélas trop réelle. Quel est celui d'entre nous qui n'a éprouvé cette sensation de « dyspepsie mentale » provoquée par l'impossibilité d'assimiler, fort heureusement d'ailleurs, les invraisemblables menus prétendus intellectuels offerts à notre appétence cérébrale par d'innombrables théoriciens.

Il y a discordance certaine, évidente, entre le pouvoir de synthèse cérébral humain et la masse de faits et de théories qu'une production intensive et incoordonnée jette chaque jour en circulation.

Mais c'est précisément cette assimilation, cette coordination, cette synthèse qui doit être le but de l'enseignement tant élémentaire que supérieur. Elles nécessitent certainement une refonte intégrale des programmes et des méthodes que nous n'aurons l'audace ni d'esquisser, ni même d'entrevoir.

Toutefois, on conçoit que cet enseignement doit être dominé par les trois principes suivants :

1° Un *esprit critique scientifique réel* assis sur une indiscutable compétence, une méthode et une largeur d'esprit (une compréhension) qui, plaçant cet enseignement très au-dessus des coteries et des discussions mesquines, lui permette d'élaguer le vétuste, l'erroné, l'accessoire, le superflu, le temporaire, l'imaginaire, au profit du réel, de l'essentiel, de l'utile, du durable, du vrai.

2° Un esprit *d'assimilation et de synthèse* méthodique qui lui permette de procéder à une assimilation progressive et rationnelle des nouveautés utiles, à la refonte incessante et à l'édification d'un programme d'enseignement condensé, concentré, intense et intégral.

3° Que les *méthodes d'enseignement* enfin devenant elles-mêmes plus concentrées, plus intenses, plus vivaces, fassent état de façon méthodique et systématique des techniques si particulièrement adaptées à l'enseignement collectif et intensif, telles la cinématographie, la photographie, la phonographie, etc., etc., par exemple dont nous a dotés la science moderne.

Bref que l'enseignement soit rigoureusement adapté à sa fonction qui est d'enseigner. Il est incontestable que l'intensité de l'enseignement et partant de l'assimilation scientifique pourraient être considérablement accrues.

Jamais le temps n'a été si précieux qu'à notre époque pour les étudiants, il serait opportun de ne pas le gaspiller.

* * *

Arrivons enfin aux dernières, et capitales objections, *d'ordre pratique,* l'impossibilité pour le praticien d'incorporer à sa pratique courante la plupart des techniques que nous allons énumérer.

Il convient d'abord de distinguer et de reconnaître franchement que nombre de techniques, comme de théories, sont superflues et qu'il convient de faire un choix judicieux, pour ne garder que les techniques réellement utiles voire indispensables à l'heure actuelle, à l'établissement d'un diagnostic rigoureux. C'est à chacun, suivant sa tournure d'esprit et son tempérament à faire ce départ, à se familiariser avec lesdites techniques, à les grouper en vue du meilleur rendement.

Ajoutons d'ailleurs qu'à l'instar de la langue dont parlait Esope, la technicologie a ses écueils dont le premier et non le moindre est justement l'abus. Il est aussi extravagant d'asseoir un diagnostic de rétrécissement mitral sur la radiographie alors qu'une auscultation d'une demi-minute y suffit sans aucun appareil que d'employer un marteau pilon pour casser une noisette. Il y a là une question d'opportunité technique que le praticien guidé par son robuste bon sens et talonné par le temps résout le plus souvent infiniment mieux que le spécialiste obnubilé par la néomanie et la crainte du handicap.

Il est donc des techniques essentielles, il en est de secondaires, il en est d'accessoires, il en est de superflues. Mais quelles que soient celles que l'on a adoptées, on peut par une organisation méthodique du travail et des conditions d'observation, par l'application du « taylorisme » à la technique médicale en décupler le rendement et nous montrerons dans les chapitres ultérieurs, la mise en œuvre de ce « taylorisme » et comment il permet à la pratique même courante, même isolée, même strictement individuelle d'évoluer dans un sens intégral et technique.

Mais enfin, et tout compte fait, il faut regarder bien en face et d'un œil clair la pratique médicale telle qu'elle est, la pratique médicale telle qu'elle devrait être d'après l'état actuel de nos connaissances biologiques, son évolution possible et désirable.

L'évolution biologique si rapide, si vertigineuse même de ces dernières années nous a dotés, nous dote chaque jour de méthodes plus pénétrantes, permettant des diagnostics plus précoces, plus précis, des traitements plus rigoureux et plus efficaces. La radiographie, les analyses urinaires, certaines réactions biologiques (la réaction de Wassermann par exemple), certaines recherches bactériologiques ou cytologiques, la sphygmo-viscosimétrie pour ne citer que les plus essentielles peuvent être considérées actuellement comme indispensables. Qui oserait dire que tout médecin est à même de les pratiquer ? Il a la ressource il est vrai d'adresser son sujet à un radiographe, à un urologue, à un bactériologue, à un spécialiste, etc., mais qui ne voit immédiatement l'inconvénient de ce système, la perte de temps et d'argent, sans compter le disconfort physique et moral qui en résulte pour le patient. Qui ne voit que c'est à cet inconvénient en particulier que tient en grande partie l'abus que la classe moyenne fait à Paris du moins des consultations hospitalières, où, dans certaines. elle peut trouver réunies quelques-unes des techniques indispensables, dont elle connaît l'utilité, et dont le praticien ne peut pas toujours lui offrir l'équivalent.

Et qu'on se le dise bien, chaque jour mieux informé, par la grande presse et la vulgarisation scientifique auquel le médecin même participe pour une si large part, le public sera plus exigeant pour l'emploi desdites techniques et desdits procédés. Il ne se résignera pas à être, à son avis, insuffisamment examiné et traité.

Au surplus n'est-il pas paradoxal de constater que le

malade aisé de la clientèle citadine, peut être, est souvent placé, au point de vue examen et traitement, dans des conditions moins favorables que l'indigent de la clientèle hospitalière échouant dans un service convenablement outillé. La clientèle citadine a droit d'exiger au moins égalité de traitement. La question de conscience est hors de doute, il n'en est pas toujours de même de la question technique et de l'outillage. Qu'un bon praticien puisse suppléer à cette insuffisance, par du dévouement, de l'expérience, du bon sens, cela n'est pas douteux, et à tout prendre ces qualités valent mieux le plus souvent, que toutes les techniques du monde, mais pourtant elles n'y suppléent pas toujours et au surplus elles ne s'y opposent pas, tout au contraire. Le goût de la précision, de la rigueur, substitué à celui de l'à peu près et du petit bonheur, ne peut être qu'une marque de conscience, de dévouement, d'expérience et de bon sens.

Nous avons parlé plus haut de la nécessité d'une réforme de l'enseignement médical basée sur l'adoption de méthodes d'enseignement réellement modernes; nous devons aborder de même la réforme de la pratique médicale basée sur l'adoption de méthodes d'examen et de traitement réellement modernes, up to date. C'est aux praticiens mêmes qu'il appartient d'accomplir l'une et l'autre.

Nous sommes à un point critique, à un tournant de la pratique médicale. Conditionnée par des siècles de tradition et de routine, si elle a évolué dans ses méthodes, elle est restée figée dans ses moyens et ses habitudes. Elle ne s'est pas adaptée en fait à la situation scientifique créée par l'évolution moderne. Etriquée elle craque sous l'influence d'une croissance imprévue.

La pratique médicale est dans la position où était il y a 50 ans la pratique commerciale avant la fondation des grands magasins. Chaque praticien débite son expérience dans son petit cabinet, comme chaque petit commerçant de jadis débitait sa marchandise dans sa petite boutique. Son achalandage était nécessairement limité ; il était pour certains articles obligé d'adresser son client à d'autres petites maisons identiques à la sienne ; ses frais généraux étaient relativement considérables. Parfois médiocrement servi, obligé à des déplacements multiples et dispendieux, le client de plus payait relativement très cher et le commerçant faisait de médiocres affaires. La fondation des grands magasins marqua la décadence irrémédiable du petit commerce, pour le plus grand avantage du client qui dans des conditions de confort et de commodité inouïes, trouva un stock de marchandises complet, à des prix très avantageux. Et le commerce n'y perdit rien, tout compte fait, bien au contraire.

Il en sera nécessairement de même quelque jour, en médecine. L'achalandage de chacun de nous est nécessairement limité ; bien des techniques lui sont peu familières, voire impraticables ; il doit de plus en plus souvent adresser son client, qui commence à l'exiger, à tel ou tel spécialiste, à tel ou tel technicien ; le client, médiocrement servi, est obligé à des déplacements désagréables et onéreux, et de plus la coordination nécessaire à la mise en valeur des différentes techniques employées n'est pas toujours ni même souvent assurée.

L'évolution inévitable aboutira fatalement à la constitution d'organisations médicales collectives, groupant des praticiens rompus aux diverses méthodes d'examen et de traitement et où le patient aura la certitude de trouver réunies l'ensemble des compétences et des techniques utiles, dans des conditions satisfaisantes de confort, de commodité et de prix.

Qu'il y ait des difficultés, des écueils à prévoir dans cette évolution ; que sa pratique et son esprit ne soient pas toujours ni même souvent impeccables, cela est de toute évidence ; mais elle est inévitable ; elle existe à l'état latent; elle se traduira inéluctablement en fait quelque jour.

Cette comparaison de la médecine et du commerce paraîtra déplacée, voire irrévérencieuse, à certains, mais l'industrie, la science pure et appliquée ont suivi la même évolution. Prenons comme exemple la chimie appliquée, et plus particulièrement la pharmacodynamie synthétique qui n'est en somme qu'une branche de la médecine; l'incontestable supériorité actuelle de l'Allemagne à ce sujet tient essentiellement à l'édification de ces organisations scientifico-industrielles synthétiques où la science, le progrès s'élaborent de façon quasi automatique, inéluctable. On y fabrique du progrès pharmacodynamique comme une raffinerie fabrique du sucre

Les praticiens se plaignent de la concurrence désastreuse qui leur est faite par les hôpitaux, la maison municipale de santé, certains hôpitaux ou maisons de santé subventionnées par la charité privée. Ont-ils des organismes collectifs, scientifiques, bien outillés et bien coordonnés adaptés aux exigences modernes ? A la vérité quelques cliniques et hôpitaux privés ont déjà réalisé des organismes synthétiques de grande valeur. Chacun de nous a présents à l'esprit des exemples particulièrement démonstratifs. en laryngologie, urologie, ophtalmologie, syphiligraphie, etc. Ils constituent d'heureuses innovations.

Cette évolution qui nous paraît inévitable constituera un stade que l'on peut dénommer *l'industrialisation de la médecine*. Elle est remarquons-le réalisée depuis longtemps pour toutes les autres sciences appliquées. Dans un article récent relatif à la science et à la recherche scientifique, M. Émile Picard constatait que les poussées utilitaires qui dominent actuellement l'évolution sociale tendent de plus en plus à faire des universités les collaboratrices de l'industrie et de l'agriculture et que de bons arguments peuvent défendre cette orientation. En médecine l'essor prodigieux de la pharmacodynamie synthétique qui nous dote chaque jour d'agents médicamenteux plus puissants (analgésiques, hypnotiques, composés arsenicaux organiques, hectine, salvarsan, etc., etc.) n'est-il pas dû précisément à l'industrialisation de cette branche de la médecine. Le talent, voire le génie peuvent et doivent y conserver tous leurs droits avec des moyens d'action incomparablement supérieurs.

L'individu, le praticien qui a de l'exercice de la médecine, la conception très haute, très élevée d'une manière de sacerdoce trouvera à l'appliquer dans des conditions qui satisferont infiniment mieux sa conscience et sa rectitude scientifique, dans un milieu parfaitement adapté à l'exercice méthodique et rationnel de sa profession, que dans les conditions étriquées, précaires et insuffisantes de la plupart de nos organisations individuelles.

La science même et la plus haute et la plus élevée et la plus noble n'y perdra rien, et les savants moins encore. La science et les savants au lieu d'avoir à quémander misérablement aux pouvoirs publics ou à la charité privée des crédits trop souvent hélas mésusés, la science et les savants, tirant des applications utilitaires de leurs travaux la rémunération la plus légitime, en emploieront le surplus à une progression régulière continue. La science et la médecine se suffiront à elles-mêmes. La science fara da se.

Qu'y aura perdu la dignité humaine ?

B. — Principes qui doivent dominer cette évolution.

Mais détournons-nous de l'avenir pour fixer nos regards sur le présent.

La médecine sera donc technique ou elle ne sera pas.

L'histoire du siècle qui vient de s'écouler et la notion des incomparables progrès réalisés par la médecine pendant cette période en constituent une suffisante démonstration. Tous les progrès réalisés dans le diagnostic et le traitement des maladies ont été conditionnés par des techniques nouvelles : bactériologie, pharmacodynamie synthétique, cytologie, chimie biologique, etc., etc., pour ne rappeler que les plus éminentes. La métaphysique et la rhétorique sont en science, en médecine des méthodes surranées, ou du moins tout à fait incapables de conduire à une vérité nouvelle, ce qui n'enlève rien à leur valeur spéculative ou même pratique en d'autres domaines.

Mais cette technique biologique et plus étroitement médicale pour donner son plein rendement, tout son effet utile doit être dominée par les trois principes suivants :

1° *Principe de l'intégralité.* — La technique médicale doit viser à enregistrer le plus grand nombre possible de phénomènes biologiques. Elle doit viser à réaliser un examen intégral. L'examen ne doit être limité ni à un organe, ni à un système, mais s'étendre à l'organisme tout entier. C'est qu'en effet, en vertu de l'harmonie, de la solidarité fonctionnelle préétablie caractéristique de la vie, le tout, l'organisme ressent inévitablement le contre-coup d'un trouble fonctionnel même localisé à son début.

C'est ainsi pour nous en tenir au système circulatoire qui fait plus spécialement l'objet des études qui vont suivre, c'est ainsi que la pathologie cardiaque est absolument inséparable de celle du système circulatoire en son entier, vaisseaux, capillaires, veines ; que son étude est intimement liée à celle de la pathologie rénale et de la pathologie pulmonaire et hépatique, et qu'enfin circulation et nutrition représentent deux faces du même problème car comme l'avait déjà si judicieusement noté Claude Bernard : « activité circulatoire, activité fonctionnelle, activité chimiocalorifique, sont des phénomènes contemporains et corrélatifs. »

2° *Principe du « taylorisme ». La notion du temps.* — La technique médicale, pour donner son meilleur rendement, doit tenir compte d'un facteur essentiel de la pratique médicale : le temps. *Elle devra viser à enregistrer le maximum de phénomènes dans le minimum de temps.* Pour cela par une étude minutieuse de l'instrumentation, de l'organisation matérielle, de la méthode ; par une élimination systématique des gestes et des paroles inutiles ; par la réalisation progressive chez l'observateur d'un automatisme conscient, elle réduira, au minimum de durée, les temps d'observation, triplant, quadruplant, quintuplant, le rendement technique d'un individu donné.

Comme nous le montrerons dans la partie de ce volume consacrée à l'exposé de nos techniques, nous recueillons actuellement en moins d'une demi-heure une série de renseignements cliniques qui nécessitaient au début plus de trois heures.

3° *Principe de la classification méthodique. La notion de la mémoire conservatrice.* — Il ne suffit pas enfin d'avoir recueilli avec célérité et précision, à la façon d'un automate, un grand nombre de données numériques ou graphiques, il faut encore pour faire œuvre scientifique, les conserver, les confronter, les coordonner, essayer de faire jaillir la lueur de la synthèse de l'amas informe et obscur des faits. Il faut en conséquence organiser la conservation, l'enregistrement, la classification des observations, comme on en a organisé la perception, en vue du meilleur rendement.

Il y a là encore toute une organisation méthodique de fiches, de classeurs, de dossiers, qui permet l'élaboration quasi automatique de la synthèse.

Les fichiers, les classeurs doivent graduellement se substituer, se combiner du moins à la bibliothèque de jadis, comme l'atelier clinique, le laboratoire, la salle d'examen convenablement outillée, doivent se substituer au cabinet de conversation.

C. — *Résultats cliniques qu'on est en droit d'attendre de cette évolution.*

La nosologie ancienne, la clinique classique basée principalement sur l'anatomie pathologique était surtout lésionnelle, localisatrice, anatomique; à diagnostics tardifs et tranchants de lésions évidentes, avancées, incurables. Abstraction faite des affections aiguës ses diagnostics étaient à l'ordinaire des diagnostics d'infirmité; sa thérapeutique empirique, sceptique et fataliste. On a pu la dénommer « une méditation sur la mort ».

La clinique et la nosologie contemporaines évoluent nettement vers la physiopathologie ; elles sont de plus en plus fonctionnelles et intégrales ; à diagnostics précoces, parfois même un peu flous, de tendances morbides, de viciations fonctionnelles au début et curables ; leur thérapeutique est croyante et agissante. Elles regardent les sujets vivre et non mourir. Leur documentation est beaucoup plus abondante en documents vivants, mesures, observations physiopathologiques qu'en protocoles d'autopsie. Les tendances les plus spécifiques au point de vue pratique sont la précision technique, la précocité diagnostique, la rigueur thérapeutique. Comme nous l'écrivions ailleurs « attendre l'apparition d'un bruit de galop pour faire le diagnostic de néphrite interstitielle, c'est attendre l'arrivée des gendarmes pour couper la corde d'un pendu ».

Comme tous les parallèles, celui-ci dépasse la mesure, et nous ne voudrions pas laisser croire que nous méconnaissions le moins du monde l'incomparable labeur clinique de Laennec et de ses successeurs qui grâce à une méthode et à une technique clinique rigoureuses dissipèrent les brumes de l'empirisme antérieur. La méthode anatomo-clinique fut l'admirable instrument qui rénova de fond en comble la médecine, et jeta les bases impérissables de la biologie contemporaine. Mais tout au contraire, proclamant hautement la valeur de l'introduction en médecine de cette méthode anatomo-clinique rigoureuse et précise, et de la révolution clinique qui en résulta, nous proclamons de même que l'introduction actuelle de méthodes physio-pathologiques incomparablement plus pénétrantes a provoqué, provoque et provoquera une évolution encore plus profonde.

La notion du *syndrome physiopathologique* se substitue graduellement à la notion de la lésion anatomique et que l'on ne vienne pas nous objecter que ce n'est là qu'une amplification rhétoricienne. Le temps n'est pas éloigné où la dyspepsie était niée ou considérée comme une névrose parce qu'on ne lui trouvait pas de substratum anatomique.

Si d'autre part les maladies lésionnelles de l'appareil circulatoire : péricardites, myocardites, endocardites, artérites, phlébites, etc., étaient décrites avec soin, la plupart des arythmies étaient méconnues, les insuffisances fonctionnelles circulatoires et rénales à peine soupçonnées et seulement à leur période ultime. Il serait facile de multiplier les exemples : la dissociation fonctionnelle du syndrome urémique, etc. Nous espérons en donner ultérieurement un exemple précis dans la description que nous ferons de l'hyposphyxie.

Que de la précocité des diagnostics, que du dépistage des tendances morbides dépende en grande partie la curabilité des affections, cela est de toute évidence, et l'exemple de la tuberculose vient immédiatement à l'esprit. Que cette curabilité rendue possible par un diagnostic précoce ait donné a la thérapeutique une allure active et souvent victorieuse que n'avait certes pas la thérapeutique antérieure condamnée à priori à une impuissance relative ou absolue du fait de l'incurabilité des lésions décelées tardivement cela est non moins évident. Cette passivité de la pratique médicale ancienne frappe encore aujourd'hui bien des chirurgiens, la pratique chirurgicale étant active, par nature même, et nous a été signalée par beaucoup d'entre eux.

Cette opposition entre ce que nous appelons de propos délibéré, et sans nous dissimuler, ce que ces termes ont de défectueux, dans leur sens absolu, cette opposition entre ce que nous appelons la nosologie fonctionnelle et la nosologie lésionnelle explique en partie la discordance souvent signalée entre la pratique, la clinique hospitalière et la pratique de clientèle, la clinique citadine. La clinique hospitalière se recrute presque exclusivement parmi les lésionnels, atteints soit d'affections aigues, soit d'affections chroniques anciennes, lésionnelles, invétérées, incurables, arrivés à la phase de décompensation organique (tuberculoses avancées, artério-sclérose, néphrite interstitielle, cirrhoses, néoplasies, etc.). La clinique citadine au contraire est principalement représentée par des fonctionnels atteints d'affections, de tendances morbides, relativement récentes, le plus souvent curables (prétuberculose, hyposphyxie, pléthore, insuffisances cardiorénales transitoires ou légères, congestions hépatiques actives ou passives, dyspepsies, etc.). La clinique hospitalière qui a fourni jusqu'ici le plus clair de la substance de nos classiques renferme surtout des types extrêmes, très souvent parfaitement déterminés à contours nettement définis. La clinique citadine présentera le plus souvent à notre observation des types morbides de début, des gammes pathologiques infiniment plus variées, des tendances morbides parfois à peine indiquées, mais qui ne voit que c'est précisément du dépistage de ces stades prémonitoires de présclérose, de prétuberculose, d'insuffisance cardiaque, rénale, hépatique, etc., que dépend l'efficacité de notre thérapeutique.

CLINIQUE

ET

THÉRAPEUTIQUE CIRCULATOIRES

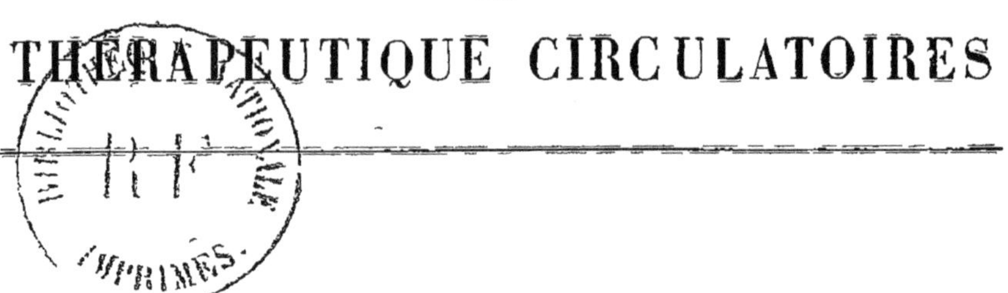

PREMIÈRE PARTIE

TECHNIQUES

GÉNÉRALITÉS

Valeur respective des diverses méthodes modernes d'exploration du système circulatoire.

En présence de la multiplicité — beaucoup plus apparente d'ailleurs que réelle — des méthodes nouvelles d'investigation du système circulatoire que les travaux contemporains ont introduites dans la pratique cardiologique ; en présence surtout de l'enthousiasme presque toujours excessif que chacune d'elles a déterminé au début et du désenchantement, voire du septicisme qui lui a succédé pour la plupart d'entre elles, il y a lieu d'essayer de procéder à une revision générale desdites méthodes, à un essai de classification rationnelle, à un exposé critique de leur valeur réciproque et des résultats qu'on en peut attendre.

A la lumière de cette classification et de cette critique, on verra que chaque groupe de méthodes correspond à l'étude plus spéciale d'un groupe déterminé de phénomènes circulatoires et que l'erreur consiste précisément à demander à chacune d'elles des renseignements relatifs à des phénomènes qui échappent par essence même à son emprise. De l'application exacte, rationnelle des diverses méthodes aux groupes de phénomènes qui leur sont adéquats, résulte, au contraire, un degré de perfection diagnostique et pronostique dont la clinique nous offre encore bien peu d'exemples.

*
* *

A s'en tenir à l'étude des phénomènes mécaniques de la circulation, on peut dire que toutes les méthodes d'exploration, tant modernes qu'anciennes, peuvent se grouper en trois catégories :

1° Celles qui sont susceptibles de nous procurer quelques renseignements relatifs à la forme, à la grandeur et à la situation respective des divers segments de l'appareil circulatoire et plus spécialement du moteur central, du cœur et des gros vaisseaux. Ce sont des méthodes à proprement parler *statiques*, puisqu'elles nous renseignent surtout sur la forme, la grandeur et la position des organes centraux de la circulation — abstraction faite de la succession des mouvements dont ils sont le siège — et de la grandeur des forces qui entrent en jeu lors de leur fonctionnement ;

2° Celles qui sont susceptibles de nous renseigner sur la succession, la durée, le rythme des divers mouvements, contractions, dilatations et repos des diverses parties ou segments de l'appareil circulatoire. Ce sont à proprement parler des *méthodes cinématiques* ;

3° Celles, enfin, qui sont susceptibles de nous renseigner sur la grandeur des forces — puissances et résistances diverses — qui entrent en jeu au cours des phénomènes circulatoires. Ce sont à proprement parler des *méthodes dynamiques*.

*
* *

Les méthodes *statiques* étaient à peu près exclusivement représentées jadis par la *percussion,* aidée ou non de la palpation. La phonendoscopie ne représente qu'une variété encore discutée de la percussion. La *radioscopie* avec ses variétés, la radiographie, l'orthodiagraphie, l'orthophotographie, la télérœntgengraphie, représente par excellence la méthode statique cardiologique actuelle. Elle nous fournit avec une extraordinaire précision tous renseignements utiles relatifs au siège, au volume, à la forme du cœur et des gros vaisseaux (fig. 1). Elle peut bien accessoirement fournir quelques constatations fugitives relatives au rythme des pulsations cardiaques, aux battements anormaux de tel segment (aorte ou oreillette), mais, irremplaçable pour l'étude des phénomènes circulatoires qui se traduisent par des modifications du siège, du volume, de la forme du cœur et des gros vaisseaux, elle est presque inutilisable pour l'étude des phénomènes qui se traduisent par des modifications du rythme circulatoire ou du déséquilibre des forces en présence.

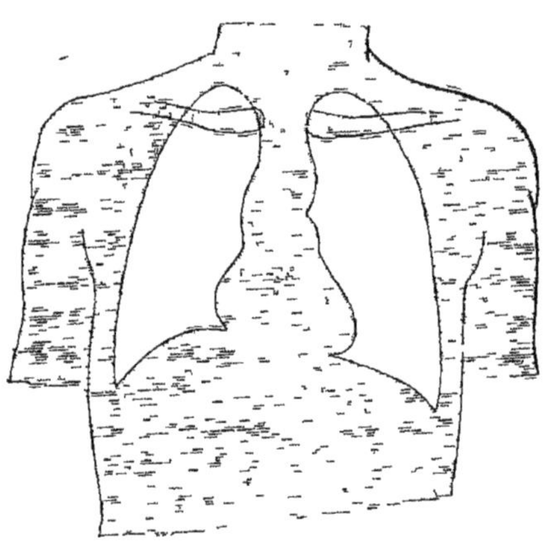

FIG 1 — Ombre radioscopique. Examen antérieur (d'après Jaugeas).

C'est dire que ces méthodes statiques (percussion et radioscopie) devront être surtout employées pour le diagnostic et l'étude des affections de l'aorte et plus particulièrement des dilatations et des anévrismes, des déplacements cardiaques (ectopie, inversion, déplacement par épanchement pleurétique), des épanchements péricardiques, etc.

Elles seront d'un intérêt médiocre ou nul dans l'étude des arythmies et des hyposystolies.

*
* *

Les *méthodes cinématiques* sont représentées par toutes les *méthodes graphiques* susceptibles de nous fournir des courbes indicatrices des mouvements d'expansion, de rétraction et

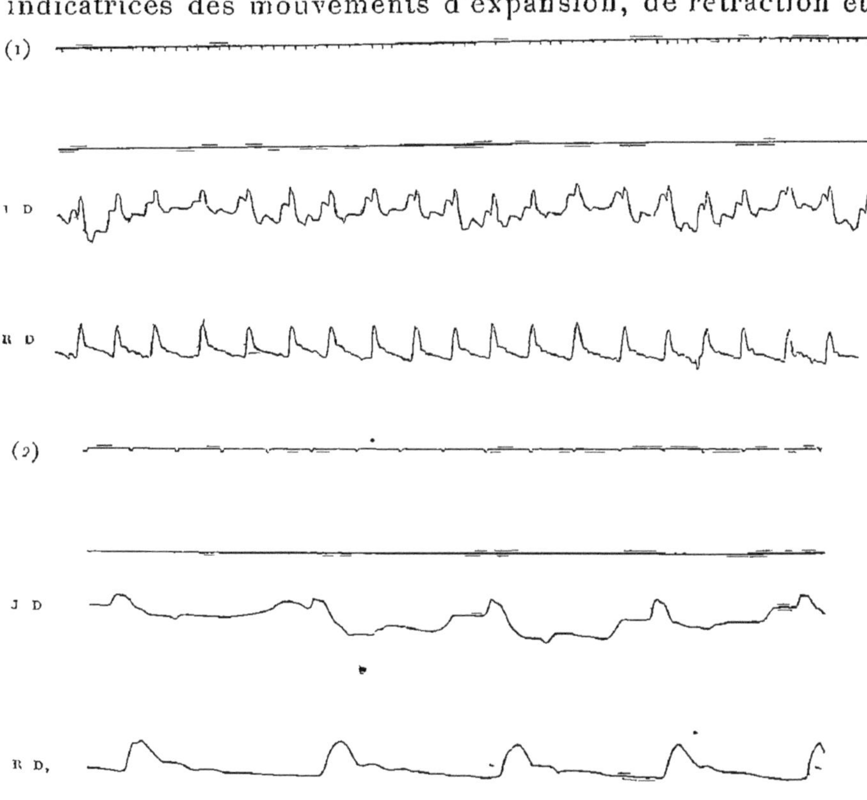

Fig. 2. — Tracés polygraphiques de la radiale et de la jugulaire droites.
N. B. L'échelle supérieure marque le temps en cinquième de seconde

de repos dont sont animés les divers segments du système circulatoire. La plus anciennement connue et la plus répandue est la *méthode graphique* de Marey, qui d'abord presque exclusivement appliquée à l'inscription du pouls radial (sphygmographie de Marey), a été rénovée depuis une dizaine d'années par la pratique systématique de la *polygraphie* (polygraphes de Marey, de Jacquet, de Mackenzie), c'est-à-dire de l'inscription simultanée des courbes indicatrices des mouvements de plusieurs segments du système circulatoire (pouls radial ou pouls carotidien et pouls veineux. pointe du cœur et pouls veineux, oreillette droite (œsophago-

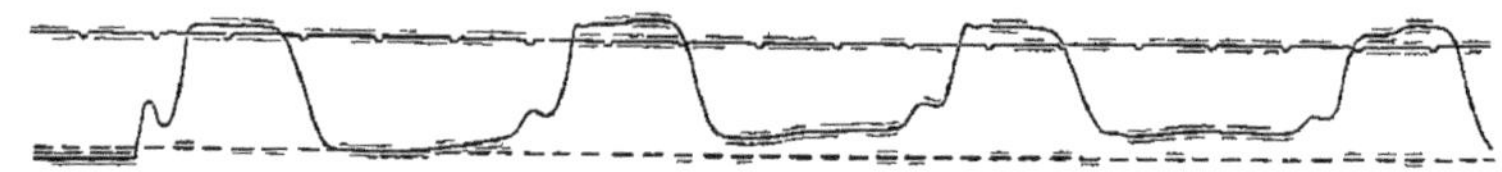

FIG 2bis Obs 164ter. — Cardiogramme pris en décubitus latéral gauche au moyen du polygraphe de Jacquet

auriculographie) et pouls radial, etc.) (fig. 2 et 2 bis)[1]. L'*électro-cardiographie d'Einthoven*, la *photographie des bruits du cœur* (Einthoven, Weiss, etc.), la *tachographie* de v. Kriess, constituent en dernière analyse des méthodes graphiques plus ou moins perfectionnées qui fournissent, comme les

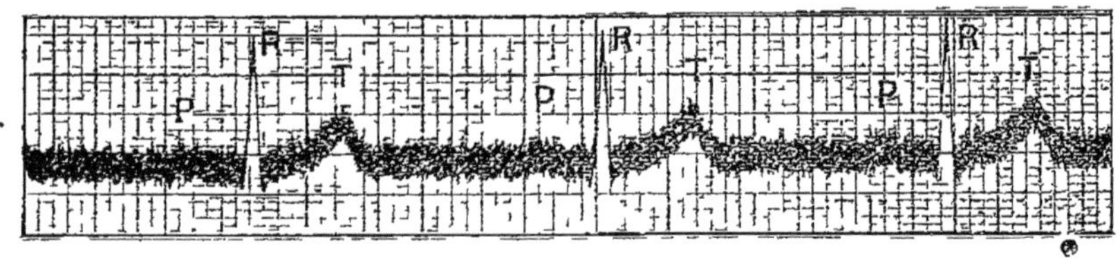

FIG 3 — Électro-cardiogramme normal (d'après le Dr Daniel Routier)

précédentes, des courbes indicatrices chronologiques des divers temps de la révolution cardiaque (fig. 3).

Ce sont, par essence, des *méthodes cinématiques*.

Elles s'appliquent de façon parfaite à l'étude de toutes les variétés d'*arythmie* dans le sens le plus large du mot, et on sait, en effet, que, par leur application à la clinique, cette partie de la cardiologie a été rénovée, les notions de con-

1. Tous les documents graphiques ou autres illustrant ledit volume sont personnels à l'exception de ceux dont l'auteur est nommément désigné.

ductibilité et d'excitabilité des tissus cardiaques singulièrement précisées et, introduites presque de toute pièce, ces notions si précieuses de la dissociation auriculo-ventriculaire, de la fibrillation auriculaire, etc.

Mais elles sont d'un faible secours dans l'étude des problèmes cardiologiques qui sont sous la dépendance des états d'équilibre et de déséquilibre circulatoire parce qu'elles ne fournissent aucun renseignement direct sur la grandeur des forces en présence.

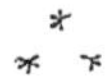

Les *méthodes dynamiques* sont celles qui sont susceptibles de nous fournir des mesures au moins approximatives, relatives aux diverses forces qui entrent en jeu au cours de la révolution circulatoire. Elles étaient, jusqu'à une époque très rapprochée, exclusivement représentées par la *sphygmomanométrie*; des études toutes récentes y ont adjoint la *viscosimétrie*. Les sphygmomanomètres actuels (Riva-Rocci, Pachon) avec leurs innombrables variétés permettent de mesurer avec une approximation plus ou moins grande les tensions systolique ou maxima, diastolique ou minima, d'un segment artériel (radial ou huméral) et d'obtenir ainsi l'évaluation de deux grandeurs en rapport incontestable, quoique encore imparfaitement précisé, avec la puissance de la contraction cardiaque et les résistances periphériques. Ces mesures combinées d'ailleurs à celle de la fréquence du pouls ont servi de base à de nombreux calculs (sphygmobolométrie) se proposant d'évaluer le travail du cœur; ces calculs nous paraissent jusqu'ici beaucoup plus théoriques que pratiques et leur précision très discutable.

Mais il n'en est pas moins vrai que la détermination de ces grandeurs, et l'etude de leurs variations au cours de l'évolution des cardiopathies, nous fournit des renseignements extrêmement précieux, relatifs à la dynamique circulatoire de l'organisme considéré.

L'étude de la *viscosité sanguine,* du coefficient de frottement sanguin, la viscosimétrie, en nous donnant une approximation de la résistance du sang, nous fournit, rapprochée des tensions artérielles, des notions extrêmement fructueuses pour l'étude de la dynamique circulatoire.

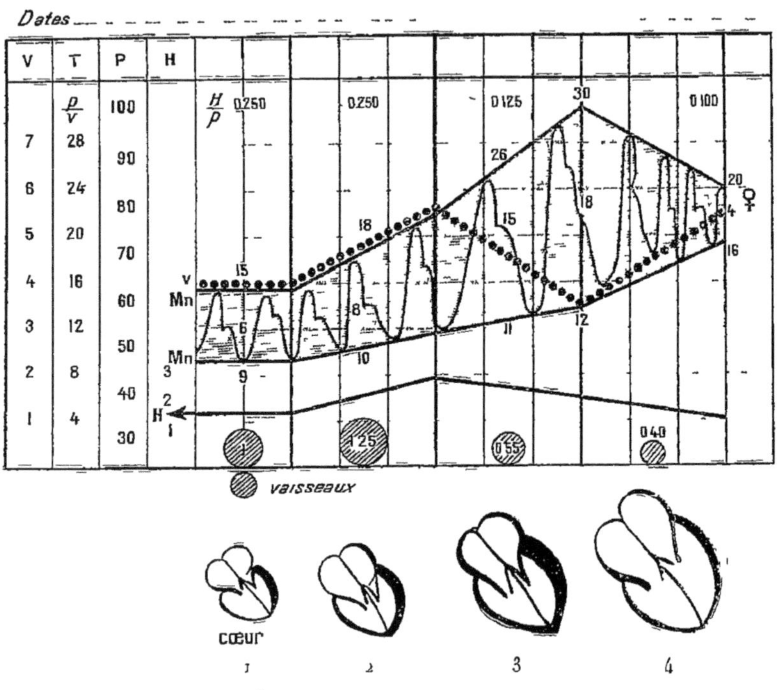

Fig. 4. — Évolution des scléroses cardio-rénales.

1. — Normal
2. — Eusystolie. — Plethore simple. — Compensation cardio renale
3 — Hypersystolie. — Hydremie. — Insuffisance renale
4 — Hyposystolie — Hydremie et anoxhemie — Insuffisance cardio rénale.

Par leur essence même, ces méthodes dynamiques sont donc particulièrement adaptées à l'étude des états d'équilibre et de déséquilibre circulatoire, d'eusystolie, d'hyposystolie qui constituent, et à beaucoup près, les cas les plus fréquents de la pratique cardiologique (fig. 4).

Il convient d'en rapprocher — et souvent d'y associer 'étude de la diurèse spontanée ou provoquée, l'*hydrurimétrie* qui constitue, a proprement parler, une méthode dynamique d'exploration cardiorénale.

Mentionnons enfin les méthodes hémodynamiques de Plosch, basées surtout sur l'étude des échanges respiratoires et des gaz du sang et qui conduisent leur auteur à des déductions intéressantes relatives au débit sanguin, au volume de la systole cardiaque, à la durée de la révolution cardiaque, à la force et au travail du cœur. Ces méthodes sont en tout cas extrêmement compliquées, nécessitent un appareillage coûteux et une technique fort délicate, bref, ne sont certainement pas cliniques.

* * *

Et nous dira-t-on quelle place assignez-vous aux méthodes classiques d'examen : inspection, palpation, percussion, auscultation — que vous mentionnez à peine dans votre énumération. Nous les conservons intégralement et l'exposé synthétique que nous ferons plus loin de notre méthode d'examen intégral démontrera qu'elles y tiennent encore une très large place. Nous les estimons suffisantes en quelques cas, insuffisantes dans le plus grand nombre, mais presque toujours indispensables. Si nous ne les décrivons pas ici, c'est qu'elles sont absolument classiques, et qu'on les trouve couramment et correctement exposées dans tous les manuels et traités, et que nous estimons inutile de refaire une œuvre tant de fois faite et si bien faite. Tout au plus mentionnerons-nous un procédé de notation graphique des signes d'auscultation cardiaque susceptible de simplifier et de préciser beaucoup l'exposé et la lecture des observations (fig. 5).

Quelle place convient-il de leur assigner dans la classification que nous proposons plus haut? Pour la *percussion* nulle difficulté, c'est une méthode essentiellement statique et accessoirement dynamique, la percussion hépatique ou pulmonaire décelant par exemple une congestion hépatique passive ou un hydrothorax nous fournit un signe clinique traduisant avec évidence le déséquilibre circulatoire.

L'*inspection* et la *palpation* sont de même des méthodes mixtes, qui peuvent nous fournir des renseignements statiques (déplacement de la pointe du cœur, élévation de la crosse aortique, augmentation du volume du foie, par exemple), cinématiques (inspection et palpation du pouls jugulaire, du pouls radial, de la pointe, etc.) et dynamiques (constatation des œdèmes, de l'ascite, etc.).

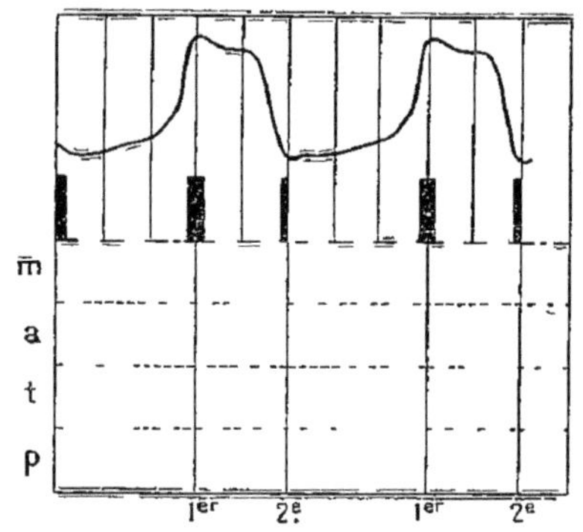

Fig. 5. — Cardiogramme schématique avec repérage chronométrique des 1ers et 2es bruits permettant la notation graphique des signes d'auscultation cardiaque

L'*auscultation* est surtout *cinématique*, susceptible de dépister, sinon d'analyser toujours avec précision maintes modifications du rythme cardiaque, et accessoirement *dynamique* (modifications des bruits du cœur, etc.). Mais, très inférieure aux méthodes graphiques au point de vue cinématique (diagnostic des arythmies), non moins inférieure aux méthodes dynamiques au point de vue du diagnostic des troubles de l'équilibre circulatoire (hyposystolies, etc.), elle conserve une incontestable prééminence dans le diagnostic des endocardites et des affections valvulaires, elle est et reste jusqu'à présent, par excellence, le procédé de diagnostic le plus simple, le plus sûr et le plus pratique des lésions valvulaires.

*
* *

Employées séparément ou combinées, dans es affections cardio-vasculaires, ces méthodes nous permettent le plus souvent une précision diagnostique, une approximation pronostique, une adéquation thérapeutique extrêmement remarquables.

Mais on voit qu'il convient d'en bien comprendre la nature, l'essence, si l'on peut ainsi dire. Les méthodes statiques s'appliquent plus expressément aux problèmes statiques (modifications de situation, de forme, de grandeur); les méthodes cinématiques, aux problèmes cinématiques (modifications des rythmes circulatoires); les méthodes dynamiques, aux problèmes dynamiques (modifications de l'équilibre circulatoire).

L'erreur la plus couramment répandue et la plus préjudiciable aux progrès de la cardiologie consiste à demander à chacune de ces méthodes ce qu'elle ne peut donner — à la méthode graphique, par exemple, la solution des problèmes dynamiques — ou à la méthode sphygmomanométrique la solution de problèmes cinématiques.

*
* *

Telles sont les techniques plus particulièrement, plus étroitement circulatoires — pourrait-on dire — mais il est impossible, avons-nous déjà dit et répétons-nous, il est impossible de dissocier entièrement circulation et fonctions rénales, circulation et fonctions pulmonaires, circulation et fonctions hépatiques, circulation et nutrition — pour ne mentionner que les synergies fonctionnelles les plus étroites — car pour les citer toutes il faudrait passer en revue la pathologie tout entière et en premier lieu la pathologie nerveuse. L'examen doit donc tendre à être intégral.

Il est en conséquence essentiel d'exposer rapidement les techniques les plus indispensables susceptibles de nous fournir des notions utiles au point de vue rénal, pulmonaire, hépatique, nutritif.

De ces techniques nous ne retiendrons ici que :

a) *Certaines techniques urologiques :* hydrurimétrie, densimétrie, chlorurimétrie, uréométrie, recherches du sucre, de l'albumine, de l'acétone.

b) *Certaines techniques respiratoires :* ampliation thoracique et spirométrie.

c) *Certaines techniques hématologiques :* hémoglobinimétrie, numérations globulaires, uréométrie sanguine, réaction de Wassermann.

d) *Certaines techniques morphologiques :* mensurations diverses (taille, circonférences thoracique et abdominale, poids, etc.).

* * *

Dans l'exposé succinct de ces techniques nous n'avons nullement l'intention, comme on voit, d'étudier toutes les techniques cliniques circulatoires, mais seulement celles qui nous paraissent dès maintenant 1° indispensables ; 2° incorporables à la pratique courante. Car nous tenons à bien spécifier qu'il s'agit ici d'un exposé de clinique pratique, que les faits qu'on y trouvera collationnés et qui en forment la substance ont été recueillis par nous personnellement en clientèle citadine, et sans le secours d'aucun aide ou assistant généralement quelconque, c'est-à-dire dans les conditions habituelles de la pratique médicale générale.

Toutefois nous n'avons jusqu'ici pratiqué personnellement ni la radiographie, ni la réaction de Wassermann, ni l'électro-cardiographie non qu'elles nous paraissent impossibles à pratiquer ou superflues mais simplement parce qu'elles nécessitent un outillage et un temps qui les rendent difficilement exécutables dans la pratique courante. Nous en avons cependant rappelé succinctement le principe, la technique et les résultats, parce que, pour les deux premières elles sont parfois indispensables, elles sont couramment pratiquées par des spécialistes radiographes ou bactériologues et qu'en conséquence il convient tout au moins d'en connaître le principe et d'en pouvoir interpréter correctement les résultats. Quant à l'électro-cardiographie dont nous ignorons encore à l'heure actuelle la valeur réelle au point de vue pratique, il est cependant indispensable d'en connaître le principe et les résultats ne fût-ce que pour pouvoir lire maints mémoires édifiés précisément sur des observations électro-cardiographiques.

*
* *

Pour chacune des techniques que nous allons passer en revue, nous n'énumérerons pas toutes les méthodes possibles et tous les instruments en usage ni même les plus fréquemment employés ; mais, faisant délibérément notre choix, nous exposerons le seul procédé et décrirons la seule instrumentation que nous avons nous-même adoptés parce qu'après expérimentation et critique nous les avons jugés tout à la fois les plus précis, les plus rapides et les plus pratiques.

Bref nous nous sommes proposé de décrire les techniques que, d'après notre expérience personnelle, tout médecin peut dès maintenant incorporer à sa pratique, puisque nous les avons incorporées à la nôtre.

MÉTHODES DYNAMIQUES

I

SPHYGMOMANOMÉTRIE

HISTORIQUE

Il n'entre pas dans notre plan de passer en revue toutes les méthodes et tous les appareils sphygmomanométriques qui ont été ou qui sont encore en usage — un gros volume n'y suffirait pas.

Tout cardiologue — même et surtout débutant — tient à avoir le sien — et comme rien n'est plus facile et qu'il suffit d'apporter à un sphygmomanomètre généralement quelconque la plus légère modification rationnelle ou irrationnelle, de substituer au manomètre à mercure un manomètre métallique ou inversement, d'adopter ou de supprimer tel appareil indicateur des pulsations, de remplacer la pompe par une poire, d'adopter un ou deux brassards couplés ou séparés, d'en modifier les largeurs respectives etc., etc., le nombre des sphygmomanomètres est considérable. Pour ne froisser personne par une omission involontaire nous nous garderons d'administrer la preuve par une énumération formelle, mais nous avons dénombré certain jour plus de 100 sphygmomanomètres de dénomination différente — en grande majorité français. Nous avons assez souvent protesté contre l'injustice des Français à l'égard des travaux français, pour ne pas rendre hommage à l'ingéniosité mécanique de nos compatriotes.

Nous nous bornerons à décrire avec des détails suffisants le *sphygmomanomètre de Pachon*, dont nous nous sommes servis exclusivement pour toutes nos recherches; toutefois une brève étude historique et critique est nécessaire étant données la multiplicité des appareils sphygmomanométriques et les critiques passionnées dont chacun d'eux a été l'objet.

La première mensuration de la tension artérielle chez l'animal semble avoir été pratiquée en 1744 par le pasteur anglais *Stephen Hals* plus de cent ans après la découverte de la circulation du sang par *Harvey* (1628). Stephen Hals eut l'idée d'adapter à l'artère crurale d'une jument couchée sur le dos une canule de cuivre en communication avec un long tube de verre placé verticalement et vit le sang s'élever à la hauteur de 8 pieds 3 pouces au-dessus du ventricule gauche, soit environ 2m,50. Cette méthode de mesure directe perfectionnée par *Ludwig, Chauveau, Marey*, est encore de pratique courante chez les animaux, elle consiste à mettre, par l'intermédiaire de conduits appropriés, une artère en communication avec un manomètre métallique ou à mercure; elle a été tout récemment encore appliquée chez des amputés, par *Ottfried Müller et Blauel* pour le contrôle et la vérification des méthodes sphygmomanométriques indirectes les seules en usage chez l'homme, car il ne peut évidemment être question dans la pratique cardiologique d'adapter à une artère une canule en relation avec un manomètre.

* * *

Les méthodes employées chez l'homme pour la mesure au moins approximative de la tension artérielle sont donc toutes des méthodes indirectes dérivées de l'idée de *Vierordt qui dès 1855* cherchait « à mesurer indirectement la pression sanguine au moyen de la contre-pression nécessaire pour faire disparaître les pulsations d'une artère ». Mais les premiers *sphygmomanomètres cliniques* sont ceux de *von Basch* (de Vienne) 1876 et de *Potain* 1889. Ils sont l'un et l'autre basés sur le principe suivant : en comprimant une artère contre un plan résistant, osseux, par l'intermédiaire d'une pelote à contenu fluide [liquide (Von Basch), gazeux (Potain)] il arrive un moment où cette compression dépassant légèrement la pression intravasculaire, le passage du sang est de ce fait interrompu et la pulsation artérielle supprimée ; le chiffre de la pression à l'intérieur de la pelote mesuré au moyen d'un manomètre mesure

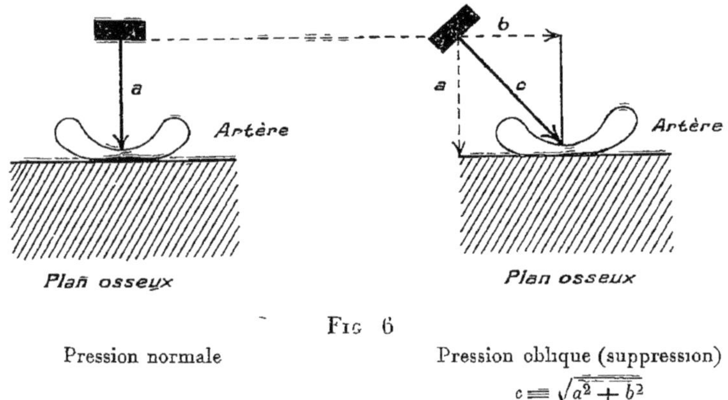

FIG 6

Pression normale — Pression oblique (suppression) $c = \sqrt{a^2 + b^2}$

précisément cette contre-pression sensiblement égale à la tension artérielle maxima. Ces appareils sont — correctement maniés — très suffisants pour obtenir une approximation acceptable de la tension maxima dans les artères superficielles reposant sur un plan osseux (radiale, temporale); ils présentent même sur les appareils à manchette que nous allons décrire l'avantage appréciable de pouvoir s'appliquer à la plupart des artères superficielles — mais ils présentent deux gros désavantages : le premier c'est que l'artère comprimée peut être déviée par l'application même de la pelote, qu'elle peut être comprimée obliquement et nécessiter pour être écrasée une contre-pression supérieure à sa pression interne, d'où une surestimation de la pression (fig. 6) ; le second — beaucoup plus important à notre avis que le précédent — c'est que ces appareils ne permettent de mesurer exclusivement que la tension maxima systolique ; or la connaissance de la tension minima diastolique est, comme nous aurons l'occasion de le montrer au cours de ce volume, au moins aussi importante que celle de la maxima — en tous cas la mesure contemporaine de ces deux tensions fournit des renseignements incomparablement supérieurs à ceux que peut fournir la mesure isolée de la maxima Pour ces deux raisons ces appareils ont été graduellement supplantés par les appareils à brassard qu'il nous reste à décrire.

*
* *

Dans la pratique, deux méthodes sphygmomanométriques, avec d'innombrables variétés, sont actuellement en usage. La première, dite de Riva-Rocci, considère l'extinction du pouls en aval de la région comprimée (en l'espèce, extinction du pouls radial par compression concentrique du bras au moyen d'un brassard pneumatique) comme le critère de la pression artérielle maxima. Dans la deuxième, méthode des oscillations de Marey, l'exploration du pouls se fait, au contraire, au niveau même de la régiom comprimée.

C'est à *Riva-Rocci* que revient incontestablement l'honneur d'avoir introduit en 1896 (Congrès italien de Médecine interne) les appareils sphygmomanométriques à brassard. L'appareil de Riva-Rocci est essentiellement constitué par un brassard circulaire élastique pneumatique que l'on peut fixer autour du bras et dans lequel on peut injecter de l'air sous pression croissante, grâce à une soufflerie à air. Ce brassard est en communication par l'intermédiaire d'un tube en caoutchouc avec un manomètre qui permet par simple lecture d'évaluer la tension à l'intérieur dudit brassard. La manœuvre est très simple : le brassard étant appliqué autour du bras, on le gonfle progressivement d'air jusqu'à disparition du pouls radial apprécié par palpation digitale (ou au contraire réapparition du pouls en cas de décompression progressive). Il suffit de lire au manomètre la pression correspondant à cette phase, elle indique la contre-pression nécessaire pour faire disparaître le pouls radial, contre pression qui serait d'après Riva-Rocci équivalente à la pression artérielle systolique humérale.

Cette méthode et cet appareil ont eu un extraordinaire succès et ont fait l'objet d'innombrables modifications portant sur la hauteur du brassard, le choix du manomètre (mercure, métallique), l'appareil injecteur (poire de Richardson, pompe de bicyclette, pompe de Recklinghausen), l'adjonction d'un appareil indicateur des pulsations (Vaquez), etc.

Ils sont encore très généralement employés et fournissent de la tension systolique une approximation pratiquement suffisante.

C'est l'indiscutable mérite de M. Pachon[1] d'avoir démontré de façon péremptoire que, dans l'épreuve sphygmomanométrique type Riva-Rocci, la disparition du pouls *en aval de la région comprimée* n'est pas due, comme on l'avait cru, à un arrêt du cours du sang par oblitération artérielle au niveau comprimé. Cette disparition du pouls est due en fait — ce qui est différent — à l'uniformisation du cours du sang. En effet, au moment même où le pouls

1. V. PACHON. — « Sur l'erreur de principe de la méthode de Riva-Rocci pour la détermination de la pression artérielle chez l'homme. » *Comptes rendus de la Société de Biologie*, 12 juin 1909.

radial disparaît, la zone humérale comprimée présente, elle, d'amples battements, le pouls huméral n'est nullement éteint. M. Pachon a mis très nettement ce fait en évidence.

Il est d'ailleurs loisible à chacun de reproduire, avec la plus grande facilité, la démonstration expérimentale de Pachon. En voici la technique : adapter au poignet un brassard élastique en rapport avec un sphygmo-signal de Vaquez (indicateur mécanique des oscillations radiales); adapter au bras un brassard élastique en rapport avec un oscillomètre a sensibilité constante, gonfler le brassard supérieur jusqu'à arrêt du sphygmo-signal (indiquant, d'après Riva-Rocci l'extinction du pouls brachial); à ce moment, l'aiguille de l'oscillomètre oscille largement et avec une grande amplitude, indiquant que le pouls brachial n'est nullement éteint.

Comme il n'y a pas équivalence entre l'exploration du pouls *en aval* et *au niveau* de la zone comprimée, l'exploration du pouls en aval de la zone comprimée est, en définitive, un critère erroné. *L'exploration du pouls au niveau même de la région comprimée doit, seule, être systématiquement pratiquée en sphygmomanométrie clinique.* Les recherches de M. Pachon posent ainsi la loi générale de l'exploration sphygmomanométrique, qui a pour corollaire une conséquence pratique extrêmement importante : *elle impose la méthode des oscillations de Marey comme méthode de choix.*

Les trois cas partout cités d'Ottfried Muller et Blauel, de vérification expérimentale directe chez l'homme de la méthode de Riva-Rocci, pour la détermination de la pression artérielle maxima, par constatation directe de la pression humerale ou radiale, au moyen d'une canule en communication avec un manomètre métallique et par constatation et comparaison avec les chiffres obtenus préalablement par la méthode de Riva-Rocci, prouvent simplement que dans les trois cas considérés, et pour des valeurs voisines de 120 à 130 millimètres, les écarts entre les deux constatations directe et indirecte (Riva-Rocci) ont été de 4 millimètres à 10 millimètres, ce qui, à la vérité, est une très jolie approximation. Mais cet écart est-il identique pour les valeurs inférieures et supérieures aux tensions précitées? M. Pachon a nettement démontré que non, qu'en d'autres termes l'écart est variable suivant les pressions. *D'autre part la technique dite directe est elle-même fort critiquable et ses résultats sûrement erronés* du moins en ce qui concerne la tension maxima.

Bref, *la détermination de la tension maxima par la méthode de Riva-Rocci est en général erronée, quoiqu'elle puisse donner des valeurs approximatives acceptables.*

En ce qui concerne la détermination de la tension diastolique, — elle est franchement impossible par la méthode de Riva-Rocci, — de l'aveu même de la plupart de ses partisans et les expériences précitées d'Ottfried Muller, Blauel et Bingel concluent dans le même sens. Il nous paraît inutile d'insister sur ce point. La signification de la tension minima avec cette méthode n'est même pas « douteuse », elle est nulle.

La méthode de Riva-Rocci et celles qui en dérivent, basées sur l'examen de la circulation en aval de la compression, peuvent donner des chiffres approximatifs de la tension maxima ; elles sont incapables de déterminer, même approximativement, la tension diastolique.

*
* *

Cette seule considération, impossibilité de la mesure même approximative de la tension minima, suffirait à notre avis à faire opter pour la méthode des oscillations, car cette mesure est, nous ne disons pas utile, mais indispensable.

Nous aurons maintes fois l'occasion dans ces études de montrer que l'étude isolée de la tension maxima est insuffisante à définir, à caractériser un état d'équilibre cardio-vasculaire, notion fondamentale de la cardiologie.

L'étude isolée de la tension minima ne conduirait, de même, qu'à des constatations fragmentaires, incoordonnées, mais, contrairement à une opinion très répandue, la tension minima est une valeur importante, essentielle, aussi importante, aussi essentielle que la tension maxima, plus importante même en bien des cas ; mais c'est seulement de l'étude simultanée de ces deux tensions qu'on peut attendre des résultats coordonnés, utilisables. L'insuccès au moins relatif de la plupart des recherches basées sur l'unique étude d'une des tensions le démontre encore mieux, et nous nous efforcerons de démontrer, dans une série de chapitres ultérieurs, combien l'étude simultanée des tensions maxima et minima correctement recueillies est pratiquement précieuse pour le diagnostic, le pronostic et le traitement des affections cardio-vasculaires.

*
* *

M. Pachon s'est attaché à déterminer les conditions correctes d'utilisation pratique de la méthode des oscillations. Il a montré que deux conditions fondamentales étaient nécessaires : grande sensibilité et surtout sensibilité maxima constante de l'instrument indicateur des pulsations. Grande sensibilité, pour assurer toute la netteté nécessaire dans la différenciation des pulsations et pour permettre de saisir facilement le début et la fin de la phase des oscillations croissantes qui marquent dans la méthode de Marey la pression maxima et la pression minima ; sensibilité maxima *constante*, car il est clair que sans constance de sensibilité de l'appareil en fonctionnement dynamique, aux divers régimes de pression auxquels il doit travailler, toute légitimité de comparaison des pulsations à ces divers régimes disparaît du même coup. Or, les manomètres ou les sphygmoscopes ordinairement utilisés ne répondent pas à ces exigences. Ayant ainsi posé les termes du problème, M. Pachon, continuant ses recherches, en donnait une solution élégante et rigoureuse sous la forme de son oscillomètre sphygmomanométrique, qui représente une invention tout à fait originale, un appareil d'investigation clinique parfaitement différencié et surtout très précis.

Basée sur une méthode rigoureuse, réalisée par une instrumentation clinique adéquate et précise (oscillomètre de Pachon), permettant de mesurer avec une approximation pratiquement suffisante les tensions artérielles maxima et minima, l'oscillométrie fournit des données précieuses et conduit à des constatations fructueuses.

Et, s'il est légitime de juger l'arbre à ses fruits, les résultats dès maintenant acquis par cette dernière méthode, comparés à l'insuffisance des résultats obtenus par la précédente, suffit à les juger.

Toute cette partie historique et critique a été admirablement faite par le Dr Louis Gallavardin et le lecteur, que cette question intéressèrait, la trouvera traitée avec toute l'ampleur et la compétence désirables dans le volume de cet auteur « La Tension artérielle en clinique », Steinheil édit., 1910. — Nous ne nous attarderons pas plus longtemps ici à cet exposé intéressant certes, mais d'une importance somme toute secondaire et qui d'ailleurs n'est plus à faire. Mais nous ne pouvons clore ce chapitre sans rendre à M. le Pr Pachon le public hommage que lui doivent les cliniciens cardiologues et circulatoires.

Il a montré l'appui précieux qu'en ce domaine — comme

en beaucoup d'autres — la physiologie pouvait et devait prêter à la pathologie. En dotant la clinique d'un oscillomètre qui — quelque critique qu'on en puisse faire — est certainement le meilleur — ou le moins imparfait — des sphygmomanomètres actuellement en usage ; en permettant au clinicien de mesurer tout à la fois la tension maxima et la tension minima ; en établisssant l'importance capitale — voire prépondérante — de cette dernière ; en en faisant la base de la sphygmomanométrie clinique, il n'est pas douteux que le Pr Pachon a orienté la sphygmomanométrie vers les applications fécondes qui ont rénové la plupart des problèmes de la physiopathologie circulatoire. En précisant par ailleurs la technique de la cardiographie, en attirant l'attention des cliniciens sur l'intersystole, il a amorcé l'étude de maints autres problèmes cardiologiques.

TECHNIQUE

Description, principe et technique de l'oscillomètre de Pachon.

DESCRIPTION DE L'OSCILLOMÈTRE (fig. 7 et fig. 8).

Dans une enceinte rigide (boîtier métallique) et parfaitement hermétique E est enfermée une cuvette anéroïde C. Boîtier E, capsule manométrique C et brassard B sont normalement en communication par les conduits *f, b, a*. Une pompe P permet d'établir toute pression voulue dans le système constitué par ces organes; le chiffre de pression est

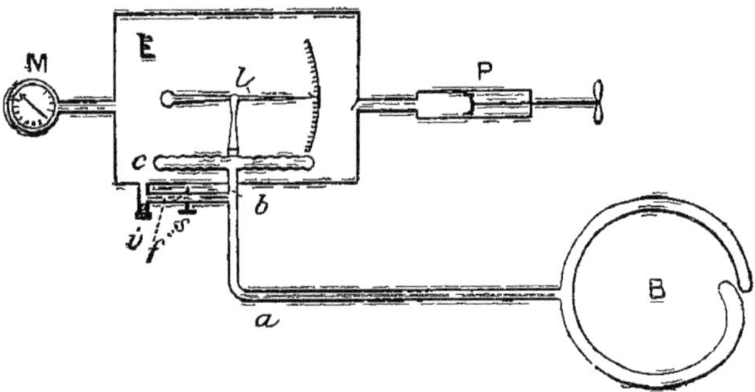

FIG. 7. — Schéma de l'oscillomètre sphygmomanométrique de Pachon.

donné par le manomètre M; une valve d'échappement V permet de diminuer *ad libitum* la valeur du régime de pression préalablement établi.

Etant donné un régime quelconque de pression, veut-on faire une lecture, c'est-à-dire reconnaître l'amplitude des pulsations artérielles à ce régime, il suffit alors d'agir sur un organe *séparateur* S, dont la manœuvre intercepte la communisation entre le boîtier E, d'une part, et le système composé du brassard B et de la capsule manométrique *c*, d'autre part. A ce moment, les variations de pression créées dans

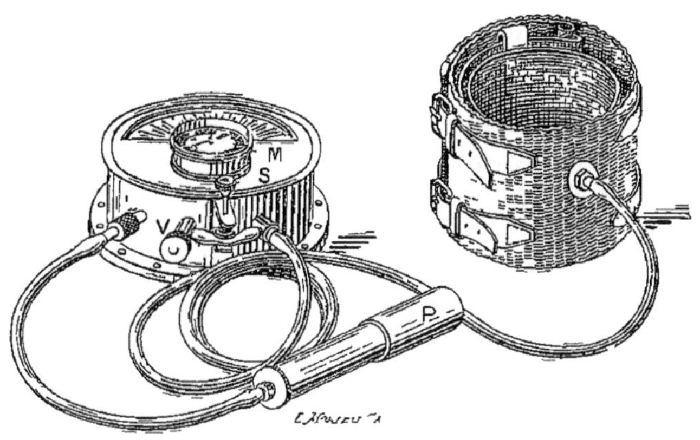

FIG 8. — Vue d'ensemble de l'oscillomètre sphygmomanométrique.

le brassard par les variations rythmiques de volume du segment de membre exploré sont transmises exclusivement à la capsule manométrique, qui les traduit nécessairement à tout régime de contre-pression avec une *sensibilité constante*

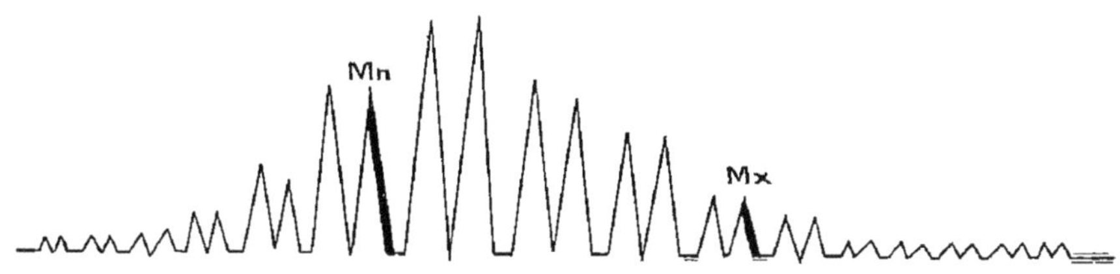

FIG. 9. — Diagramme des pulsations d'un membre sous des compressions graduellement décroissantes de ce membre (lire de droite à gauche).

et maximale, puisque ces variations de pression surprennent *toujours* la capsule manométrique dans un état de *tension nulle, ses parois supportant à l'extérieur comme à l'intérieur la pression de régime* à laquelle on fait la lecture, et donnée par le manomètre M.

Mode d'emploi de l'oscillomètre sphygmomanométrique.

Rappel du principe général de la méthode des oscillations. — Si l'on comprime un segment de membre de 0 à 20 centimètres de mercure, par exemple, et qu'on le décomprime ensuite progressivement, on observe le diagramme suivant des pulsations, au fur et à mesure que se produit la chute graduelle de la compression (fig. 9).

Ce diagramme présente une zone tout à fait caractéristique d'oscillations graduellement croissantes (de M*x* à M*n* sur la figure), précédée d'une zone (plus ou moins étendue suivant les sujets), soit de simples fibrillations, soit de pulsations indifférentes, c'est-à-dire sans différenciation appréciable entre elles. Or, la première pulsation différenciée M*x*, qui

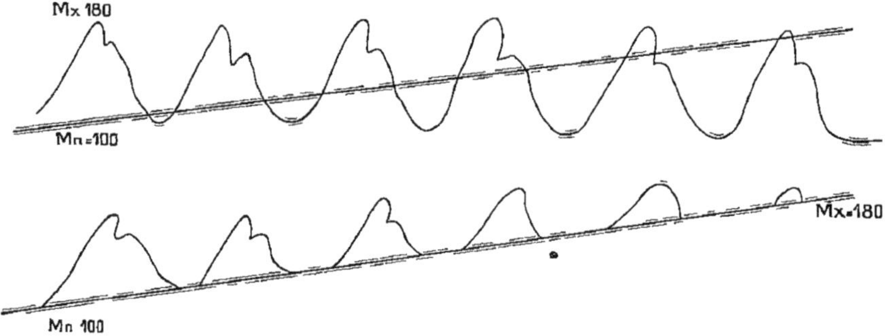

Fig. 10. — Figure schématique destinée à montrer comment l'ondée systolique est graduellement amoindrie puis éteinte par une pression croissante.

marque l'entrée dans la zone croissante, correspond à la pression maxima. La première pulsation moindre M*n*, qui marque la sortie de la zone croissante, correspond à la pression minima.

Les figures 10, 11 et 12 font — sans qu'il soit besoin d'autres gloses — sauter aux yeux les raisons d'être de ces zones d'oscillations croissantes et décroissantes.

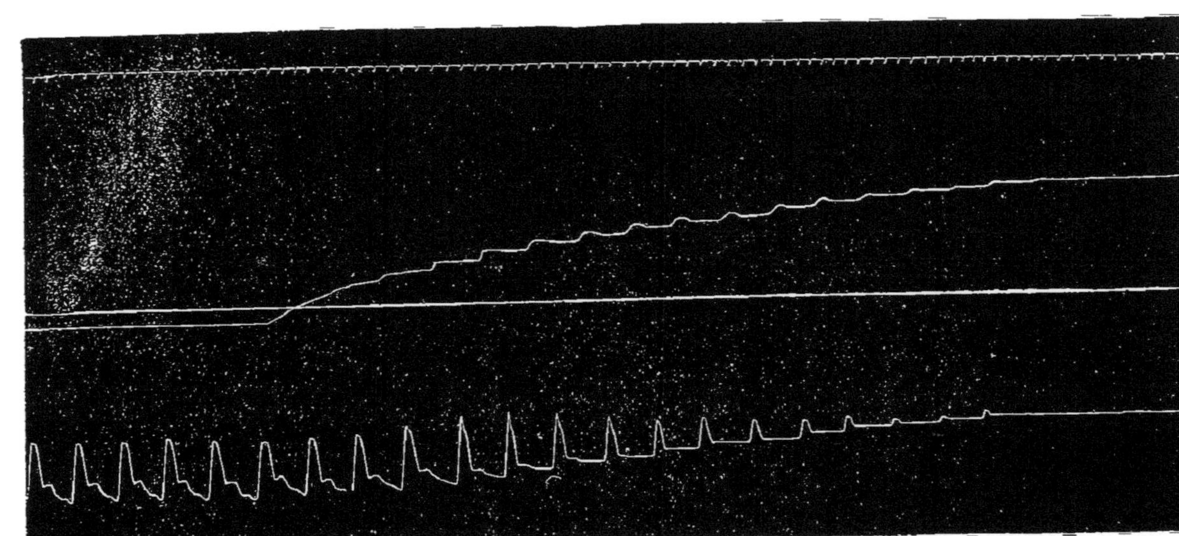

FIG. 11. — Détermination de la station diastolique à l'aide du sphygmotonographe de Jaquet. — Le chiffre de cette pression doit être calculé, sur la ligne ascendante tracée par l'aiguille du tonographe, au moment précis où le tracé des pulsations radiales montre la première diminution d'amplitude ou même le premier relèvement du bas-fond diastolique. Chaque millimètre, au-dessus de la ligne de niveau horizontale, correspond à une augmentation de pression de 1 centimètre Hg au-dessus de 50 millimètres Hg. D'après Gallavardin (La tension artérielle en clinique)

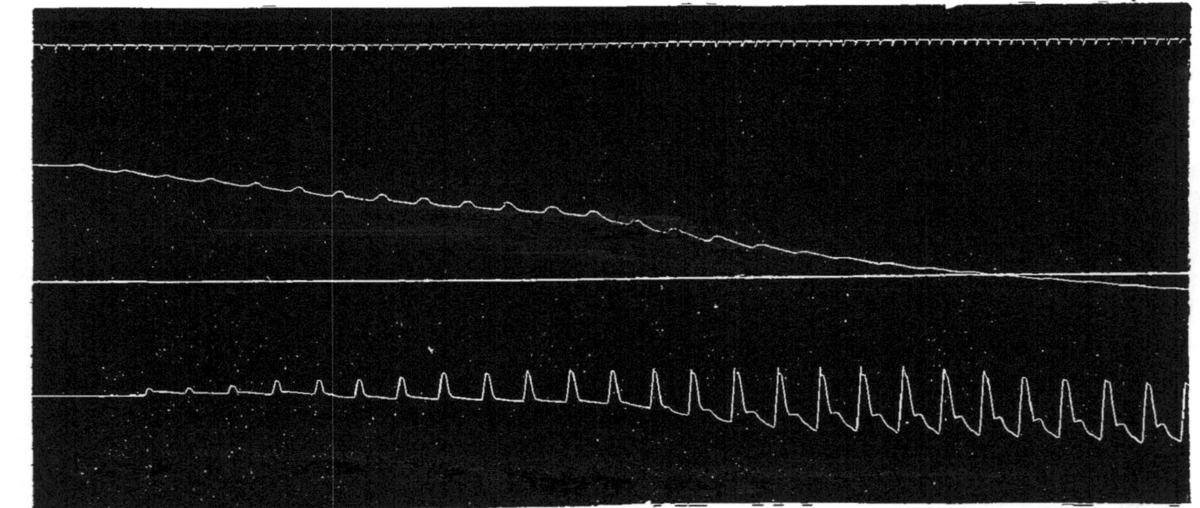

FIG 12. — Détermination de la tension diastolique à l'aide du sphygmotonographe de Jaquet. — Lors d'une pression décroissante dans la manchette brachiale, cette tension doit être calculée au point précis où les pulsations radiales commencent à récupérer toute leur amplitude

Manœuvre de l'oscillomètre. — Le brassard radial étant placé sur le poignet du sujet, on met la pompe P en action jusqu'à ce que le manomètre indique une pression franchement supérieure à la pression normale maxima (20 centimètres cubes de Hg, par exemple).

A partir de ce moment la pompe devient inutile. L'opérateur fait alors tomber peu à peu la pression, de centimètre en centimètre environ, en agissant sur la valve V. Entre chacune de ces chutes, il appuie sur le séparateur S pour observer les indications de l'oscillomètre.

A l'apparition de la *pulsation différenciée* Mx, qui marque l'entrée dans la zone des oscillations graduellement croissantes, on lit le manomètre M. La pression lue à ce moment est la *pression maxima*. On continue à faire tomber la pression : on parcourt alors la zone des oscillations graduellement croissantes, au cours de laquelle l'observateur peut remarquablement étudier les caractères du pouls tant au point de vue du rythme que de sa forme et de son amplitude, grâce à la sensibilité exceptionnelle de l'oscillomètre. La première oscillation plus faible Mn, succédant aux plus grandes oscillations, correspond à la *pression minima*.

Nota. — Ne jamais manœuvrer la valve V en même temps que le séparateur S. Pour éviter cette faute, il est recommandé de manœuvrer ces organes d'une seule main. La détermination des pressions maxima et minima doit être faite en moins d'une minute.

Pour des raisons que nous expliquerons ultérieurement et d'accord en cela avec Gallavardin nous conseillons — surtout lors d'un premier examen — de pratiquer deux mensurations à cinq minutes d'intervalle. On constatera souvent lors de la deuxième mensuration pour la pression systolique un chiffre inférieur à la première de 0 à 3 centimètres. C'est cette seconde mesure qui sera estimée la bonne. D'ailleurs *dans la notation du chiffre de la tension,* il serait désirable, selon le conseil de Gallavardin, que l'on fasse *précéder* la fraction indiquant en millimètres Hg la pression systolique résiduelle et la pression diastolique du chiffre systolique initial, ce qui aurait le double avantage de montrer que l'on a bien recherché le chiffre résiduel et de fixer sur la valeur de l'hypertension initiale pour le cas où elle acquerrait quelque valeur séméiologique ; et aussi que l'on fasse *suivre* cette fraction du chiffre marquant la rapidité du pouls.

Critiques.

L'oscillomètre de Pachon est à peu près unanimement reconnu comme l'appareil sphygmomanométrique réalisant à l'heure actuelle les conditions pratiquement les meilleures pour l'application à l'homme de la méthode des oscillations. Ses caractéristiques essentielles sont la dissociation du manomètre et de l'oscillomètre, la sensibilité très grande et constante de ce dernier, quelle que soit la tension.

La méthode elle-même a été l'objet d'un certain nombre de critiques plus ou moins justifiées et que nous rappellerons brièvement.

Disons de suite que tous les auteurs, même les adversaires — sans exception — s'accordent à reconnaître que seule ladite méthode et ledit appareil permettent de mesurer au moins approximativement la tension minima — et nous n'insisterons pas une fois de plus sur la valeur de cette constatation.

Les critiques essentielles sont les suivantes :

1° *Il est parfois difficile de différencier au cours de la décompression le début de la période d oscillations décroissantes caractéristique de la tension minima (dite diastolique)* (fig. 13)

Cela est exceptionnellement vrai. Notre expérience personnelle nous conduit à affirmer que 19 fois sur 20 cette phase est des plus nettes et ne prête à aucune ambiguïté.

Cela est vrai surtout avec les tensions anormalement basses. — Mais cette hypotension même est souvent telle, qu'elle constitue par elle-même une indication suffisante. Souvent d'ailleurs dans ces cas, en particulier chez les enfants — et cette remarque s'applique de même à la mesure de la maxima — souvent dans ces cas on obtiendra un résultat beaucoup plus franc en appliquant le brassard à l'humérale.

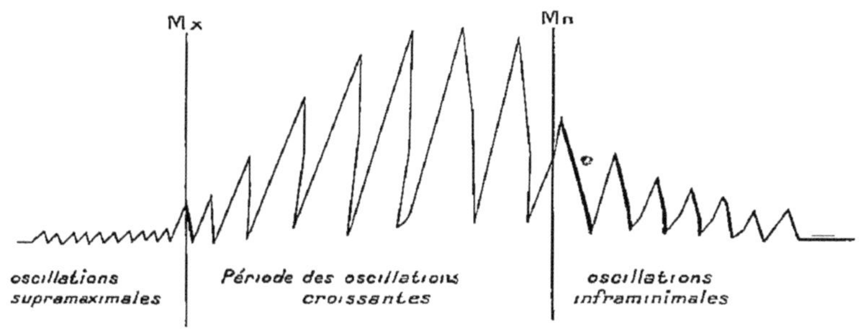

Fig. 13.

Au surplus nous le répétons, tous les auteurs estiment que c'est en tous cas cette méthode qui permet d'obtenir l'approximation la plus grande.

2° *Il est parfois difficile de différencier au cours de la décompression le début de la période d'oscillations croissantes caractéristique de la tension maxima.*

Il faut lire dans Gallavardin (*loco citato*) toute la partie critique (p. 78 à 125) si précise, si minutieuse, consacrée à cette étude des phases oscillatoires et des modalités diverses des courbes oscillatoires réelles.

Nous nous plaisons à reproduire encore ici son texte de tous points conforme à notre observation.

L. Gallavardin (*loco citato*), peu suspect en la matière,

écrit ces lignes auxquelles nous souscrivons : « La démarcation de la limite inférieure des grandes oscillations qui doit fixer la valeur de la pression diastolique, paraît au début peut-être plus difficile à fixer que celle de leur limite supérieure. Il n'est pas douteux cependant qu'avec un peu d'habitude, son appréciation ne devienne plus aisée, et s'il est assez commun de ne pouvoir fixer avec précision la pression systolique ocillatoire, le fait est certainement plus exceptionnel pour la pression diastolique.

« Lorsqu'il n'y a pas d'oscillations supra-maximales, comme le fait se présente *parfois, la détermination de la pression systolique est particulièrement facile,* car l'aiguille qui descendait progressivement présente d'emblée, après un arrêt court et subit, une pulsation qui est une grande oscillation et qui marque la pénétration du sang sous le manchon. Lorsqu'il existe des oscillations supra-maximales et *c'est le cas de beaucoup le plus commun, la détermination de la démarcation supérieure des grandes oscillations reste souvent d'une extrême netteté :* l'aiguille du tonomètre (oscillomètre) qui n'était animée que de vibrations très minimes, décrit en s'abaissant une oscillation qui offre à la fois une amplitude, nettement plus grande et un rythme plus soudain, plus brusque et les oscillations suivantes conservent et accusent encore ces caractères. *D'autres fois la transition est bien moins nette,* il faut s'y reprendre à plusieurs fois, examiner avec attention, pour surprendre la variation subite d'amplitude ou la modification du rythme qui est certainement aussi caractéristique. *Parfois enfin il faut bien l'avouer, la démarcation entre les petites oscillations supra-maximales et les grandes oscillations est vraiment impossible* à surprendre ou du moins à fixer avec certitude. Les petites oscillations dues au choc du pouls huméral sur le rebord supérieur de la manchette, à mesure que la pression tombe, augmentent progressivement d'amplitude jusqu'à devenir assez grandes puis très grandes et donner l'impression nette que l'on est dans les grandes oscillations comme en témoigne du reste la réapparition du pouls radial perçu à la palpation. Mais, même en recommençant l'épreuve plusieurs fois et avec soin, il est impossible de surprendre la saute brusque d'amplitude et la détente vive qui marquent d'ordinaire la limite supérieure des grandes oscillations » (L. Gallavardin, *loco citato,* p. 92).

Ces derniers cas sont très exceptionnels, ils n'atteignent pas, d'après notre expérience, 4 pour 100 de la moyenne des cas courants de la pratique cardiologique et correspondent à peu près exclusivement à des cas à tension très élevée supérieure à 26-28 ou au contraire très basse inférieure à 11 avec très faible pression différentielle. Dans le premier cas il suffira le plus souvent en clinique de reconnaître sans pouvoir autrement préciser que la maxima est très élevée et d'en indiquer les limites probables (28-31) en se contentant d'une approximation très large ; dans le 2e cas on essaiera de mesurer la pression à l'humérale où elle est souvent alors plus facilement appréciable par suite du calibre plus grand de l'artère.

Il est au surplus des causes de variations quasi-physiologiques de la tension systolique, ce sont les oscillations d'origine respiratoire ; très marquées chez les animaux ainsi qu'on peut le vérifier sur tous les graphiques sphygmomanométriques expérimentaux, en particulier chez le chien, elles sont encore très accentuées chez l'homme et peuvent atteindre 3 centimètres au cours des mesures sphygmomanométriques directes, c'est-a-dire que la valeur de la pression systolique peut osciller de 3 centimètres de l'inspiration à l'expiration. C'est ainsi que dans une observation d'O. Muller et Blauel, tracé obtenu chez un homme de 45 ans, à l'aide d'un manomètre à Hg mis en communication directe avec la radiale, et montrant très nettement les oscillations cardiaques et respiratoires on voit noté comme pression systolique inspiratoire 124, comme pression systolique expiratoire 94 (fig. 14). A l'ordinaire chez l'homme avec nos méthodes sphygmomanométriques indirectes, ces variations sont pratiquement inappréciables ; toutefois chez

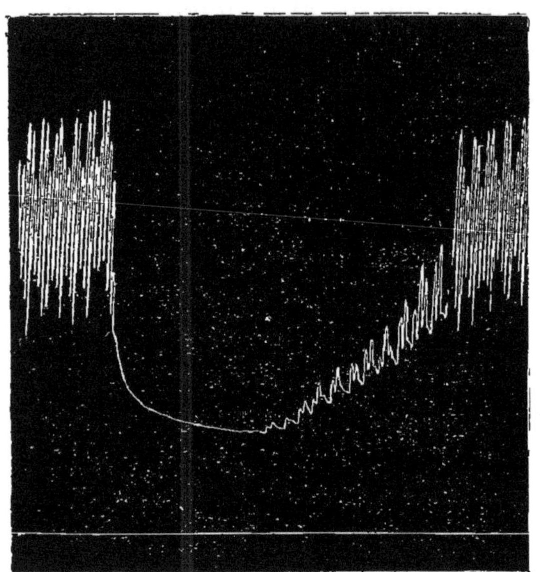

Fig. 14 — Mise en évidence des oscillations sphygmographiques respiratoires. — Tracé obtenu, chez un homme de 45 ans, à l'aide d'un manomètre à Hg mis en communication directe avec la radiale, et montrant très nettement les oscillations cardiaques et respiratoires : pression systolique 124-94 millimètres Hg, pression diastolique 80-64. Le tracé montre la chute de pression dans la radiale et la cessation de toute oscillation au moment où la pression atteint dans la manchette brachiale 129 à 130 millimetres Hg ; les pulsations réapparaissent quand la pression redescend dans la manchette au même chiffre de 130 millimètres Hg (d'après O Muller et Blauel)

les enfants et chez certains sujets surtout chez les emphysémateux ces oscillations quasi-normales peuvent atteindre 1 voire 2 centimètres ; il sera correct dans ces cas de noter ces 2 tensions et d'écrire par exemple Mx (15-17) (V. fig. 15).

3° *La méthode des oscillations donne des chiffres trop élevés pour la tension maxima.*

Il est exact, qu'en général, les tensions maxima évaluées au Pachon sont plus élevées que celles prises comparativement avec le Potain ou le Riva-Rocci. Tenons-nous-en à ce dernier, le Potain étant vraiment passible de trop d'erreurs et le coefficient individuel intervenant pour une trop large part.

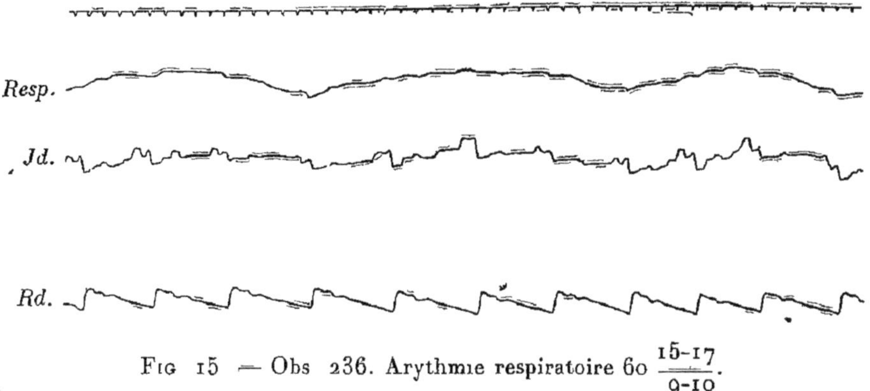

FIG 15 — Obs 236. Arythmie respiratoire 60 $\frac{15\text{-}17}{9\text{-}10}$.

Les tensions maxima donc sont plus élevées au Pachon qu'au Riva-Rocci. D'après l'expérience cruciale de Pachon (grandes oscillations persistantes de l'humérale coexistant avec la suppression du pouls radial) le fait n'a rien qui doive nous surprendre car cette expérience peut se traduire précisément comme suit : la pression nécessaire pour éteindre *in situ* le pouls huméral (Mx de la méthode oscillatoire) est supérieure à la pression nécessaire pour éteindre en aval le pouls radial (Mx de la méthode palpatoire).

Sur quoi donc peut on se baser pour admettre que l'approximation du Riva-Rocci est plus grande que celle du Pachon. Sur l'observation directe qui se réduit jusqu'ici à notre connaissance aux 3 cas partout cités d'Ottfried Muller et Blauel, or que démontrent ces 3 cas :

Simplement que dans 3 cas où la pression était précisément moyenne (ni très basse, ni très élevée) l'écart entre la mesure supposée directe et la mesure indirecte par la méthode palpatoire a été minime. Ces cas de tension moyenne sont ceux qui, à l'ordinaire, ne présentent aucune difficulté de lecture et qui se prêtent à l'approximation la plus grande.

D'autre part 3 remarques s'imposent :

1° Dans les 3 cas considérés les chiffres de la pression mesurée directement dans l'artère — et indirectement au moyen du Riva-Rocci — ont été en effet assez voisins différant seulement de 4 à 10 millimètres, tel est le coefficient d'erreur approximatif. — Est-on en droit de conclure qu'il en est ainsi dans tous les cas — certainement non. Et nous n'en donnons pour preuve que le fait suivant :

Recklinghausen étudiant comparativement la méthode oscillatoire et la méthode palpatoire note un écart moyen en faveur de la méthode oscillatoire de 3 à 7 millimètres de Hg, exceptionnellement de 0 à 1 cent. 1/2 Hg ; Hœpfner un écart ordinaire de 2 à 4 et extrême de 7 à 12 millimètres. Il en résulte donc que ces 2 méthodes qui doivent *a priori* donner des valeurs différentes peuvent en quelques cas heureux donner des valeurs très voisines. De ces quelques cas on ne peut conclure à tous.

2° Il est bien évident que du fait de l'existence de la membrane élastique du brassard, de la peau, du tissu cellulaire, des muscles mêmes par l'intermédiaire desquels s'exerce la contre-pression et qui en absorbent, en amortissent une partie, il faut s'attendre à ce que cette contre-pression soit légèrement supérieure à celle qui serait nécessaire si elle s'exerçait directement à la surface de l'artère dénudée. Le fait avait déjà frappé Von Basch et Potain, il a été reconnu exact par Rilliet, Gumprecht, Sahli, Recklinghausen sans qu'il ait été possible d'ailleurs d'évaluer de façon précise cette « résistance propre des parties interposées entre le milieu sanguin artériel et le milieu aérien de la manchette, membrane de caoutchouc, parties molles, paroi artérielle » (Gallavardin).

3° Et enfin, *considération capitale, la méthode dite directe est à la vérité indirecte* La transmission de la pression sanguine artérielle au manomètre se fait par l'intermédiaire d'un tube de caoutchouc rempli d'une solution d'oxalate de soude. L'inertie des liquides et notamment du mercure, les frottements, l'élasticité des parois du tube de transmission s'opposent à une évaluation exacte des oscillations de la pression artérielle.

Et ainsi que nous avons pu nous en assurer au cours d'observations directes pratiquées chez un amputé avec MM. les Drs Hallion et Desfosses, l'élasticité du tube de transmission tend à transformer la tension artérielle oscillante en pression continue, amortissant l'amplitude des variations manométriques. En outre la réduction d'amplitude des oscillations observées par rapport aux valeurs réelles que les oscillations atteignent dans les vaisseaux est surtout marquée pour les maxima. Ceux-ci, étant plus brusques et moins soutenus que les minima, subissent au plus haut degré les déperditions imposées par l'inertie, le frottement et l'élasticité.

En sorte qu'en définitive comme nous l'écrit M. Hallion au sujet des observations précitées « si nous appelons maxima et minima vrais les maxima et minima réalisés dans l'artère explorée, le dispositif employé dans ces expériences doit nécessairement montrer dans le manomètre des maxima très inférieurs aux maxima vrais et des minima supérieurs aux minima vrais et l'écart entre les pressions vraies et les pressions observées doit être relativement grand au moment des maxima et relativement faible au moment des minima. »

C'est en effet ce que nous avons constaté au cours de ces observations.

On voit ce qu'il faut penser de ces vérifications « expérimentales directes » à l'occasion desquelles ont fait tant de bruit des critiques qui n'ont omis qu'un point, celui « d'éclairer leur lanterne », nous voulons dire de soumettre précisément à une critique attentive la méthode expérimentale qui servait de base à leur critique, méthode dont croyant augmenter la précision ils ont singulièrement aggravé le coefficient d'erreur en adoptant pour le manomètre à mercure un tube de faible calibre, qui, conformément aux lois les plus élémentaires de la physique et de la mécanique, augmentait d'autant l'amortissement dû au frottement et à l'inertie des liquides interposés.

En fait ces vérifications expérimentales prétendues directes sont indirectes = les données numériques qu'elles fournissent sont, surtout en ce qui concerne la maxima, franchement erronées pour les raisons que nous avons exposées ci-dessus = elles sont sûrement inférieures aux maxima vrais et ne peuvent donc aucunement servir de critère pour l'appréciation d'une méthode clinique sphygmomanométrique.

Y a t-il réellement surestimation avec la méthode oscillométrique, c'est en effet probable ; *mais il y a sûrement sous estimation avec la méthode prétendue directe, cette dernière ne peut donc aucunement tenir lieu de critère à la précédente.*

Telles sont les causes essentielles des surestimations constatées avec tous les sphygmomanomètres indirects (Potain, Riva-Rocci, Pachon). Avec le Potain se surajoute souvent à cette surestimation due aux résistances extra-artérielles celle due, comme nous l'avons montré, à l'obliquité possible de la contre-pression et la déviation de l'artère ; avec le Riva-Rocci au contraire la contre-pression nécessaire pour supprimer le pouls en aval de la pression étant inférieure à la contre-pression nécesssaire pour l'éteindre *in situ* cette surpression sera plus ou moins contre-balancée par cette différence de pression ; avec le Pachon cette surpression est très vraisemblablement égale à ladite résistance des parties molles, et cette surpression qui peut, qui doit être variable en diverses régions du corps et suivant que l'individu est gras ou maigre, musclé ou non, bref variable d'un individu à l'autre, doit être au contraire sensiblement constante chez le même individu.

En somme si nous voulions schématiser les causes essentielles d'erreur dans les diverses mesures sphygmomanométriques nous dirions :

Toutes les méthodes sphygmomanométriques indirectes donnent *nécessairement* des chiffres différents de ceux que donneraient les *méthodes directes* réelles cliniquement impraticables. Si nous désignons par $Mx.v$ la tension maxima vraie, par MxR la tension maxima mesurée au Riva-Rocci, $MxPa$ la tension maxima mesurée au Pachon, $MxPo$ la tension maxima mesurée au Potain on peut écrire :

$$MxPa = Mxv + R$$

R = (résistance opposée par les tissus interposés entre le milieu sanguin et la poche à air), variable d'un individu à l'autre, d'une région à l'autre, — elle doit être sensiblement constante dans la même région chez le même individu.

$$MxR = Mxv + R - x,$$

x représentant l'écart certain mais de grandeur inconnue qui existe entre la pression nécessaire pour éteindre le pouls radial en aval ou le pouls huméral *in situ* (Expérience de Pachon).

$$MxPo = Mxv + R - x + y,$$

y représentant la surpression de grandeur inconnue qui peut résulter du glissement, de la déviation de l'artère, de l'application défectueuse de la pelote.

Avec la méthode des oscillations (Pachon) le chiffre de tension systolique sera donc toujours plus élevé que la tension systolique vraie d'une grandeur variable d'un individu à l'autre, mais sensiblement la même chez le même individu et dans la même région. Des expériences faites à ce sujet par Von Basch, Potain, Rilliet, Sahli, Von Recklinghausen, etc., il ne semble pas toutefois que chez un individu de corpulence moyenne cette surestimation doive dépasser 1 centimètre à 1 centimètre 1/2.

Avec la méthode Riva-Rocci à cette cause d'erreur commune à toutes les méthodes indirectes se surajoute comme nous venons de le dire celle due au principe même de la méthode démontré erroné par Pachon. Cette deuxième cause d'erreur se manifeste à la vérité en sens inverse de la première, d'où des chiffres plus faibles — mais moins comparables entre eux, car dans la méthode des oscillations le coefficient d'erreur est sensiblement toujours le même chez le même individu, dans la méthode palpatoire le second coefficient d'erreur (car il y en a deux au lieu d'un seul) peut varier suivant la pression. Et nous faisons abstraction du coefficient personnel d'appréciation, d'apparition ou de disparition des pulsations radiales.

Avec la méthode de Von Basch-Potain aux deux causes d'erreurs précédentes s'en surajoute une troisième due à l'application plus ou moins défectueuse de la pelote.

*
* *

Il ne faut pas d'ailleurs s'exagérer ces critiques. Plus ou moins bonnes, plus ou moins défectueuses ces trois méthodes n'en permettent pas moins pour la tension systolique une approximation cliniquement utilisable.

La modification technique proposée par Enriquez et Cottet à l'appareil de Pachon (*Presse médicale*, 20 mars

1912), et consistant dans l'adjonction d'un brassard supérieur conformément aux indications antérieures de Wybaum et Amblard et ayant pour but de supprimer les oscillations supra-maximales et de faciliter ainsi l'appréciation de la première oscillation maximale, introduit pour supprimer une cause d'erreur somme toute exceptionnelle et habituellement négligeable pour un observateur attentif, une cause d'erreur permanente et considérable. Il suffit pour le démontrer de changer simplement la hauteur du brassard supérieur supplémentaire ; suivant que sa hauteur est égale, supérieure ou inférieure à celle du brassard primitif, les chiffres obtenus sont tout à fait différents, la correction ainsi obtenue est donc purement arbitraire.

Cependant nous reconnaissons que l'adjonction d'un brassard supérieur facilite certainement la lecture de la 1re oscillation et qu'en dépit de la critique que nous venons d'en faire, cette adjonction pourrait être recommandable si elle ne déformait pas la méthode même et si les cardiologues se mettaient d'accord de façon unanime sur la largeur respective des 2 brassards, faute de quoi on introduira dans les observations sphygmomanométriques un nouvel élément confusionnel. Les observations recueillies dans des conditions expérimentales différentes ne seront pas homogènes et seront, en conséquence, difficilement comparables et coordonnables.

*
* *

En somme toute la question critique se réduit à ceci — et cette remarque s'applique à toutes les techniques en usage en biologie : *Le coefficient d'erreur technique est-il inférieur, égal ou supérieur au coefficient de variation pathologique* — s'il est supérieur ou égal la mesure est à priori sans valeur, s'il est inférieur la mesure est utilisable. Qu'il s'agisse du dosage de l'urée, du poids, de la viscosité sanguine, de la numération des globules, du taux auquel s'opère la réaction d'agglutination, bref d'une mensuration biologique quantitative quelconque, c'est toujours cette question préalable qui doit être solutionnée.

Or quel peut être approximativement le coefficient d'erreur de la sphygmomanométrie pratiquée avec l'oscillomètre Pachon. Il convient de distinguer le coefficient d'erreur dû à la difficulté de la lecture ; le coefficient d'erreur dû à la surestimation de la pression.

Dans la plupart des cas, 75 pour 100 environ, les tensions tant maxima que minima peuvent être appréciées, quant à la lecture à un demi-centimètre près ; dans 20 pour 100 environ des cas les tensions peuvent être appréciées à 1 centimètre près ; dans 5 pour 100 environ des cas, l'approximation est difficile, du moins pour la maxima à plus de 1 centimètre et demi, très exceptionnellement 2 centimètres et ce seulement pour de très hautes pressions supérieures à 28.

Nous ne tiendrons donc pour valables séméiologiquement que les variations sphygmomanométriques supérieures à 1 centimètre pour les pressions inférieures à 28 et à 2 centimètres pour les pressions supérieures à 28. Dans les observations que nous produisons, ces coefficients d'erreur sont toujours très largement dépassés.

En ce qui concerne le coefficient d'erreur dû à la surestimation inhérente à toutes les méthodes indirectes, nous avons vu qu'il est sensiblement constant dans la même région et chez le même individu — en conséquence cette erreur étant pratiquement constante et de même sens, dans les différentes mensurations pratiquées chez le même individu, la courbe des variations n'en est pas moins parallèle à celle des variations réelles et pratiquement utilisable.

*
* *

Ces critiques, somme toute stériles de la sphygmomanométrie, rappellent de tous points celles qui se sont produites lors de l'introduction du thermomètre en clinique. L'on objecta de même que la température variait suivant le thermomètre employé, suivant le lieu d'application du réservoir thermométrique (aisselle, aine, bouche, rectum), suivant l'état de la peau (sèche, humide, etc.), suivant le mode d'application, etc.; bref, on objecta que les variations expérimentales étaient telles qu'il fallait être dépourvu de tout esprit scientifique pour attendre quelque constatation utile d'un mode d'investigation aussi fallacieux — et qu'au surplus seule importait la température du sang et que cette température était en un rapport impossible à préciser avec les différentes températures dites périphériques ou prétendues centrales enregistrées par le thermomètre, etc., etc. Que reste-t-il de ces critiques néophobiques? et qui voudrait assumer à l'heure actuelle la responsabilité de plaider l'inutilité ou la fallaciosité de la thermométrie clinique?

Il en sera de même sous peu de la sphygmomanométrie. Il n'est pas douteux que l'avenir nous dotera d'appareils sphygmomanométriques ou pléthysmographiques encore plus précis et perfectionnés que ceux dont nous disposons à l'heure actuelle. Nul doute cependant que ces derniers ne nous permettent dès maintenant des mensurations approximatives suffisamment précises pour conduire à des inductions cliniques extrêmement utiles.

Et nous nous permettrons de donner aux critiques, aux chercheurs et aux fabricants le conseil suivant : pour nous, à l'heure actuelle, le véritable progrès à réaliser — et il n'est pas de réalisation bien difficile et nous en tenons plusieurs solutions à la disposition des amateurs — le véritable progrès consiste à construire un appareil qui, basé sur le principe de l'oscillométrie, enregistrera graphiquement les oscillations et supprimant de ce fait les erreurs de lecture et toute subjectivité d'appréciation, donnera simultanément la courbe cinématique et les mesures sphygmomanométriques. Bien des tentatives ont déjà été faites dans cette voie — par Jacquet (de Bâle) en particulier — mais jusqu'ici les appareils ainsi construits ne donnent pas satisfaction au point de vue sphygmomanométrique.

En tous cas — et si l'on peut admettre que les mesures sphygmomanométriques dépendent de l'appareil employé et de l'observateur — nous devons dire que toutes les observations rapportées dans ce volume ont été prises par nous personnellement et exclusivement avec l'oscillomètre de Pachon muni de son brassard ordinaire de 8 centimètres environ. Au point de vue opérateur et coefficient d'erreur individuel, au point de vue technique, ces observations sont donc homogènes.

II

VISCOSIMÉTRIE

TECHNIQUE

La notion de la viscosité sanguine est évidemment fort ancienne — on la trouve exprimée, sinon expressément, du moins en termes non équivoques, dans presque tous les protocoles des saignées jadis si fréquentes. — Elle n'a été quelque peu précisée vers le milieu du XIXe siècle que par Poiseuille, qui posa, comme on sait, les lois générales de la viscosité, et les principes de la viscosimétrie. Elle a fait depuis Poiseuille et Gubler l'objet d'un certain nombre de travaux et mémoires qu'il serait fastidieux d'énumérer ici. En fait, on peut dire *que jusqu'à une époque tout à fait récente, la viscosimétrie sanguine n'etait pas entrée dans la pratique clinique,* et ce, pour deux ordres de raisons.

Les premières, d'ordre technique : les viscosimètres anciens étaient encombrants, coûteux, délicats, nécessitaient des quantités relativement considérables de sang (plusieurs centimètres cubes au moins) ; la durée plutôt longue (quelques minutes au moins) de la mesure mettait l'observateur aux prises avec un facteur de perturbation redoutable : la coagulation, et les moyens imaginés pour écarter cette cause d'erreur (étuves, addition d'hirudine, défibrination, etc.) compliquaient une technique déjà compliquée, adultéraient le sang, bref, introduisaient dans la mesure de nouvelles causes d'erreur; en sorte que les mesures si péniblement acquises étaient par surcroît le plus souvent erronées, en tout cas non homogènes et partant non comparables.

D'ou deuxième ordre de raisons d'ordre dogmatique :

Les résultats contradictoires ainsi recueillis n'ont conduit, on pouvait le prévoir, à aucune synthèse clinique valable, à aucune application réellement utile, à aucune notion dont la pratique médicale pût faire état.

Ainsi s'explique le discrédit évident, ou mieux, l'abandon clinique à peu près absolu de la viscosimétrie sanguine.

Nous espérons montrer dans ces études que la mesure rapide et simple (possible aujourd'hui) de la viscosité sanguine = et surtout la confrontation de la tension artérielle et de la viscosité sanguine = conduit au contraire à des constatations intéressantes et suggestives, susceptibles d'applications cliniques d'une très grande valeur.

Et nous devons constater que l'esprit scientifique n'a guère pénétré encore dans certains milieux médicaux car maints mémoires, revues générales et travaux récents consacrés à la viscosimétrie accumulent encore pêle-mêle sans discrimination aucune, les observations les plus disparates, recueillies au moyen des techniques les plus diverses.

C'est vouloir comparer des mesures numériques prises avec le système métrique et le système anglais par exemple sans faire les corrections nécessaires pour passer d'un système dans l'autre. Nous avons trop insisté dans notre introduction sur la méthode critique et le déterminisme de l'observation numérique pour y revenir ici.

*
* *

Un viscosimètre hématique destiné à la clinique humaine doit remplir *a priori* les conditions suivantes :

1° *Nécessiter peu de sang* : quelques gouttes doivent suffire, en sorte qu'une simple piqûre digitale ou auriculaire les puisse fournir ;

2° *Permettre une mensuration rapide*, de façon à écarter à peu près certainement le gros impédimentum viscosimétrique : la coagulation. La mesure proprement dite doit demander pour cela moins d'une minute ;

3° *Permettre des observations nombreuses et précises*, comparables. Cette condition sera remplie s'il suffit de peu de sang, si la mensuration est rapide et si l'appareil est facilement nettoyable après une mesure ;

4° Il doit enfin être *peu encombrant*, *peu coûteux*, *peu fragile* et de *manipulation relativement facile*.

Le viscosimètre de Walter Hess, le seul dont nous nous soyons servi dans nos recherches, remplit sensiblement les conditions précédentes. Notre expérience déjà assez longue nous permet d'affirmer qu'il est réellement clinique. Nous y avons apporté quelques perfectionnements de détail et que nous décrirons plus loin qui remédient à certains impédimenta de l'appareil.

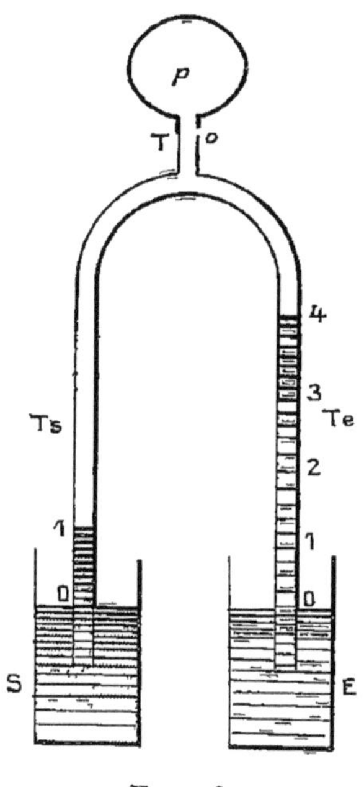

Fig 16.

Le principe en est simple et schématisé par la fig. 16 : un tube de verre T à deux branches est surmonté d'une tubulure à laquelle est adaptée une poire en caoutchouc à parois très fortes *p* ; un méat latéral *o* permet de réaliser à volonté l'obturation de la tubulure intermédiaire. Si les deux branches du tube plongent dans deux récipients S et E renfermant de l'eau distillée et qu'après pression de la poire on obture le méat *o*, la poire se dilatant exercera une aspiration égale sur l'eau des deux récipients, et si à un moment donné on interrompt l'aspiration et qu'on note le niveau 1 du tube T*s* et le niveau 1 du tube T*e*, ces niveaux correspondront évidemment à des liquides de viscosité égale puisqu'il y avait de l'eau dans les deux récipients. Si maintenant on remplace, dans le récipient S, l'eau par du sang et qu'on répète la manœuvre précédente jusqu'à ce que le sang ait atteint le niveau 1 du tube T*s*, l'eau du tube T*e* se sera élevée deux fois, trois fois, quatre fois plus haut que lorsqu'il y avait de l'eau dans le tube T*s*. Nous dirons que la viscosité sanguine est deux fois, trois fois, quatre fois plus forte que celle de l'eau. Tel est le principe du viscosimètre de Walter Hess. C'est donc la viscosité du sang relativement à celle de l'eau que donnera l'appareil par simple lecture.

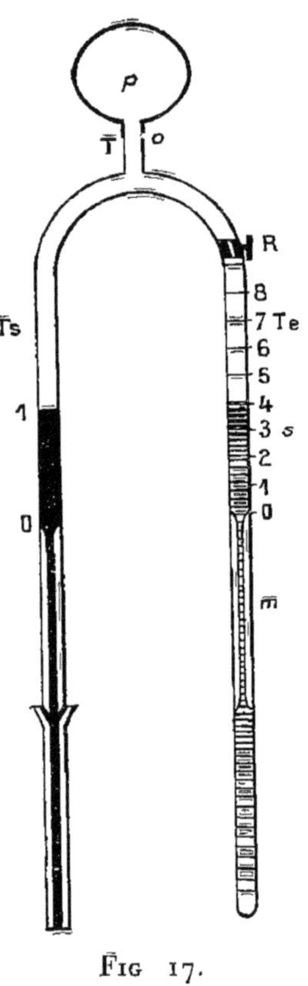

FIG 17.

En fait, l'appareil est constitué (fig. 17) par un tube T à deux branches T*s* et T*e*, surmonté d'une tubulure à méat latéral *o* qu'un doigt peut obturer ; une poire en caoutchouc à parois très épaisses permet après obturation du méat d'exercer à volonté une aspiration ou une pression plus ou moins forte et graduée sur le tube et ses branches. Le tube à eau T*e* d'une seule venue est toutefois divisé en trois parties : la partie supérieure *s*, graduée conformément aux principes énoncés plus haut, constitue à proprement parler le tube viscosimétrique ; un robinet R fixé à la partie supérieure de *s* permet de faire communiquer ou non ce tube à eau avec la poire aspiratrice, bref de réaliser ou d'empêcher au contraire l'aspiration ; la partie moyenne *m*, vraiment capillaire, fait communiquer la partie supérieure avec la portion inférieure *i* qui constitue en fait le réservoir à eau de l'appareil ; il est rempli de façon permanente d'eau distillée. Le tube à sang T*s* est tout à fait comparable au tube à eau T*e*, la partie supérieure viscosimétrique porte seulement deux divisions, O et I, correspondant aux divisions initiales *o* et 1 du tube à eau ; la partie moyenne est de tous points comparable à la partie moyenne du tube a eau mais se termine par une extrémité libre olivaire ; la partie inférieure complètement amovible est constituée par un tube semicapillaire de section plane à une de ses extrémités et a l'autre, de section cupuliforme correspondant exactement, comme l'indique la figure 18, à l'extrémité inférieure olivaire de la partie moyenne précédemment décrite. C'est ce tube amovible qui servira à la récolte du sang et constituera véritablement le réservoir à sang du schéma précédent.

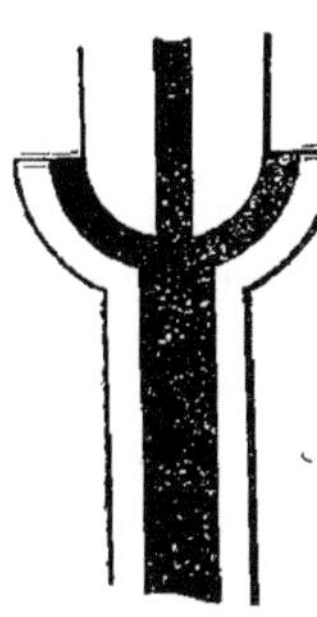

Fig 18.

Ceci décrit, la viscosimétrie sanguine se pratique comme suit. La partie *i* du tube T*e* étant remplie d'eau distillée, le robinet R est ouvert et le niveau de l'eau amené par une aspiration graduée au niveau initial *o* du tube T*e*. Le robinet est alors fermé et on procède à la récolte du sang. Une extrémité digitale ou le lobule de l'oreille sont lavés à l'alcool, bien séchés par courant d'air, piqués avec un vaccinostyle ; une belle goutte de sang est ainsi obtenue, on y plonge l'extrémité plane d'un des tubes amovibles susdécrits, le sang y coule et le remplit par capillarité ; on fait descendre le sang dans ledit tube jusqu'à ce qu'il remplisse parfaitement la cupule de l'autre extrémité ; cette cupule *pleine de sang* est alors soigneusement adaptée à l'extrémité inférieure olivaire du tube Ts, comme l'indique la figure 18, et le sang amené par aspiration graduée au niveau *o* du tube Ts. A ce moment le sang et l'eau sont respectivement au *o* de leurs tubes respectifs. Le robinet R est alors ouvert et une aspiration graduelle exercée jusqu'à ce que le sang ait atteint le niveau 1 du tube Ts ; une simple lecture du tube Te, faite du degré auquel est parvenue l'eau dans le tube Te, indique la viscosité du sang sur lequel on expérimente. L'ensemble de ces opérations nécessite moins d'une minute.

Il faut alors procéder sans tarder au nettoyage de l'appareil afin de n'être pas surpris par la coagulation du sang qui « thromboserait » le tube Ts et bloquerait l'appareil. Par une manœuvre inverse à la précédente (obturation préalable du méat *o* et pression sur la poire remplie d'air) on ramènera le sang et l'eau au *o* de leurs tubes, puis le robinet R étant fermé, on chassera le sang de tout le système par une forte chasse d'air exercée au moyen de la poire L. Le tube amovible sera alors enlevé et remplacé par un tube identique, mais rempli d'ammoniaque liquide qu'on aspirera dans le tube Ts, où il dissoudra les traces de sang qui pourraient s'y trouver ; on videra l'appareil dudit ammoniaque par une manœuvre identique a celle sus-décrite : on fera, toujours au moyen de la poire, passer un violent courant d'air dans le système, de façon à bien l'expurger des traces d'ammoniaque qui pourraient s'y trouver. L'appareil ainsi bien séché et bien nettoyé est tout prêt pour les mesures ultérieures. Telle est la technique viscosimétrique, beaucoup plus longue à expliquer qu'à pratiquer.

Le sang sur lequel porte la mesure est évidemment du sang capillaire — ce n'est ni du sang artériel, ni du sang veineux — mais précisément au point de vue spécial de la dynamique circulatoire, c'est la viscosité du sang dans les capillaires, zone de calibre minimum et de frottement maximum, qui importe le plus.

*
* *

Nous croyons utile de reproduire ci-après à titre documentaire la traduction française de la notice allemande qui accompagne les viscosimètres de Walter Hess — d'abord parce que nous serons ainsi utile aux cliniciens, auxquels la langue allemande ne serait pas familière, ensuite parce que quelques indications de cette notice nous paraissent discutables.

Viscosimètre du Dr Walter Hess.

Description de l'appareil (fig. 19 et 20).

Sur une plaque de verre M, sont fixés deux petits tubes servant à faire la mensuration, M_1M_2 (petits tubes en verre gradués) : ils communiquent entre eux par le tube T (tube à trois coudures), et par le tuyau S qui est relié à la poire

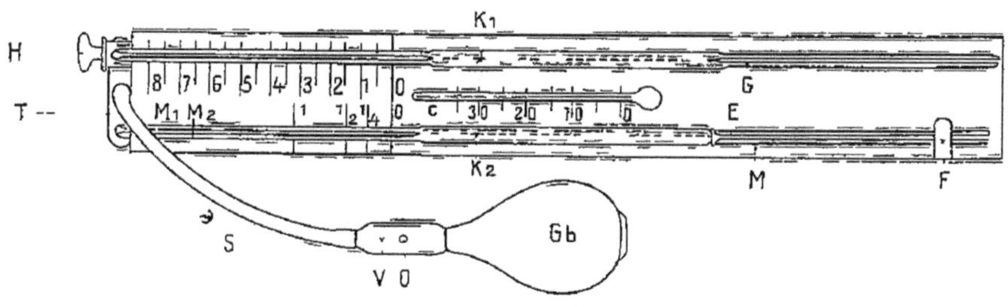

Fig 19 — Viscosimètre du Dr Walter Hess

en caoutchouc : à chacun de ces tubes fait suite un tube capillaire K_1 et K_2 (tube de verre dont la lumière est très étroite). Ces tubes capillaires s'abouchent eux-mêmes en G et en E dans des tubes de verre de même calibre que les tubes déjà décrits M_1 et M_2 : mais tandis que G et K_1 se font suite sans interruption, E est mobile et peut être fixé en place grâce au ressort F : on peut donc l'enlever et le remplacer par un des tubes de rechange de même calibre qui existent en grande quantité dans la boîte qui contient l'appareil.

Grâce au robinet H on peut faire communiquer le tube de mesure M_1 avec le tube T et de cette manière avec la poire en caoutchouc.

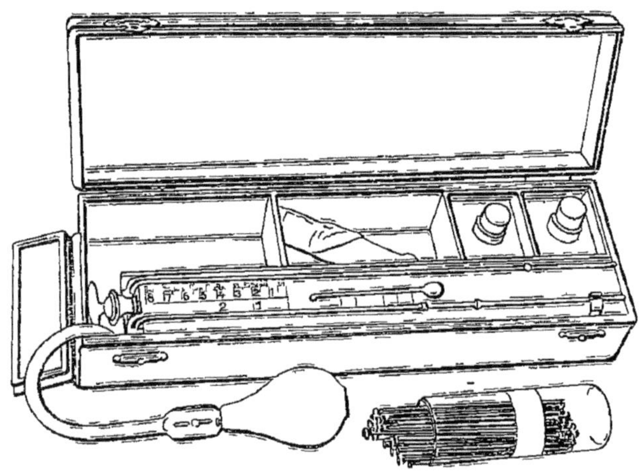

Fig. 20. — Viscosimètre du Dr Walter Hess.

Les tubes de mesure M_1 et M_2 sont coudés à angle droit au point où ils s'abouchent dans le tube T de sorte que, comme le tuyau de caoutchouc S ils se continuent de haut en bas sur une partie T qui les fait communiquer et qui leur est commune.

Sur le trajet du tuyau de caoutchouc S, avant la poire, se trouve le ventilateur V, qui communique avec l'air extérieur par l'orifice O qui est à sa partie inférieure.

Sur la plaque de verre, on voit un thermomètre, et toutes ces pièces sont fixées dans une boîte qui contient encore un grand nombre de tubes de rechange, deux cases pour recevoir des flacons d'eau distillée et d'ammoniaque, une case pour la poire en caoutchouc et des lambeaux de toile. Tous ces accessoires sont contenus dans une boîte dont les dimensions sont 27. 9. 6. centimètres.

Mode d'emploi.

Avec une des pipettes qu'on trouve dans la boîte, on approche de l'eau distillée de l'ouverture libre du petit tube de verre G. Pour l'y faire pénétrer, on ouvre le robinet H en le plaçant verticalement, et on aspire avec la poire en caoutchouc : pour cela, on commence à la comprimer et on ferme l'ouverture O du ventilateur, et à mesure que la poire se déplisse on voit l'eau pénétrer dans le tube G. On peut faire cette manipulation de la manière suivante : on saisit la poire dans la main gauche, de façon que le ventilateur vienne se placer entre l'index et le pouce, l'ouverture O étant appliquée contre ce dernier. Le pouce ouvre et ferme l'ouverture, les autres doigts comprimant ensemble la poire.

Lorsque le petit tube G est rempli d'eau distillée jusqu'au point K_1, on éloigne la pipette, et on aspire la colonne d'eau qui se trouve dans le canal M_1K_1G, jusqu'à ce qu'elle arrive à l'extrémité gauche du zéro de l'échelle qui est placée sur la plaque de verre au-dessous du petit tube de mensuration. On laisse alors libre l'ouverture O, ce qui interrompt l'aspiration faite par la poire, et on remet le robinet dans la position horizontale.

Ce n'est que de temps en temps qu'il est nécessaire de faire ce remplissage d'eau distillée, comme on vient de le décrire, car cette même eau peut servir pour un grand nombre d'examens, et elle peut rester dans le tube pendant les périodes où on ne se sert pas de l'appareil.

Avant de faire la prise de sang au malade, on enlève le petit capuchon de caoutchouc placé sur l'extrémité libre du capillaire K_2, ce qui vide l'ammoniaque qui se trouve dans le tube de mensuration M_2 et le capillaire K_2 depuis le dernier examen, et on prend dans la provision de réserve un tube de rechange. Lorsque par la piqûre de l'extrémité du doigt on a obtenu la quantité de sang nécessaire, on place l'extrémité du tube de rechange par sa surface lisse, contre le sang, qui y pénètre rapidement. Quand le tube est rempli à peu près aux trois quarts, on l'éloigne du doigt du malade, en le tenant verticalement jusqu'à ce que le sang commence à arriver à son extrémité inférieure élargie en forme d'entonnoir. On le place alors contre le capillaire K_2, en l'inclinant sans que le sang perde le contact avec celui-ci et en l'amenant à la position horizontale pour finir par placer son extrémité entre les deux branches du ressort F. De cette façon, le petit tube de rechange rempli de sang est dans la position indiquée sur le dessin.

On aspire alors avec la poire pour faire entrer le sang par le capillaire K_2 dans ce petit tube de mensuration M_2 jusqu'à ce qu'il arrive au zéro de l'échelle placée sous ce tube. A ce moment, on ouvre le robinet en le mettant vertical, de sorte que maintenant, à chaque aspiration, l'eau et le sang s'avancent simultanément, et que les deux tubes de mensuration M_1 et M_2 se remplissent peu à peu, l'un avec le sang, l'autre avec l'eau distillée. Dès que la colonne de sang a atteint le chiffre I, on arrête l'aspiration.

Le point de l'échelle auquel est arrivée l'eau distillée dans cette manœuvre, indique le degré de viscosité de l'échantillon de sang examiné. Ensuite on ferme le robinet H, on enlève le tube de rechange, et en tenant fermée l'ouverture O du ventilateur on presse la poire, ce qui chasse le sang du petit tube de mensuration M_2 et du capillaire K_2 et ce sang se vide dans un morceau de linge qu'on tient à l'extrémité du capillaire K_2. On doit nettoyer ce dernier, en se servant d'ammoniaque concentrée que grâce à une pipette, on doit faire pénétrer au moins jusqu'à la marque 2. On chasse cette ammoniaque qu'on recueille dans le linge qu'on tient à l'extrémité du capillaire, et on fait pénétrer une seconde fois de l'ammoniaque qui doit rester jusqu'à ce que l'appareil ait à être employé pour une nouvelle estimation.

Quand on n'a pas à se servir de l'appareil, on laisse l'eau distillée et l'ammoniaque dans les tubes et les capillaires. L'extrémité libre du capillaire doit être recouverte d'un petit capuchon de caoutchouc et le robinet placé transversalement.

Pour mettre l'appareil en état de fonctionner, on enlève le capuchon de caoutchouc, ce qui suffit à vider l'ammoniaque, et après avoir ouvert le robinet, par pression ou par aspiration avec la poire, on fait suivre la colonne d'eau jusqu'au zéro.

Instruction pour éviter les causes d'erreur.

Le bon et régulier fonctionnement de l'appareil ne peut être obtenu que s'il se trouve dans un état de propreté parfaite.

On y arrive facilement, si on ne laisse pas le sang en contact plus longtemps qu'il n'est nécessaire, et qu'on le chasse dès qu'on a eu le résultat, puis qu'on fasse un bon lavage à l'ammoniaque. On ne doit naturellement se servir que de sang frais, obtenu immédiatement au moment de faire la recherche et cet échantillon de sang ne peut servir qu'une fois.

Si (ce qui arrive rarement) on s'aperçoit que la coagulation commence, on enlève immédiatement le tube de rechange, on aspire fortement avec la poire et ensuite on lave avec l'ammoniaque.

La conséquence d'un état de malpropreté des conduits

intérieurs des petits tubes de verre est l'impossibilité d'obtenir une ligne bien nette de démarcation pour le sang ou la colonne d'eau. Pour éviter cet inconvénient, il suffit de laisser séjourner de l'ammoniaque dans les tubes, pendant quelques heures avant l'emploi de l'appareil, ou bien on aspire de l'acide nitrique fumant qu'on laisse de quelques minutes à quelques heures, puis, après l'avoir vidé, on lave d'abord à l'eau distillée, puis à l'ammoniaque. De cette façon, on obtient dans tous les cas un état de propreté absolue.

Pour chasser l'ammoniaque des tubes et des capillaires, il faut procéder lentement et n'exercer qu'une pression moyennement forte sur la poire. De cette façon, on obtient une évacuation complète et même, s'il reste des traces, elles sont sans influence sur le résultat des estimations que l'on aura à faire ensuite.

Naturellement, eau distillée et ammoniaque dont on se sert doivent être très propres, et surtout ne présenter aucune particule en suspension. Il faut donc changer de temps en temps le contenu du flacon d'ammoniaque qui se salit par l'usage.

Lorsque l'ammoniaque qui se trouve dans l'appareil ne s'écoule pas facilement du capillaire K_2 par une simple pression de la poire, on y remédie en introduisant dans l'ouverture libre du capillaire K_2 une pointe d'aiguille qui débarrasse les traces d'ammoniaque qui se seront accumulées en ce point.

Si le robinet tourne difficilement ou qu'il ne ferme pas exactement, on peut l'enduire de vaseline, en veillant à ce que l'orifice percé dans la tige du robinet ne soit pas obstrué, et qu'il ne se dépose ni filament, ni grain de poussière entre la tige du robinet et l'espace où il se meut.

Lorsque le liquide vient à déborder du tube de mensuration, ce qu'il faut éviter autant que possible, il s'accumule dans le tube coudé T. Il faut alors au moyen de la poire, aspirer dans le ventilateur, en tenant élevée l'extrémité droite de l'appareil, et évacuer le liquide par l'origine O du ventilateur.

Ce n'est qu'immédiatement avant son emploi qu'il faut fixer le tube de rechange par son extrémité basse. car dans ces conditions, l'échauffement du tube par le doigt est sans importance. Une fois qu'il a servi, on peut jeter le tube de rechange (100 tubes coûtent 2 fr. 50), ou bien on les lave à l'acide nitrique, en faisant ce lavage pour un grand nombre de tubes à la fois. Le nettoyage doit être très méticuleux, sans cela l'entrée du sang se fait plus difficilement.

Dans la manœuvre de l'appareil pour les recherches, il est un autre point qui mérite une grande attention : aussitôt que le sang est arrivé au zéro, on doit vérifier le ménisque de la colonne d'eau et voir s'il arrive bien exactement à l'endroit normal, c'est-à-dire au zéro : si on s'aperçoit qu'il est quelque peu déplacé, on continue la recherche jusqu'à la fin, et on ajoute ou on soustrait du résultat l'espace qui mesurait l'éloignement du ménisque du zéro.

Si l'on n'a que peu de sang à sa disposition pour faire la recherche, au lieu de l'aspirer jusqu'à la marque 1, on n'arrive qu'à 1/2 : cela peut aussi arriver si on a affaire à un sang très visqueux : dans ces cas, le résultat ainsi obtenu multiplié par deux correspond au degré de viscosité.

De temps en temps, après une série d'examens, 10 par exemple, il faut vérifier si l'appareil fonctionne bien, et pour cela, on se sert d'eau distillée au lieu de sang pour faire la recherche : dans ce cas, naturellement, la viscosité doit être indiquée par le même chiffre sur les deux échelles. Si on obtient un résultat différent, il faut changer l'eau distillée. Si malgré cela l'erreur persiste, on lave les tubes et les capillaires avec de l'acide nitrique que l'on aspire d'abord dans les tubes destinés à recevoir l'eau distillée, puis, après fermeture du robinet, dans ceux qui doivent recevoir le sang. Au bout d'un certain temps de séjour, on évacue l'acide azotique et ensuite on lave deux fois avec l'eau distillée.

Remarques cliniques.

Pour faire un bon examen de sang, celui-ci doit arriver assez rapidement, en quantité suffisante, sans qu'on ait à faire de compression spéciale. On y arrive facilement, si avant la prise du sang, on a fait placer la main du malade dans de l'eau chaude à 40°, si on lui a fait prendre un bain de mains. Grâce à l'hyperémie active que l'on obtient ainsi et à la friction légère consécutive, on obtient aisément un sang qui s'écoule rapidement de ces tissus qui saignent facilement, et dont le sang n'est pas altéré, comme celui qui provient de tissus comprimés, d'où le sang s'écoule lentement.

La température à laquelle on fait la recherche et qu'on peut lire sur le thermomètre fixé sur la lame de verre doit osciller entre 17° et 20°, ce qu'il est facile d'obtenir dans une chambre de malade, en choisissant le moment de l'examen. Les résultats obtenus par les recherches faites dans les limites de cette température ne nécessitent pas de correction de température. Les plus grosses erreurs qui peuvent se produire dans ces conditions arrivent à ±3 pour 100 (si on prend 20° comme température moyenne), et dans les résultats obtenus pour les recherches cliniques, il n'y a pas à en tenir compte. Si on a des écarts plus marqués de température dans les recherches, on pourra les rectifier avec une très grande approximation, en ajoutant autant de pourcentage au résultat obtenu, lorsque le degré de température a dépassé 20° qu'on en soustraira pour chaque degré, quand la température est au-dessous de 20°.

Pour l'étude des questions de physiologie, ou de physio-pathologie, on doit faire les recherches dans une pièce qui ne soit pas exposée à des changements de température : de cette façon, il n'y aura pas à redouter des erreurs dans les oscillations de la viscosité. Dans ces cas, l'élévation de la température ambiante est sans importance, puisque son influence est représentée par un facteur constant dans tous les examens, qui ne change pas le rapport des différents résultats comparés.

Avant de rechercher la viscosité du sang, il est bon de faire des mesures avec quelque autre liquide, comme par exemple, différentes solutions sucrées, et, comme dans ces cas, il n'y a pas à craindre de coagulation, on apprend à se servir facilement de l'appareil. Au début, la technique nécessite de l'attention, mais on acquiert rapidement l'habileté nécessaire qui permet de faire l'examen de la viscosité plus rapidement et plus sûrement que la recherche de l'hémoglobine.

*
* *

La maison Cramer (de Zurich), qui fabrique le viscosimètre de Walter Hess, a bien voulu à notre demande et avec l'assentiment de ce dernier apporter audit appareil de légères modifications qui ont pour but de remédier à certains impedimenta possibles.

L'*incident le plus grave* est évidemment la *thrombose du capillaire et du tube de mesure par coagulation.* A la vérité cet accident ne se produit jamais quand on possède bien la technique de l'appareil et qu'on opère sans hâte mais aussi sans lenteur. En fait nous nous servons encore actuellement du viscosimètre qui a servi à nos premières recherches en 1910 et si tout au début, et sans guide et conseil aucun, nous avons thrombosé 2 fois notre appareil.

depuis cette époque c'est-à-dire depuis plus de 3 ans pareil accident ne nous est plus arrivé qu'une seule fois tout récemment quoique notre habileté technique soit, nous l'affirmons, des plus ordinaires.

Mais cet incident n'en est pas moins assez fréquent, et trop de confrères nous ont écrit à ce sujet pour que nous n'ayons pas cherché à faciliter la manœuvre de débloquage parfois si difficile.

Pour ce faire nous avons fait déplacer (fig. 21) l'embout d'ajutage du tube de caoutchouc aspirateur G. Nous l'avons fait placer dans le prolongement même du tube M_1M_2, en sorte que si ce tube est thrombosé on peut facilement, enlevant le tube de caoutchouc, pratiquer par ledit embout au

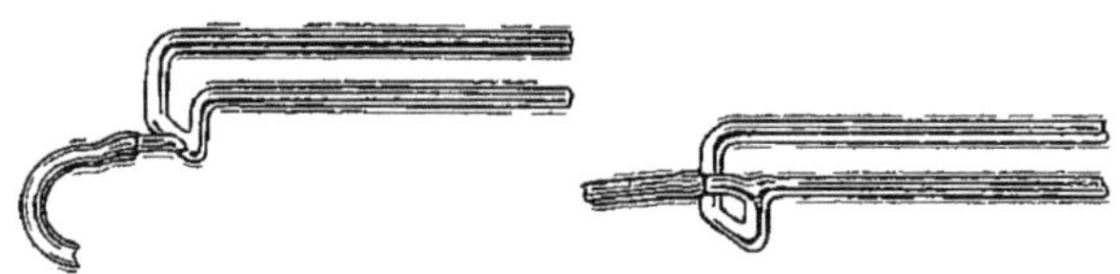

FIG 21.

Fixation ancienne. Fixation actuelle

moyen d'une pointe métallique la dissociation du caillot. Introduisant alors de l'ammoniaque directement dans le tube, réadaptant le caoutchouc et pratiquant des chasses d'air rythmiques et répétées, on arrivera le plus souvent à débloquer le capillaire.

Si la tentative échouait on essaierait de débloquer le capillaire au moyen d'un fil métallique.

Si cette épreuve échouait encore, on aurait recours à la manœuvre suivante. La maison Cramer livre sur demande avec l'appareil, et on peut d'ailleurs fabriquer soi-même un dispositif (fig. 22) constitué par un petit tube de verre fort fermé à une de ses extrémités, ouvert à l'autre, dans lequel s'engage à frottement un tube de caoutchouc à parois épaisses, percé au centre d'un mince pertuis. On s'en sert le cas échéant de la façon suivante. Le tube de verre étant aux trois quarts rempli d'ammoniaque, on engage le tube de caoutchouc jusqu'à ce que l'ammoniaque commence à sourdre par son extrémité distale à travers le pertuis central. On adapte alors ce pertuis central à l'extrémité du tube capillaire thrombosé et fixant fortement le tube capillaire entre 2 doigts de la main gauche, on en rapproche fortement avec 2 doigts de la main droite le tube de verre plein d'ammoniaque. Sous l'influence de la pression exercée par l'intermédiaire du caoutchouc agissant à la manière d'un piston, l'ammoniaque tend à s'échapper par le pertuis

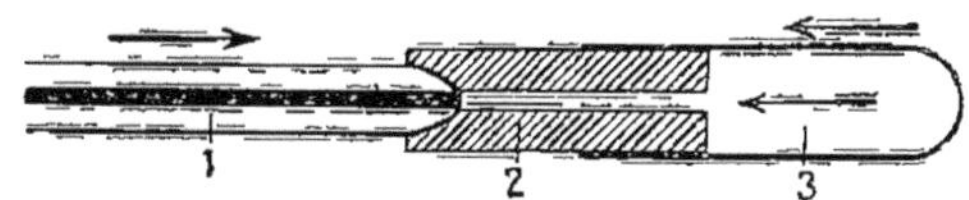

Fig. 22. — Dispositif pour le débloquage du tube capillaire.

(1) Capillaire thrombosé.
(2) Bouchon cylindrique de caoutchouc entrant à frottement dans
(3) Tube de verre épais plein d'ammoniaque.
Les flèches indiquent le sens des pressions à exercer.

central et exerce en conséquence sur le thrombus capillaire une contre-pression le plus souvent assez forte pour le dissocier et l'éjecter dans le tube de mesure d'où il sera facilement enlevé.

Si enfin cette manœuvre échouait il ne resterait plus qu'à retourner l'appareil au fabricant.

Un autre impedimentum moins grave que le précédent, mais qui nous a cependant personnellement causé maints déboires, tient à *la fixation défectueuse du tube réservoir de sang* M, par suite de l'insuffisance de la pince fixatrice F. Il en résulte une adaptation défectueuse de l'extrémité concave de ce tube, à l'embout du capillaire K_2 (fig. 23).

Il arrive alors que le sang est encore assez correctement aspiré jusqu'à l'extrémité supérieure du capillaire, mais à ce moment une chasse d'air projette brusquement la colonne sanguine dans toute la hauteur du tube de me=

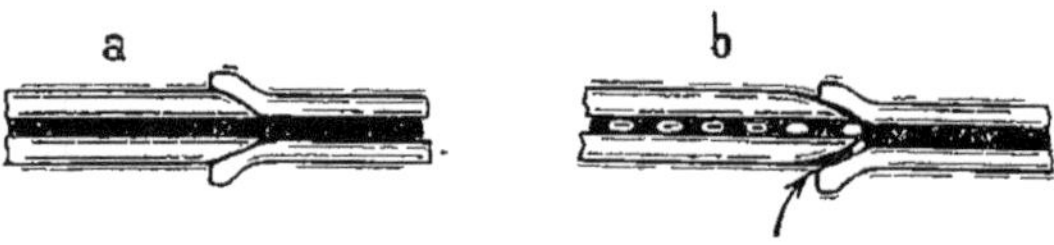

FIG. 23 — Figure destinée à montrer un tube bien appliqué (*a*) et appliqué de façon défectueuse (*b*)

sure; l'épreuve est recommencée avec le même et inévitable résultat. C'est que par suite de l'adaptation défectueuse, il y a formation d'un cône d'aspiration entre la concavité du tube réservoir et la convexité du tube capillaire et appel d'air à ce niveau.

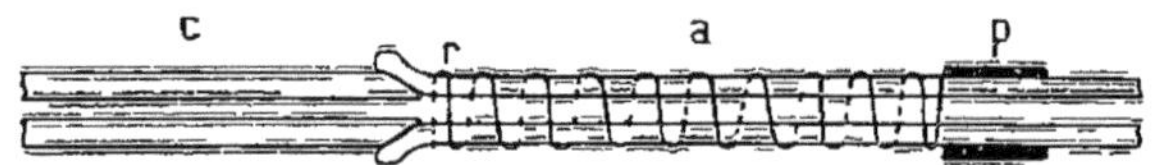

FIG 24 — Figure destinée à montrer un tube réservoir (*a*), exactement appliqué sur un tube capillaire (*c*), grâce à un petit ressort à boudin (*r*), prenant appui sur la pince (*p*) et sur la partie supérieure du tube (*a*)

Pour parer à cet inconvénient nous avons fait renforcer et élargir la pince F, et fabriquer de plus de petits ressorts à boudin minuscules et amovibles qui engainent le tube

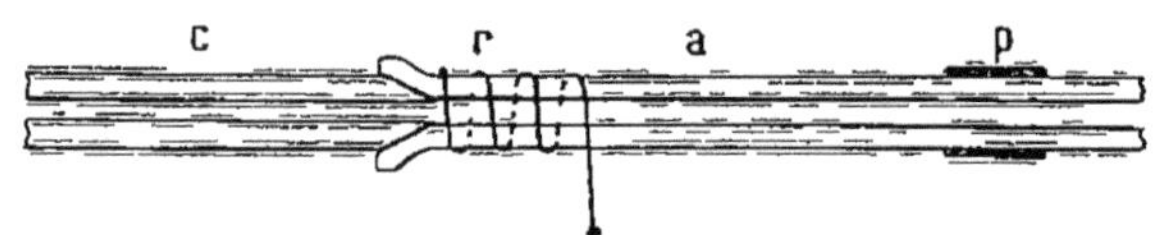

FIG 24bis. — Figure destinée à montrer un tube réservoir (*a*) exactement appliqué sur le tube capillaire (*c*) grâce à un petit ressort à boudin (*r*) fixé d'un côté à la boîte et pressant d'autre part sur la partie supérieure du tube (*a*).

réservoir et prenant appui par une de leurs extrémités sur le bord de la pince F, par l'autre extrémité sur la face inférieure de la coupole concave du tube réservoir, appliquent fortement celle-ci sur l'embout convexe du capillaire (fig. 24).

A défaut de ces petits ressorts on peut d'ailleurs éviter sûrement cet incident en se servant de la main droite comme pince fixatrice et en pratiquant l'aspiration avec le seul secours de la main gauche.

* * *

Nous ajouterons encore quelques petites remarques :

1° Nous estimons inutile et probablement nuisible de laisser à l'ordinaire (sauf cas exceptionnel de grand nettoyage) de l'ammoniaque à demeure dans l'intervalle des mensurations ; car pendant ce long intervalle l'ammoniaque peut déposer à la surface des conduits un fin précipité cristallin qui en modifie la perméabilité. Nous croyons au contraire recommandable après nettoyage immédiat et soigné à l'ammoniaque après chaque mensuration, de chasser ledit ammoniaque et d'assécher complètement et soigneusement les tubes à sang par violente chasse d'air exercée au moyen de la poire.

2° Nous estimons de même inutile et probablement nuisible, de faire tremper au préalable la main dans de l'eau à 40° de façon à obtenir une hyperémie active, d'abord parce que cette hyperémie active détermine certainement des modifications non désirables dans la composition du sang capillaire cutané, ensuite parce que l'humidité cutanée dont il est difficile de se débarrasser complètement peut constituer une seconde cause d'erreur. En employant pour la piqûre un vaccinostyle on obtient une petite plaie linéaire qui donne toujours une belle goutte de sang suffisante pour la récolte. Si les mains du sujet sont froides, on le fera se réchauffer simplement devant une flamme quelconque (foyer, lampe), la friction à l'alcool exercée ensuite suffira d'autre part à donner à la peau une température moyenne suffisante ; si les mains du sujet donnent l'impression d'une chaleur normale, inutile de se livrer à aucune pratique de réchauffement.

3° Il est prudent enfin avant toute viscosimétrie sanguine de se livrer à des mesures préliminaires de liquides quelconques (eau, alcool, ammoniaque, etc.) ne fût-ce que pour se familiariser avec la manœuvre de la poire et du ventilateur qui doit devenir quasi instinctive. Cette manœuvre est élémentaire ; l'expérience nous a cependant appris pour avoir guidé bien des débutants que ce sont ces erreurs de manœuvre qui sont au début les plus fréquentes et qui rebutent le plus les commençants. Les erreurs sont de trois ordres : aspiration trop rapide et trop violente, entraînant les liquides dans le raccord supérieur; aspiration trop lente et thrombose de l'appareil par coagulation du sang au cours de l'opération ; manœuvre à contre-temps, aspiration pour refoulement ou refoulement pour aspiration. Ces fautes sont très faciles à éviter, encore convient-il de s'y employer au début ; bien des découragements de néophytes n'ont pas eu d'autres causes.

4° Des expériences de contrôle pratiquées sur des liquides de viscosité connue (liquides sucrés, huiles, glycérine) démontrent que l'erreur approximative ne dépasse pas 1 à 2 pour 100.

5° Comme pour la thermométrie et la sphygmomanométrie, maintes critiques plus ou moins fondées ont été faites à la viscosimétrie (Gay, Revue critique sur la Viscosité du sang, *Tribune médicale,* 5 et 12 février 1910. — Trumpp., *loco citato*). La plupart se rapportent à des techniques qui n'ont rien à voir avec celle de Hess. Nous nous y arrêterons peu. La plus importante est la suivante : tous les procédés viscosimétriques, dit-on, sont passibles d'un reproche très grave : la nécessité d'utiliser le sang *périphérique*. Aucun praticien ne se résoudra, à l'heure actuelle, à ponctionner une veine, en vue d'établir le coefficient de viscosité. Or, même chez les sujets sains, la composition du sang périphérique est des plus variables. Elle est, en effet, influencée par la force actuelle du muscle cardiaque, la température du corps et la température ambiante. En outre, il faut tenir compte de ce fait qu'on pique la peau et que celle-ci est plus ou moins épaisse, plus ou moins imbibée de sérosité et de sueur. Enfin, chez un même individu, la goutte de sang plus ou moins lente à se former est soumise à diverses modifications.

La valeur de ce procedé d'étude du sang serait donc très sujette à caution, et les chiffres obtenus ne pourraient être utilisés que s'ils étaient confirmés par des examens repétés.

Nous retrouvons ici les mêmes arguments critiques que l'on a soulevés un moment contre la thermométrie : c'est la température du sang qu'il importerait de connaître, c'est la température périphérique seule que donne la thermométrie et cette température périphérique est influencée par l'état de la peau, son degré de sécheresse ou d'humidité, etc., etc., donc rien à tirer de la thermométrie. Et la thermométrie a démontré sa valeur clinique par les fruits qu'elle a donnés.

Il en est de même des objections techniques dont quelques-unes ne sont pas cependant sans valeur.

Au point de vue scientifique, nous l'avons déjà dit, la valeur pratique d'une méthode mensuratrice se juge toujours en dernière analyse par la comparaison du coefficient d'erreur technique inévitable, aux coefficients de variations accidentelles que l'on se propose d'enregistrer.

Les études qui ont fait l'objet de notre précédent volume (Pressions artérielles et viscosité sanguine) démontrent que les coefficients de variation viscosimétrique pathologique dépassent de beaucoup les coefficients d'erreur technique et qu'en conséquence la méthode est valable.

Nous ne nous attarderons pas plus longtemps à cette discussion qui nous paraît actuellement un peu vaine. C'est aux fruits qu'on jugera l'arbre.

III

HYDRURIMÉTRIE

L'étude de la diurèse est classique dans l'observation des affections cardio-rénales, et il y a plusieurs siècles que l'oligurie a été signalée comme un des meilleurs symptômes de l'insuffisance cardio-rénale. Le bocal à urine est considéré comme le thermomètre des cardio-rénaux.

Cette étude de la diurèse mérite d'être reprise et précisée, en y apportant la même tendance à la rigueur, à la mesure que pour l'étude de la force du pouls, de son rythme ou de la viscosité du sang.

Il convient en premier lieu et conformément à toutes les recherches cliniques et expérimentales de dissocier en vue d'une analyse plus pénétrante la notion de la diurèse. L'urine est une solution complexe de substances organiques ou inorganiques, dont les plus représentatives ou du moins les moins mal étudiées sont le chlorure de sodium et l'urée ; il convient donc, dès à présent d'étudier l'élimination isolée et combinée de ces deux substances et en premier lieu de savoir les doser. Mais ces substances sont dissoutes dans de l'eau, et il conviendra d'étudier aussi l'élimination de cette eau, et partant de préciser les conditions de cette élimination.

Le dosage de l'eau urinaire constituera : *l'hydrurimétrie.*

Le dosage des chlorures : *la chlorurométrie.*

Le dosage de l'urée : *l'uréométrie.*

Pratiquement l'*hydrurimétrie* se confond avec la mesure du volume de l'urine excrétée par les reins en un temps donné. Un bocal correctement gradué ou mieux une éprouvette graduée y suffisent. Toutefois pour cette simple lecture quelques recommandations élémentaires ne sont pas superflues. 1° le bocal ou l'éprouvette doivent être posés sur un plan bien horizontal, faute de quoi la surface de l'urine affrontera obliquement la paroi graduée et il en résultera une erreur de lecture d'autant plus considérable que l'obliquité sera plus grande ; 2° il conviendra de tenir compte de l'existence inévitable d'un ménisque le long de la paroi, et de se bien rappeler en conséquence que la lecture doit se faire au-dessous de ce ménisque (fig. 25 et 26).

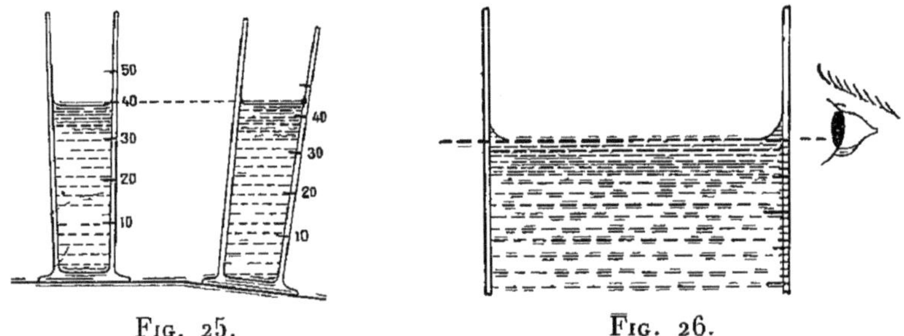

Fig. 25. Fig. 26.

De même qu'il convient de préciser la lecture *du volume,* il convient de préciser non moins *la durée* de l'excrétion.

L'*hydrurimétrie quotidienne* consistera à recueillir le plus exactement possible l'urine des 24 heures. La technique la plus simple consiste a recommander au sujet de bien vider sa vessie un matin *avant son premier déjeuner* à 8 heures du matin par exemple et de recueillir, sans exception, toutes les émissions des 24 heures suivantes jusqu'au lendemain matin 8 heures *avant le premier déjeuner*.

Si l'on voulait éliminer absolument toute cause d'erreur, il conviendrait, particulièrement chez les sujets âgés ou prostatiques qui ont toujours de la rétention, de vider à la sonde la vessie au début et à la fin de la période. Mais à la vérité pour l'hydrurimétrie quotidienne cette précaution est superflue, car la rétention est sensiblement la même au début et à la fin de l'expérience, et en tout cas la différence de quelques centimètres cubes qui peut exister est négligeable par rapport au volume relativement considérable de l'urine excrétée.

L'hydrurimétrie diurne et nocturne procure aussi des renseignements extrêmement précieux. Elle consiste à recueillir séparément les urines de 12 heures de jour, 9 heures du matin à 9 heures du soir par exemple et de 12 heures de nuit, 9 heures du soir à 9 heures du matin. Les précisions ci-dessus mentionnées sont exactement applicables à cette observation comme à toutes celles qui vont suivre.

Il peut être parfois extrêmement intéressant enfin d'apprécier l'*hydrurimétrie horaire,* c'est-à-dire le débit extemporané hydrurique limité à une période relativement courte, une heure, par exemple. Il conviendra simplement de faire vider avec soin la vessie, de noter l'heure au moyen d'un chronomètre à secondes et de recueillir l'urine après une période très précisément notée de une demi-heure à 1 heure. On ramènera par un calcul élémentaire l'hydrurimétrie a une heure ou à 24 heures suivant la norme qu'on aura adoptée. Mais ici abstraction faite des sujets à vessie parfaitement normale et non spasmodiques, il conviendra, pour obtenir des résultats un peu rigoureux, de vider la vessie par sondage. Car le débit urinaire étant approximativement chez un sujet normal et normalement alimenté de 1 centimètre cube à la minute, on conçoit que pour une période de temps si limité, il suffit d'une différence d'évacuation de quelques centimètres cubes pour introduire dans les calculs une erreur grossière.

Ces observations *hydrurimétriques* spontanées seront particulièrement intéressantes si l'on est en état de leur juxtaposer le bilan approximatif de l'eau ingérée (eau des boissons, eau de constitution des aliments). Ce bilan sera d'autant plus démonstratif pour la pratique qu'il sera recueilli dans des conditions d'alimentation normale. Il pourra être utile cependant de les recueillir, parfois, dans des conditions plus précises avec un régime d'épreuve purement liquide d'un volume parfaitement connu.

L'épreuve enfin de l'*hydrurie provoquée* si recommandable, et si généralement et correctement pratiquée dans nos stations hydrominérales françaises, est non moins précieuse. Elle consiste, avec des modalités variées, à faire ingérer à un sujet à jeun, une quantité déterminée d'eau, à recueillir dans les heures qui suivent, d'heure en heure ou de demi-heure en demi-heure, l'urine excrétée, et à noter le rythme de cette excrétion.

Vaquez et Cottet ont proposé l'épreuve suivante assez pratique. Le sujet en expérience prend pendant quelques jours, à heures régulières (9 heures, 12 heures, 19 heures), des repas assez exactement dosés au moins en ce qui concerne les boissons, 500 centimètres cubes à chaque repas.

Pendant trois jours on recueillera les urines dans trois vases gradués différents :

L'urine de 7 heures à 9 heures du matin.

L'urine de 9 heures à 9 heures du soir.

L'urine de 9 heures du soir à 7 heures du matin.

Le quatrième jour on fera boire au malade 600 centimètres cubes d'eau de 7 à 8 heures et on recueillera les urines de même façon.

Si les reins sont perméables on constate :

1° que l'élimination diurne est 2 ou 3 fois plus forte que l'élimination nocturne ;

2° que le quatrième jour la quantité d'urine éliminée de 7 à 9 heures est 5 à 12 fois supérieure à celle des trois premiers jours.

Si les reins sont moins perméables :

1° l'élimination nocturne l'emporte sur l'élimination diurne ;

2° le quatrième jour la quantité d'urine éliminée de

7 à 9 est de peu supérieure à celle des jours précédents.

Ces diverses épreuves nous apporteront relativement au débit hydrurique de nombreux renseignements et nous feront constater nombre de symptômes dont les principaux ont été l'objet d'une dénomination spéciale. Nous terminerons ce chapitre de technique hydrurimétrique par un petit lexique de terminologie et de séméiologie hydrurique.

Polyurie. — Taux d'urine supérieur à celui considéré comme normal ; elle se rencontre surtout dans le diabète, la pléthore, la néphrite interstitielle, certaines affections nerveuses

Oligurie. — Taux d'urine inférieur à celui considéré comme normal. Elle se rencontre surtout dans l'hyposphyxie, l'asystolie, l'urémie, les périodes fébriles.

	Taux des urines	Jour	Nuit
Rythme urinaire normal	2		
	1	1 100	
	0		0 400
		Jour	Nuit
Rythme urinaire anormal **Nycturie**	2		
	1		1 100
	0	0 400	

Fig. 27.

L'*oligurie orthostatique* (Linossier et Lemoine) est caractérisée par ce fait que la quantité des urines et des éléments salins excrétés en un temps donné est moindre dans la station debout que dans la station couchée. Cette différence déja notable quand le rein est sain est beaucoup plus accentuée quand la perméabilité rénale est atteinte. C'est donc un bon signe d'insuffisance rénale. Elle peut manquer dans les néphrites chroniques hydruriques et les néphrites hydropigènes.

Nycturie. — 1° Émission d'urine la nuit, 2° émission d'urine plus abondante la nuit que le jour (fig. 27).

Isurie. — Élimination hydrurique horaire relativement égale, régulière, ne présentant pas les variations du rythme normal.

Elle est la traduction clinique de la loi d'Albarran : « Le rein malade a un fonctionnement beaucoup plus constant que le rein sain et sa fonction varie d'autant moins d'un moment à l'autre, que son parenchyme est plus détruit ». L'isurie constitue un excellent signe de sclérose rénale (fig. 27 *bis*).

Opsiurie (Gilbert et Lereboullet) — Retard de l'élimination des liquides ingérés La nycturie n'est qu'une variété de l'opsiurie.

Elle relève de causes complexes, parmi lesquelles la plus importante est un retard de l'absorption aqueuse au niveau de l'intestin, du fait de l'hypertension portale, retard qui entraîne à son tour celui de l'élimination aqueuse au niveau des reins. L'opsiurie est donc un des éléments principaux du syndrome d'hypertension portale et en

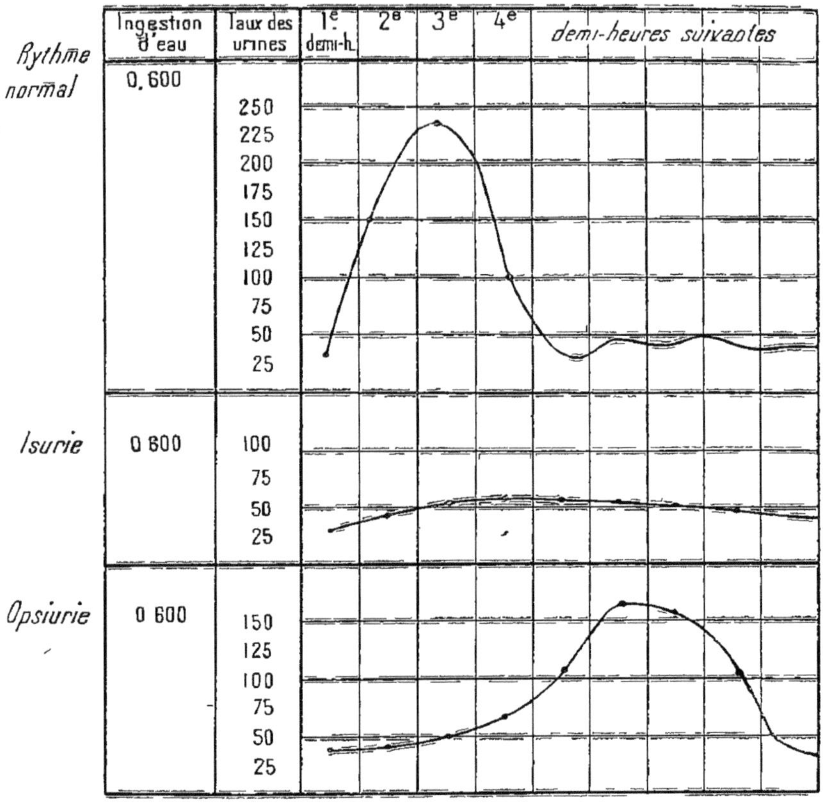

Fig. 27 *bis*.

est un des plus précoces. Elle se rencontre à la phase préascitique des cirrhoses alcooliques, dans les cirrhoses biliaires, dans certains cas de foie cardiaque, même parfois dans la lithiase biliaire et la cholémie familiale.

Elle se rencontre aussi chez des malades atteints d'affections de l'appareil cardio-vasculaire et des reins.

IV

QUELQUES COEFFICIENTS DYNAMIQUES CIRCULATOIRES

Les diverses techniques dynamiques que nous venons de décrire nous fournissent des mesures plus ou moins précises :

de la *pression différentielle* p (différence entre la pression maxima et la pression minima) ;

de la *viscosité sanguine* v ;

du *débit urinaire quotidien* H ou hydrurie.

Les deux premières représentent deux des forces (puissance et résistance) qui entrent en jeu dans la circulation. Il peut être intéressant de noter le rapport $\frac{p}{v}$ qui existe entre ces deux quantités, c'est ce que nous appellerons le rapport ou *coefficient sphygmoviscosimétrique* $\frac{p}{v}$. Les études qui feront l'objet des chapitres qui vont suivre démontreront l'importance clinique de ce rapport.

Ces deux forces circulatoires, pression et viscosité, agissant au niveau des reins, déterminent un travail particulier et mesurable savoir le débit hydrurique (dont ils semblent à tout le moins constituer des facteurs essentiels). La confrontation de ce travail urinaire et de ces forces circulatoires nous conduira à des constatations des plus importantes au point de vue du rendement cardio-rénal et du calibre des vaisseaux glomérulaires.

Disons de suite que le rapport du débit hydrurique quotidien à la pression différentielle moyenne, c'est-à-dire l'évaluation du débit hydrurique quotidien par centimètre de mercure de pression différentielle fournit une première approximation, pratiquement suffisante, du rendement rénal et partant du degré de sclérose vasculo-glomérulaire. C'est ce que nous appelons le *coefficient sphygmohydrurique* $\frac{H}{p}$.

Si enfin pour des raisons que nous exposerons ultérieurement nous faisons entrer dans nos considérations tout à la fois le débit hydrurique, la pression différentielle, la viscosité sanguine, et le calibre (non mesurable directement) des vaisseaux rénaux, nous arrivons à édifier une loi de l'hydrurimétrie dont l'expérience clinique démontre à posteriori la justesse au moins approximative.

Disons seulement qu'elle permet de calculer approximativement le calibre des vaisseaux glomérulaires, en multipliant le coefficient sphygmohydrurique susmentionné par la viscosité sanguine. C'est ce que nous appelons le *coefficient sphygmorénal* $\left(\frac{H}{p}\right) \times v$.

MÉTHODES GRAPHIQUES CINÉMATIQUES

SPHYGMOGRAPHE DE MAREY

Nous ne décrirons pas le sphygmographe de Marey. Les figures et la notice ci-dessous reproduite et communiquée par la maison Boulitte en donnent une suffisante compréhension (fig. 28 et 28 *bis*).

La figure 28 représente le sphygmographe dans tous ses détails.

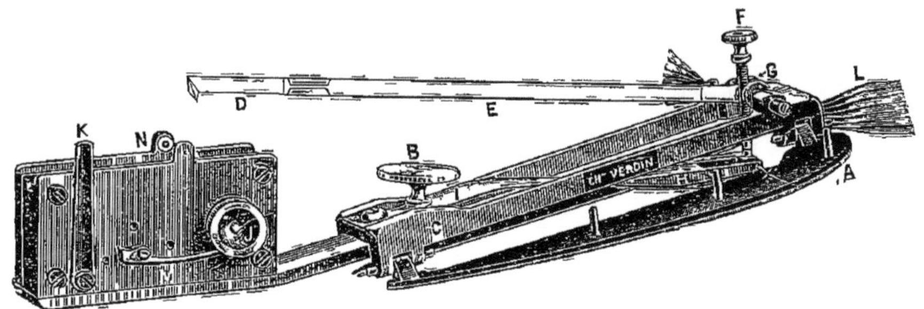

Fig. 28. — Sphygmographe de Marey.

La figure 28 *bis* représente le sphygmographe dans son application, ainsi que la crémaillere porte-papier vue devant et derrière.

Placer la partie d'ivoire H sur l'artère sans qu'aucune pression préalable soit faite sur le ressort; puis passer la ganse autour du bras et sur les crochets fixés aux ailes; éviter de l'arrêter par des nœuds, mais par une simple boucle renversée, comme l'indique la figure 28 *bis*.

Cette opération faite, on mettra la vis tangente F, fixée à la pièce de cuivre H, en rapport avec le galet faisant corps avec le levier, à ce moment le pouls donnera au levier des impulsions peut-être faibles, c'est alors qu'en tournant à droite le bouton B on exercera une pression sur le ressort et, par ce fait, la pastille d'ivoire comprimera l'artère qui donnera des chocs de plus en plus forts ; ceux-ci seront transmis au levier, c'est donc au moyen du bouton B que l'on cherchera le maximum d'amplitude du battement de

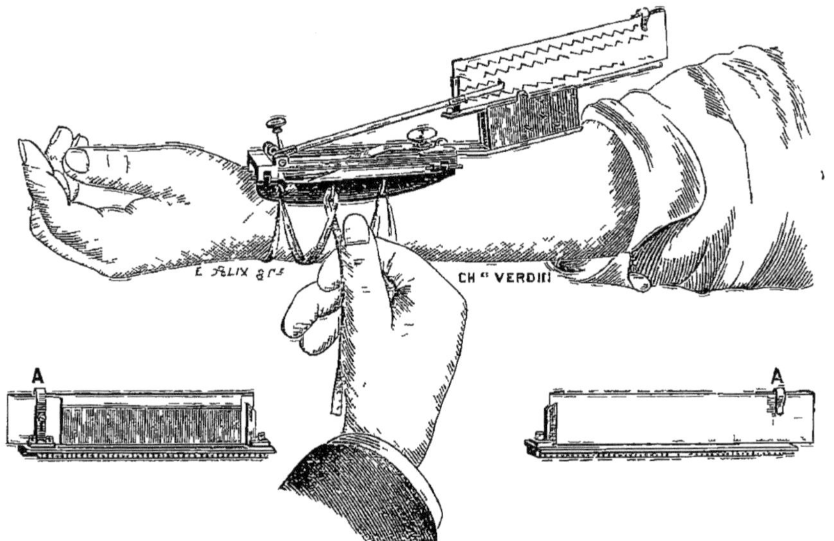

Fig. 28 *bis*. — Sphygmographe de Marey (en place).

l'artère. Dès que ce but sera atteint, la crémaillère munie de sa bande de papier sera mise sous les galets d'acier fixés de chaque côté des platines du mouvement ; on s'assurera que ce dernier est remonté, opération qui doit être faite même avant l'application de l'appareil pour qu'il soit toujours prêt à fonctionner. La plume sera mise, très légèrement, au contact du papier, surtout lorsqu'il s'agira de celle pour l'inscription à l'encre, car le frottement exagéré suffit pour altérer la valeur des tracés.

Pour s'assurer si la plume est en état d'écrire, une fois sa gouttière garnie d'encre, il suffit de la faire frotter dans toute la largeur de la bande de papier ; dans le cas où le résultat serait négatif, il suffira, au moyen d'une plume, de mettre un peu d'encre à la bande de papier pour faire l'amorçage. Toutes ces précautions prises, on n'aura plus

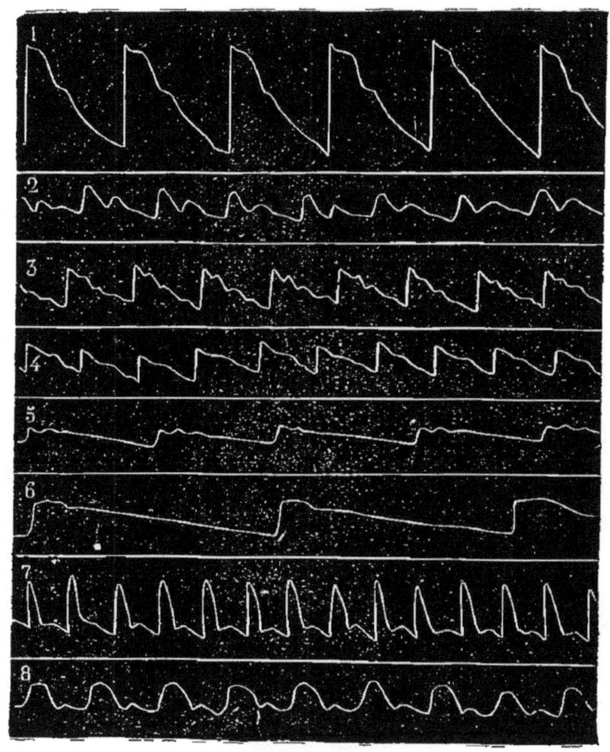

Fig 29. — **Spécimens de tracés pris au moyen du sphygmographe de Marey (D'après Boulitte)**

qu'a tirer à droite le levier K pour que la crémaillère soit entraînée à raison d'un peu plus d'un centimètre à la seconde.

On peut employer n'importe quelle encre.

On peut aussi prendre des tracés en enfumant la bande de papier et en se servant de la plume sèche livrée avec l'appareil. Ces tracés donnent plus de détails que ceux qui sont pris à l'encre, mais nécessitent la fixation au moyen d'un vernis spécial (fig. 29).

Polygraphe de Jacquet.

Le polygraphe ou sphygmocardiographe de Jacquet (fig. 30) permet de recueillir simultanément trois tracés différents dont celui du pouls radial et d'enregistrer le cinquième de seconde.

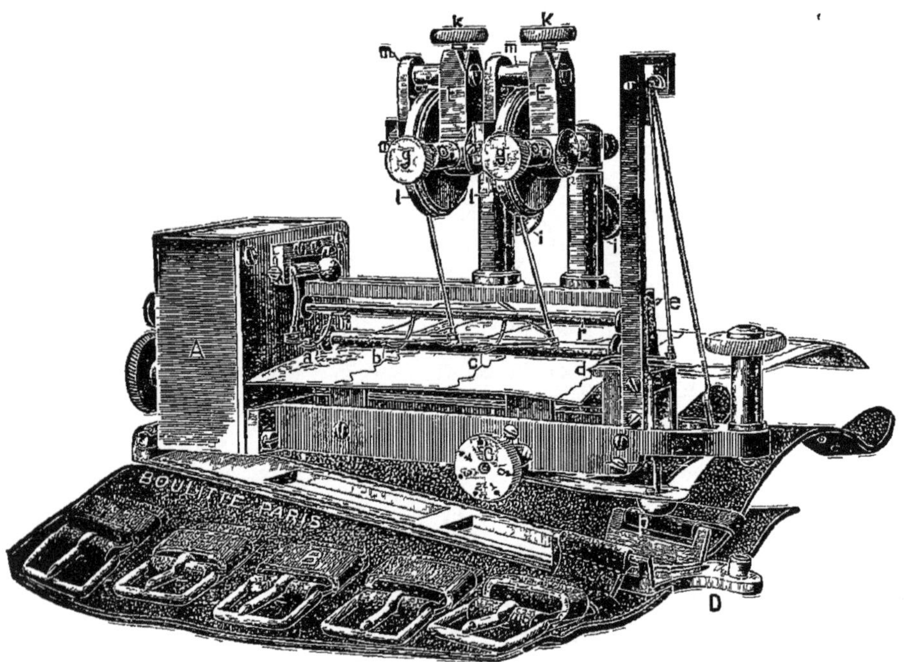

Fig. 30.

Il est essentiellement constitué par un sphygmographe du type du Dudgeon (*d*) combiné à deux tambours de Marey (I-I) et à un chronométrographe (*a*).

En fait il comprend une manchette B qu'on fixera solidement à l'avant-bras (fig. 31), l'ouverture longiligne correspondant au bouton (*p*) du sphygmographe et à la lame métallique qui le supporte étant exactement appliquée sur la radiale préalablement repérée. Le sphygmographe est alors fixé à la manchette au moyen de la vis D et la pression du bouton est réglée au moyen de l'excentrique C de façon à obtenir l'amplitude maxima, du levier à coude (*ed*). Un ou les deux tambours (II) sont mis en connection au moyen de tubes de caoutchouc avec des récepteurs métalliques du type décrit à l'occasion du Mackensie

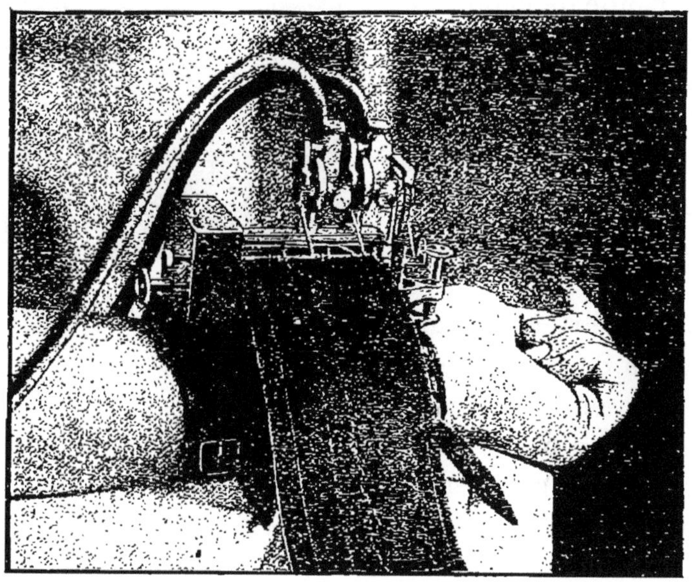

Fig. 31. — Polygraphe de Jacquet appliqué sur la radiale.

et qui appliqués sur une région pulsatile à explorer transmettront aux tambours et partant aux leviers inscripteurs *b* et *c*, les mouvements correspondants. Le chronométrographe *a* marquera le cinquième de seconde.

Des deux clefs fixées à la face extérieure de la boîte A, l'une commande le mouvement du chronométrographe, l'autre celle du laminoir *r* qui entraînera la bande de papier enregistreur. Deux petits leviers, enfin, saillant sur les faces supérieure et latérale commandent l'un la mise en marche et l'arrêt, l'autre le changement de vitesse, le mouvement en comportant deux : lente et rapide, la première débitant environ 1 centimètre à la seconde, la seconde en débitant 3 1/2.

Les mouvements du chronométrographe et du laminoir sont préalablement remontés.

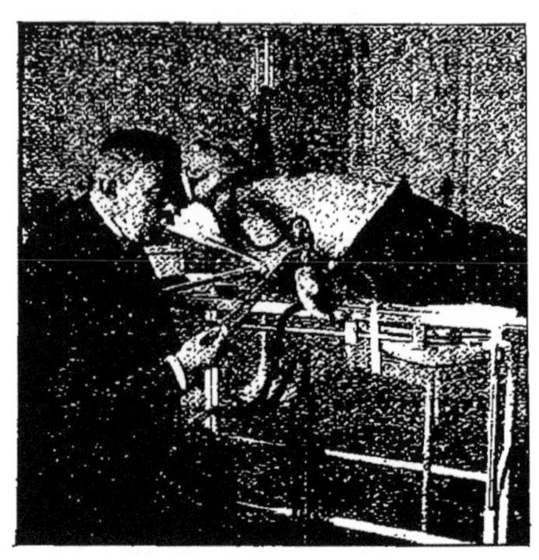

FIG. 32. — Polygraphe de Jacquet appliqué à la radiale et à la jugulaire droites.

Une bande de papier enregistreur de largeur correspondant à celle du bâti métallique et préalablement enfumée étant engagée dans le laminoir *r*, le bouton *p* pressant exactement et de façon convenable sur l'artère radiale, un ou les deux tambours sont mis en connection avec une région pulsatile (fig. 32) (jugulaire, pointe du cœur, foie) ou simplement animée d'un mouvement quelconque, en sorte que les temps, les pulsations radiales et tel autre mouvement choisi s'inscrivent de façon synchrome par l'intermédiaire des pointes *a, b, c, d,* sur la bande enfumée que le laminoir amène à une vitesse régulière sur la table métallique sous-jacente auxdites pointes.

Il suffira, ultérieurement, de fixer ledit tracé par passage de la bande enfumée dans un bain de vernis à l'alcool pour obtenir un tracé durable.

Les tracés obtenus avec cet appareil sont ainsi que le démontrent les spécimens ci-dessous (fig. 33 *bis* et 33 *ter*), souvent plus fins, plus déliés, plus amples, plus nuancés que ceux obtenus avec le Mackensie. Il permet de plus de prendre simultanément trois tracés au lieu de deux, ce qui peut être quelquefois particulièrement précieux (arythmies respiratoires).

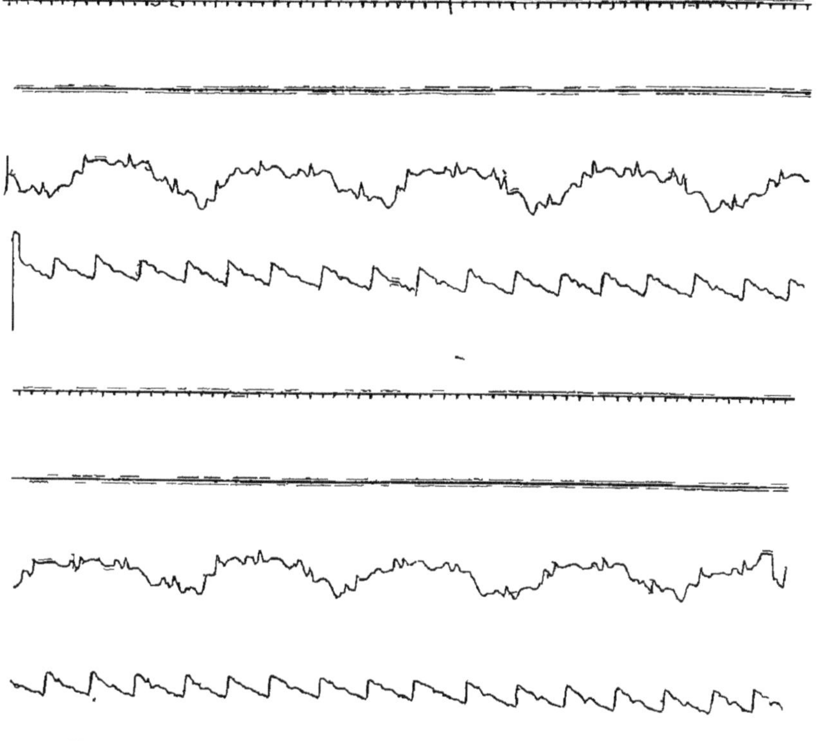

Fig 33. = Obs. 284 *bis* F. 19 ans 1/2, 1 m. 63, 46 k. 150.

21 7 1913, 16 h 72 $\frac{14\ 1/2}{10\ 1/2}$ V = 3 8, sucre 0, albumine 0, hyperacidite

Radiale et jugulaire droites

Il a cependant par rapport au Mackensie trois infériorités: *La première* c'est la nécessité de l'enfumage, du laquage et du séchage des bandes.

La seconde c'est l'impossibilité d'obtenir des tracés de très longue durée.

La troisième enfin c'est la déformation mécanique consi-

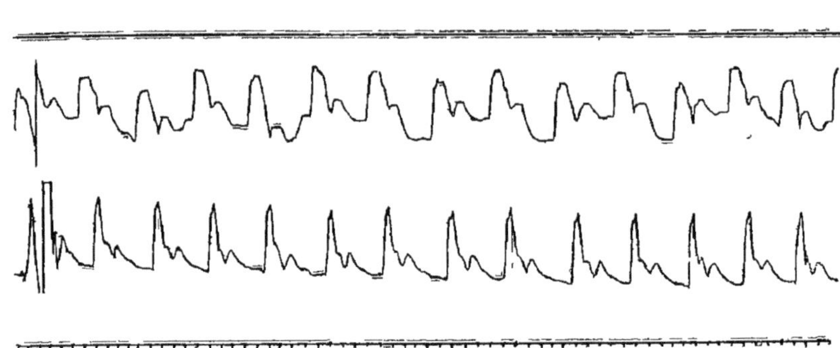

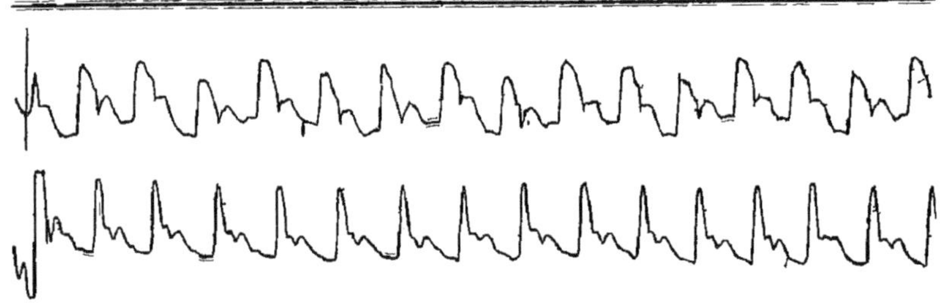

FIG. 33 *bis*. — Obs 264ter. H., 25 ans, 1 m. 70, 59 k. 200.
30 7. 13, 11 h. ; 76 $\frac{20}{6\text{-}7}$ *v* = 3 5 ; Traces d'albumine, Insuffisance aortique, Radiale droite et jugulaire droite.

dérable du tracé surtout radial conditionnée par le système

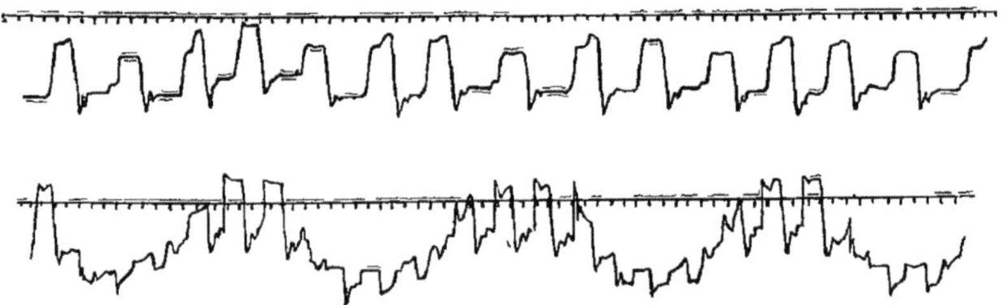

FIG. 33 *ter*. — Cardiogrammes recueillis avec le polygraphe de Jacquet.

assez compliqué de leviers employé pour l'amplification

des pulsations recueillies. C'est d'ailleurs un défaut commun à tous les sphygmographes du type du Dudgeon.

Ce n'en est pas moins un excellent instrument clinique, et si la suppression de l'enfumage, du laquage et du séchage nous fait à l'ordinaire employer de préférence le Mackensie, le Jacquet n'en reste pas moins à notre avis un excellent instrument.

Bref l'un et l'autre sont parfaitement adéquats aux exigences de la pratique médicale courante.

Polygraphe à encre de Mackensie.

Objet.

Comme nous venons de l'indiquer le polygraphe de Jacquet a le double inconvénient de nécessiter l'enfumage préalable et le vernissage ultérieur du papier et de ne pas permettre des observations de longue durée. Le polygraphe à encre répond précisément à ces deux desiderata, ne nécessitant ni enfumage, ni vernissage et permettant la prise de tracés de toute longueur. Il est robuste et de maniement facile. Possédant deux tambours et un enregistreur de temps qui marque le cinquième de seconde, il permet l'enregistrement simultané de deux mouvements (pouls artériel et pouls veineux, ou pouls artériel et respiration, etc.).

Description (fig. 34).

Les parties les plus importantes du polygraphe sont les suivantes :

Le corps A contenant le mouvement qui commande le déplacement du papier enregistreur et le mouvement qui commande le marqueur des temps (en cinquièmes de seconde).

Les tambours inscripteurs BB à l'extrémité de la barre support B_1.

Le tambour du poignet C avec manchette fixatrice C_1.

Support du rouleau de papier D avec rouleau de papier D_1.

Explorateurs jugulaires E.

Plumes FFF.

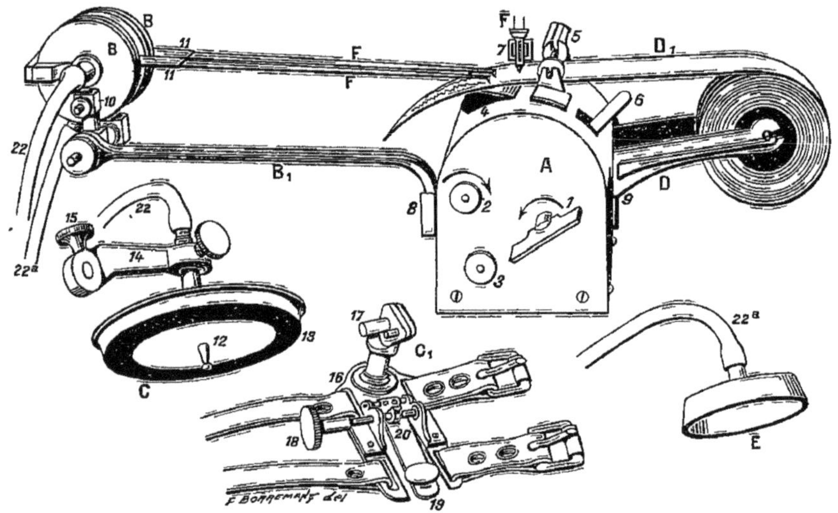

Fig. 34. — Polygraphe à encre de Mackensie.

Le corps A possède encore quelques détails nécessitant des explications. Une face de ce corps présente trois clefs. La plus grande (1) commande le mouvement qui actionne le papier. La petite clef supérieure (2) est le remontoir du mouvement du marqueur des temps; celle de la base (3) règle la vitesse du papier passant sur la table inscriptrice. Au sommet de ce corps on trouve la table inscriptrice (4) et le laminoir (5) qui entraîne et dirige le papier.

En arrière de ce laminoir se voit le levier (6) qui commande le départ et l'arrêt du laminoir et partant du papier enregistreur. En avant une petite fourche (7) destinée à supporter la plume inscriptrice des temps. Cette fourche oscille à raison de 300 mouvements à la minute, en sorte que chaque division correspondra à un cinquième de seconde.

Deux petits tubes fixés au corps même supportent l'antérieur (8), les tambours enregistreurs, le postérieur (9), le rouleau de papier.

Les tambours inscripteurs avec leurs plumes à levier (11) sont fixés avec des pênes tournants (10) permettant d'ajuster la plume dans une direction quelconque.

Les leviers des tambours sont munis à leur extrémité d'une petite pince à pression dans laquelle les plumes sont facilement adaptées.

Les membranes de caoutchouc sont maintenues en position par l'anneau qui les encercle. Les deux tambours sont munis d'embouts (23) pour l'adaptation des tubes de connection (22).

Le tambour du poignet C se compose de deux parties : 1° le support (16) qui est fixé au poignet, est muni d'une lame métallique flexible garnie d'un bouton (19) qui s'élève et s'abaisse avec le pouls. Un excentrique (20) monté sur une vis régulatrice (18) permet de faire varier la pression exercée sur l'artère.

2° Le tambour avec son bras de support (14), sa membrane de caoutchouc (13) et son disque compresseur muni d'un bouton (12). *Cette partie ne doit pas être mise en position jusqu'à ce que l'artère ait été correctement repérée et que le maximum d'impulsion de la lame métallique et du bouton* (14) *ait été obtenu.* Les deux parties sont alors mises en connection et adaptées par la vis de pression (15) dans le bras de support (17).

Les explorateurs EE sont constitués par de petites coupes métalliques, garnies en leur centre d'un bouton ajouré auquel est fixée l'extrémité d'un tube de gutta dont l'autre extrémité est adaptée à un des tambours enregistreurs. Quand ces explorateurs sont appliqués sur une région pulsatile de façon qu'il n'existe plus aucune communication entre l'intérieur de la coupe réceptrice et l'air extérieur, la pulsation est transmise au tambour et au levier inscripteur.

Les plumes FFF sont garnies à leur extrémité inscriptrice d'un petit réservoir linéaire en communication avec un mince pertuis vertical qui conduit l'encre à l'extrémité inférieure de la plume reposant sur le papier.

Le liquide employé usuellement en Angleterre est une solution d'éosine à 1/130 environ additionnée par demi-litre d'une cuiller à thé de glycérine et d'alcool méthylique. Cette solution est très fluide et donne des tracés parfaitement clairs ; elle a cependant un inconvénient qu'elle partage avec toutes les couleurs rouges, elle vient très mal en photographie et se prête par conséquent difficilement à la reproduction.

Quand les tracés recueillis sont destinés à être reproduits, publiés, il est préférable de se servir d'une encre bleue ou noire. Les encres du commerce livrées pour l'usage des stylographes peuvent très bien convenir à cet usage.

Montage et emploi de l'appareil.

Placer le corps de l'appareil sur une table et remonter les 2 mouvements (papier et temps). Fixer la barre supportant les tambours enregistreurs à l'encoche antérieure. Fixer de même la barre supportant le rouleau de papier à l'encoche postérieure — en *ayant soin de placer le rouleau d'une façon telle que le papier se déroule par en haut et non par en bas.* Passer l'extrémité du rouleau sous le laminoir et faire marcher le mouvement jusqu'à ce que cette extrémité ait été entraînée au delà de la petite table antérieure. Placer alors les plumes à leurs positions respectives, les longues plumes dans les leviers des tambours, la petite plume sur la fourche oscillante indicatrice des temps. Établir la connection entre les tambours et les récepteurs au moyen des tubes de gutta; *le tambour du poignet sera toujours mis en connection avec le tambour récepteur le plus proche de la barre support.* Les plumes reçoivent alors leur provision d'encre au moyen d'un pinceau ou d'un compte-gouttes.

Fixer fermement la manchette au poignet du sujet; localiser l'artère et déplacer le petit excentrique pressant sur la lame métallique jusqu'à ce que la meilleure amplitude soit obtenue. Adapter à la manchette, le bras supportant le tambour récepteur, le fixer et abaisser alors le tambour jusqu'à ce que son bouton repose sur la lame métallique de la manchette; le fixer alors en cette position.

Si ces instructions ont été correctement exécutées, la plume oscillera à chaque pulsation de l'artère. Si l'amplitude est insuffisante on cherchera a l'augmenter en manœuvrant la vis commandant l'excentrique de compression. *On se rappellera que l'extension forcée du poignet rend l'artère plus proéminente et favorise la récupération des battements du pouls* et qu'au contraire la flexion de la main et du poignet est défavorable.

Si l'on désire recueillir en même temps un tracé synchrone, un récepteur sera ajusté et appliqué sur la région pulsatrice à explorer de façon que son mouvement soit transmis à l'autre plume (fig. 35). Les plumes seront alors abaissées, leurs pointes appliquées aussi légèrement que possible sur le papier inscripteur et les mouvements mis en marche par action sur le levier de départ.

Comme pour toutes les techniques un peu d'expérience est nécessaire pour mener à bien la manipulation, mais si les conseils précédents sont suivis de façon précise les résultats obtenus seront sûrement satisfaisants.

QUELQUES AUTRES REMARQUES TECHNIQUES IMPORTANTES.

1° Tenir les plumes bien propres, éviter avec soin toute encre rendue impure et épaisse par une longue exposition à l'air. Si les plumes ne « coulent » pas convenablement, les laver à l'eau chaude. La pointe de la plume doit toujours être présentée au papier verticalement, une direction oblique produirait inévitablement un tracé non continu.

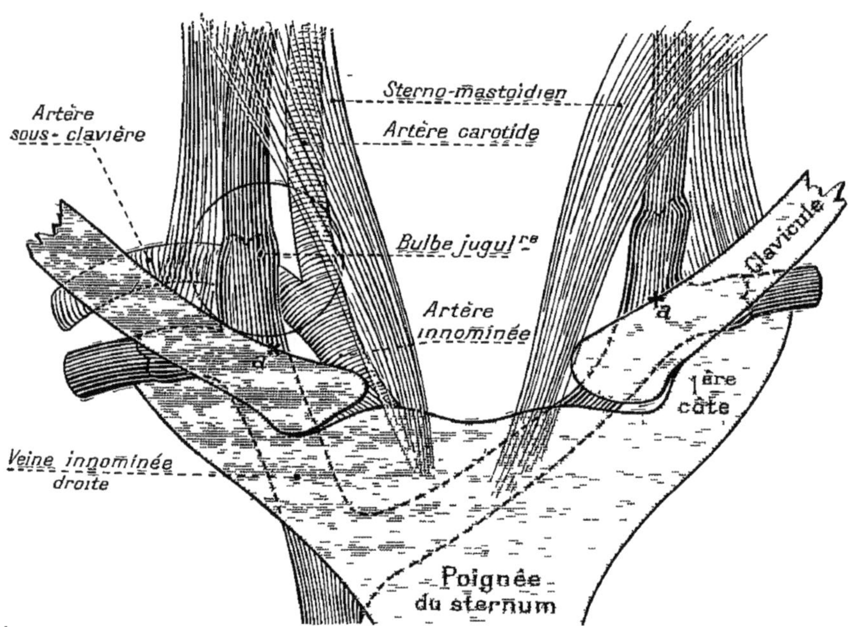

FIG. 35. — Point d'application de la cupule réceptrice jugulaire d'après Mackensie.

2° Quand on tourne trop vite dans le sens du ralentissement la clef commandant la vitesse, il peut arriver que le mouvement s'arrête complètement et que l'appareil ne réponde plus immédiatement à l'appel du levier de départ. Dans ce cas il suffira de tourner à nouveau la clef de vitesse dans le sens de l'accélération pour voir le mouvement repartir.

Nous donnons ci-dessous des spécimens de tracés obtenus au moyen de l'appareil de Mackensie (fig. 36).

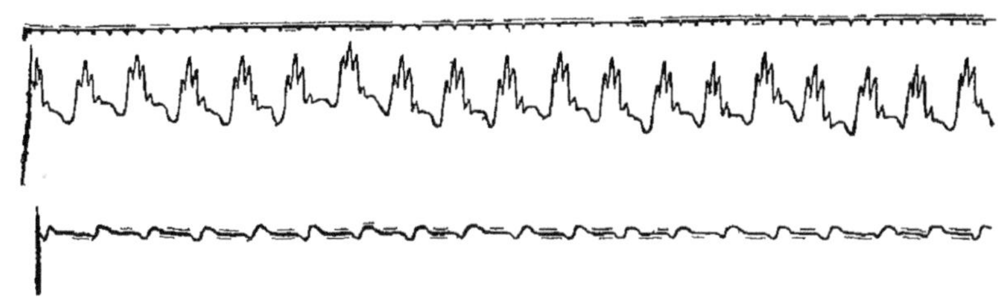

Radiale gauche et sous-clavière gauche

9 9 13 F. 40 ans $96 \frac{22}{8}$ v = 3 9

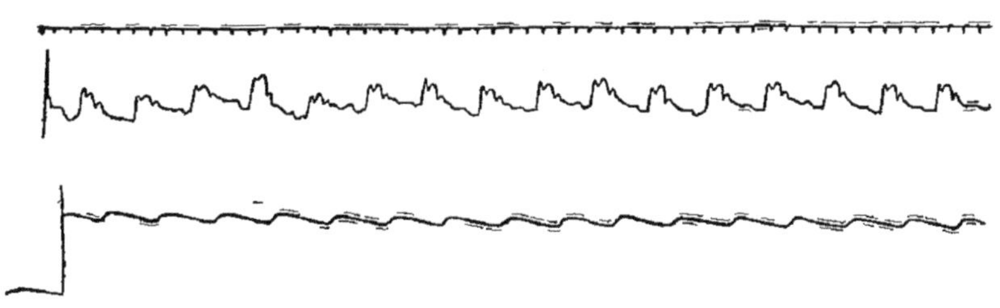

Radiale gauche et sous-claviere droite

F. 55 ans, 1 m. 61, 63 k. 300 ; $84 \frac{31}{10}$ v = 4.3, H = 1500, albumine 0.50, urée sanguine 0 31

Fig. 36. — Spécimens de tracés recueillis au moyen du polygraphe à encre de Mackensie.

CARDIOGRAPHIE EN DÉCUBITUS LATÉRAL GAUCHE

La cardiographie avait donné jusqu'à une date récente en clinique humaine des résultats souvent si médiocres, voire si contradictoires qu'elle avait été pratiquement abandonnée. M. Pachon, ici encore, a rendu à la clinique l'inappréciable service de préciser les conditions expérimentales et d'indiquer une technique qui fournit des résultats sensiblement comparables : *c'est l'exploration cardiographique systématique en décubitus latéral gauche.* Le sujet est étendu sur une table, comme dans notre figure, dans le décubitus latéral gauche, le bras droit étendu le long du corps, le bras gauche replié, le coude sur la table, la main sous la tête reposant elle-même sur un coussin (fig. 37).

La pulsation cardiaque perçue largement en dehors du mamelon dans un espace intercostal, au niveau de sa partie la plus déclive, est recueillie au moyen d'un cardiographe du type de celui de Marey, modifié par Pachon, de façon à en réduire l'épaisseur au minimum et à permettre de le disposer facilement entre la table et la région thoracique déclive explorée. Elle est enregistrée par transmission à un appareil à tambour (Marey ou Jacquet ou Mackensie).

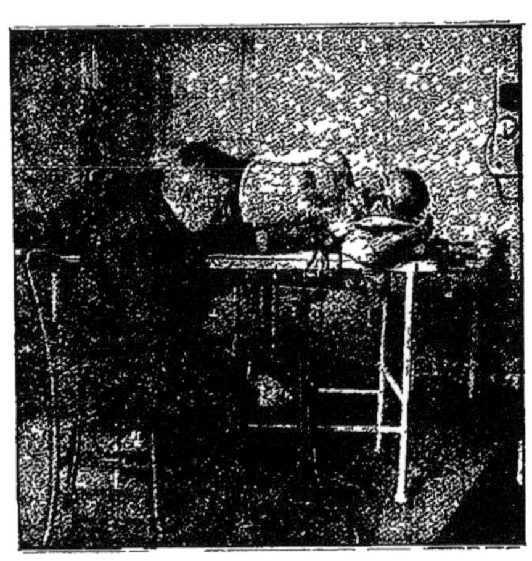

FIG. 37. — Cardiographie en décubitus latéral gauche.

« La méthode indiquée, ses résultats spécifiques objectivement démontrés, son importance pratique en clinique mise en relief, ces recherches ont aussi fixé le mécanisme intime par lequel le décubitus latéral gauche réalise l'obtention constante du cardiogramme typique. Elles ont montré que cette attitude place le cœur chez l'homme dans les conditions où le place expérimentalement chez l'animal soit la pince cardiaque de Marey, soit un myo-cardiographe du type de celui de Chauveau ou de L. Fredericq. Le cœur pesant de toute sa masse contre la paroi thoracique se trouve intimement maintenu par l'effet de sa propre pesanteur contre cette paroi : le cœur garde avec la paroi thoracique un *contact constant* s'exerçant en outre par une *large surface*. C'est là l'élément essentiel qui détermine la caractéristique du cardiogramme de décubitus latéral gauche. L'impossibilité de fuite pour le cœur, la persistance obligée de son contact par une large surface avec la paroi thoracique annihile tout effet négatif (vis-à-vis de la pulsation cardiaque) de la diminution volumétrique subie par les ventricules pendant leur systole. Ce même état de choses permet manifestement au contraire la *répercussion intégrale* contre la paroi thoracique et l'appareil explorateur des *modifications de consistance* des ventricules, de leur durcissement et de leur relâchement. Or la courbe des valeurs de consistance est justement superposable à celle des variations de pression intra-cardiaques, pour la raison évidente que l'une et l'autre de ces courbes sont fonction d'un même élément : *l'effort du myocarde* d'où identité des 2 tracés.

« Tous les accidents du tracé de pression intra-ventriculaire se retrouvent dans le cardiogramme de décubitus latéral gauche : l'*ondulation présystolique* correspondant à la systole auriculaire continuée par l'intersystole, la *ligne d'ascension brusque* traduisant l'effort du ventricule depuis sa mise en tension initiale jusqu'au moment où il a triomphé de la résistance artérielle et ouvert les valvules sigmoïdes, le *plateau systolique* dont la direction rectiligne, *oblique descendante* ou *oblique ascendante*, renseigne sur l'effort simplement *soutenu, diminué* ou *augmenté* par lequel le cœur accomplit son *évacuation ventriculaire*, la *ligne de descente* enfin qui marque la plus ou moins grande brusquerie de la décontraction cardiaque, c'est-à-dire renseigne sur la valeur de l'*élasticité du myocarde*.

« Et ainsi parce qu'il est l'expression directe et exclusive des variations de consistance du cœur pendant sa systole, *le cardiogramme de décubitus latéral gauche — cardiogramme spécifique — réalise en fait un élément d'appréciation directe de la valeur et des modalités morphologiques* (particularités de la mise en tension et de l'évacuation ventriculaires) *ou évolutives* (extrasystoles, arythmies diverses) *de la contraction cardiaque*. Traduction apparente et expressive de l'effort normal ou extraphysiologique par lequel le cœur accomplit sa fonction, le cardiogramme de décubitus latéral gauche, juge, en définitive, *la valeur fonctionnelle* du cœur, c'est-à-dire exactement ce qu'il importe au médecin de connaître pour fixer le pronostic et la thérapeutique des cardiopathies » (Pr Victor Pachon. *Exposé des titres et travaux scientifiques*. Masson, 1911, page 49 à 53).

Les spécimens reproduits dans ce volume montrent bien en effet tout le parti que la clinique peut tirer de cette cardiographie systématique. Toutefois il faut savoir qu'il est maints cas, sujets obèses ou gras, nombre de femmes, sujets à espaces intercostaux étroits, grands dyspnéiques, etc., chez lesquels cette exploration est fort difficile, voire impossible.

ÉLECTROCARDIOGRAPHIE

N'ayant en l'espèce aucune compétence particulière nous ne croyons pouvoir mieux faire que d'emprunter les développements qui vont suivre à l'excellente monographie publiée par « The Cambridge Scientific Instrument Co Ld », éditrice du meilleur appareil électro-cardiographique actuellement en usage.

Principes généraux.

Il est bien connu que toute contraction musculaire est accompagnée de variations dans le potentiel électrique de la partie active par rapport à la partie passive. La partie active devient négative, c'est-à dire, si l'on relie au moyen d'électrodes, un galvanomètre à un muscle excité, un courant électrique traversera le galvanomètre par voie de l'électrode le plus proche de la partie passive du muscle à l'électrode le plus proche de la partie active. Si l'on parvient donc à obtenir un enregistrement des courants électriques provenant de l'action du cœur on obtiendra les renseignements les plus précieux sur les phases diverses de son fonctionnement.

Bien que l'on ait depuis longtemps reconnu la possibilité théorique de ces déterminations, ce n'est que depuis l'invention du galvanomètre à corde par le Pr Einthoven qu'elles sont devenues réalisables en pratique. Avant cette époque, c'est-à-dire en 1856, Kölliker et Muller avaient les premiers constaté la présence d'un courant actif dans le cœur; et, à l'aide d'un nerf de grenouille mis en contact avec un cœur battant, ils étaient parvenus à déceler deux variations électriques distinctes accompagnant chaque battement du ventricule. Leurs déterminations furent suivies par celles d'autres observateurs qui se servaient d'anciens types de galvanomètres. Plus tard on employa l'électromètre capillaire et c'est à l'aide de cet instrument qu'en 1887 Waller[1] a démontré la possibilité d'enregistrer les battements du cœur humain. Les premiers cardiogrammes satisfaisants du cœur des mammifères ont été obtenus par Bayliss et Starling[2].

C'est en 1903 qu'Enthoven a produit son nouvel instrument, le galvanomètre à corde[3]. Ainsi que l'indique son

1 « A demonstration on man of electromotive changes accompanying the heart's beat. » Journ. of Physiol., 1887, VII, 229-234.

2 Bayliss (W M) et Starling (E. H). « On the electromotive phenomena of the mammalian heart. » Monthly Internat. Journ. of Anat. and Physiol., 1892, IX, 256-281.

3. « Ein neues Galvanometer », Annalen der Physik, 1903, 4 Folge, 1059-

nom la partie essentielle de ce galvanomètre consiste en une fibre ou corde. Cette corde est extrêmement fine et quand elle est convenablement suspendue dans un champ magnétique, elle répond avec la plus grande précision aux faibles courants électriques du cœur. Les mouvements de la corde sont fort petits de sorte qu'il faut employer un microscope pour les déceler et les enregistrer. Avec les vitesses et le grossissement exigés par les travaux cardiographiques il faut éclairer la corde au moyen d'une lampe à arc. La figure 38 montre schématiquement le dispositif employé pour photographier les mouvements de la corde, les distances y indiquées étant données en millimètres.

La corde est bien éclairée par le cratère positif de la lampe à arc dont la lumière est concentrée par les condensateurs. Une cuve d'eau est intercalée pour protéger la partie optique et empêcher l'échauffement de la corde. Le champ de

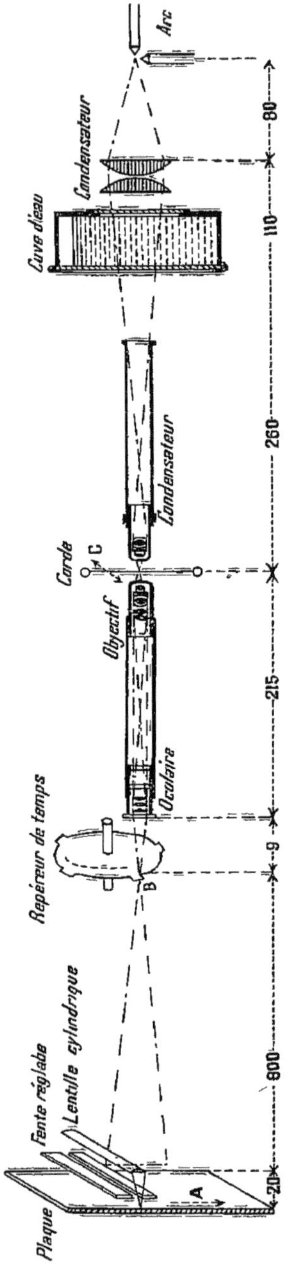

Fig. 38. — Schéma destiné à montrer le dispositif général d'une installation électro-cardiographique.

1071 ; « Die Konstruktion des Saitengalvanometers », Pflugers Archiv, 1909, cxxx, 287-321.

A Noter. — On trouve une bibliographie complète des recherches électro-cardiographiques dans le nouvel ouvrage du Dr T. Lewis intitulé « The Mechanism of the Heart Beat », publié par MM. Shaw & Sons à Londres, Fetter Lane.

l'objectif est projeté sur la lentille cylindrique qui en met au point une partie comme une très brillante bande de lumière sur la plaque ou le papier sensible. Devant la lentille, la corde a l'air d'une ombre allongée verticale d'environ un millimètre de large. La partie de cette ombre qui arrive à la lentille cylindrique devient un point noir dans la bande de lumière tombant sur la plaque.

Donc en déplaçant la plaque (ou le papier) à angle droit par rapport à la lentille cylindrique, par exemple dans le sens indiqué par la flèche A, toute la longueur de la plaque sera exposée à l'exception seulement de cette partie sur laquelle tombe l'ombre de la corde. Les mouvements de la corde se produisent toutefois dans le sens indiqué par la flèche C parallèle à la longueur de la lentille cylindrique et, étant donné que la position momentanée de la corde est indiquée par un point non exposé, il se fait un enregistrement continu de ces positions sur la plaque ou sur le papier en mouvement. Ces enregistrements sont dénommés électro-cardiogrammes.

Une fente réglable est intercalée entre la lentille cylindrique et la plaque afin d'assurer le maximum de détails joints à un éclairage suffisant.

Pour produire les lignes horizontales qu'accusent les graphiques, la lentille cylindrique est pourvue de lignes gravées à des intervalles réguliers dans le sens de sa largeur ; ces lignes produisent des ombres se traduisant par des lignes horizontales sur les graphiques. On produit les lignes verticales en interrompant en B le faisceau de lumière mis au point, de façon à empêcher pendant un instant la lumière de tomber sur la plaque lors de son passage devant la fente ; il s'ensuit la production d'une ligne nette sur le graphique.

L'action du cœur produit des changements de potentiel dans toutes les parties du corps et, grâce à l'accessibilité des membres, on réalise généralement les connexions électriques au corps à l'aide de ces derniers (fig. 39). Des connexions faites à l'aide des deux bras donnent des résultats des mouvements du cœur bien différents de ceux obtenus au moyen des jambes. En pratique il a été établi que pour obtenir les meilleurs résultats on doit utiliser les connexions suivantes : bras droit et bras gauche ; bras droit et jambe

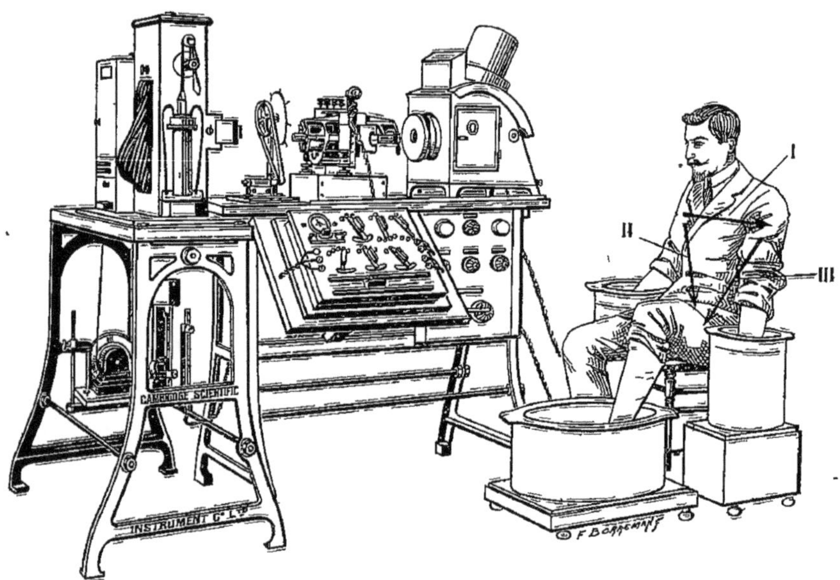

Fig. 39. — Installation électro-cardiographique complète — avec sur le sujet — des flèches de connexion indiquant les dérivations usuelles I, II, III.

gauche ; jambe gauche et bras gauche. Nous dénommons ces connexions, I, II et III, respectivement. Il faut que les connexions aux membres soient réalisées, à l'aide d'électrodes non-polarisables autrement on obtient des graphiques déformés.

Outre les courants variables dépendant du cœur, il s'en accuse ordinairement un autre relativement fort et assez constant dû au fonctionnement des glandes de la peau et qui s'appelle le « courant de la peau ». Il faut contrebalancer ce courant : ce que l'on fait avec la plus haute précision seulement en intercalant une différence de potentiel équivalente et opposée. Cette opération s'accomplit au moyen du tableau d'étalonnage qui permet d'appliquer à la corde une différence de potentiel définie et de mesurer et régler convenablement la déviation correspondante.

Einthoven est parvenu à la sensibilité d'une déviation de 10 millimètres par millivolt et on a adopté cet étalon presque universellement de façon à faciliter la comparaison des cardiogrammes obtenus par différents observateurs.

Le tableau d'étalonnage est muni également d'un dispositif pour mesurer la résistance électrique du corps du sujet ainsi que d'un commutateur pour réaliser à tour de rôle les connexions mentionnées ci-dessus.

Au moyen d'un dispositif simplifié consistant en un stéthoscope, un microphone et un transformateur, on parvient à transformer les bruits du cœur en courants électriques, lesquels, mesurés par le galvanomètre et enregistrés de la manière sus-indiquée, fournissent de précieux renseignements supplémentaires.

Appareils électro-cardiographiques.

Les appareils, dont se compose une installation complète applicable aux travaux généraux, à l'exception des électrodes, sont montrés dans la figure 40. Les organes les plus importants d'une installation quelconque sont :

Un galvanomètre B dont la corde reçoit les impulsions électriques émanant du cœur.

Une chambre photographique A pour enregistrer les déviations de la corde produites par ces impulsions.

Une lampe à arc C pour projeter l'image de la corde.

Un tableau d'étalonnage D pour permettre de réaliser tous les ajustements et essais électriques nécessaires.

Un repéreur chronométrique K pour indiquer la vitesse de la plaque.

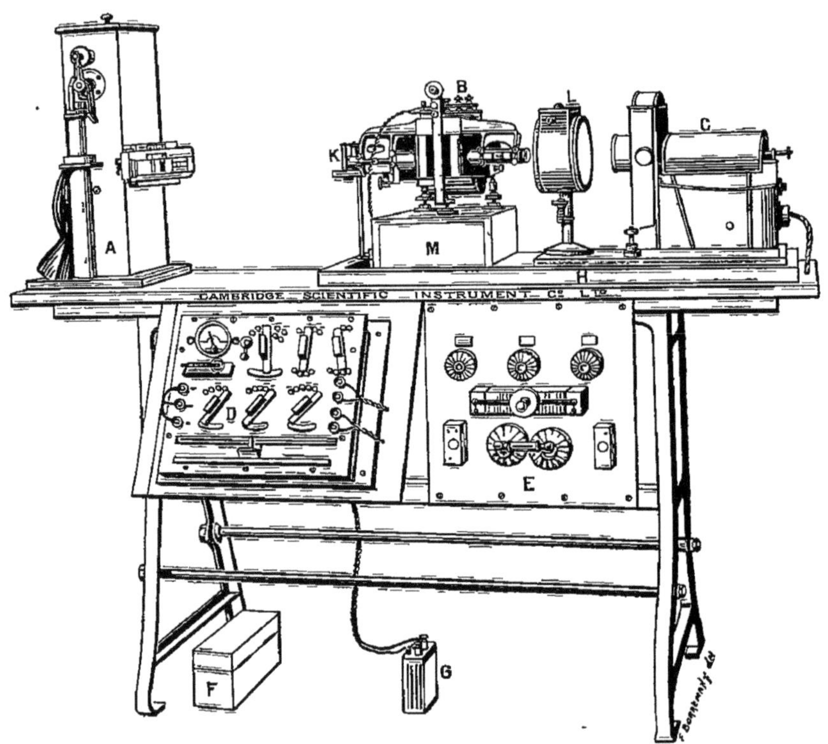

Fig. 40. — Disposition générale d'une installation électro-cardiographique.

Une table pour supporter lesdits appareils ainsi que les interrupteurs pour contrôler la lanterne à arc, le champ du galvanomètre, le repéreur chronométrique et, au besoin, le moteur pour la chambre à papier.

Un jeu d'électrodes pour réaliser les connexions électriques avec le sujet,

TYPES D'ÉLECTRO-CARDIOGRAMMES

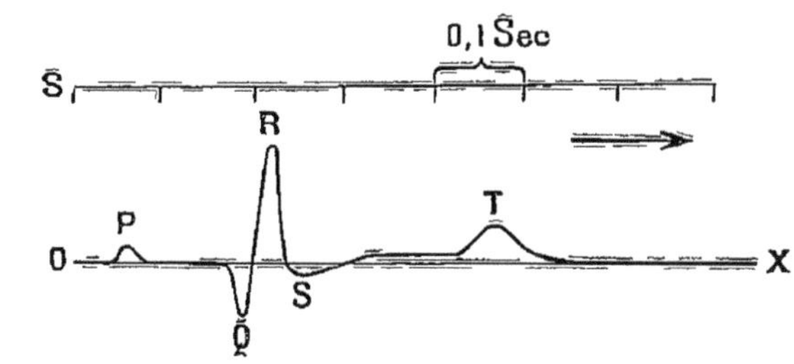

FIG. 41. — Schéma d'un électro-cardiogramme.

P contraction auriculaire, Q R. S. T inflexions successives de la contraction ventriculaire. Temps en dixièmes de seconde

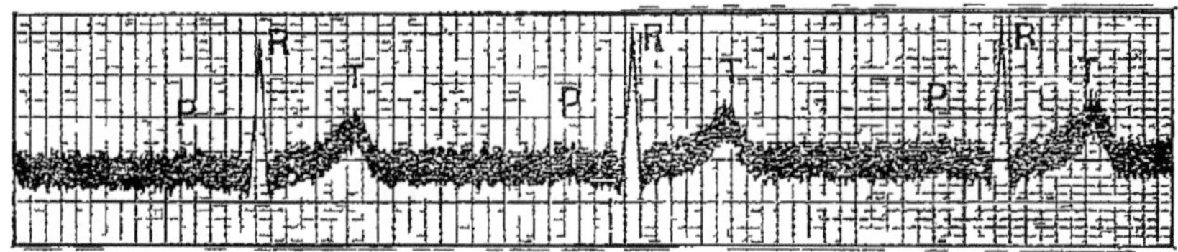

FIG. 42. — Électro-cardiogramme normal (d'après Routier).

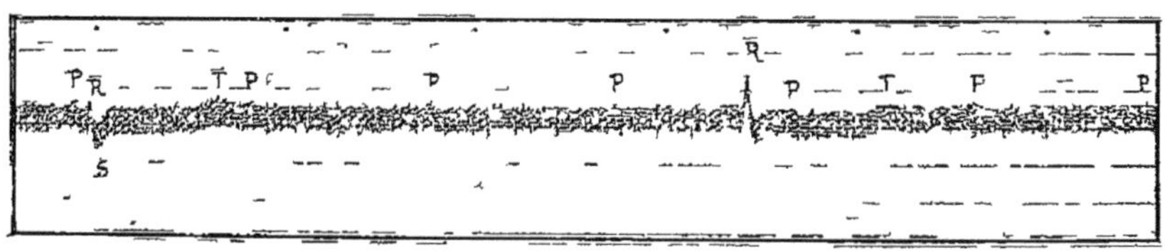

FIG 43. — Dissociation complète Électro-cardiogramme (Daniel Routier).
52 11 12-Or = 62, ventr = 17, Der I, ord 1cm = 1 millivolt, absc 2cm 1/2 = 1s

MÉTHODES STATIQUES

PERCUSSION, RADIOLOGIE.

La radioscopie et la radiographie avec leurs variétés l'orthoradiographie, la téléræntgengraphie représentent par excellence la méthode statique cardiographique actuelle. Elles nous fournissent avec une extraordinaire précision tous renseignements utiles relatifs au siège, au volume, à la forme du cœur et des gros vaisseaux. Elles peuvent bien accessoirement fournir quelques constatations fugitives relatives au rythme des pulsations cardiaques, aux battements anormaux de tel segment (aorte ou oreillette), mais irremplaçables pour l'étude des phénomènes circulatoires qui se traduisent par des modifications du siège, du volume, de la forme du cœur et des gros vaisseaux, elles sont presque inutilisables pour l'étude des phénomènes qui se traduisent par des modifications du rythme circulatoire ou du déséquilibre des forces en présence.

C'est dire que ces méthodes statiques (percussion et radiologie) devront être surtout employées pour le diagnostic et l'étude des affections de l'aorte et plus spécialement des dilatations et des anévrismes, des déplacements cardiaques (ectopie, inversion, déplacement par épanchement pleurétique), des épanchements péricardiques, etc., etc.

Elles seront d'un intérêt médiocre ou nul dans l'étude des arythmies et des hyposystolies.

*
* *

Radiologie.

Nous nous proposons simplement de rappeler ici les principes qui doivent présider à l'examen radiologique du cœur et des gros vaisseaux et permettre au praticien l'interprétation correcte des résultats ainsi obtenus (images radioscopiques et clichés radiographiques).

Nous ne présenterons qu'un très succinct exposé des techniques radiologiques actuellement en usage pour le diagnostic des affections cardio-aortiques, renvoyant pour les détails et les développements complémentaires aux traités et articles spéciaux.

I. — Radioscopie et Radiographie.

L'examen radioscopique du cœur et du médiastin peut être pratiqué :

1° en *position directe antérieure,* c'est-à-dire le sujet faisant face à l'écran et appliqué sur lui étant traversé d'arrière en avant par les rayons X ;

2° en *position oblique postérieure gauche,* le sujet étant appliqué obliquement sur l'écran par la partie postérieure droite du thorax et les rayons traversant le thorax de gauche à droite et d'avant en arrière ;

3° en *position oblique antérieure droite,* le sujet étant appliqué obliquement sur l'écran par la partie antérieure droite du thorax et les rayons traversant le thorax de gauche à droite et d'arrière en avant.

Il est d'ailleurs souvent utile d'observer le sujet sous les incidences les plus diverses et de noter, voire de dessiner sur l'écran les images ainsi obtenues.

*
* *

L'EXAMEN DIRECT ANTÉRIEUR (fig. 44) fournit chez le sujet normal une ombre médiane encadrée par deux champs clairs. L'ombre médiane est constituée par la projection de la colonne vertébrale débordée à droite et à gauche par l'ombre portée du cœur et des gros vaisseaux de la base (fig. 45).

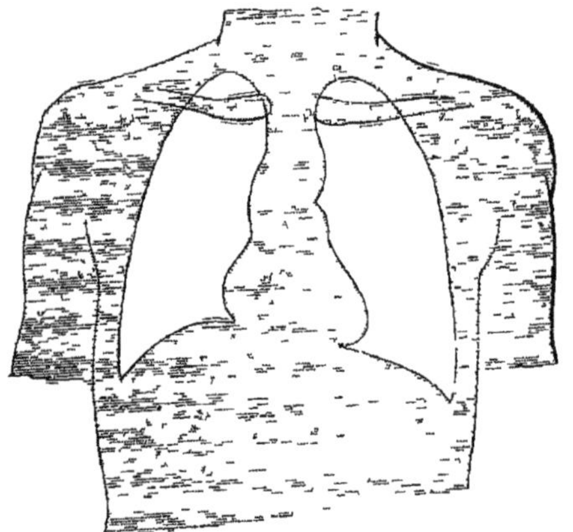

FIG. 44. — Examen antérieur.

Le *bord gauche* de ladite ombre est décomposable en 3 parties : *supérieure* correspondant à la portion initiale descendante de la crosse aortique ; *moyenne* correspondant à l'artère pulmonaire et à l'oreillette gauche ; *inférieure* correspondant au bord du ventricule gauche.

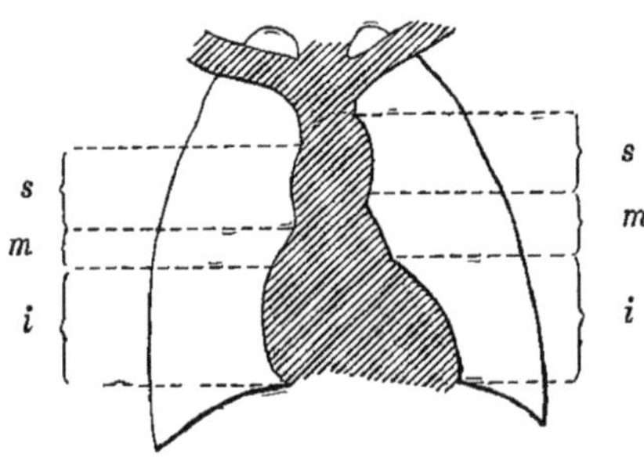

FIG. 45. — L'ombre médiane.

Le *bord droit* est de même subdivisable en 3 parties : *supérieure* correspondant au bord droit de l'aorte ascendante, *moyenne* correspondant à la veine cave supérieure, *inférieure* correspondant au bord supéro-externe de l'oreillette droite.

L'IMAGE OBLIQUE ANTÉRIEURE DROITE montre une *ombre médiane cardio-aortique* encadrée par 2 espaces clairs, un espace clair antérieur précardiaque inter-cardio-costal (partie antérieure des poumons), un espace clair postérieur inter-cardio-vertébral, rétro-cardiaque (fig. 47).

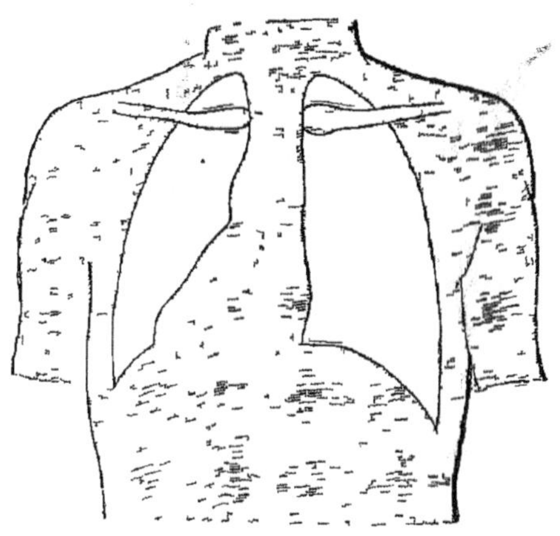

FIG 46. — Examen postérieur.

L'ombre cardio-aortique a un bord droit formé par le ventricule gauche, l'artère pulmonaire et l'aorte; un bord gauche formé par l'oreillette droite; un bord inférieur reposant sur le diaphragme; un sommet remontant jusqu'à l'ombre linéraire sternoclaviculaire et constitué par les ombres confondues de l'aorte ascendante, de la

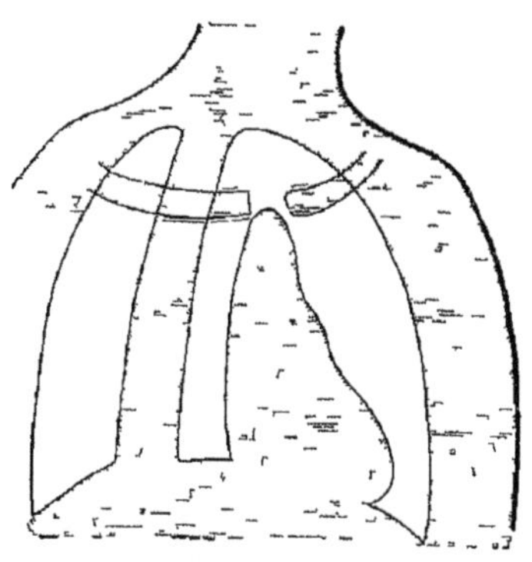

FIG. 47 — Examen oblique antérieur droit.

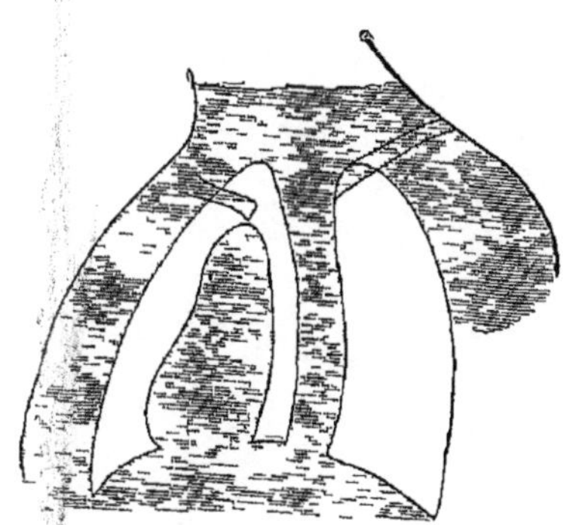

FIG. 48. — Examen oblique antérieur gauche.

crosse de l'aorte et de l'aorte descendante. Ce sommet est particulièrement intéressant à observer dans le dépistage des anévrismes aortiques.

L'IMAGE OBLIQUE POSTÉRIEURE GAUCHE ressemble en somme

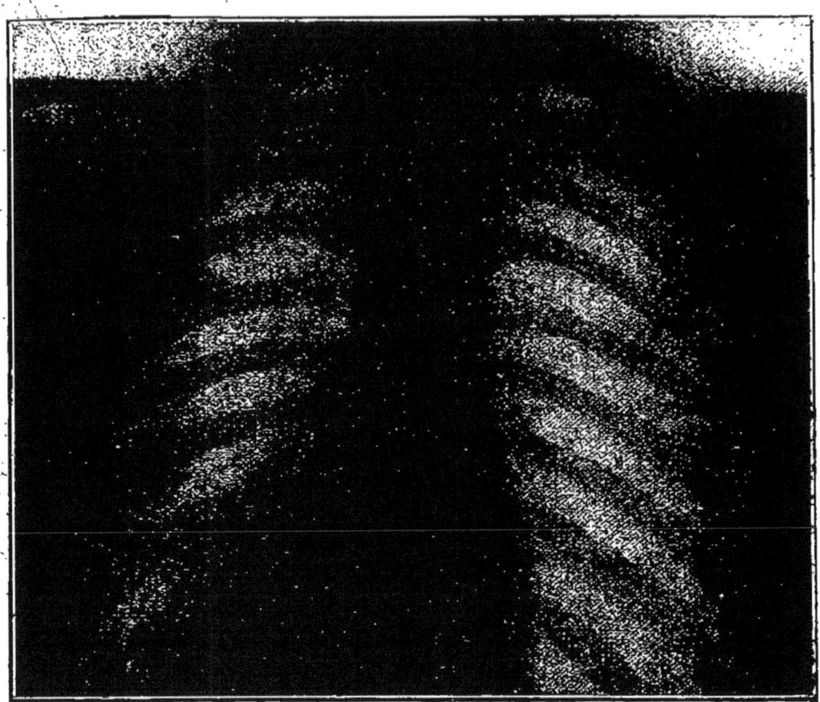

Fig. 49. — Thorax (vue antérieure).

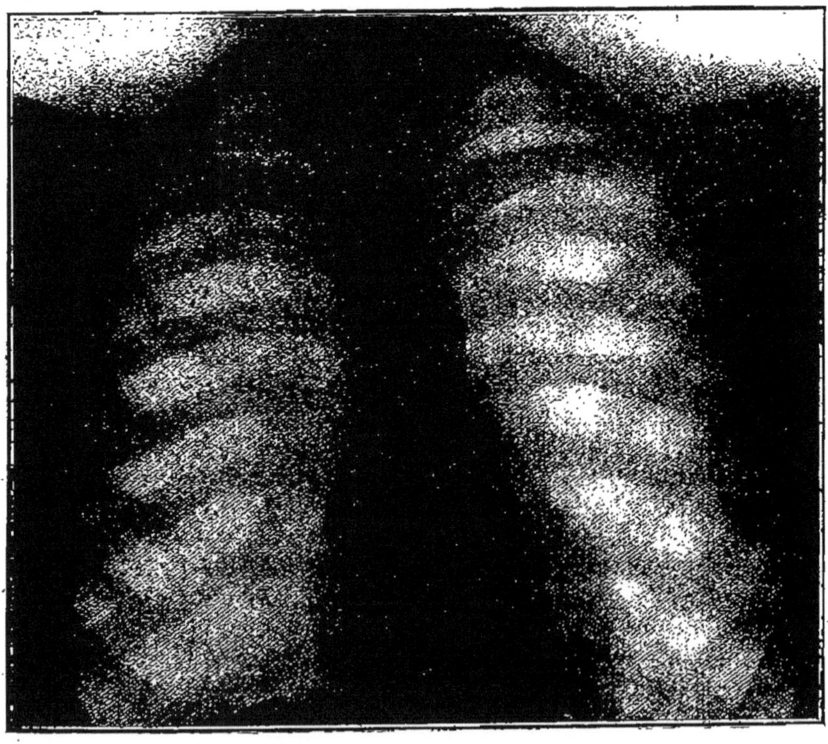

Fig. 50. — Thorax (vue postérieure).

beaucoup à l'image oblique antérieure droite, mais elle est inversée et plus confuse en général par suite de l'éloignement plus grand de l'écran des blocs opaques.

II. — Orthodiagraphie.

La radioscopie et la radiographie ordinaires sont essentiellement constituées par l'examen et la photographie de l'ombre portée du médiastin projeté sur un écran ou une plaque photographique. Cette ombre est évidemment déformée du fait de la distance de la source rayonnante (ampoule) au bloc opaque cardio-aortique et du fait de la distance de ce bloc cardio-aortique à l'écran (fig. 51 et 52). Il est donc impossible de mesurer même approximativement la grandeur du cœur et des gros vaisseaux ou de leurs diamètres par la radiographie ordinaire.

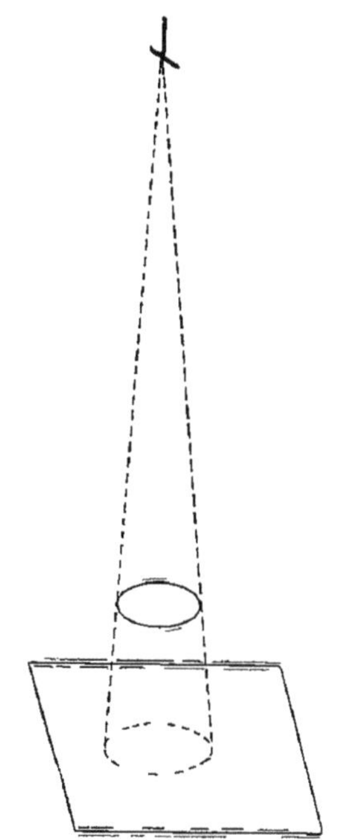

Fig. 51. — Projection conique

L'orthoradioscopie consiste, au moyen de dispositifs spéciaux, à n'utiliser que des rayons normaux, perpendiculaires au plan de l'écran et rendus par déplacement lent de l'ampoule successivement tangents au contour du bloc cardio-aortique (fig. 53) Les points ainsi obtenus et repérés sur l'écran, réunis par un trait continu, constituent une image approximativement exacte du contour vrai du cœur et des gros vaisseaux (fig. 54). L'exactitude même approximative de cette méthode est fortement critiquée par maints radiologues et des plus autorisés (Béclère, Jaugeas, Aubourg, Lebon). « On peut affirmer, écrivent ces

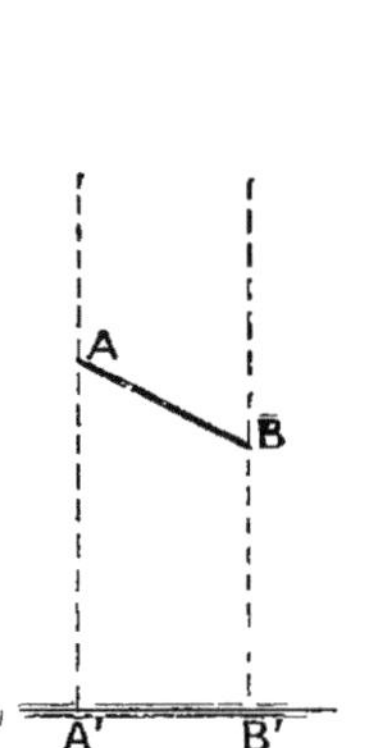

Fig. 52. — Projection oblique.

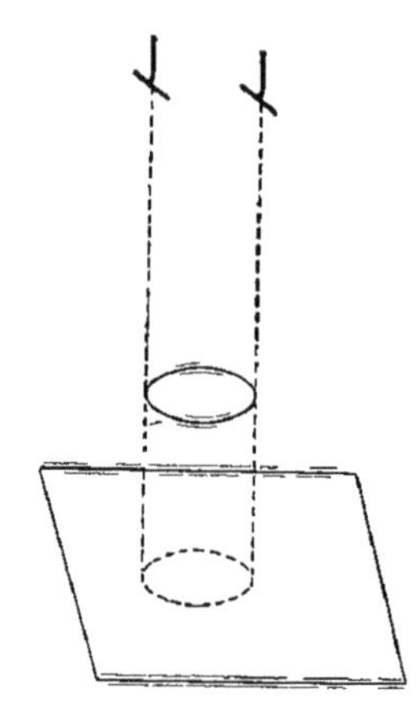

Fig. 53. — Projection parallèle.

2 derniers auteurs, que deux orthodiagrammes du cœur ne sont jamais superposables » (*Presse médicale,* 12 avril 1913, p. 295, col. 3). « La précision recherchée par les auteurs qui ont attaché leur nom à un orthodiagraphe n'a pas au point de vue clinique, une importance de nature à justifier l'emploi de tels appareils » (Jaugeas. *Précis de radiodiagnostic,* p. 130). « Le diagnostic, le pronostic et le traitement des affections cardiaques, ne dépendent pas d'un écart de quelques millimètres dans le relevé orthodiagraphique de l'aire du cœur » (Béclère *in* Jaugeas, *loco citato,* p. 131).

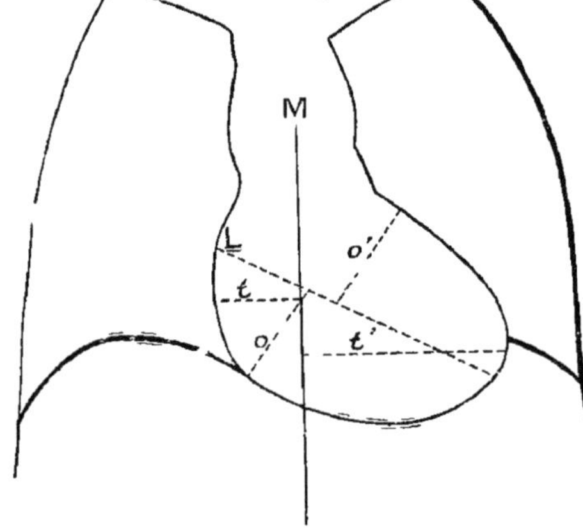

Fig. 54. — Mensuration de l'aire cardiaque (d'après Dietlers).

III. — Téléradiographie.

Pour réduire pratiquement à une quantité négligeable les erreurs de la projection conique déterminant l'ombre radiographique, il suffit, employant des ampoules puissantes, des plaques extrasensibles et des écrans renforçateurs, de placer le sujet à 2 ou 3 mètres de l'ampoule et de tirer un quasi-instantané pendant une période diastolique. On obtient ainsi d'excellents clichés. « L'agrandissement du cœur à 2 mètres est certainement inférieur à l'erreur d'appréciation dans l'orthodiagraphie » (Belot).

Telles sont les techniques radiologiques actuellement en usage en cardiologie. Nous renvoyons pour plus amples détails aux livres spéciaux consacrés à l'étude de ces questions. On en trouvera un bon exposé dans le « Précis de Radiodiagnostic de Jaugeas ». Masson, édit., 1913, et un excellent résumé dans un article de MM. Lebon et Aubourg, « Examen radiologique du cœur ». *Presse médicale,* 12 août 1913. MM. Vaquez et Bordet se sont comme on sait particulièrement attachés a cette étude à laquelle ils ont consacré un volume très substantiel (*Le cœur et l'aorte. Études de radiologie clinique,* 1913).

TECHNIQUES URINAIRES COURANTES

Nous avons indiqué précédemment les précautions à prendre pour l'appréciation exacte du volume urinaire ou *Hydrurimétrie*.

Il convient d'y associer systématiquement la mesure de la densité urinaire ou *Densimétrie*, si importante en bien des cas. Un bon densimètre spécialement gradué en vue de la mesure de la densité urinaire ou *urinomètre* y suffit. Il suffit comme on sait d'immerger ledit urinomètre dans l'urine à examiner et une simple lecture sur la tige graduée suffit à apprécier la densité.

CHLORUROMÉTRIE

De tous les procédés préconisés pour reconnaître et mesurer l'excrétion chlorurée, urinaire, le plus simple et le plus sûr consiste à pratiquer l'*épreuve de la chlorurie alimentaire* (Achard, Loeper, Laubry, etc.). Elle consiste en ceci, qu'après avoir fait suivre pendant quelques jours au sujet en expérience un régime de composition à peu près constante et peu chloruré et avoir évalué sous ce régime l'élimination quotidienne urinaire de chlorures, on introduit soit par voie buccale (alimentaire) soit par voie cutanée hypodermique un supplément chloruré de 6, 8, ou 10 grammes de sel pendant, un, deux ou trois jours. Chez un sujet normal la majeure partie du sel est éliminée par les urines en 24 heures ; s'il en éliminait 4 grammes la veille de l'épreuve il en eliminera 10, 12, 14 grammes ce jour-là ; chez un sujet en état de rétention on n'en retrouve au bout de ce temps qu'une faible portion dans les urines, le taux des chlorures urinaires est peu modifié par l'addition des chlorures alimentaires, le chlorure de sodium est retenu dans l'organisme et parallèlement à cette rétention le malade augmente de poids par rétention d'eau (épreuve des pesées successives).

Cette comparaison nécessite simplement le dosage des chlorures dans les urines.

Le dosage clinique des chlorures urinaires.

Il n'est pas douteux que le dosage des chlorures urinaires

soit, à l'heure actuelle, une des recherches urologiques les plus utiles de la clinique courante.

Il est non moins douteux que, mis à part certains services spécialement outillés, cette recherche n'est qu'exceptionnellement pratiquée dans les services hospitaliers, et encore plus exceptionnellement dans la pratique citadine.

Pourquoi ? Parce qu'elle implique un outillage spécial (pipettes, burettes graduées, etc.) qui la rend difficilement applicable au lit au malade.

MM. Achard et Thomas ont essayé de la mettre à la portée de tous par la fabrication d'un tube spécial, tube pour le dosage des chlorures, dont le maniement est extrêmement simple. Il consiste essentiellement à verser dans le tube jusqu'à un trait marqué R le réactif des chlorures (solution de nitrate d'argent à 29 pour 1 000), à y ajouter deux gouttes d'une solution de chromate de potasse à 1/5, qui colore le liquide en brun rouge foncé (formation de chromate d'argent), à verser alors doucement l'urine à examiner jusqu'à virage au jaune clair. Une simple lecture sur le tube donne le taux approximatif (très suffisant en clinique) des chlorures au litre.

Ce procédé est, comme on voit, très simple ; toutefois, il nécessite encore l'emploi d'un tube spécial. La technique suivante, qui supprime toute instrumentation particulière, nous paraît vraiment clinique, au sens littéral du mot. Nous l'employons couramment.

Elle nécessite simplement :

1° Un tube à essai ordinaire ;

2° Un compte-gouttes quelconque ;

3° Une solution de nitrate d'argent à 29 pour 1 000 ;

4° Une solution de chromate de potasse à 1/5.

La technique se pratique comme suit :

1° Faire tomber dans le tube à essai, au moyen du compte-gouttes, dix gouttes de la solution titrée de nitrate d'argent (solution incolore) ;

2° Ajouter une goutte de la solution de chromate de potasse à 1/5. Le liquide vire au rouge brun foncé par formation de chromate d'argent;

3° *Avec le même compte-gouttes,* dans lequel on aura fait passer au préalable un peu d'eau ordinaire pour le nettoyer, verser goutte à goutte dans le tube, en agitant de temps à autre, de l'urine à examiner, jusqu'à virage net au jaune clair (jaune serin, jaune paille).

On obtiendra le taux des chlorures urinaires au litre en divisant 100 *par le nombre de gouttes d'urine nécessaire au virage.*

*
* *

Cette technique est basée sur les principes suivants :

Si, dans un tube renfermant une solution de nitrate d'argent, on fait tomber du chromate de potasse, il y a formation immédiate d'une quantité de chromate d'argent (rouge brun) correspondant à la quantité de nitrate d'argent contenue dans la solution.

Si, dans une solution de chromate d'argent, on fait tomber goutte à goutte une solution de chlorure de sodium, le chromate d'argent est décomposé, il se forme du chlorure d'argent. La fin de la réaction est indiquée par la disparition de la teinte rouge brun et le virage au jaune paille.

Le poids moléculaire du chlorure de sodium NaCl est 58,5 (23 + 35,5) ; le poids moléculaire de l'azotate d'argent, $AgAzO^3$, est 170 (108 + 14 + 16 × 3) ; 58gr,5 de NaCl sont saturés par 170 grammes de nitrate d'argent. 1 gramme de chlorure de sodium est saturé par $\frac{170}{58,5} =$ 2gr,90 de nitrate d'argent; 1 centigramme par 2cgr,9.

En conséquence, si nous préparons une solution de nitrate d'argent à 29 pour 1 000, 1 centimètre cube de cette solution renfermant précisément 29 milligrammes (2cgr,9) de nitrate d'argent correspondra à 1 centigramme de chlorure de sodium.

Si 1 centimètre cube de la solution de nitrate d'argent est saturé par 1 centimètre cube d'urine, c'est que ce centimètre cube renferme 1 centigramme de NaCl, et 1 litre d'urine 0,01 × 1 000 = 10 grammes.

En d'autres termes, si un volume quelconque de réactif est saturé par un volume égal d'urine, c'est que cette urine renferme au litre 10 grammes de chlorure de sodium.

Donc, si 10 gouttes de réactif sont saturées par 10 gouttes (au même compte-gouttes) d'urine, cette urine renferme 10 grammes de sel au litre.

Si 10 gouttes de R sont saturées par 1 goutte d'U, l'urine renferme 10 fois plus de sel, soit 10 × 10 = 100 grammes au litre.

Si 10 gouttes de R sont saturées par n gouttes d'U, c'est que l'urine renferme $\frac{100}{n}$ grammes de NaCl.

C'est la règle précédemment énoncée. On peut donc la formuler comme suit : *Compter dans un tube à essai 10 gouttes d'une solution de nitrate d'argent à 29 pour 1000, y ajouter 1 goutte d'une solution de chromate de potasse à 1/5, verser de l'urine goutte à goutte jusqu'au virage au jaune clair. Le taux des chlorures au litre est égal au quotient de 100 par le nombre de gouttes d'urine employé.*

* * *

Quel degré d'approximation est-on en droit d'attendre de cette technique.

L'erreur ici ne peut résulter que de l'appréciation du moment du virage. On peut admettre qu'avec un peu d'habitude, elle peut se faire à une goutte près. Si l'urine est riche en chlorures, le virage nécessitera un nombre faible de gouttes et l'approximation sera un peu large ; si elle est, au contraire, pauvre, le virage nécessitera un nombre élevé de gouttes et l'approximation sera très approchée.

Pour fixer les idées, supposons que le virage se fasse entre 5 et 6 gouttes, l'urine renfermera de 16 à 20 grammes de NaCl au litre ; s'il exige 15 à 16 gouttes, l'urine renfermera 6gr,6 à 6gr,3 de NaCl ; s'il exige de 30 à 31 gouttes, l'urine renfermera 3gr,3 à 3gr,2 de NaCl.

On conviendra que cette approximation est plus que suffisante en clinique.

Au surplus, si, dans le cas d'urines riches en chlorures, on voulait obtenir une approximation plus grande, il suffirait de pratiquer la même technique avec 20 gouttes de réactif ; le taux des chlorures s'obtiendrait en divisant 200 par le nombre de gouttes d'urine nécessaire au virage et l'approximation serait deux fois plus grande. Dans le cas d'urines très riches, on pourrait opérer sur 30 gouttes de réactif et modifier la règle ci-dessus en divisant 300 par le nombre de gouttes employé.

Le tube de MM. Achard et Thomas donne une approximation plutôt inférieure, car la technique implique la même erreur possible d'appréciation du moment du virage, plus l'erreur relative à la mesure exacte du volume fixe de réactif nécessaire. La méthode classique du titrage à la burette fournit une approximation à peine supérieure.

URÉOMÉTRIE URINAIRE

En dépit des critiques en partie justifiées qu'on en peut faire c'est, dans la pratique, le procédé gazeux volumétrique, la méthode à l'hypobromite de soude qui est généralement appliquée au dosage de l'urée urinaire ou sanguine. C'est celui que nous avons adopté.

Il repose sur la réaction suivante : l'urée en présence de l'hypobromite de soude et de soude en excès est décomposée conformément à la réaction suivante :

$$\underset{\text{urée}}{Co(NH^2)_2} + 2BrONa + 2NaOH = Co^3Na^2 + 2NaBr + 3H^2o + N^2.$$

Si l'on recueille et mesure la quantité d'azote (N^2) dégagée au cours de la réaction, on peut par calcul évaluer la quantité d'urée qui l'a fournie.

Dosage de l'urée urinaire.

La réaction peut s'effectuer dans les uréomètres à eau de Moreigne, Regnard, Denigès ou à mercure d'Yvon, d'Esbach. C'est l'uréomètre à eau de Moreigne que nous avons adopté pour notre pratique particulière.

En voici la description et le fonctionnement que nous empruntons au *Traité des Urines* de Gérard (Vigot, édit.) et au *Guide pratique pour l'analyse des urines* de Ronchèze (J.-B. Baillière, édit.).

« Cet appareil est tout en verre et ne possède qu'un seul robinet. Il se compose de trois parties principales (fig. 55) :

« Un tube A de 16 à 17 centimètres de long, d'un diamètre intérieur de 11 à 12 millimètres et divisé en dixièmes de centimètre cube et d'une capacité de 12 à 14 centimètres cubes à partir du robinet R. Ce tube communique avec le générateur de gaz BC (gazogène), le robinet R sépare ces deux parties de l'instrument. Ce gazogène a une longueur totale de 12 à 13 centimètres et comprend deux parties de dimensions différentes : la partie supérieure B, dont le diamètre intérieur est 1 centimètre et demi et qui a une longueur de 6 centimètres environ ; la partie inférieure C, dont le diamètre intérieur est de 3 centimètres et qui a une longueur d'environ 7 centimètres. La partie supérieure du gazogène porte, à 3 centimètres environ du robinet, une ouverture qui communique avec le tube recourbé *mu*, d'un diamètre de 7 millimètres environ, lequel se continue par le gazomètre DM. Ce tube mesureur est formé de deux parties : l'une renflée D et l'autre constituée par un tube bien calibré d'un diamètre égal à celui du tube A. Le zéro du tube mesureur est placé au-dessus de la partie renflée et à quelques millimètres seulement du plan horizontal passant par le robinet R. L'ampoule qui fait suite au zéro correspond sensiblement au volume déplacé par le réactif, elle a pour objet de diminuer la longueur du tube mesureur. Ce dernier est gradué en dixièmes de centimètre cube.

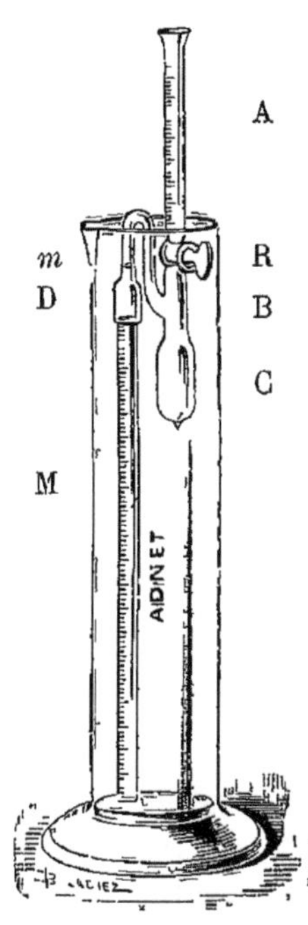

Fig 55 — Uréomètre de Moreigne.

« Tout l'appareil peut être plongé dans une longue et large éprouvette remplie d'eau jusqu'au zéro du tube recourbé *mn*.

« Lorsqu'il s'agit de faire le dosage de l'urée dans une urine au moyen de cet appareil, on opère de la façon suivante :

« Avec la main gauche, on saisit l'appareil par le tube mesureur, un peu au-dessous de l'ampoule D ; on l'incline légèrement vers la droite, du côté opposé à l'orifice du tube *mn*. Le robinet R étant ouvert, avec une pipette exactement calibrée on laisse couler le long de la paroi du tube A, puis dans le générateur 1 centiemtre cube d'urine, on lave avec 3 centimètres cubes de lessive de soude au cinquième, en ayant soin de tenir l'uréomètre dans la même position. Le lavage se fait très facilement et tout le liquide se rassemble au fond de la partie renflée du gazogène.

« Ceci fait, on porte l'instrument dans l'éprouvette H, contenant de l'eau à la température du laboratoire, on attend quelques instants pour que contenant et contenu aient une température identique. Au moyen d'une pipette, on fait alors affleurer exactement, à l'intérieur du tube, le niveau de l'eau, au zéro. On ferme à ce moment le robinet R en maintenant l'uréomètre de la main gauche par le tube A. Il n'est pas possible, dans cette manipulation, de modifier le volume d'air de l'appareil par suite d'un échauffement à la main.

« Voici, maintenant, la façon dont on procède à l'introduction du réactif. On remplit le tube A de liqueur hypobromique jusqu'à la dernière division ou près de la dernière. On note exactement les divisions ou les fractions de division s'il y a lieu. Puis, de la main gauche, saisissant la partie postérieure du robinet entre le pouce et les deux premiers doigts, on soulève l'uréomètre de façon à diminuer la pression à l'intérieur et placer le gazogène au-dessus de la surface de l'eau. On tourne alors la clef du robinet de la main droite et on laisse le réactif s'écouler dans le gazogène en maintenant l'appareil dans une position verticale, ou plutôt en l'inclinant très légèrement du côté du gazomètre. On ferme le robinet après avoir laissé pénétrer 10 à 11 centimètres cubes d'hypobromite de soude. On note très exactement, pour la seconde fois, le volume du réactif qui reste dans le tube A. En agissant ainsi, le réactif, par sa descente rapide le long des parois de B, balaye tout sur son passage et, en particulier, rencontre l'ouverture du tube *mn* et produit en cet endroit comme une sorte de crible hypobromique, à travers lequel passe l'azote qui commence à se dégager.

« La main gauche n'ayant pas changé de place et l'uréomètre toujours soulevé, on appuie avec la main droite l'extrémité inférieure du tube M contre la paroi de l'éprouvette, et on imprime avec la main gauche des mouvements de va-et-vient dans le sens horizontal. L'agitation du liquide dans le gazogène se fait alors très aisément ; la forme sphérique des extrémités de C s'y prête beaucoup.

« La réaction, commencée dès l'arrivée du réactif, se continue encore quelques instants. La diminution de pression produite dans l'appareil ainsi soulevé permet au gaz de se dégager du milieu réagissant avec plus de facilité.

« On redescend l'uréomètre dans l'éprouvette ; on attend que le contenu du gazogène et la mousse gazeuse aient pris la température de l'eau. On peut reconnaître, par exemple, que ce point est atteint à ce que le volume du gaz reste invariable après plusieurs lectures successives, on fait alors la lecture du volume gazeux en prenant les précautions ordinaires et en soulevant l'uréomètre avec une pince en bois et non à la main. Il est inutile d'ajouter qu'une fois la première partie de l'opération achevée, c'est-a-dire l'urine introduite, et le robinet fermé, on peut mettre une nouvelle quantité d'eau dans l'éprouvette, à condition qu'elle soit à la même température que celle qui s'y trouve déjà. »

Soit K le volume total fourni par la lecture. Ce volume se compose : 1° d'un volume d'azote dégagé V ; 2° du volume du réactif employé V′ qui est connu ; et, par suite, pour avoir le volume d'azote dégagé, il suffit de retrancher, du volume total K, fourni par la lecture, le volume V′, soit $V = K - V'$.

Pour traduire ce résultat en urée, on fait dans les mêmes conditions, un dosage comparatif avec une solution d'urée pure à 2 pour 100.

Réactifs nécessaires :

Hypobromite de soude. — Formule Yvon :

Brome.	5 centimètres cubes.
Lessive de soude de densité 1,33. .	50 grammes.
Eau distillée	100 —

Mélanger la soude et l'eau, refroidir le plus possible le mélange et ajouter le brome par petites portions, en refroidissant et agitant.

Cette solution doit être renouvelée fréquemment.

Additionner la solution pour la conservation d'un cristal de camphre ou de thymol.

On introduira dans l'uréomètre 1 centimètre cube de la solution d'urée à 2 pour 100 et on pratiquera la réaction sus-indiquée à propos de l'urine. On notera avec soin le volume d'azote dégagé dans cette réaction soit $7^{cc},2$, par exemple de volume.

Le calcul est alors fort simple :

1 centimètre cube de solution d'urée à 2 pour 100 soit deux centigrammes d'urée correspondent à $7^{cc},2$ d'azote.

Si 1 centimètre cube d'urine a donné un dégagement dans les mêmes conditions de température et de pression de n centimètres cubes d'azote, c'est que 1 centimètre cube d'urine renferme $\frac{n}{7,2}$ d'azote et un litre

$$\frac{n \times 1000 \times 0,02}{7,2} \text{ ou } \frac{20\,n}{7,2}.$$

ACIDIMETRIE

Le titrage de l'acidité urinaire est encore moins entré dans la pratique journalière que celui des chlorures. C'est qu'en dehors de la complexité (apparente) de la technique qui rend les méthodes usuelles inapplicables dans la clinique courante, l'utilité, la signification de ce titrage restent problématiques pour le plus grand nombre des cliniciens. Cela tient à la multiplicité des méthodes, des techniques, des interprétations ; chaque auteur a la sienne ; c'est la tour de Babel de l'urologie.

Et cependant l'acidité urinaire est indubitablement un des facteurs urologiques les plus importants qui soient, reflet certain du métabolisme digestif et humoral, et dont on tirera des enseignements très fructueux : 1° quand on pourra l'apprécier rapidement, facilement, cliniquement ; 2° quand on aura confronté patiemment les résultats ainsi obtenus avec les recherches expérimentales et cliniques corrélatives. La multiplicité possible des observations de ce genre est en effet une condition essentielle du travail de recherche. Pour avoir une idée précise de l'importance de cette condition, il suffit de se demander à quelles conclusions fantastiques et contradictoires aurait abouti la thermometrie clinique si, du fait de sa complexité, de la lenteur des observations, elle était restée une méthode de laboratoire, applicable exceptionnellement une fois par an, une fois par mois, une fois par semaine au maximum à des malades exceptionnels.

La première chose à faire est donc d'avoir une technique simple, et suffisamment rigoureuse qui permette de faire cette recherche aussi rapidement que celle des chlorures que nous avons exposée précédemment.

*
* *

Voilà celle que nous pratiquons.

Elle nécessite :

Comme appareils :

1° Un tube à essai ordinaire ;

2° Un compte-gouttes quelconque ;

Comme solution :

1° Une solution déci-normale de soude (1 centimètre cube de ladite solution correspond à 0gr,0049 d'acide sulfurique) ;

2° Une solution alcoolique au centième de phénolphtaléine.

La technique est la suivante :

1° Faire tomber dans le tube à essai, au moyen du compte-gouttes, XX gouttes de la solution déci-normale de soude (incolore) ;

2° Ajouter II gouttes de la solution de phénolphtaléine, qui colore la solution en rouge ;

3° Avec le même compte-gouttes, verser goutte à goutte dans le tube, en agitant de temps à autre, de l'urine à examiner jusqu'à disparition complète de la teinte rose.

On obtiendra l'acidité urinaire au litre, exprimée en acide sulfurique SO^4H^2, *en divisant 98 (100 en chiffres ronds) par le nombre des gouttes d'urine nécessaire au virage.*

*
* *

Cette technique est basée sur les principes suivants :

Avec le réactif colorant phénolphtaléine, une molécule

de soude NaOH est saturée par une valence d'acide sulfurique SO^4H^2; le poids moléculaire de l'acide sulfurique étant de 98 ($32 + 16 \times 4 + 2$), une unité de poids moléculaire de soude correspondant à 1 litre de solution normale sera saturée par $\frac{98}{2} = 49$ grammes, l'acide sulfurique étant bi-valent. Un litre de liqueur déci-normale correspondra à $\frac{49}{10} = 4^{gr},90$.

Si 1 litre d'urine sature 1 litre de liqueur déci-normale, son acidité, exprimée en acide sulfurique, est de $4^{gr},90$. En d'autres termes, si un volume quelconque de liquide déci-normal est saturé par un volume égal d'urine, c'est que l'acidité de cette urine, exprimée en SO^4H^2, égale $4^{gr},90$.

En conséquence, si 20 gouttes de solution déci-normale sont saturées par 20 gouttes d'urine, l'acidité de cette urine, exprimée en SO^4H^2, sera égale à $4^{gr},90$, 5 grammes en chiffres ronds.

Si XX gouttes de la solution sont saturées par I goutte d'urine, l'acidité sera 20 fois plus forte, soit $5 \times 20 = 100$.

Si XX gouttes de la solution sont saturées par n gouttes, l'acidité sera n fois plus faible et égale à $\frac{100}{n}$.

D'où la règle précédemment énoncée.

* * *

Dans la pratique et pour gagner du temps on peut opérer sur X gouttes — on divisera alors cinquante par le nombre de gouttes nécessaire au virage — pour obtenir l'acidité au titre en acide sulfurique.

L'approximation ainsi obtenue est très suffisante en clinique. Les causes d'erreur dues à l'appréciation du moment du virage sont les mêmes que celles des méthodes classiques. Les causes d'erreur inhérentes à la mensuration des volumes respectifs de réactif et d'urine sont éliminées. Le moment du virage pouvant être, avec un peu d'habitude, évalué à une goutte près, et le nombre de gouttes d'urine nécessaire au virage étant relativement élevé, toujours supérieur à 25, on voit de suite que l'approximation est très grande.

Si l'on voulait exprimer l'acidité en fonction d'un autre acide, il faudrait multiplier le chiffre précédemment obtenu par un coefficient fixe, caractéristique de cet acide. C'est ainsi, par exemple, que, pour exprimer l'acidité en acide chlorhydrique HCl, il faudrait multiplier le chiffre précédemment obtenu par 0,73

$$\left(\frac{36{,}5 \text{ (poids moléculaire de HCl} \times 2)}{100}\right).$$

Dans la pratique on en prendra les $\frac{3}{4}$.

Nous nous bornons ici à indiquer cette technique, sans nous attarder à en discuter les résultats cliniques. Disons seulement que cette évaluation est indispensable à l'institution rationnelle des médications alcalines et acides, trop souvent formulées « au petit bonheur » pour le « grand malheur » du patient.

ALBUMINOMÉTRIE

Recherche qualitative.

Si l'urine est alcaline on acidifiera au préalable avec une goutte d'acide acétique ou un comprimé d'acide citrique.

Si l'urine est trouble, même après acétification on filtrera. Si l'urine reste trouble, c'est que probablement il y a pyurie ; on précipitera par du carbonate de baryte et on filtrera à nouveau.

Si, comme c'est la règle, l'urine est acide et limpide on procédera sans autre préliminaire à la recherche de l'albumine. Pour cela on en versera quelques centimètres cubes dans un tube à essai et on chauffera au moyen d'une lampe à alcool la partie supérieure. Si l'urine devient trouble ou précipite c'est qu'il a précipitation de phosphate ou d'albumine. Pour faire le départ on ajoute une goutte d'acide acétique cristallisable ; si le précipité est formé de phosphates, il se réduit et l'urine se clarifie : si le précipité est formé d'albumine, il ne se réduit pas et l'urine reste trouble. Il faut seulement avoir soin de verser très peu, une goutte, d'acide acétique, car certaines variétés d'albumine (albumines acéto-solubles de Patein) se redissolvent dans un excès d'acide acétique.

Recherche quantitative.

Quelque objection et critique que l'on puisse faire c'est encore la méthode dite d'Esbach de précipitation totale de l'albumine par une solution saturée d'acide picrique qui reste dans la pratique, la méthode de choix pour le dosage clinique de l'albumine urinaire, auquel l'on procédera comme suit.

On se servira d'un albuminomètre gradué dit d'Esbach. L'albuminomètre sera rempli d'urine jusqu'au trait U; la solution saturée d'acide picrique jusqu'au trait R. L'albuminomètre étant obturé avec un bouchon de caoutchouc, on mélangera en retournant doucement le tube à plusieurs reprises; on laissera reposer 24 heures dans la position verticale. Après ce laps de temps on lira sur l'échelle la hauteur atteinte par le précipité; elle indiquera en grammes et en décigrammes le taux d'albumine par litre d'urine.

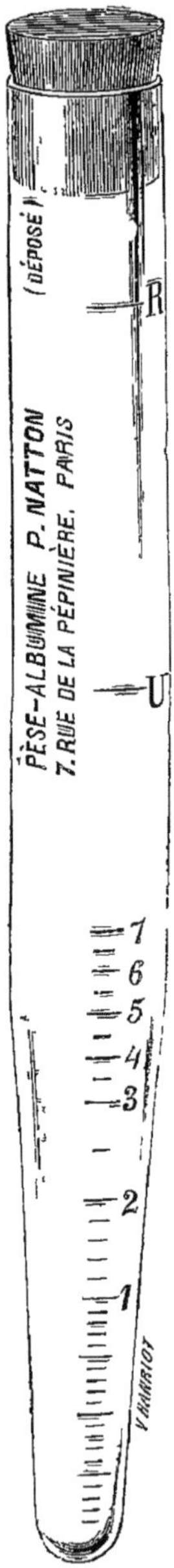

Fig. 56. — Albuminomètre d'Esbach modifié (cylindro-conique).

Remarques :

Si le poids spécifique (densité) de l'urine est supérieur à 1018, il sera convenable de l'étendre avant dosage de son volume d'eau. Il suffira de multiplier le chiffre obtenu par 2.

Si le poids spécifique est supérieur à 1025, on étendra l'urine de deux fois son volume d'eau et on multipliera par 3 le chiffre obtenu.

On évitera à l'ordinaire ainsi la formation de précipités trop volumineux et se tassant mal dans le fond du tube.

Il sera enfin, recommandable, de se servir non pas de l'albuminomètre original d'Esbach simplement cylindrique qui convient fort mal à la lecture des petites quantités d'albumine, mais de l'albuminomètre cylindro-conique qui se prête au contraire beaucoup mieux à la lecture des quantités même minimes (fig. 56).

GLYCOSIMÉTRIE

Recherche qualitative.

Dans un tube à essai introduire 1 à 2 centimètres cubes de liqueur de Fehling (solution de sulfate de cuivre et de tartrate de soude), faire bouillir. Ajouter l'urine goutte à goutte en continuant en cas de non-réaction jusqu'à ce que le volume d'urine ajouté soit au moins double de la quantité de Fehling employé.

S'il y a du sucre dans l'urine il se produit un précipité jaune rouge d'oxydule de cuivre. Suivant la proportion relative de sucre la couleur de ce précipité peut varier du vert clair au brun rouge.

L'acide urique en excès et les corps puriniques pouvant en solution suffisamment concentrée provoquer, à la vérité incomplètement, la réduction du sulfate de cuivre on diluera au préalable l'urine en cas de doute.

Recherche quantitative.

Une molécule de glucose $C^6H^{12}O^6$ ou 180 grammes suffit pour décomposer 5 molécules de sulfate de cuivre cristallisé $5(SO^4Cu + 5H^2O) = 1\,247$ grammes. Les nombres 180 et 1 247 grammes sont dans le rapport $\frac{5^{gr}}{34^{gr},65}$, en d'autres termes un litre d'une solution de $34^{gr},65$ de sulfate de cuivre sera complètement réduit par 5 grammes de glucose. 1 centimètre cube de liqueur de Fehling contient $0^{gr},03465$ de sulfate de cuivre et correspond à $0^{gr},005$ de glucose.

Pour le dosage dans 10 centimètres cubes de liqueur de Fehling maintenue à l'ébullition on fera tomber goutte à goutte la solution à analyser, l'urine en l'espèce, jusqu'à réduction complète et par conséquent décoloration de la liqueur. Soit 18 centimètres cubes la quantité d'urine nécessaire à cette réduction, ces 18 centimètres cubes renferment 0gr,5 de glucose et un litre par conséquent

$$\frac{0,05 \times 1000}{18} = \frac{50}{18} = 2^{gr},77.$$

Mais comme il est difficile d'apprécier à l'œil le moment où la réduction est complète, on pourra simplifier la manœuvre en employant une liqueur de Fehling ferrocyanurée, renfermant 2 pour 100 de ferrocyanure de potassium. La liqueur reste constamment d'une transparence parfaite sans précipitation d'oxyde cuivreux, il est donc assez facile de saisir le moment où la liqueur bleue est exactement décolorée.

Nous confions à l'ordinaire ces dosages aux chimistes et aux pharmaciens spécialisés dans ces analyses, mais au lit du malade ou dans notre cabinet nous avons recours au mode de dosage suivant approximatif mais ultra-rapide : compter dans un tube à essai ordinaire avec un compte-gouttes quelconque 20 gouttes de liqueur de Fehling, faire bouillir ; avec le *même compte-gouttes* ajouter de l'urine jusqu'à réduction complète. Le nombre de grammes de sucre est égal au quotient de 100 par le nombre de gouttes employé.

Cette règle est basée sur les remarques suivantes : 1 centimètre cube de liqueur de Fehling titrée est réduite par 0gr,005 de glucose ; si 1 centimètre cube d'urine réduit 1 centimètre cube de liqueur de Felhing c'est qu'elle renferme 0gr,005 de glucose et un litre 5 grammes : si un volume donné d'urine réduit un volume égal de liqueur de Fehling, c'est que cette urine renferme au litre 5 grammes de sucre.

En conséquence si 20 gouttes de liqueur de Felhing sont

réduites par 20 gouttes d'urine c'est que cette urine renferme au litre 5 grammes de glucose, si elles sont réduites par une goutte c'est que l'urine renferme $5 \times 20 = 100$ grammes de sucre. Si elles sont réduites par n gouttes c'est que l'urine examinée renferme $\frac{100}{n}$ grammes de sucre d'où la règle.

URÉOMÉTRIE SANGUINE

Le dosage de l'urée sanguine se pratiquera comme suit conformément à la pratique de MM. Ambard, Carrion et Guillaumin que nous avons adoptée.

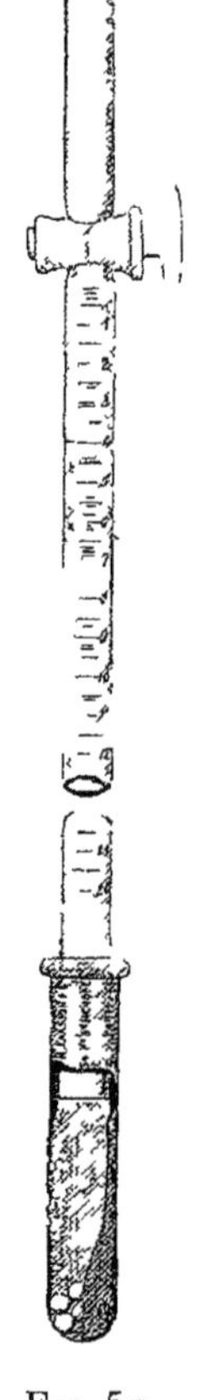

Fig. 57. Uréomètre d'Ambard.

1° Récolte de 20 à 30 centimètres cubes de sang ou plus par ponction veineuse ou ventouses scarifiées.

2° Laisser coaguler et si la coagulation n'a pas fourni une quantité de sérum suffisante (au moins 10 centimètres cubes) exprimer le caillot dans un nouet de toile ou de gaze en plusieurs doubles. (Le dosage portera alors sur un mélange de sérumet de globules qui pratiquement peut être assimilé au dosage portant sur le sérum seul.)

3° Mesurer dans un verre conique ou un mortier de verre 10 centimètres cubes de sérum (ou du mélange sérum globules obtenu par expression); y ajouter lentement, en triturant avec soin au moyen de l'extrémité inférieure d'un tube à essai ou d'un petit pilon de verre, un volume égal, exactement mesuré, d'une solution d'acide trichloracétique à 20 pour 100.

4° Filtrer le mélange ainsi obtenu sur un filtre sans plis, placé sur un entonnoir à long tube du type Joulie, qui accélère la filtration.

5° Prélever 10 centimètres cubes du liquide clair ainsi obtenu; introduire dans l'uréomètre d'Ambard (Uréomètre d'Yvon, muni d'un capuchon de caoutchouc) (fig. 57).

6° Ajouter quelques centimètres cubes de lessive de soude étendue d'eau; compléter avec quelques centimètres cubes d'eau, de façon que le capuchon de caoutchouc inférieur étant comprimé par la main, le grand tube de l'uréomètre soit complètement rempli par le liquide.

7° Fermer le robinet de l'uréomètre et verser de l'hypobromite de soude dans la petite branche de l'uréomètre; ouvrir à nouveau le robinet et faire descendre l'hypobromite dans le grand tube; refermer le robinet quand il reste encore dans la petite branche une faible hauteur d'hypobromite.

8° Agiter alors longuement par renversements successifs de l'uréomètre pour favoriser le dégagement gazeux. Des billes de verre préalablement placées dans le capuchon de caoutchouc favorisent beaucoup ce brassage du liquide.

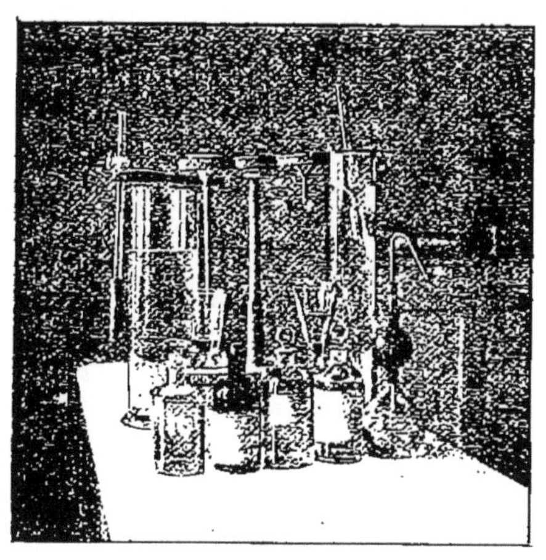

Fig. 58. — Matériel nécessaire à la pratique de l'uréomètrie sanguine et urinaire.

9° Porter l'uréomètre sur une cuve à eau; décapuchonner sous l'eau;

10° Faire comme à l'ordinaire la lecture du volume d'azote dégagé.

11° Calculer la teneur du sang en urée au litre — en fonction du volume d'azote dégagé — comme on l'a fait antérieurement pour l'urine.

Coefficient d'Ambard.

Le dosage de l'urée urinaire est manifestement insuffisant pour se faire une idée même approximative du fonctionnement rénal, en ce qui concerne l'excrétion uréique.

Le taux uréique et le débit uréique quotidien sont manifestement subordonnés au régime suivi par le sujet, et il est bien difficile, pratiquement, d'établir un bilan précis des ingesta uréogènes. Cependant avec un régime routinier ordinaire, un débit urinaire moyen ou fort, conjugué à un taux uréique moyen ou fort n'en constitue pas moins une présomption de sécrétion uréique satisfaisante ; un débit moyen ou faible conjugué à un taux uréique faible, une présomption de sécrétion uréique déficitaire.

Le dosage isolé de l'urée sanguine est passible des mêmes critiques ; ce taux est étroitement subordonné au régime suivi. Il n'en est pas moins vrai qu'un taux uréique sanguin élevé est un indice précieux d'urémie, ou mieux d'azotémie, et que la gravité est en une certaine mesure proportionnelle au dit taux uréique, c'est-à-dire que le pronostic est d'autant plus mauvais que ce taux uréique est plus éleve.

Mais il est bien certain que la confrontation de l'urée sanguine et de l'urée urinaire est — à priori — plus intéressante. Cette confrontation a été suggérée par maints biologistes dont Gréhant. C'est sans contestation possible M. Ambard qui en établissant la loi au moins approximative de la sécrétion uréique a donné, jusqu'ici, de ce problème la solution la plus précise.

Sans entrer dans des détails, inopportuns ici, nous dirons seulement que M. Ambard a établi que le débit uréique urinaire D en un temps donné est proportionnel au carré du taux, ou concentration de l'urée sanguine (Ur) et inversement proportionnel à la racine carrée du taux de l'urée urinaire (C).

En sorte que l'on a

$$D = K \times \frac{\overline{Ur}^2}{\sqrt{C}}$$

Où D est le débit uréique urinaire ramené à 24 heures;

Ur le taux uréique sanguin;

C le taux uréique urinaire ;

K une constante caractéristique de l'individu normal ou anormal considéré.

On en tire en posant $\left(\frac{1}{K} = K_1^2\right)$

$$\frac{1}{K} \quad \text{ou} \quad K_1^2 = \frac{Ur^2}{D \times \sqrt{c}}$$

ou

$$K_1 = \frac{Ur}{\sqrt{D \times \sqrt{c}}}$$

telle est la formule type, M. Ambard l'a un peu compliquée en y introduisant un facteur correctif du poids du sujet, et un facteur fixe représentant une concentration uréique urinaire étalon. Quelques réserves que l'on puisse faire avec MM. Onfray et Balavoine sur l'utilité réelle de ces facteurs qui compliquent, sans grand avantage, semble-t-il la formule précédente nous l'accepterons telle quelle, pour ne pas jeter un nouvel élément confusionnel dans la lecture des travaux et mémoires relatifs à ce coefficient.

La formule complète a donc la forme suivante :

$$K = \frac{Ur}{\sqrt{D \times \frac{70}{P} \times \sqrt{\frac{C}{25}}}}$$

$$= \frac{\text{urée du sang}}{\sqrt{\text{débit uréique} \times \frac{70}{P} \times \sqrt{\frac{\text{taux uréique urinaire}}{25}}}}$$

ou si l'on préfère

$$K = \left[\frac{\sqrt{\sqrt{25}}}{\sqrt{70}} \times \sqrt{P}\right] \times \left[\frac{Ur}{\sqrt{D \times \sqrt{C}}}\right]$$

qui sous cette forme a l'avantage de séparer le facteur fixe et banal que l'on peut calculer à l'avance et une fois pour toutes

$$\left[\sqrt{\sqrt{25}} \times \frac{\sqrt{P}}{\sqrt{70}}\right]$$

du facteur variable réellement spécifique

$$\left[\frac{Ur}{\sqrt{D} \times \sqrt{C}}\right].$$

K est le coefficient uréo-sécrétoire caractéristique d'après Ambard de l'individu considéré, on voit que son calcul implique la détermination :

1° du taux de l'urée sanguine (au moment de la détermination) ;

2° du taux de l'urée urinaire (au moment de la détermination, c'est-à-dire pratiquement pendant la demi-heure ou l'heure de l'observation) ;

3° du débit uréique urinaire horaire (c'est-à-dire au moment de l'observation), ramené à 24 heures. Il est évidemment égal au volume multiplié par le taux ;

4° du poids du sujet.

En possession de ces éléments on procède au calcul, très facilité par l'usage des logarithmes.

Pratiquement on opère comme suit : au début de l'observation on fait évacuer complètement la vessie soit spontanément s'il n'y a ni atonie vésicale, ni rétention, soit par sondage dans le cas contraire. L'heure est notée avec soin à ce moment. Un quart d'heure plus tard on recueille par ponction veineuse ou au moyen de ventouses scarifiées environ 40 grammes de sang. Une demi-heure environ après le début de l'observation, on vide à nouveau la vessie dont on recueille avec soin le contenu. On note exactement le temps de durée de l'expérience et le volume d'urine recueilli que l'on ramène à 24 heures, par une élémentaire règle de trois. Si v est le volume recueilli en n minutes, en un jour ou 1440 minutes, le volume V sera

$$\frac{v \times 1440}{n}.$$

Le dosage de l'urée sanguine et urinaire des échantillons recueillis fournit tous les éléments nécessaires au calcul, que l'on complète en introduisant le facteur correctif relatif au poids, calculé ou donné par une table.

Chez un sujet normal ce coefficient est à l'ordinaire compris entre 0,06 et 0,08 ; il s'élève d'autant plus que la sécrétion uréique est plus adultérée et la rétention uréique plus marquée.

Quoiqu'il soit bien démontré aujourd'hui que ce coefficient n'a pas la fixité que lui attribuait Ambard au début de ses publications et qu'il évolue assez largement chez un même sujet au cours d'une évolution pathologique (ce qui, disons-le en passant, était évident à priori, car cette évolution, cette oscillation est précisément une caractéristique spécifique de la vie et affecte tous les coefficients biologiques), il n'en est pas moins vrai qu'il donne de la valeur de la fonction uréo-sécrétoire rénale une approximation beaucoup plus grande que le simple dosage de l'urée sanguine. Ce qui ne veut pas dire qu'il donne pour le pronostic une approximation très supérieure, car ce pronostic dépend de beaucoup d'autres facteurs physiopathologiques de premier ordre, telle la résistance et la réactivité des tissus (nerveux, respiratoire, circulatoire, etc) a ce reflux toxémique, que ni le dosage uréique sanguin, ni le coefficient uréo-sécrétoire ne permettent d'évaluer. Mais il fournit un élément précis relatif a une des fonctions primordiales du rein, il mérite donc d'être retenu.

RÉACTION DE WASSERMANN

La réaction de Wassermann d'un usage actuellement courant dans le diagnostic de la syphilis est basée comme on sait sur la réaction de Bordet-Gengou, désignée souvent sous le nom de déviation du complément.

Un bref exposé de cette réaction est nécessaire.

*
* *

On appelle *antigène* toute substance (microbes, éléments cellulaires, toxines) qui injectée dans un organisme provoque une séro-réaction humorale de défense.

On appelle *anticorps* la substance développée dans un organisme au cours de la séro-réaction de défense provoquée par l'introduction d'un antigène.

Un sérum complet renfermant un anticorps est bactériolytique, cytolytique, antitoxique par rapport à l'antigène, microbe, cellule, toxine qui a provoqué sa formation.

Par exemple le sérum d'un sujet vacciné au moyen d'émulsions de bacilles d'Eberth est bactériolitique pour ledit bacille ; le sérum antidiphtérique est antitoxique par rapport àla toxine diphtérique ; le sérum d'un animal auquel on a injecté préalablement des hématies d'une autre espèce est hémolytique par rapport auxdites hématies.

Le sérum d'un sujet normal peut présenter d'ailleurs spontanément, certaines propriétés d'anticorps. C'est ainsi que sans aucune préparation le sérum humain hémolyse les hématies du mouton, du lapin, du cochon d'Inde.

* *

L'expérience indique qu'un sérum renfermant un anticorps perd irrémédiablement sa propriété spécifique s'il est soumis à une température de 80° ou au-dessus.

Chauffé à 55° il perd de même sa propriété spécifique, mais il suffit d'ajouter au sérum ainsi inactivé, une petite quantité de sérum normal d'un animal quelconque pour la lui faire récupérer.

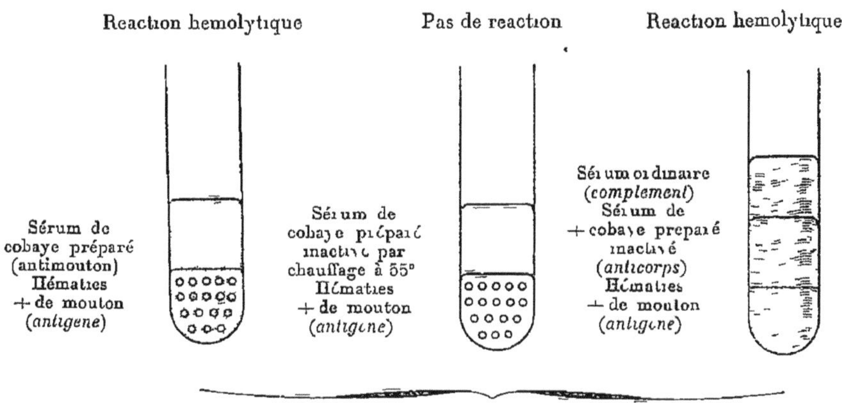

Fig. 59.
Réaction hémolytique spécifique.

Par exemple (fig. 59), le sérum d'un cobaye auquel on a injecté préalablement des hématies de mouton, est hémolytique pour lesdites hématies. Il constitue avec lesdites hématies, un système hémolytique ; c'est-à-dire que si à une émulsion d'hématies de mouton on ajoute du sérum de cobaye préparé (sérum anti-mouton), les hématies seront détruites et l'hémoglobine mise en liberté teintera en rouge le tube d'expérience.

Si on mélange de même des hématies de mouton à du

sérum de cobaye préparé (antimouton) mais préalablement chauffé à 55°, l'hémolyse ne se produira pas, le liquide restera clair; mais il suffira d'ajouter au mélange précédent une petite quantité de sérum de cobaye ordinaire, non préparé, non hémolytique pour les hématies de mouton pour que l'hémolyse se produise. Le sérum de cobaye préparé (antimouton) inactivé par la chaleur à 55° a été réactivé par addition de sérum de cobaye ordinaire, sérum de cobaye ordinaire qui ne possède aucunement la propriété spécifique d'hémolyser les hématies de mouton.

Pour expliquer ce phénomène et en faciliter l'exposé on admet *de façon hypothétique* que le sérum de cobaye préparé antimouton, hémolytique pour les hématies de mouton renfermait 2 substances :

Une substance spécifique, l'*anticorps,* thermostabile, non détruite par la chaleur de 55°;

Une substance banale, le *complément,* thermolabile, détruite par la chaleur à 55°.

L'*anticorps* spécifique ne se rencontre que dans les sérums spécifiques, d'animaux préparés.

Le *complément* non spécifique se rencontre indistinctement dans tous les sérums d'animaux préparés ou non. Il complète l'anticorps. L'anticorps isolé (sérum inactivé) est « en sommeil », il a perdu momentanément sa propriété hémolytique; l'addition de complément le réveille, le complète, le lui fait récupérer. L'anticorps isolé, sérum inactivé, le complément isolé ne sont pas hémolytiques. Le système anticorps (sérum inactivé + complément) est hémolytique. On admet que le complément agit banalement à la façon d'un mordant qui prépare et rend possible la fixation de l'anticorps spécifique sur l'antigène correspondant, en l'espèce de l'anticorps spécifique antimouton sur l'hématie.

Ajoutons que le complément n'existe dans un sérum

quelconque qu'en quantité limitée et que s'il a servi, par exemple, comme dans l'expérience précédente à l'hémolyse d'hématies, il ne pourra plus réactiver un nouveau sérum inactivé, il aura été dévié, absorbé, fixé au cours de l'hémolyse antérieure : c'est ce phénomène qu'on désigne sous le nom de *fixation du complément*.

Ajoutons encore pour terminer ces préliminaires que cette démonstration limitée à un exemple particulier : l'action hémolytique d'un sérum préparé (antimouton) sur les hématies de mouton, est très générale. La loi générale peut s'exprimer de la façon suivante en adoptant la terminologie hypothétique précédente.

Un sérum spécifique complet donne lieu avec l'antigène correspondant à une réaction spécifique (hémolyse, bactériolyse, toxilyse, etc.).

Un sérum spécifique privé de son complément par chauffage à 55°, mis en présence de l'antigène correspondant, ne donne plus naissance à la réaction spécifique. Il est décomplété, inactivé.

Un sérum spécifique inactivé par chauffage à 55° est réactivé par addition de sérum normal lui restituant son complément. Son anticorps est complété. *Le système ainsi réalisé mis en présence de l'antigène correspondant donne à nouveau naissance à la réaction spécifique.*

Mais le complément employé dans la réactivation précédente a été complètement absorbé, fixé par ladite réaction et ne peut plus servir à une réactivation ultérieure.

*
* *

La *réaction de Wassermann* basée sur le phénomène précédent se réalise comme suit (fig. 60 et 61).

Dans un tube on met en présence :

A. l'*antigène* spécifique, représenté en l'espèce par une macération de foie de nouveau-né syphilitique;

B. le sérum du sujet suspect; sérum privé de son complément, « décomplémenté » par chauffage à 55°;

C. du sérum normal non chauffé et partant complet de cobaye normal; bref le *complément.*

Que va-t-il se passer ?

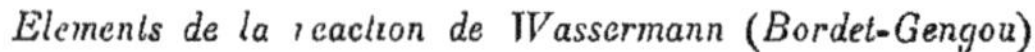
Eléments de la réaction de Wassermann (Bordet-Gengou)

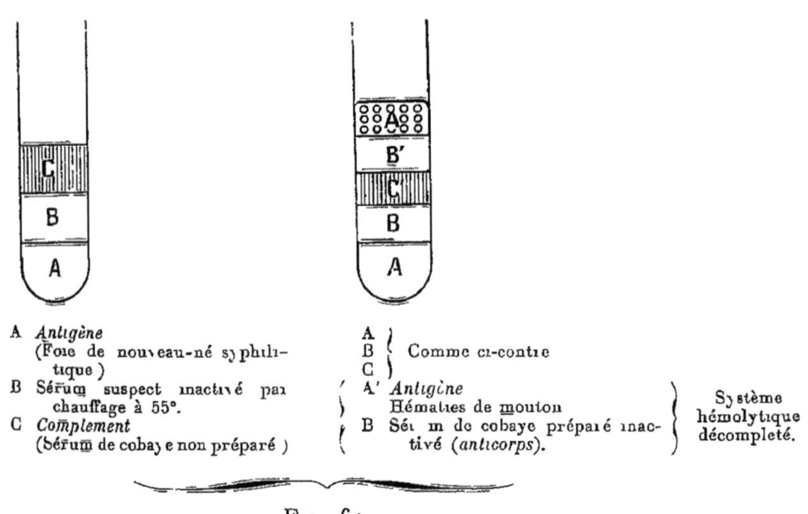

Fig. 60

Si le sérum du sujet est normal, si le sujet n'est pas spécifique, il ne renferme pas d'anticorps spécifique correspondant à l'antigène, en conséquence aucune réaction n'aura lieu; le complément ne sera pas absorbé, dévié, fixé, il restera libre et pourra contribuer à une réaction ultérieure.

Si le sérum du sujet est anormal, si le sujet est spécifique, il renferme au contraire l'anticorps spécifique correspondant à l'antigène; un système spécifique complet sera réalisé par antigène + anticorps + complément; le complément sera absorbé, fixé et ne pourra contribuer à aucune réaction ultérieure.

Comment décelera-t-on que le complément a été fixé et

partant que le sujet suspect est spécifique ou qu'au contraire il n'a pas été fixé et partant que le sujet n'est pas spécifique ? Précisément en mettant le système précédent (antigène + sérum suspect + complément) en présence d'un système hémolytique décomplété, réalisé par des hématies de mouton (antigène) additionné de sérum de cobaye préparé antimouton inactivé par chauffage à 55° (anticorps). Si le complément a été fixé par la réaction antérieure, c'est-

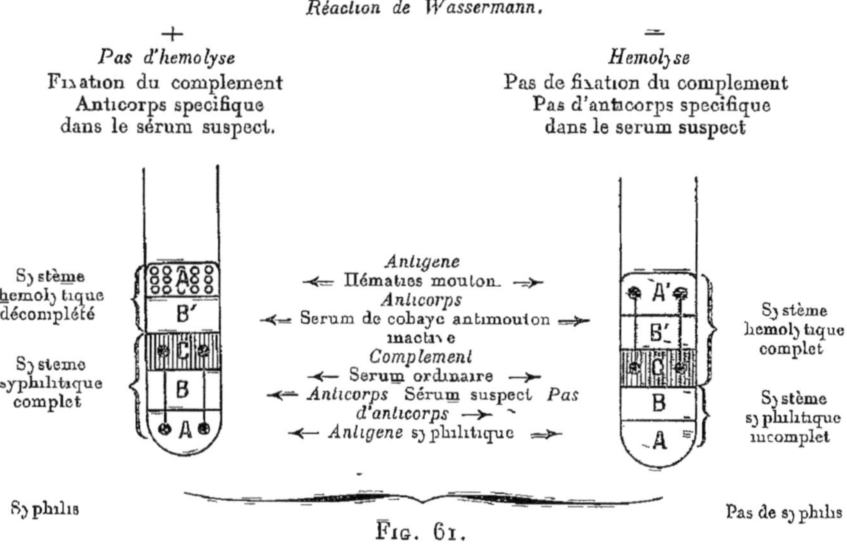

Fig. 61.

à-dire si le sujet est spécifique ou plus exactement si le sérum du sujet examiné renferme actuellement l'anticorps spécifique, ledit complément ne pourra plus réactiver le sérum inactivé de cobaye : il n'y aura pas hémolyse. Si au contraire le complément n'a pas été fixé par la réaction antérieure, si le sujet n'est pas spécifique, ledit complément non fixé réactivera le sérum inactivé de cobaye : il y aura hémolyse.

Tel est le principe de la réaction de Bordet-Wassermann.

En fait la technique est assez délicate et les résultats d'une interprétation parfois plus délicate encore. Il intervient en effet des notions de masse respective des diverses substances employées dans la réaction; la réaction est plus ou moins nette; les techniques employées par différents observateurs ne sont pas identiques. Il en résulte quelquefois des discordances tenant aux différences de techniques, aux interprétations différentes des observateurs. Il serait fort désirable d'obtenir une relative unité de technique et d'interprétation.

Il n'en est pas moins vrai que ladite réaction, pratiquée correctement, par un laboratoire consciencieux, avec une technique éprouvée, fournit des renseignements précieux, parfois indispensables et quelques faits douteux ou erronés ou incompréhensibles ne peuvent pas être sérieusement valables contre la masse des faits avérés, précis et homogènes recueillis jusqu'ici.

Quant à l'interprétation, il conviendrait peut-être d'adopter une terminologie précise.

Ce qui a singulièrement compliqué les exposés innombrables qui ont été faits de la réaction de Bordet-Gengou — et celle de Wassermann qui n'en constitue qu'un cas particulier — c'est la terminologie très compliquée et très différente employée par les auteurs, une même substance voire purement hypothétique étant désignée par 3, 4 et plus dénominations différentes.

Aussi croyons-nous utile de donner un résumé de cette terminologie et de ces synonymies.

Anticorps = sensibilisatrice = ambocepteur = substance intermédiaire = sérum anti-décomplémenté = sérum inactivé.

Complément = alexine = cytase.

Antigène.

TECHNIQUES DIVERSES

L'énumération précédente est loin d'épuiser la nomenclature des techniques usuelles et à notre avis actuellement indispensables dans l'étude spéciale des phénomènes circulatoires.

Il convient d'y ajouter de façon systématique courante :

La mesure de la *taille* du sujet. Un double mètre fixé verticalement à la muraille et une simple équerre constitueront une toise très suffisante.

La mesure du *poids.* Une bonne bascule constitue toute l'instrumentation. Il conviendra de ramener toutes les mesures au poids net, c'est-à-dire au poids du sujet nu. Pour cela on pèsera effectivement le sujet complètement déshabillé, ou ce qui est plus commode dans la pratique on pèsera le sujet avec son pantalon, sa chemise, son caleçon, ses chaussettes (son jupon, sa chemise, son pantalon, ses bas s'il s'agit d'une femme) et on défalquera la tare correspondant à ces vêtements (elle est d'environ 1 kilogramme).

La mesure du *périmètre thoracique* axillaire en inspiration et en expiration se déterminera facilement avec un bon centimètre de tailleur. Il conviendra de veiller à ce que le périmètre formé par le ruban mensurateur soit bien horizontal, perpendiculaire à l'axe du corps. On pourra, si l'on possède un spiromètre, compléter cette mesure par celle de la *capacité respiratoire,* en faisant expirer à fond le sujet dans ledit spiromètre.

En ce qui concerne *le sang, le dosage approximatif de l'hémoglobine* se fera le plus simplement du monde en recueillant une goutte de sang sur un petit carré de buvard blanc et en confrontant la tache ainsi obtenue avec la gamme des teintes de l'échelle de Talqvist.

En ce qui concerne l'urine il convient surtout chez les diabétiques, de rechercher systématiquement l'*acidité globale*, l'*acétone* et l'*acide diacétique*.

Nous avons vu précédemment (acidimétrie) comment on titrait l'***acidité urinaire***. Si l'on voulait se dispenser de ce titrage on pourrait procéder comme suit, l'urine ayant été constatée acide par le rougissement du papier bleu de tournesol, on fait ingérer au malade par 24 heures dans les jours qui suivent : progressivement 4, 6, 12, 18, 24 grammes, etc. de bicarbonate de soude jusqu'à neutralisation des urines, ce que l'on constatera au non-virage du papier. La quantité de bicarbonate de soude nécessitée pour obtenir ce résultat sera un bon critère du degré d'hyperacidité humorale du sujet. Mais cette méthode peut n'être pas sans inconvénients.

La ***présence d'acétone*** sera révélée par la *réaction dite de Lieben* dont voici la technique :

Réactifs nécessaires :

1° Lessive de soude ;

2° Solution iodo-iodurée de Gram

I métallique . . .	1 gramme
KI. . .	2 gramme.
Eau	200 centimètres cubes

Mode d'emploi :

1° Filtrer l'urine si elle est trouble.

2° Ajouter dans un tube à essai à 10 centimètres cubes d'urine 4 à 5 centimètres cubes de lessive de soude.

3° Ajouter 10 à 12 gouttes de solution de Gram :

La présence d'acétone se traduit par la formation à la surface de séparation des deux liquides d'un anneau opaque, blanc jaunâtre d'iodoforme d'odeur sui generis.

On admet généralement la posologie approximative suivante :

Précipité immédiat : plus de 15 milligrammes d'acétone par litre.

Précipité après 5 minutes : 2 à 3 milligrammes par litre.

Précipité plus tardif : aucune conclusion possible.

La ***présence d'acide diacétique*** sera révélée par la *réaction de Gehrardt* qui se pratiquera comme suit :

Réactif nécessaire : perchlorure de fer liquide :

Techniques :

1° Filtrer l'urine si elle est trouble.

2° Verser 10 centimètres cubes d'urine dans un tube à essai.

3° Ajouter deux gouttes de perchlorure de fer.

La présence d'acide diacétique dans l'urine se traduit par une coloration rouge foncé, rouge Porto au fond du tube.

Nota : l'antipyrine et les produits salicylés donnant avec le perchlorure de fer une réaction colorée du même ordre, il convient de s'assurer avec soin que le sujet n'a absorbé récemment ni l'une, ni l'autre de ces substances.

En dehors de ces techniques courantes, usuelles, routinières et qu'il convient de pratiquer systématiquement, il en est bien d'autres dont l'emploi peut être formellement indiqué dans un cas donné. Telles sont par exemple : la numération des hématies, des leucocytes, l'établissement de la formule leucocytaire, la recherche du sang dans l'urine, la recherche des cylindres urinaires, la recherche de l'indican, le dosage des corps puriniques, etc., etc. Nous renvoyons pour toutes ces techniques aux traités spéciaux d'urologie et d'hématologie.

Disons d'ailleurs qu'en dehors des examens urinaires sus-mentionnés, il sera presque toujours nécessaire d'obtenir une analyse d'urine complète (chimique, cytologique et bactériologique) en précisant avec soin les conditions de la récolte urinaire.

MISE EN ŒUVRE DES TECHNIQUES MÉDICALES

LE « TAYLORISME ».

Nous en avons fini avec l'exposé des techniques essentielles à employer systématiquement dans la pratique des maladies de la circulation.

Immédiatement chaque lecteur, chaque praticien s'écrie : « Tout cela est peut-être utile, mais sûrement impraticable. Certainement, dans un service de clinique avec un « état-major nombreux et bien dressé de chefs de clinique, « chefs de laboratoires, assistants, internes, etc., etc., la « mise en œuvre de ces techniques est à la rigueur possible. « Mais, il faut n'avoir pas l'ombre d'une idée de ce qu'est la « pratique médicale citadine pour penser, même un instant, « qu'elles sont incorporables à l'exercice courant de la « médecine. »

Celui qui écrit ces lignes, et qui fort de son expérience affirme la possibilité de cette évolution, n'est pourtant qu'un praticien, exerçant dans des conditions de pratique strictement individuelle, sans le concours d'aucun assistant. Et c'est précisément parce qu'il pense que la pratique médicale ne fournit pas le « rendement » technique et scientifique qu'elle pourrait donner qu'il a écrit le présent livre.

Notre pratique routinière est incoordonnée ou du moins insuffisamment coordonnée. Un temps considérable est gaspillé en paroles vaines et en manœuvres stériles. Une bonne méthode technique peut quintupler facilement notre rendement professionnel. C'est la mise en œuvre de la méthode de Taylor, du *rendement intensif* à la pratique médicale : *recueillir le maximum d'informations dans le minimum de temps.*

On y parviendra :

1° *En s'entraînant de façon méthodique à la pratique des techniques adoptées.* En s'entraînant non pas de façon banale, irréfléchie, mais au contraire ayant bien pénétré le principe de ladite technique, le conditionnement des appareils, s'étant rompu à la pratique des divers temps de la manipulation il convient de préciser avec soin les moindres détails : position du sujet, position de l'opérateur, élimination de tout geste inutile. Disposer chaque objet de la manière la plus commode et toujours dans le même ordre, à la même place, manipuler toujours de la même façon, avec les mêmes gestes, de façon à réaliser graduellement un automatisme parfait, se rappeler enfin que la meilleure façon d'opérer bien et vite est de ne pas se hâter, telles sont les conditions générales d'une technique correcte et rapide. Comme le pianiste qui monte péniblement sa gamme au début et graduellement arrive à exécuter facilement une symphonie, le technicien rompu par cet entraînement méthodique exécutera de façon impeccable en 2 minutes telle manipulation dont l'exécution défectueuse en exigeait 20 au départ.

2° *En s'entraînant pour l'ensemble des techniques, comme on s'est entraîné pour chacune d'elles.* C'est-à-dire ayant adopté un ensemble de techniques réalisant une méthode d'examen intégral, grouper les techniques de façon à leur faire rendre le maximum, régler leur ordonnance d'une façon telle que l'opérateur et le sujet soient astreints au minimum de déplacement et se présentent pour chaque technique dans les conditions de commodité maxima. Bref arriver à réaliser pour la méthode complète d'examen ce qu'on est parvenu à réaliser pour chaque technique isolée, un automatisme conscient.

3° *Adopter un dispositif adéquat à la mise en œuvre régulière, routinière de la méthode d'examen adopté.*

Le commerçant a sa boutique, l'industriel son atelier, le chimiste son laboratoire, le chirurgien sa salle d'opérations, le médecin doit avoir sa salle d'examen. C'est actuellement une nécessité impérieuse — nous n'insistons pas — car nous sommes certain que chaque praticien en est convaincu.

Cette salle d'examen devra être adéquate à son objet, c'est-à-dire organisée en vue de la mise en œuvre régulière, routinière de la méthode d'examen adoptée.

Chaque appareil, chaque siège, chaque meuble sera toujours à la place qu'il doit occuper, place déterminée par sa destination précise.

Prenons un exemple qui illustrera bien notre exposition. On adoptera une table et non une chaise-longue, incommode, qui oblige le médecin à prendre des positions défectueuses et ridicules et se prête fort mal aux divers examens. Cette table d'examen devra répondre aux desiderata suivants : 1° permettre de donner facilement aux sujets diverses positions : assis, étendu, couché a diverses inclinaisons ; 2° permettre de pratiquer l'examen gynécologique ou urinaire ; 3° permettre de pratiquer au besoin un pansement gynécologique. Les tables adoptées par les urologistes répondent parfaitement à ces desiderata. Cette table sera placée au milieu de la salle de façon que le médecin puisse facilement la contourner pour l'exploration plus commode de telle ou telle région ; le pied de la table sera orienté du côté de la baie d'éclairage.

En ce qui concerne la simplicité, la commodité et la rapidité que l'emploi judicieux de ladite table donne à l'examen clinique, l'énumération suivante en donnera une idée.

La tablette antérieure étant abaissée, le sujet vêtu seulement de son pantalon, de ses chaussettes, de sa flanelle *s'assied* sur le bord de la table, la face tournée vers la baie lumineuse. Le médecin se plaçant devant lui inspecte le cuir chevelu, la face, la bouche, la gorge, le cou, le tronc; il recherche les réflexes pupillaires et patellaires, le tremblement des mains ; il procède à l'examen méthodique par l'inspection, la palpation, la percussion, l'auscultation des faces antérieure et postérieure du thorax (cœur et poumon).

Le sujet *s'étend alors,* les jambes relevées par la tablette, le buste soutenu par inclinaison convenable de la tablette postérieure. Il est alors admirablement placé et juste à la hauteur convenable pour l'examen de l'abdomen qui est exploré méthodiquement par inspection, percussion, palpation, le médecin adoptant pour chaque région la place optima par simple déplacement autour de la table. Les organes génitaux de l'homme sont examinés. L'examen des membres inférieurs termine ce second stade.

Le buste du sujet est alors légèrement abaissé par simple inclinaison de la tablette postérieure ; le *sujet est couché.* Le dispositif nécessaire à l'inscription graphique (Polygraphe de Marey, de Jacquet ou de Mackenzie) placé sur une petite table à portée de la main est approché du côté droit ou du côté gauche de la table suivant que l'on désire enregistrer les mouvements de la pointe du cœur ou ceux de la radiale et de la jugulaire, le sujet suivant le cas étend son bras droit sur une tablette convenablement disposée ou se couche sur le côté gauche et l'enregistrement graphique est effectué.

Les étriers latéraux sont alors amenés par simple rotation en position convenable, les pieds du sujet sont disposés sur lesdits étriers, la tablette abaissée, le *sujet est en position gynécologique.* On procède alors à l'examen gynécologique, à l'examen rectal, à l'examen urinaire suivant les cas.

Ce simple exposé donne une idée de la simplicité, de la commodité, de la rapidité des examens ainsi groupés grâce à un dispositif convenable. L'examen ci-dessus décrit demande moins de temps qu'il n'en faut pour l'écrire. Nous venons de consacrer en effet 20 minutes à sa description et il demande effectivement 10 à 15 minutes.

Chaque fragment de l'examen total devra faire l'objet d'une organisation aussi méthodique et aussi méticuleuse.

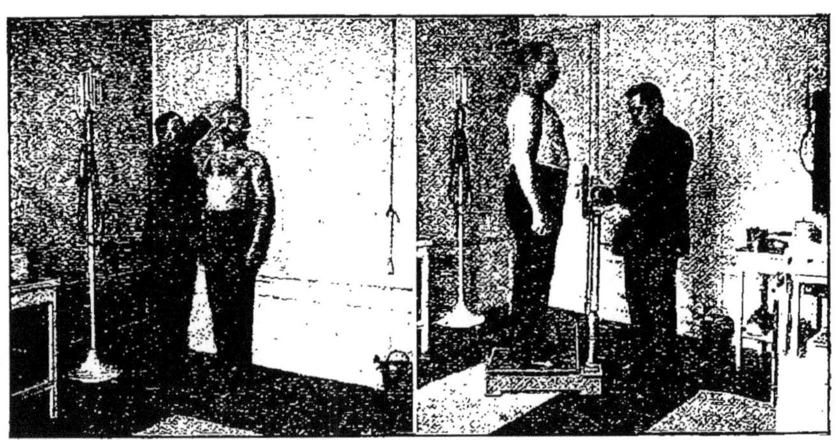

Fig. 62 et 63.

Au surplus il est fort difficile de donner par description une idée un peu exacte d'une technique ou d'une méthode d'examen, seul l'enseignement direct y parvient. Nous l'avons démontré dans notre cabinet aux 200 et quelques confrères qui nous ont fait l'honneur de venir nous visiter. L'énumération et les figures qui vont suivre en donneront une idée approximative.

L'*examen* se pratique dans l'ordre suivant :

Le malade étant *debout*.

1° Taille (fig. 62).

2° Poids (fig. 63).

3° Circonférence thoracique. Capacité respiratoire (fig. 74).

4° Stabilité, yeux ouverts et yeux clos, au repos et en marche.

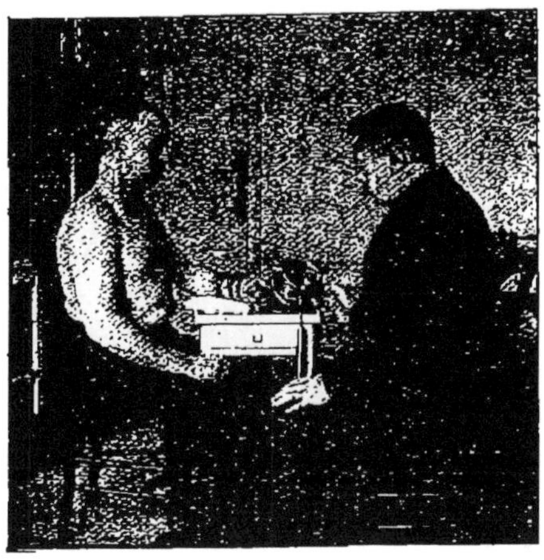

Fig. 64.

Le malade *s'assied sur un siège* à côté d'une petite table supportant l'oscillomètre (fig. 64).

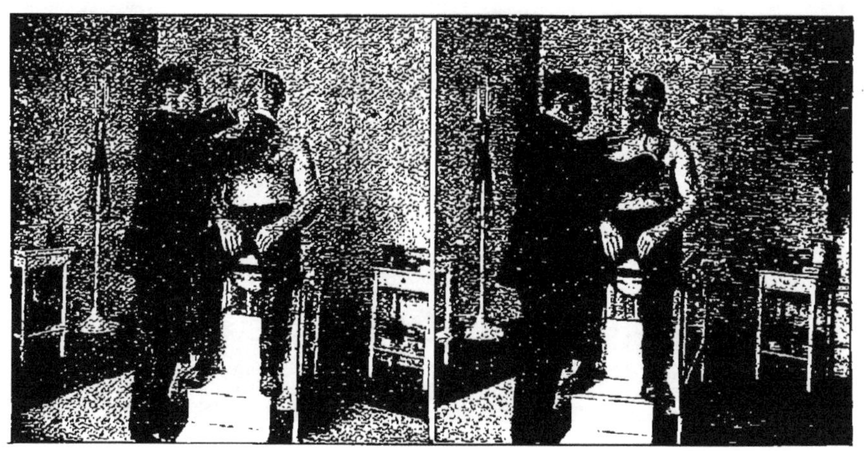

Fig. 65 et 66.

5° Fréquence du pouls.

6° Tensions artérielles.

Le malade *s'assied* sur la table d'examen.

7° Réflexes (pupillaires, tendineux, etc.). Tremblements (fig. 65).

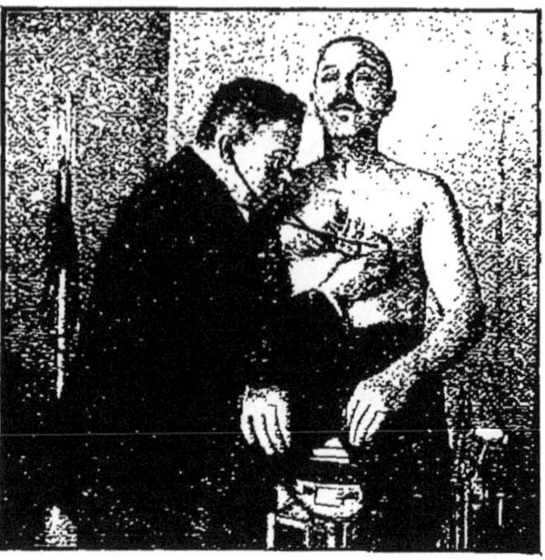

Fig. 67.

8° Inspection de la tête et du cou (cheveux, face, bouche, pharynx, cou) (fig. 66).

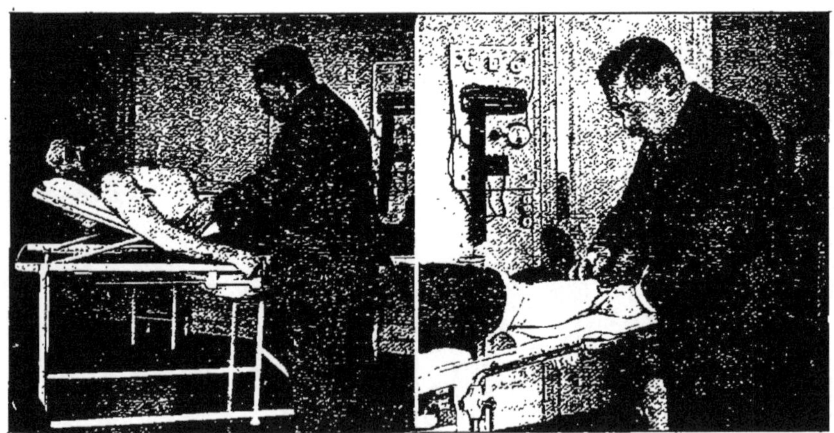

Fig. 68 et 69.

9° Examen méthodique du thorax, face antérieure et postérieure (cœur et poumons) par inspection, palpation, percussion, auscultation (fig. 67).

Le malade s'étend sur la table d'examen.

10° Examen méthodique de l'abdomen par régions (inspection, percussion, palpation, etc.) (fig. 68).

11° Examen des organes génitaux de l'homme.

12° Examen des membres inférieurs (fig. 69).

Le malade se couche sur la table d'examen.

13° Inscription polygraphique ou cardiographique (fig. 70 et 71).

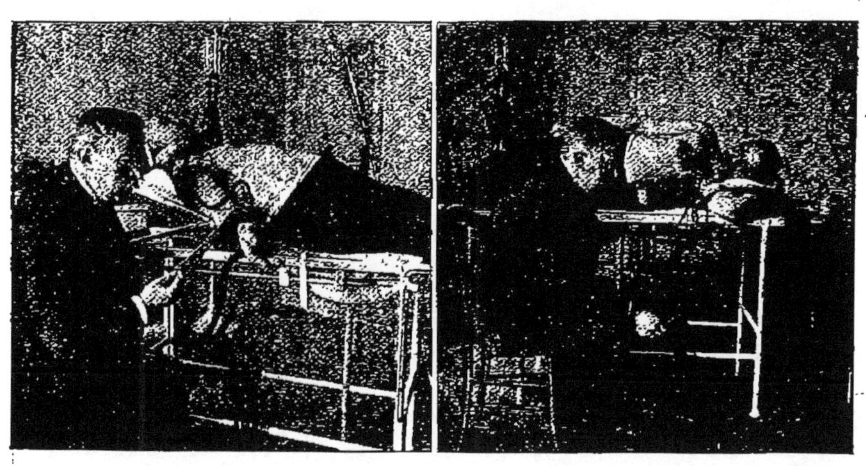

Fig. 70 et 71.

Le malade prend la position gynécologique.

14° Examen gynécologique, rectal, vésical.

Le *malade se lève et s'assied* sur un siège près d'une table à réactifs sur laquelle sont disposés le viscosimètre, l'hémoglobinimètre, les réactifs nécessaires à l'analyse d'urine.

15° Recherche de la viscosité sanguine (fig. 73).

16° Recherche du taux hémoglobinique.

Le *malade se lève,* urine et se rhabille. Pendant qu'il se rhabille on procède à :

17° Examen urinaire comportant (densité, sucre, albumine, acidité, chlorures et accessoirement l'acétone et l'acide diacétique) (fig. 72).

La durée chronométrée de cet examen est de 25 à 30 minutes exactement.

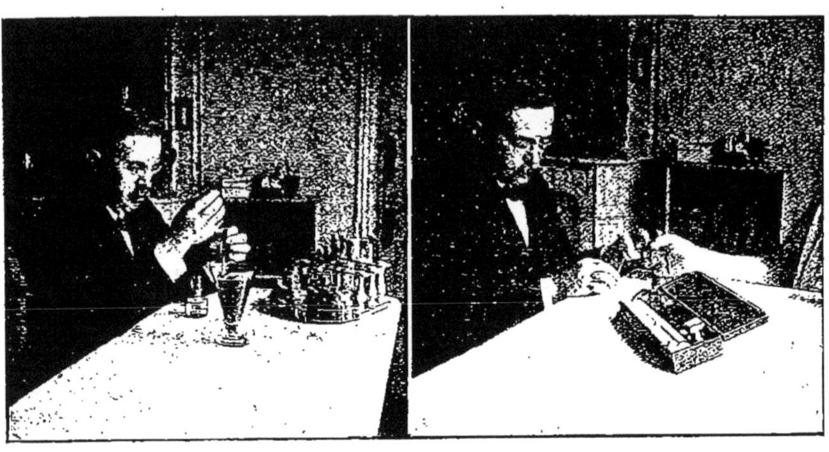

Fig. 72 et 73.

Déjà rassuré le praticien se récrie cependant : c'est une pratique possible mais exceptionnellement. Aussi ajou-

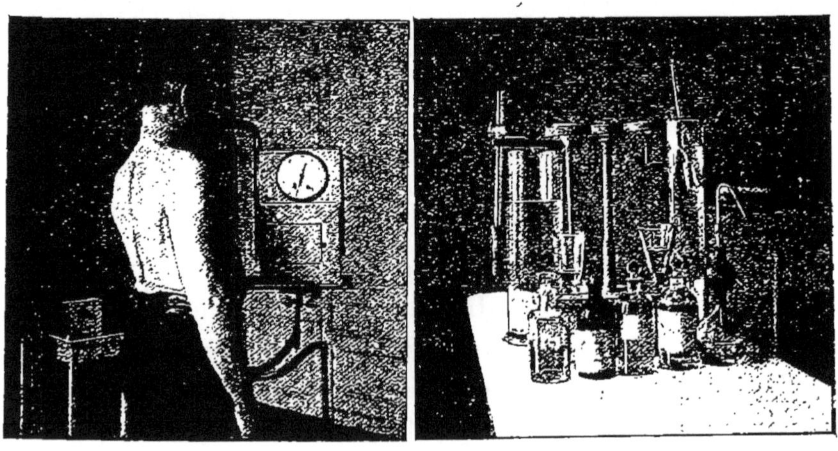

Fig. 74. Fig. 75.

tons-nous de suite : nous avons donné là un type d'examen complet, intégral (du moins au point de vue circulatoire) qui convient à un médecin spécialisé et à un premier examen. Dans la pratique ordinaire et au cours des examens ultérieurs, on peut sans inconvénient supprimer : 1° la taille ; 2° la circonférence thoracique et la capacité respiratoire ; 3° la recherche de la stabilité ; 4° l'examen des organes génitaux ; 5° l'inscription polygraphique ; 6° les examens gynécologique, rectal et vésical ; les autres examens peuvent être réduits et simplifiés et l'examen total ramené de cette manière à 10 ou 15 minutes environ. Il nous semble que c'est là un minimum.

* * *

L'interrogatoire introductif et l'ordonnance terminale comportent exactement les mêmes considérations. Leur technique doit être méthodique. Prenons l'interrogatoire préliminaire de tout examen : le sujet étant assis la face tournée vers la lumière est prié de raconter son histoire pathologique. Si l'on se trouve en présence d'un de ces sujets précis et méthodiques comme sont souvent les ingénieurs, les comptables, etc., qui feraient d'excellents chefs de clinique, il n'y a qu'à les laisser exposer leur cas quitte à compléter à la fin par quelques questions visant des sujets restés dans l'ombre. Si au contraire on se trouve en présence d'un de ces sujets verbomanes, diffus et confus, dont les discours surchargés d'incidentes, très caractéristiques au point de vue psychique, sont dépourvus de signification au point de vue somatique, il convient à la première accalmie d'interrompre cette logorrhée et d'y substituer un interrogatoire méthodique et serré, concis et rapide ; si l'on obtient des réponses précises, utilisables, on poussera cet interrogatoire, conformément à un plan préétabli mais adapté au cas considéré. Si enfin le sujet est rebelle même à l'interrogatoire, s'il ne « rend » pas, fuyant devant la question, échappant à l'étreinte verbale, se dérobant, répondant à côté, inutile d'insister, l'interrogatoire ne sera qu'une formalité inutile et dangereuse car les réponses seront erronées et fallacieuses, il convient dès que la chose est opportune et avec tact de couper court et de passer à l'examen direct.

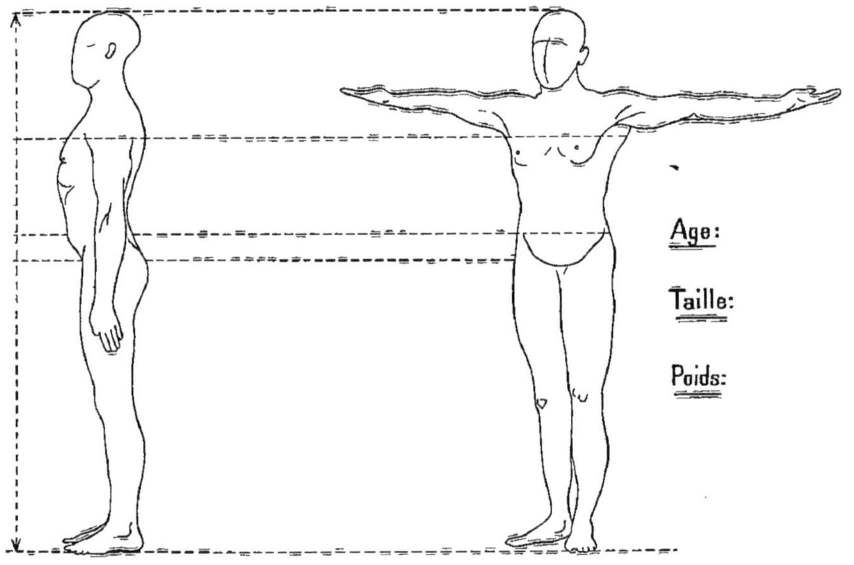

FIG. 76.

De même pour la rédaction d'ordonnance et son commentaire.

Bref interrogatoire, examen, prescription doivent faire l'objet d'une ordonnance préétablie, méthodique, minutieuse, visant toujours au même but : *intégralité, précision, rapidité*. Recueillir le maximum d'informations et donner le maximum de conseils utiles dans le minimum de temps, et pour ce faire pousser l'organisation et la prévoyance jusqu'à la minutie, à la condition toutefois que cette minutie même soit méthodique, évolutive et n'aboutisse pas à un automatisme sans issue, mais au contraire à une progression technique continue.

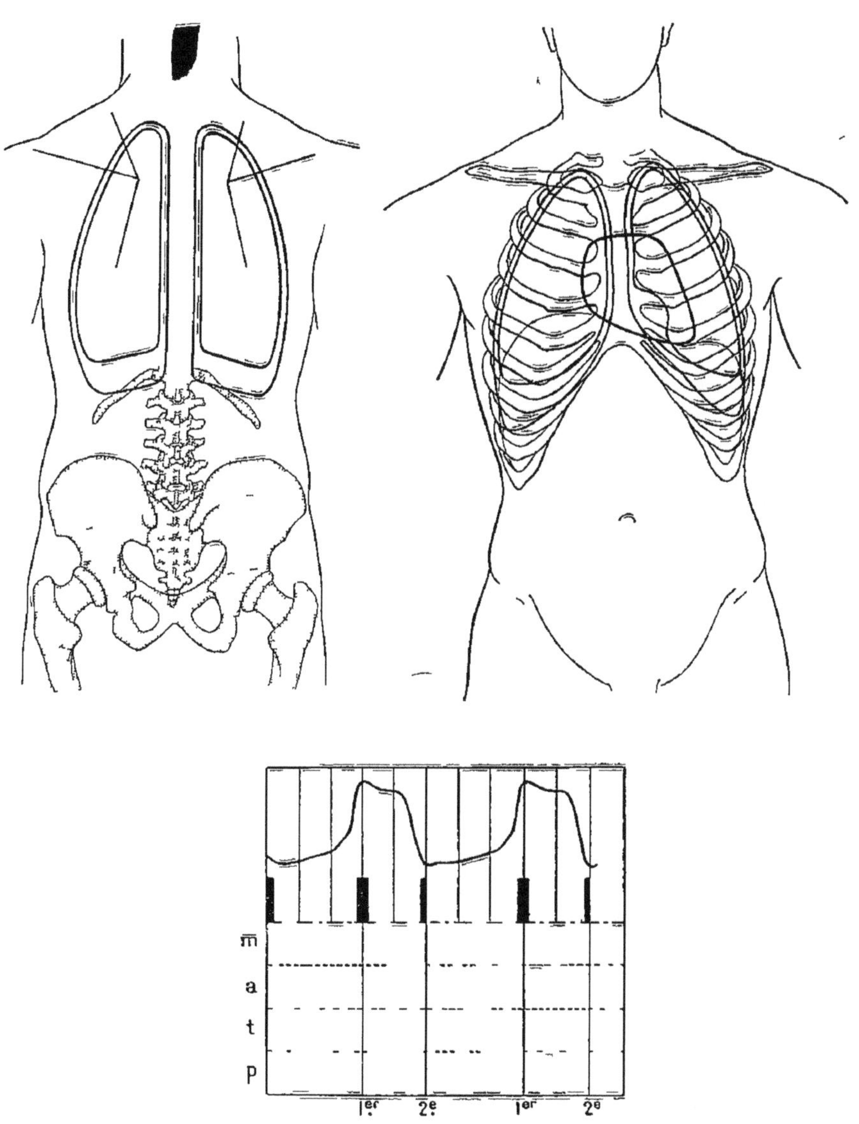

Fig. 77. — Thorax et Cardiogramme schématiques permettant la notation graphique des signes d'auscultation cardiaque et pulmonaire.

Il nous faudrait enfin exposer après les rudiments d'une

Dates

V	T	P	H										
		100	$\frac{H}{p}$										
7	28												
		90											
6	24												
		80											
5	20												
		70											
4	16												
		60											
3	12												
		50											
2	8		3										
		40	2										
1	4												
		30	1										

Fig. 78.

URINES — *Dates*								
Volume								
Densite								
Acidite								
Chlorure de Sodium								
Urée								
Acide urique								
Phosphates								
Sucre								
Albumine								
Acétone								
Indican								
Cylindres								
Hématies								
Oxalates								
SANG								
Urée sanguine								
C ureo secretoire								
Wassermann								
Numeration glob. etc.								
DIVERS								
Liquid cephalo-rachid.								

Fig. 79.

organisation des fonctions de réception, de perception professionnelle, ceux de l'organisation des fonctions d'enregistrement, de conservation, de groupement, de classement des observations ainsi recueillies. C'est là encore tout un dispositif méthodique de fiches, classeurs, répertoires, etc., indispensable; peut-être en tenterons-nous quelque jour l'exposé. Nous nous contenterons de reproduire aujourd'hui le fac-similé des fiches dont nous nous servons pour l'enregistrement de nos observations (fig. 76, 77, 78, 79).

DEUXIÈME PARTIE

SYNDROMES CIRCULATOIRES

I

SUJETS NORMAUX

Il est bien évident que tout essai d'exposé pathologique doit être précédé d'un exposé physiologique. C'est par définition même l'unique moyen de distinguer le normal et l'anormal. Cette discipline s'impose d'autant plus que ces recherches pathologiques sont basées au moins en partie sur des mesures s'exprimant par des données numériques.

Nous avons donc relevé avec soin dans nos observations celles de nos sujets qui nous ont paru, après étude minutieuse et prolongée, pouvoir être considérés comme exempts de toute adultération circulatoire en prenant ce terme dans le sens le plus large, c'est-à-dire exempts non seulement de toute affection du cœur ou des vaisseaux, mais encore des reins, du foie ou des poumons dont la symbiose physio-pathologique avec l'appareil circulatoire est particulièrement étroite.

Nous y avons joint d'ailleurs un nombre plus considérable d'observations de confrères ou de relations en parfait état de santé, exempts de toute tare généralement quelconque, bref tout à fait normaux, et qui ont bien voulu se soumettre à notre examen.

Ce tableau se réfère donc exclusivement à des sujets normaux au point de vue circulatoire, c'est-à-dire exempts de tout signe, phénomène, symptôme que l'expérience antérieure nous a appris à reconnaître comme étant sous la dépendance d'un trouble circulatoire. Ce sont ou des sujets absolument normaux ou atteints d'affections n'ayant pas de liens étroits avec le système circulatoire (dyspepsies banales, affections cutanées diverses, etc.).

Le résultat de ce relevé sphygmo-viscosimétrique est condensé dans le tableau I qui appelle quelques commentaires.

La plupart des observations qui y sont colligées ont été prises à notre cabinet, dans le courant de l'après-midi, 2 à 3 heures au moins après le repas, sur des sujets assis; quelques-unes seulement dans la matinée vers onze heures.

Il est nécessaire de préciser de façon rigoureuse les conditions de l'observation clinique surtout en ce qui concerne les données numériques. On ne saurait assez rappeler en effet que toutes les données numériques, tous les coefficients biologiques sont soumis à des variations horaires quotidiennes, à des oscillations rythmiques autour d'une valeur moyenne. La caractéristique même de la vie est le mouvement, l'évolution, la variation, l'oscillation. Toutes les données circulatoires, tous les coefficients cardio-vasculaires subissent plus étroitement peut-être que les autres cette norme spécifique de la vie. Nous devrons donc nous efforcer de définir : 1° la valeur moyenne quotidienne de ces mesures et de ces coefficients chez les individus normaux; 2° la grandeur approximative des variations qu'ils peuvent présenter chez un individu normal. C'est alors seulement que nous pourrons distinguer avec certitude les valeurs, les coefficients, les variations anormales caractéristiques d'un état morbide.

Tableau I. **NORMAUX**

N° D'ORDRE DE L'OBSERVATION	AGE	SEXE	TAILLE	POIDS	FRÉQUENCE DU POULS	TENSION MAXIMA Mx	TENSION MINIMA Mn	TENSION DIFFÉRENTIELLE p	VISCOSITÉ SANGUINE v	Rapport sphygmo-viscosimétrique p/v
12	46	H	petit	gras	68	15	10	5	3,9	1,28
38 bis	48	H	1,78	»	»	15	9	6	4	1,50
40	47	H	1,67	70	66	17	10 1/2	6 1/2	4,5	1,44
41 bis	35	H	1,72	64	76	16	9	7	4	1,75
59	35	H	1,64	68	80	15	9 1/2	6 1/2	3,9	1,66
86	48	H	»	»	68	15	9	6	4	1,50
91	48	H	1,73	63,5	76	14 1/2	8	6 1/2	4	1,62
172	44	H	1,60	70	72	17	9	8	4,2	1,80
180	38	H	1,70	70	78	14	9	5	»	»
193	45	H	1,74	76	78	16	10	6	4,3	1,40
200	47	H	1,69	72	60	16 1/2	10	6 1/2	»	»
215	46	H	»	»	82	15	10	5	4,4	1,15
235	46	H	grand	maigre	64	12	7	5	3,7	1,35
238	45 (?)	H	»	»	»	14	9	5	»	»
240	48 (?)	H	»	»	84	14	9	5	4,2	1,20
249	53	H	»	»	62	14	9	5	4,2	1,20
265	54	H	»	61	78	15	9	6	4	1,50
267	40	H	»	»	72	15	10	5	4,1	1,22
269	18	H	1,80	73,8	68	14	8	6	3,8	1,57
301	37	H	1,74	60	78	15	9	6	4,1	1,46
347	58	H	1,64	64,5	74	13	7	6	4,1	1,46
380	57	H	»	»	64	13	8	5	3,7	1,35
399	44	H	1,68	74	84	17	10	7	4,5	1,55
410	33	F	1,67	58	»	14	9	5	4,3	1,20
441	16	H	1,66	54	80	14	9	5	»	»
453	33	H	1,76	74,8	60	15	8	7	4	1,75
491	42	H	1,66	69,5	76	16	9 1/2	6 1/2	3,9	1,66
507	38	F	»	»	60	13	9	4	»	»
511	25	F	»	»	92	14 1/2	9 1/2	5	»	»
513	30	F	»	»	84	15	9	6	»	»
541	25	H	»	»	78	16	9	7	»	»
545	39	H	»	»	78	14	9	5	»	»
546	43	H	1,64	69	»	16	9	7	»	»
565	23	F	»	»	72	14	8	6	4,4	1,36
568	35	F	»	»	80	15	9 1/2	5 1/2	»	»
576	32	H	»	»	68	13	8	5	3,6	1,40
581	51	H	»	»	80	13	8	5	4,3	1,18
586	32	F	1,70	56,5	78	14 1/2	9 1/2	5	4,2	1,20
594	62	H	»	»	72	15	8	7	3,8	1,81

Pour cette étude plusieurs méthodes s'offrent à nous.

La première, la plus commode évidemment dans la pratique, consiste, ayant reconnu par l'étude d'un certain nombre d'individus, le moment de la journée et les conditions physiologiques (distance des repas en particulier) au cours desquelles ces grandeurs sont moyennes, d'adopter ultérieurement ce moment et ces conditions physiologiques. C'est ce que nous avons fait dans le présent tableau.

La deuxième, exceptionnellement applicable dans la pratique, consiste, ayant trouvé un sujet absolument normal, à se livrer à une série plus ou moins longue d'observations horaires. C'est ce que nous n'avons pu faire qu'exceptionnellement de façon un peu prolongée et sur un petit nombre d'individus de façon temporaire et fragmentaire.

La troisième, enfin, consiste à collationner un grand nombre d'observations recueillies pendant une longue période de temps, à intervalles plus ou moins éloignés à des moments différents de la journée et dans des conditions physiologiques différentes, avant et après les repas par exemple. C'est ce que nous avons pu faire un très grand nombre de fois.

*
* *

La *fréquence du pouls,* comme on voit, oscille entre 60 et 80, avec une fois une valeur exceptionnelle 92, 4 fois une valeur supérieure à 80. Le pouls était compté le sujet étant assis. Au lit, étendu, nous constaterions des chiffres moins élevés.

Tension systolique maxima.

		2 fois 17
		1 fois 16 1/2
35		6 fois 16
35	24	12 fois 15
35	24	3 fois 14 1/2
35	24	9 fois 14
35		5 fois 13
		1 fois 12

14 et 15 sont comme on voit les chiffres les plus fréquemment relevés. 13 est déjà un peu faible. 16 est déjà un peu fort. 13 et 16 paraissent les limites normales habituelles de la tension *maxima* (35 cas sur 39). On peut observer exceptionnellement 12 et 17. Cette simple constatation conduit immédiatement à une très importante conclusion, c'est la nécessité de tenir compte du taux de la tension normale pour apprécier l'hypotension ou l'hypertension. Le chiffre 19 n'exprimera qu'une hypertension systolique très modérée chez un sujet ayant normalement 16 ; il exprimera une hypertension considérable chez un sujet ayant normalement 12 ; 17 sera anormal chez un sujet, normal chez un autre.

Les valeurs de la *tension minima diastolique* se répartissent comme suit :

		1 fois	10 1/2
36		6 fois	10
	30	5 fois	9 1/2
		17 fois	9
		8 fois	8
		2 fois	7

8 et 10 paraissent devoir être considérés comme les limites normales habituelles de la tension diastolique minima. On peut exceptionnellement constater 7 (correspondant à des maxima faibles 12 et 13) ; 10 1/2 (correspondant à une maxima forte 17).

Les valeurs de la *tension différentielle* se répartissent comme suit :

	1 fois	8
37	5 fois	7
	4 fois	6 1/2
	10 fois	6
	2 fois	5 1/2
	16 fois	5
	1 fois	4

5 et 7 paraissent devoir être considérés comme les limites

normales habituelles de la tension différentielle. *Très exceptionnellement* on peut constater 4 en correspondance avec une maxima faible 13 et 8 en correspondance avec une maxima élevée 17.

Les valeurs de la *viscosité sanguine* se répartissent comme suit :

2 fois 4,5
26 {
2 fois 4,4
22 { 3 fois 4,3
4 fois 4,2
3 fois 4,1
7 fois 4
3 fois 3,9
2 fois 3,8 }
2 fois 3,7 }
1 fois 3,6

3,8 et 4,3 (22 cas sur 26) sont comme on voit les limites normales habituelles de la viscosité sanguine. 3,7 et 4,4 peuvent cependant être observés parfois et exceptionnellement 3,6 et 4,5.

Les valeurs du *coefficient sphygmo-viscosimétrique,* rapport de la tension différentielle à la viscosité $\frac{p}{v}$, se répartissent comme suit :

2 fois 1,80
2 fois 1,75
3 fois 1,60 à 1,66
5 fois 1,50 à 1,57
5 fois 1,40 à 1,46
3 fois 1,30 à 1,36
6 fois 1,20 à 1,28
2 fois 1,15 à 1,18

Les limites sont comme on voit 1,15 à 1,80.

On peut dire grossomodo que chez un individu normal le coefficient sphygmo-viscosimétrique est supérieur à 1 et inférieur à 2.

* * *

Cette notion des limites normales des coefficients circulatoires a de plus l'avantage de faire saisir cette autre notion si importante des *tendances morbides par opposition aux lésions morbides* nettement caractérisées. Les sujets présentant les coefficients les plus élevés ou les plus bas de chaque série confinent aux régions pathologiques ; ils ne sont séparés des sujets considérés comme anormaux que par une frontière conventionnelle, celle qui précisément sépare la santé de la maladie. Chez la plupart d'entre eux la tendance morbide se manifeste quasi insaisissable, mais

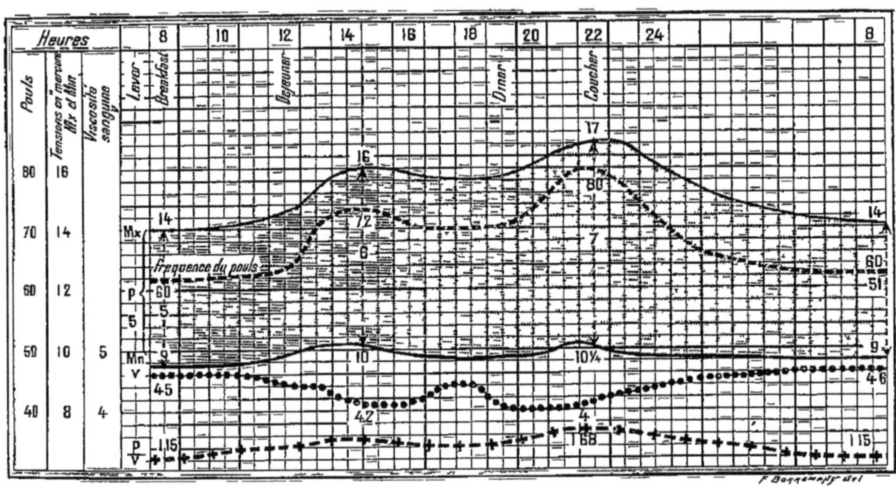

Fig. 80. — Variations normales horaires des tensions maxima Mx, minima Mn, différentielle de la viscosité sanguine v et du coefficient sphygmo-viscosimétrique $\frac{p}{v}$.

se traduit cependant par de très légers signes cliniques : par exemple les sujets indiqués sur notre tableau comme ayant un coefficient sphygmo-viscosimétrique très bas 1,20, 1,18, 1,15 présentaient de petits signes d'hypertension veineuse : tension douloureuse transitoire des mollets, tendance légère et temporaire aux hémorroïdes, etc.; au contraire les sujets à coefficient sphygmo-viscosimétrique élevé 1,80, 1,81 présentaient de petits signes angiospasmodiques ou rénaux transitoires : pâleur de la face, nycturie, etc.

Quant aux *oscillations quotidiennes* si importantes à connaître, voici ce que nous avons constaté (Voir fig. 80).

La *tension maxima* va assez régulièrement croissant du matin à jeun au soir après dîner ; elle décroît du soir après dîner au matin. L'oscillation peut atteindre plusieurs centimètres, 2 à 3 en moyenne. Chez un sujet normal que nous avons pu longuement observer la maxima de 14 au réveil était assez régulièrement de 17 le soir.

Chez les scléreux, par suite de la réduction mécanique considérable de la fonction vaso-motrice, ces variations peuvent être beaucoup plus considérables et atteindre 5, 6 centimètres et plus.

Dans la journée, elle passe par deux maxima, un premier maximum une demi-heure à 1 heure après le repas de midi, un deuxième maximum une demi-heure à 1 heure et demie après le repas du soir, ce deuxième maximum correspondant au maximum quotidien.

Cette évolution montre nettement, chez un sujet normal et dans la vie normale, l'influence prépondérante des repas sur l'évolution de la tension systolique. La variation est à l'ordinaire d'autant plus considérable que l'ingestion alimentaire est plus copieuse, mais on peut ajouter aussi dès maintenant qu'elle est d'autant plus brève que le sujet est plus normal.

La *tension minima* subit des oscillations parallèles, mais beaucoup plus atténuées, inférieures à l'ordinaire à un centimètre.

La *minima* ayant de très faibles oscillations, les variations de la *tension différentielle* sont évidemment commandées par celles de la maxima. Ces oscillations peuvent atteindre 1 1/2 à 2 centimètres avec 2 maxima, le premier peu après le repas de midi, le second peu après celui du soir.

La *viscosité sanguine* décroît assez régulièrement du

matin au soir, et croît assez régulièrement du soir au matin. Nous l'avons vu atteindre 4,8 le matin à jeun pour s'abaisser à 4, 2 ou au-dessous au cours de la journée. Du matin au soir l'oscillation peut atteindre ou dépasser 0,5. La valeur moyenne quotidienne correspond à l'ordinaire à 2 heures environ après le repas de midi. Ces oscillations paraissent nettement commandées par l'ingestion des liquides, le mouvement, la respiration : le jour le sujet boit plus qu'il n'urine, la teneur du sang en eau augmente, la viscosité baisse ; la nuit le sujet urine plus qu'il ne boit, la teneur du sang en eau diminue, la viscosité augmente. Ce phénomène est souligné par l'action du repos et de la suppression des contractions musculaires. La nuit, la suppression du mouvement et partant des contractions musculaires, contribue à ralentir le cours du sang, à déterminer un certain degré de stase veineuse qui retentit encore sur la viscosité sanguine pour l'élever. Il en est de même du ralentissement nocturne de la ventilation pulmonaire.

Le *coefficient sphygmo-viscosimétrique* subit une évolution tout à fait caractéristique très bas (relativement le matin), il passe comme la tension systolique par 2 maxima correspondant aux repas.

*
* *

L'étude de ces variations montre combien il est capital, sous peine d'obtenir des résultats contradictoires et confusionnels, d'adopter un déterminisme expérimental rigoureux quant au moment de l'observation et aux conditions physiologiques du sujet. Qu'il s'agisse de la maxima, de la minima, de la viscosité sanguine, de la température, etc., il faut ou bien adopter un moment déterminé de la journée correspondant approximativement à la valeur moyenne des valeurs sus-énumérées, ou bien au contraire recueillir des observations multiples au cours d'une même journée. Cette dernière méthode serait de beaucoup la meilleure et nous n'en doutons pas extrêmement fructueuse, elle est malheureusement le plus souvent impraticable. La première peut

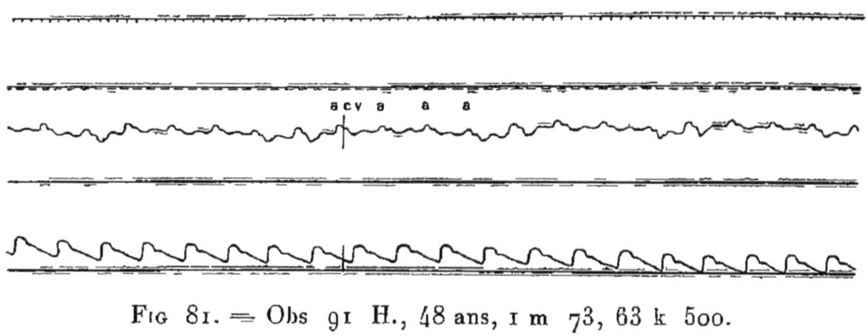

Fig 81. — Obs 91 H., 48 ans, 1 m 73, 63 k 500.

$76 \frac{14\ 1/2}{8}$ Vs = 4

conduire, ce volume le démontrera suffisamment, à des constatations très importantes, mais à la condition d'observer le déterminisme exposé ci-dessus. Bref une *observation prise le matin, au lit, chez un sujet à jeun, ne peut pas être*

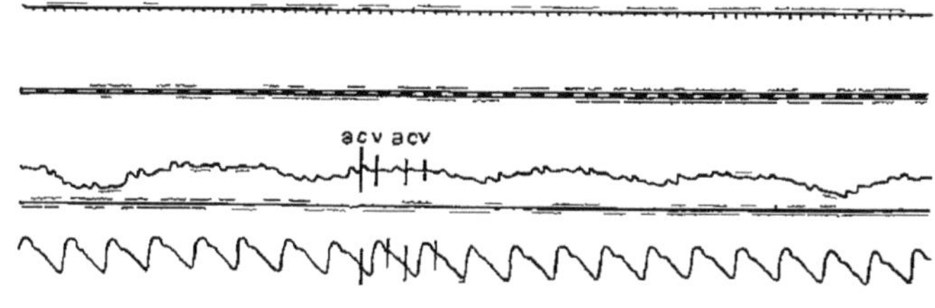

Fig. 82. — Obs. 265 H, 54 ans.

$78 \frac{15}{9}$ V = 4

comparée à celle du même sujet, debout, le soir après dîner. Une observation prise chez un sujet nu et entraîné à l'exposition prolongée de tout le corps à l'air, ne peut pas être rigoureusement comparée à celle d'un sujet habillé et dont la surface cutanée corporelle ne subit jamais le contact de l'air. Remarquons que cela n'est pas particulier aux grandeurs ci-dessus énumérées mais s'applique de même à la fréquence du pouls ou à la température ou au dosage de l'urée sanguine, etc.

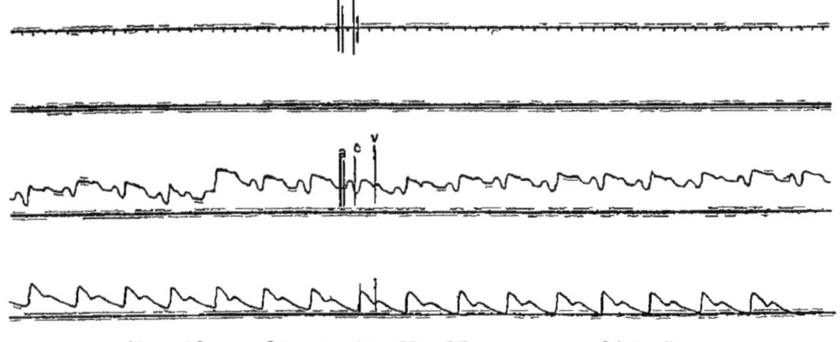

Fig. 83. — Obs. 41 *bis*. H., 35 ans, 1 m , 64 k. 500.

26-1-13, 10 h , 74 $\frac{16}{9}$ Vs = 4 , radiale et jugulaire droites.

Nous reproduisons pour finir, à titre documentaire, les observations résumées (graphiques et coefficients numériques) de 3 sujets pris au hasard dans le tableau I (obs. 41 bis, 91 et 265, fig. 81, 82, 83).

II

ANÉMIES

Que les *anémiques* soient à l'ordinaire des hypotendus c'est ce que l'on sait depuis fort longtemps. Cela est, peut-on dire, toujours vrai pour les anémies qui ne sont pas symptomatiques d'une affection rénale.

Le tableau ci-joint (tableau II) qui relève des cas d'anémie primitive ou secondaire exempts de toute altération cardio-vasculo-réno-pulmonaire montre l'hypotension habituelle ou tout au moins une tension subnormale. 19 fois sur 25 la tension *maxima* fut égale ou inférieure à 13 (6 fois sur 35 chez les normaux).

MAXIMA

6	1 fois 16
	1 fois 15 1/2
	1 fois 15
	1 fois 14 1/2
	2 fois 14
19	1 fois 13 1/2
	13 fois 13
	1 fois 12 1/2
	3 fois 12
	1 fois 11

La *minima* a été légèrement plus faible en moyenne que celle des sujets normaux dont elle diffère cependant peu.

MINIMA

1 fois 11
1 fois 10 1/2
4 fois 10
5 fois 9
6 fois 8 1/2
4 fois 8
1 fois 7 1/2
3 fois 7

La tension *différentielle* manifeste de façon beaucoup plus évidente l'hypotension habituelle des anémiques. L'étude des normaux nous a amené à considérer 5 et 7 comme les limites normales habituelles de la tension différentielle. 15 fois sur 25, ici, la tension différentielle fut inférieure à 5 ; 22 fois elle fut égale ou inférieure à 5.

COMME TENSION DIFFÉRENTIELLE

		1 fois 6
		2 fois 5 1/2
22		7 fois 5
22	15	5 fois 4 1/2
22	15	8 fois 4
22	15	1 fois 3 1/2
22	15	1 fois 3

L'*hypoviscosité* est comme on voit la règle. 3,8 et 4,3 étant les limites normales habituelles de la viscosité ; la viscosité a toujours été égale ou inférieure a 3,8.

VISCOSITÉ SANGUINE

5 fois 3,8
5 fois 3,7
4 fois 3,6
5 fois 3,5
4 fois 3,4
1 fois 3,3
1 fois 3

L'*hémoglobinie* que nous avons adoptée comme critère clinique pratique de l'anémie a, par définition même, été, dans cette série, toujours inférieure à la normale.

HÉMOGLOBINIE

1 fois 0,95
4 fois 0,90
2 fois 0,85
10 fois 0,80
4 fois 0,75
4 fois 0,70

On remarquera, comme pour la viscosité d'ailleurs, que nous n'avons pas ici de chiffres très bas. C'est qu'il ne s'agit ici que d'anémies de gravité moyenne. Nous avons observé des chiffres beaucoup plus bas mais exclusivement dans des anémies secondaires à des lésions cardio-rénales ou à des néoplasies ou compliquées desdites lésions.

On remarquera d'autre part qu'*il n'y a pas de parallélisme absolu entre le taux hémoglobinique et le taux viscosimétrique* C'est ce qu'avaient déjà constaté MM. Walter Hess, Bachmann et Determann. C'est qu'en effet la viscosité sanguine, il faut le répéter, n'est pas uniquement conditionnée par l'hypohémoglobinie, ni même par l'hyperhydrémie, ni enfin par le taux globulaire, mais aussi, *entre autres facteurs,* par le taux d'acide carbonique renfermé dans le sang, par l'anoxhémie; anoxhémie et hydrémie coexistent toujours chez les anémiques, l'hydrémie étant cependant nettement prééminente: mais l'existence de l'anoxhémie modifie les rapports existant normalement entre la viscosité et l'hémoglobinémie.

Quant au *rapport sphygmo-viscosimétrique* on voit qu'il est sensiblement identique à celui des sujets normaux ou du moins compris dans les mêmes limites avec cependant une légère tendance à être un peu plus bas. On constate en effet un certain nombre de coefficients compris entre 1 et 1,20. Pratiquement il est comme celui des normaux compris entre 1 et 2.

Toutes ces constatations cliniques numériques peuvent se résumer en la proposition suivante :

Dans les anémies indemnes de manifestations cardio-vasculo-rénales, *à une viscosité sanguine faible correspond une tension différentielle faible*. Le rapport de cette tension à cette viscosité (rapport sphygmo-viscosimétrique) est sensiblement égal au rapport constaté chez les sujets normaux.

* * *

Nous ne pouvons prétendre même esquisser le *traitement des anémies.* Elles sont par nature fort variées, de causes fort différentes (traumatiques, hémorragiques, infectieuses, etc., etc.).

a) Le traitement sera donc *étiologique,* causal, il pourra de ce fait consister aussi bien en une intervention chirurgicale (ablation d'un fibrome hémorragipare par exemple), qu'en un traitement spécifique (anémies symptomatiques de la syphilis).

b) Il sera *symptomatique,* stimulant de la régénération sanguine :

α) A ce point de vue les cures d'aération, et une myothérapie modérée mais systématique, les injections sous-cutanées d'oxygène seront spécialement indiquées.

β) L'emploi simultané ou alterné de bonnes préparations arsenicales et ferrugineuses est classique, traditionnel, et parfaitement justifié par l'observation (voir Martinet, *Médicaments usuels*. Masson, éditeur).

γ) Diverses préparations organiques : hémoglobine, moelle osseuse et surtout sérums excitants de l'hématopoièse (sérums d'animaux saignés et en voie de régénération sanguine) constituent des adjuvants précieux du traitement.

δ) Le régime sera hypograisseux, hypohydrocarboné, hyperazoté. Les viandes rouges grillées ou rôties, les poissons maigres, les jaunes d'œuf, les purées de légumes secs et de légumes verts, les fromages frais, le pain complet, les farines de céréales, la bière voire un peu de vin en constitueront les éléments essentiels (voir *Régimes usuels*, Le Gendre et Martinet. Masson, éditeur).

ε) Enfin on ne saurait assez le répéter : circulation, digestion, nutrition présentent 3 faces du même problème et sont indissolublement liées. Tous les anémiques sont des dyspeptiques, que la dyspepsie soit primitive ou secondaire. Leur estomac comme celui des tuberculeux doit être entouré de soins pieux.

Il s'agit à l'ordinaire d'une dyspepsie hyposthénique par

insuffisance sécréto-motrice, dont on trouvera schématisé le traitement dans le chapitre ultérieur consacré au traitement des hyposphyxies.

Tableau II. **ANÉMIES**

N° d'ordre de l'observation	Age	Sexe	Taille	Poids	Fréquence du pouls	Tension maxima Mx	Tension minima Mn	Tension différentielle p	Viscosité sanguine v	Hémoglobine	Coefficient sphygmo-viscosimétrique
17	33	F	»	»	76	13	8 1/2	4 1/2	3,5	0,80	1,28
41	36	F	»	»	84	13	9	4	3,7	0,75	1,08
53	32	F	»	»	»	12	8 1/2	3 1/2	3,5	0,70	1,00
57	44	F	»	38	76	11	7	4	3,6	0,80	1,11
88	15	F	»	54	100	13	8 1/2	4 1/2	3,5	0,80	1,28
94	40	F	»	67	92	13	8 1/2	4 1/2	3,7	0,80	1,21
120	27	F	1,66	68	84	13	8	5	3,7	0,75	1,35
143	53	F	»	53	80	13 1/2	8	5 1/2	3,4	0,70	1,61
151	25	F	»	»	76	13	9	4	3,6	0,80	1,11
153	42	F	»	»	96	14	9	5	3,8	0,95	1,31
184	»	F	»	»	72	13	9	4	3,3	0,70	1,21
195	40	F	»	»	96	15	10	5	3,7	0,90	1,35
211 bis	19	F	»	»	»	13	9	4	3,8	0,85	1,05
217	56	F	»	49	»	16	11	5	3,4	0,80	1,47
284 bis	19 1/2	F	1,63	46	72	14 1/2	10 1/2	4	3,8	0,80	1,05
290	55	H	»	»	60	13	7	6	3,6	0,75	1,66
318	28	F	»	»	96	14	10	4	3,8	0,90	1,05
377	19	F	»	»	92	13	8 1/2	4 1/2	3,5	0,85	1,28
400	54	F	1,67	67	78	12	7 1/2	4 1/2	3,5	0,80	1,28
401	46	F	1,55	52	76	15 1/2	10	5 1/2	3,6	0,80	1,52
437	40	F	1,70	68	92	12 1/2	8 1/2	4	3,7	0,90	1,08
476	65	F	»	»	56	13	8	5	3,8	0,90	1,31
519	20	F	»	»	78	12	7	5	3,4	0,80	1,46
575	32	F	»	»	72	13	10	3	3	0,70	1,00
596	72	F	»	»	76	13	8	5	3,4	0,75	1,46

III

PLÉTHORE

Nous avons relevé dans le tableau III les cas dans lesquels avec une *viscosité élevée supérieure* à la normale aucune manifestation cardio-vasculaire objective ou subjective n'était constatée, les sujets chez lesquels le système circulatoire (cœur, vaisseaux, reins, poumons, foie) paraissait cliniquement indemne de toute lésion. Il comporte 45 cas.

La *fréquence du pouls* est en moyenne supérieure à la normale. Quoique l'on puisse constater des chiffres normaux de 60 à 80, on relève avec une grande fréquence des chiffres supérieurs de 82 à 96.

Par définition même la *viscosité sanguine est supérieure à la normale.* On relève

45	2 fois	4,4
	4 fois	4,5
	6 fois	4,6
	8 fois	4,7
	5 fois	4,8
	4 fois	4,9
	9 fois	5
	1 fois	5,1
	1 fois	5,2
	1 fois	5,3
	1 fois	5,4
	1 fois	5,5
	2 fois	5,6

Les chiffres les plus bas de la série 4,4 et 4,5, quasi-normaux se rapportent à des sujets se rapprochant cliniquement des suivants par leur tension artérielle élevée et leurs manifestations cliniques (goutte, obésité, diabète, pléthore).

TABLEAU III.

N° D'ORDRE DE L'OBSERVATION	AGE	SEXE	TAILLE	POIDS	CARACTÉRISTIQUES CLINIQUES
13	55	H	1,64	75	Pléthorique, polyphagique, polydypsique
23	59	H	»	gras	Pléthorique, polyphagique, polydypsique
54	42	H	»	gras	Pléthorique, polyphagique. .
84	53	H	»	gras	Obèse, flor de.. . . . . .
87	42	H	corpul moyenne	»	Quasi normal. . . . . . .
95	69	H	»	74,5	Rhumatisme goutteux Diabète Spécific
102	29	H	1,63	70	Rhumatisme goutteux. . . . . .
106	57	H	»	67	Diabète. . . . .
111	41	H	1,71	77	Diabète. Pléthore. .
119bis	23	F	1,70	123	Obèse, floride.. . . . .
141	64	H	1,73	83	Diabète, floride . . . .
148	55	H	1,72	80	Polyphagique, pléthorique, quasi normal
161bis	77	H	»	71	Glycosurie légère. . . . . . .
168	50	H	1,76	82	Pléthorique, polyphagique, polydypsiq nycturique. . . . . .
175	63	H	1,60	72	Diabétique, obèse. . . . . .
226	48	H	1,66	80	Obésité. Goutte . . . . . .
271	51	H	1,72	80	Goutte Pléthore. . . .
274	42	H	1,66	75	Pléthorique, polyphagique, polydypsiq polyurique . . . . .
276	58	F	»	71	Pléthorique, polyphage . . .
276bis	58	F	»	70,4	Obésité pléthorique.. . . . . .
287	55	F	»	73	Rhumatisme goutteux. . . .
287bis	39	H	1,66	63	Polyphage Spécificité ancienne, quasi norm
289	50	H	1,76	80	Pléthorique, polyphage et polydypsique .
314	21	F	1,48	65	Obèse héréditaire. . . . .
330	27	H	1,70	89,2	Obèse floride.. . . . .
364	42	H	»	»	Pléthorique, polyphage . . .
365	39	H	1,70	76	Pléthorique, polyphage.. . . . . .
371	46	H	1,66	74	Pléthorique, polyphage. Rhumatisme chronique. . . . .
385	55	H	»	»	Pléthorique, polyphage. Spécifique .
398	41	H	1,67	72	Pléthorique quasi normal. . . . .
406	42	F	»	grasse	Pléthorique. . . . .
418	34	H	1,69	73,5	Pléthorique. . . . . .
420	41	F	»	grasse	Pléthorique. . . . .
421	50	H	1,63	69	Pléthore. Rhumatisme déformant. . .

TENSION MAXIMA Mx	TENSION MINIMA Mn	TENSION DIFFÉRENTIELLE p	VISCOSITÉ SANGUINE v	Rapport sphygmo-viscosimétrique $\frac{p}{v}$	URINES H	RAPPORT sphygmo-rénal $\frac{H}{p}$	SUCRE	ALBUMINE
20	10	10	4,7	2,12	2,000	0,200	»	»
20	10	10	5,6	1,7	»	»	»	»
16	9	7	4,9	1,42	»	»	»	»
18	9	9	4.5	2	»	»	»	»
18	10	8	4,4	1,80	»	»	»	»
19	11 1/2	7 1/2	4,9	1,53	1,500	0,200	20	»
20 1/2	10 1/2	10	5	2	»	»	»	»
20	10 1/2	9 1/2	5	1,90	»	»	10	»
16	10	6	5	1,20	1,600	0,266	2	«
19	10	9	4,5	2	»	»	»	»
21	10	11	5	2,2	2,200	0,200	73	»
17	9	8	4,4	1,81	2,000	0,250	»	»
16	9	7	4,8	1,45	1,500	0,214	traces	traces
23	12	11	5	2,2	2,000	0,180	»	»
24	13	11	5,5	2	»	»	12	»
18	10	8	4,8	1,66	»	»	»	»
17 1/2	11	6 1/2	5,1	1,27	»	»	»	»
20	10	10	4,9	2,04	»	»	»	»
18	10	8	4,7	1,70	»	»	»	»
18	10	8	4,7	1,70	»	»	»	»
16	10	6	4,6	1,30	»	»	»	»
17	10 1/2	6 1/2	4,6	1,41	1,700	0,250	»	»
18	9 1/2	8 1/2	4,8	1,77	1,800	0,210	»	»
16	10 1/2	5 1/2	4,6	1,20	»	»	»	»
18	11	7	5	1,40	»	»	»	»
18	9	9	4,7	1,90	»	»	»	»
18	10 1/2	7 1/2	4,7	1,59	»	»	»	»
18	10	8	4,6	1,71	»	»	»	»
21	11	10	4,6	2,10	»	»	»	»
17	9	8	4,6	1,73	»	»	»	»
19	11	8	4,5	1,77	»	»	»	»
17	9 1/2	7 1/2	5,3	1,41	»	»	»	»
17	10 1/2	6 1/2	4,7	1,78	»	»	»	»
20	11	9	4,8	1,87	»	»	»	»

Tableau III *(suite)*.

Nº D'ORDRE DE L'OBSERVATION	AGE	SEXE	TAILLE	POIDS	CARACTÉRISTIQUES CLINIQUI
426	36	II	1,68	»	Quasi normal.. . . . . .
435	22	H	»	»	Indien polyphage. . .
450	40	H	1,80	90	Pléthorique Nycturique. Spécifique
461	30	H	1,87	96	Pléthorique, polyphagique. . .
494	52	F	»	»	Diabète Ménopause.. . .
500	39	H	1,70	91	Pléthorique. Polydypsique Album: orthostatique Obèse. .
502	45	H	»	»	Obèse ancien. . . . . .
544	43	II	1,68	100	Obèse pléthorique floride. . . .
559	48	II	»	gras	Pléthorique. . . . .
567	57	H	»	»	Goutte Obésité. . . .
590	45	II	»	»	Quasi normal . . . .

La *tension maxima* est nettement supérieure à la normale.

45 {
- 6 fois 16
- 36 {
  - 9 fois 17
  - 1 fois 17 1/2
  - 11 fois 18
  - 4 fois 19
  - 8 fois 20
  - 1 fois 20 1/2
  - 2 fois 21
- 1 fois 23
- 2 fois 24

La tension maxima est comme on voit franchement supérieure à la normale. A noter toutefois que l'hypertension est le plus souvent modérée 36 fois sur 45, comprise entre 17 et 21 et que l'on ne trouve pas ici l'hypertension considérable supérieure à 25 que nous rencontrerons avec une grande fréquence dans les scléroses vasculo-rénales.

TENSION MAXIMA Mx	TENSION MINIMA Mn	TENSION DIFFÉRENTIELLE p	VISCOSITÉ SANGUINE v	Rapport sphygmo-viscosimétrique $\frac{p}{v}$	URINES H	RAPPORT sphygmo-hydrur. $\frac{H}{p}$	SUCRE	ALBUMINE
18	12	6	4,7	1,27	»	»	»	»
17	10	7	5,4	1,30	»	»	»	»
24	14	10	5,2	1,92	1,800	0,180	»	»
16	8	8	5	1,60	»	»	»	»
19	9	10	4,8	2,02	2,000	0,200	20	»
20	12	8	4,7	1,70	1,600	0,200	»	0,20
17	10 1/2	6 1/2	5	1,30	»	»	»	»
20	11	9	5,6	1,60	»	»	»	»
17	10	7	5	1,40	»	»	»	»
17	10	7	4,5	1,55	1,500	0,214	»	»
20	10	10	4,9	2	»	»	»	»

La *tension minima* est aussi nettement supérieure à la normale. Comme pour la maxima, on voit que l'hypertension minima est le plus souvent modérée, 40 fois sur 45 inférieure à 12.

40 {
1 fois 8
7 fois 9
2 fois 9 1/2
16 fois 10
7 fois 10 1/2
6 fois 11
1 fois 11 1/2
}

3 fois 12
1 fois 13
1 fois 14

La tension *différentielle* accuse de même nettement l'hypertension mais une hypertension modérée dépassant exceptionnellement 10.

45		1 fois	5 1/2
		4 fois	6 1/2
		3 fois	6
	37	6 fois	7
		3 fois	7 1/2
		10 fois	8
		1 fois	8 1/2
		5 fois	9
		1 fois	9 1/2
		8 fois	10
		3 fois	11

Le *coefficient sphygmo-viscosimétrique* est sensiblement normal et habituellement compris dans les limites normales de 1,2 à 1,8. Toutefois ici contrairement à ce que nous avons noté chez les anémiques (hypotendus, hypovisqueux) nous constatons une tendance nette à l'élévation de ce coefficient qui traduit comme nous le verrons ultérieurement une tendance à l'insuffisance rénale relative c'est-à-dire une insuffisance des fonctions rénales par rapport au travail éliminatoire et excrétoire que l'organisme considéré leur impose. C'est ainsi que conjointement à la polyurie et à la polydypsie nous relevons dans nombre de cas un coefficient sphygmo-viscosimétrique égal ou supérieur à 2. Cette constatation est d'une grande importance.

Bref chez tous les sujets de cette série, indemnes comme les sujets normaux ou anémiques simples de toute lésion ou perturbation circulatoire manifeste la tension marche grosso modo de pair avec la viscosité sanguine; à leur hyperviscosité correspond leur hypertension.

L'*albuminurie* est tout à fait exceptionnelle. Nous ne l'avons notée que 2 fois sur 45 cas.

* * *

Dans les 45 cas relevés dans ledit tableau on note immédiatement la grande prédominance des maladies dites de la nutrition (goutte, diabète, obésité), 21 cas sur 43.

On ne rencontre ici que des formes simples, non compliquées ou simplement associées : goutte et obésité, diabète et obésité et seulement les formes florides sans dénutrition.

45 { 21 { 7 diabétiques
7 goutteux
7 obèses }
19 pléthoriques
5 sujets quasi-normaux. }

Quant au terme *pléthorique* il correspond à un type en somme très net et très fréquent. On ne le rencontre pas dans les livres de pathologie classique parce que la nosologie traditionnelle ne comporte guère que les affections s'accompagnant de lésions organiques déterminées ou de troubles humoraux définis ou de syndromes symptomatiques formels.

Le pléthorique n'est à la vérité nullement un malade au sens classique du mot, il jouit au contraire, abstraction faite de petits malaises intermittents (efflorescences cutanées, hémorroïdes, etc.), d'une santé florissante et en apparence parfaite ; il a même une suractivité fonctionnelle caractéristique d'une vitalité plus intense ; il est polyphage et ses fonctions digestives s'accomplissent à merveille (comme chez le diabétique, le goutteux et l'obèse d'ailleurs) ; il est polydypsique et polyurique (comme le diabétique et le goutteux) ; son teint est coloré, son apparence avantageuse ; sans être à proprement parler obèse, son poids n'en est pas moins franchement supérieur à la normale (96 kilogrammes pour $1^m,87$, 74 kilogrammes pour $1^m,66$, etc.) ; sa résistance à la fatigue est considérable, il est suractif et la somme de travail qu'il fournit peut être très supérieure à la moyenne (comme chez beaucoup de goutteux et de diabétiques).

Bref sans être aucunement malade, on aurait presque tendance à dire au contraire, le pléthorique est un surnormal, un « surhomme » au point de vue physiologique. Son cœur plus puissant, hypertrophié, fournit une systole plus vigoureuse se traduisant par une tension différentielle élevée; son sang plus riche, moins dilué, accuse une viscosité sanguine plus forte; ses reins, adaptés à une circulation et à une nutrition plus intenses, éliminent des quantités anormalement élevées d'eau, de sel, d'urée, d'acide urique, etc. ; ses glandes digestives richement irriguées sécrètent de façon hyperactive déterminant la polyphagie, la polydypsie, la polyurie, la pléthore, etc.

Le pléthorique est donc un sujet non pas à proprement parler anormal mais surnormal caractérisé cliniquement par son apparence florissante, son poids supérieur à la normale, sa tension et sa viscosité élevées. C'est un hypertendu, hypervisqueux.

Mais c'est un candidat à l'obésité, au diabète, à la goutte dont il présente déja tant de manifestations morphologiques et fonctionnelles; c'est un candidat aux scléroses vasculo-rénales ainsi que nous le démontrerons dans nos études ultérieures ; et c'est précisément à notre avis la grande supériorité des techniques sphygmo-visco-hydrurimétriques associées d'être assez pénétrantes pour dépister bien avant toute manifestation pathologique avérée et cataloguée les tendances morbides et de pouvoir en conséquence les redresser beaucoup plus sûrement.

Quant aux sujets étiquetés quasi-normaux, ce sont des sujets ne présentant aucune manifestation ou tendance morbide, florissants d'ailleurs, ayant un coefficient sphygmo-viscosimétrique normal, une corpulence moyenne, mais chez lesquels nous avons relevé cependant, quoique le plus souvent à un degré très faible, l'hypertension ou l'hyperviscosité ou les deux. A noter en passant l'observation 435, d'un jeune métis brésilien de 22 ans de type indien très marqué et chez lequel avec une hypertension modérée (17-10) nous avons noté une hyperviscosité considérable 5,6, sans aucune manifestation morbide avérée. Y a-t-il là une caractéristique ethnique, résultat d'une adaptation organique humorale à un climat équatorial, nous l'ignorons, mais désirons simplement attirer sur ce sujet l'attention des chercheurs.

Faire de l'hyperépinéphrie, l'origine de l'hypertension, c'est à peu près sûrement prendre l'effet pour la cause.

Que, comme nous le montrerons plus loin à l'occasion de l'hyposphyxie, circulation et sécrétion en général et endocrinie et épinéphrie en particulier soient étroitement symbiosées et que quand une dysfonction circulatoire a déterminé une dysfonction sécrétoire générale — cette dysfonction sécrétoire retentisse à son tour sur la circulation — et qu'ainsi s'établisse un cercle vicieux dont il est à ce moment difficile de discerner l'origine, cela n'est pas douteux. Mais l'hyperépinéphrie, pas plus que l'hyperhépatie ou l'hyperpepsie ou l'hypernéphrie comtemporaines ne constituent la cause originelle et déterminante de l'hyperfonctionnement circulatoire ou alors il faut — synthétisant la notion — symbioser l'hypersphyxie et l'hypercrinie, l'hyperfonctionnement circulatoire et l'hyperfonctionnement glandulaire général.

Notons l'*âge* et le *sexe*.

Total	Sous-groupe	Âge	Cas	Groupe
45		21 à 30 ans....	5	28
	36	36 à 40 —....	5	
		41 à 50 —....	18	
		51 à 60 — ...	13	17
		61 à 70 —....	3	
		70 ans passés.	1	

Notons la grande prédominance de l'âge mûr de 36 à 60 ans qui groupe 36 cas sur 43, plus des 3/4.

Exceptionnelle avant 35 ans, l'hypertension associée à l'hyperviscosité l'est non moins après 60 sous les réserves que l'on trouvera exposées dans un chapitre ultérieur (cas ultimes et complexes). La pléthore, la goutte, le diabète sont exceptionnellement précoces ; et il est encore plus exceptionnel qu'ils ne soient pas après 60 ans compliqués au point de vue circulatoire et plus particulièrement vasculo-rénal. Quant à l'obésité elle peut en revanche, et assez fréquemment, être juvénile, c'est à elle que nous devons les quelques cas jeunes de cette série (21, 22, 27, 29, 30) ; comme le diabète et la goutte il est exceptionnel qu'elle ne soit pas compliquée après 60 ans d'altérations cardio-vasculaires.

Signalons pour finir la grande prédominance du *sexe masculin* 38 cas sur 43.

La *polyurie* est la règle, nous l'avons notée de façon constante.

Nous n'avons relevé dans notre tableau que les cas dans lesquels l'estimation du débit urinaire quotidien a pu être faite avec une suffisante rigueur et conjointement aux autres mesures, c'est-à-dire au cours de la même journée. La polyurie est nette. Sur 13 cas nous avons relevé :

3 fois 1 500
2 fois 1 600
1 fois 1 700
2 fois 1 800
4 fois 2 000
1 fois 2 200

Mais, constatation bien intéressante, si nous faisons le quotient du débit urinaire quotidien par la pression différentielle, en d'autres termes si nous évaluons la *quantité d'urine excrétée quotidiennement par centimètre cube de pression différentielle*, nous obtenons des chiffres voisins des chiffres normaux quoiqu'en général un peu plus faibles :

2 fois 0,180
5 fois 0,200
3 fois 0,214
2 fois 0,250
1 fois 0,266

A l'exception des 2 premiers, manifestant d'ailleurs un

léger degré d'insuffisance rénale se traduisant par de l'opsiurie et de la nycturie on voit que le débit urinaire légèrement subnormal oscille par centimètre cube de pression différentielle entre 0,200 et 0,260 (Voir chapitre ultérieur: Syndromes cardio-rénaux).

*
* *

De cette étude préalable des sujets normaux anémiques et pléthoriques il résulte que chez les sujets exempts de toute lésion ou perturbation circulatoire (cardiaque, vasculaire, rénale, pulmonaire, hépatique), la tension marche de pair avec la viscosité sanguine et lui est en une certaine mesure proportionnelle. Les anémiques simples à viscosité faible ont une tension faible ; les sujets normaux à viscosité moyenne ont une tension moyenne ; les sujets pléthoriques à viscosité élevée ont une tension élevée.

Bref l'individu indemne de toute lésion ou perturbation circulatoire a la tension de sa viscosité. Sans être mathématique cette relation, ce rapport de la tension différentielle à la viscosité quoique variant d'un individu à l'autre et même du matin au soir chez le même individu, n'oscille cependant qu'entre certaines limites de 1,2 à 1,8 ce qui veut dire que dans un système circulatoire non adultéré, la force nécessaire pour assurer la circulation régulière de l'unité viscosimétrique est de $1^{cc},2$ à $1^{cc},8$ de mercure. C'est entre ces 2 chiffres que se groupent en effet tous les coefficients des sujets normaux et le plus grand nombre de ceux relevés chez les anémiques et les pléthoriques indemnes de perturbation circulatoire. Toutefois on constate chez les anémiques simples une tendance manifeste à l'abaissement dudit coefficient traduisant une tendance à un fléchissement plus rapide de la tension artérielle que de la viscosité sanguine, une tendance à l'hyposphyxie que nous étudierons dans un chapitre ultérieur; chez les pléthoriques au contraire on constate plutôt une tendance à l'élévation dudit coefficient traduisant une tendance à une élévation plus rapide de la tension que de la viscosité sanguine, une tendance à l'hypersphyxie qui fera l'objet du chapitre suivant.

Ces tendances à la discordance sphygmo-viscosimétrique, se manifestant conjointement à des tendances d'insuffisance fonctionnelle nettement définie du cœur chez les hyposphyxiques, du rein chez les hypersphyxiques sont, on le conçoit, d'une réelle importance tant physiologique que pathologique, tant théorique que clinique, tant diagnostique que thérapeutique.

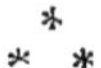

Les recherches personnelles de M. Francis Heckel, qui s'est plus particulièrement attaché à l'étude des maladies de la nutrition, l'ont conduit à des constatations de tous points conformes aux constatations précédentes (Voir Culture physique et cures d'exercice (Myothérapie), Masson édit. 1913).

IV

HYPERSPHYXIES

I. — SCLÉROSES ARTÉRIO-RÉNALES PURES.

Le tableau V se rapporte aux cas dans lesquels avec une viscosité normale ou basse nous avons relevé une tension différentielle élevée, souvent très élevée, dans lesquels en conséquence le rapport sphygmo-viscosimétrique est très supérieur à la normale.

Il contient 81 cas.

La *fréquence du pouls* parfois normale est le plus souvent exagérée.

38 fois elle dépassait 80
24 fois elle dépassait 90
10 fois elle dépassait 100

La *tension maxima* est supérieure, parfois très supérieure, à la normale.

8 fois elle était supérieure à 30
27 fois elle était comprise entre 25 et 29
38 fois elle était comprise entre 20 et 24
8 fois elle était comprise entre 16 et 19

L'hypertension maxima est on le voit considérable. Dans presque la moitié des cas elle est égale ou supérieure à 25. C'est de façon tout à fait exceptionnelle que l'on relève une tension inférieure à 20.

La tension *minima* est à l'ordinaire supérieure à la normale.

48 fois la tension relevée fut égale ou supérieure à 11.

Total				Sous-total
33	1	fois	7	
	9	fois	8	
	11	fois	9	
	12	fois	10	
48	10	fois	11	
	16	fois	12	
	6	fois	13	22
	4	fois	14	
	5	fois	15	
	4	fois	16	
	2	fois	17	
	1	fois	18	

22 fois, dans plus du quart des cas, elle fut égale ou supérieure à 13.

12 fois elle dépassa 15.

1 fois elle atteignit 18.

Dans 33 cas la minima était normale, voire subnormale.

A noter qu'une minima subnormale 8 ou basse 7 coïncidant avec une maxima élevée correspond de façon a peu près constante à l'insuffisance aortique. Il nous est arrivé maintes fois de faire avant tout examen clinique d'un malade le diagnostic d'insuffisance aortique par la seule constatation d'une hypotension minima associée à une hypertension maxima.

La *différentielle* est toujours anormalement élevée.

Total			
4	1	fois	6
	3	fois	7
11	4	fois	8
	7	fois	9
66	16	fois	10
	6	fois	11
	11	fois	12
	9	fois	13
	6	fois	14
	5	fois	15
	6	fois	16
	2	fois	18
	2	fois	19
	2	fois	20
	1	fois	22

Si l'on se rappelle que la différentielle normale est comprise entre 5 et 7, on voit que l'hypertension différentielle peut être considérée comme constante : 77 cas sur 81 avec 3 fois un chiffre normal mais fort 7. 66 fois elle était égale ou supérieure à 10. Dans des cas à la vérité exceptionnels elle a pu dépasser 20.

Bref la différentielle peut atteindre des valeurs doubles, triples, voire quadruples de la différentielle normale. Cette différentielle est comme nous le savons en rapport certain quoique imparfaitement déterminé avec la puissance cardiaque. Cette différentielle élevée, parfois de façon énorme, traduit une puissance cardiaque élevée, parfois de façon formidable. Elle correspond à ces hypertrophies cardiaques, à ces « cœurs de bœuf » monstrueux que l'on rencontre de façon quasi-constante dans les scléroses artério-rénales qui constituent la plus grande partie des cas de cette série.

La *viscosité* est normale ou basse.

5	2 fois 4,4	14
	3 fois 4,3	
44	5 fois 4,2	
	4 fois 4,1	
	20 fois 4	20
	10 fois 3,9	47
	5 fois 3,8	
32	7 fois 3,7	
	6 fois 3,6	
	6 fois 3,5	
	4 fois 3,4	
	5 fois 3,3	
	3 fois 3,2	
	1 fois 2,5	

Souvent normale, la viscosité sanguine est cependant fréquemment basse, absolument faible. Dans 32 cas elle est égale ou inférieure à 3,7. On peut présenter cette hypoviscosité d'une façon plus saisissante :

Sur 81 cas :

20 fois la viscosité fut égale à 4.

14 fois elle fut supérieure à 4.

47 fois elle fut inférieure à 4.

L'hypoviscosité est donc souvent absolue, inférieure aux chiffres rencontrés chez les normaux.

L'hypoviscosité relative est constante ainsi que nous le montre l'étude du rapport sphygmo-viscosimétrique.

Le coefficient sphygmo-viscosimétrique traduit bien la discordance parfois considérable existant entre la tension différentielle, c'est-à-dire la puissance cardiaque et la viscosité sanguine, c'est-à-dire la résistance du liquide circulant dans le système circulatoire.

3 fois	inférieur	à 2 (1,70, 1,90, 1,90)
30 fois	de	2 à 2 99
35 fois	de	3 à 3,99
6 fois	de	4 à 4,99
5 fois	de	5 à 5,99
1 fois	supérieure	à 6

Si l'on considère que le coefficient normal oscille entre 1,2 et 1,8 (pratiquement 1 et 2) on voit qu'il y a plus qu'une nuance et que la discordance est considérable dans ce groupe entre la tension différentielle et la viscosité sanguine. Il y a donc *toujours* dans ce groupe hypertension et hypoviscosité. Il y a souvent hypertension absolue et hypoviscosité absolue, c'est-à-dire que l'on relève souvent tout à la fois une tension différentielle supérieure à la normale et une viscosité sanguine inférieure à la normale ; mais en tous cas il y a hypertension relative et hypoviscosité relative, car si la viscosité relevée est apparemment normale, la tension correspondante est dans ce cas beaucoup trop élevée. L'individu n'a pas comme le normal la tension de sa viscosité, mais une tension beaucoup trop élevée par rapport à sa viscosité, et c'est précisément ce que traduit l'élévation du coefficient sphygmo-viscosimétrique.

En d'autres termes pour équilibrer une résistance sanguine ramenée à l'unité viscosimétrique, un sujet normal a besoin d'une tension différentielle qui se chiffre par 1^{cc},2 à 1^{cc},8 de mercure ; pour équilibrer la même résistance l'hypersphyxique doit employer 2 à 6 centimètres cubes de mercure, c'est donc qu'il y a « freinage » en un point au moins du système circulatoire.

Notons que les 3 cas dans lesquels nous avons relevé un coefficient hypernormal quoique inférieur à 2 (1,70, 1,90, 1,90) correspondent à des cas un peu hors série, tous trois fort intéressants à ce sujet et sur lesquels nous aurons à revenir. Dans l'observation 374, il s'agit d'un cas d'artério-sclérose évidente (durcissement des artères périphériques radiale et temporale avec dénutrition (1,72-48 kilogrammes), chez un ancien bacillaire, végétarien phosphaturique, hypoacide; la tension est tout à fait normale $\frac{16}{9}$ avec hypoviscosité 3,7 et débit urinaire légèrement inférieur à la normale (0,178). Dans une autre (167), il s'agit d'un cas de sclérose artério-rénale avancée, compliquée d'insuffisance cardiaque, chez un ataxique ancien paludéen ayant eu des poussées de splénomégalie. Dans le 3e cas enfin (370) il s'agit d'un cas de néphrite mixte intense avec rétrécissement mitral et fibrillation auriculaire.

* * *

La *polyurie* est fréquente mais non constante. Dans 33 cas nous avons pu relever le *débit urinaire quotidien* avec une suffisante rigueur et concurremment avec les coefficients sphygmo-viscosimétriques, c'est-à-dire au cours de la même journée.

3 fois le débit urinaire quotidien était inférieur à un litre (0,750, 0,900, 0,950)
16 fois de 1 000 à 1 499
11 fois de 1 500 à 1 999
3 fois égal ou supérieur à 2 000

Mais constatation intéressante si l'on calcule dans ces cas le *débit urinaire quotidien par centimètre cube de pression différentielle* (*coefficient sphygmo-hydrurimétrique*), on trouve des chiffres très inférieurs à la normale :

	inférieur à	50 centimètres cubes. .		1 fois
de 50 centimètres cubes à	99	—	.	12 fois
de 100 —	149	—	. .	10 fois
de 150 —	190	—	. .	10 fois

(Voir le chapitre ultérieur : Syndromes cardio-rénaux.)

Notons la très grande fréquence de l'*albuminurie,* 35 fois sur 81 cas, près de la moitié des cas. Le plus souvent il s'agit d'albuminurie très peu abondante, de traces; c'est la petite albuminurie classique non dosable de la néphrite interstitielle. Dans quelques cas l'albuminurie s'est révélée plus abondante : 0,12, 0,46, 0,50. Dans 4 cas enfin nous avons relevé une albuminurie élevée : 2 grammes, 2gr,60, 3gr,50, 4gr,50; dans 2 cas il s'agissait de néphrites dégénératives ultimes de diabétiques âgés (75 et 78 ans), jadis florides, arrivés à la période cachectique de dénutrition; dans un cas il s'agissait d'une néphrite subaigue grave à terminaison fatale; dans un cas de sclérose cardio-rénale extrêmement avancée arrivée à la période cachectique chez une spécifique, ataxique.

Relevons la présence actuelle de *sucre* dans 4 cas, dont les 2 sus-énumérés chez lesquels l'abaissement de la glycosurie coïncida de façon classique avec l'élévation du taux de l'albumine.

Notons encore la très grande *fréquence des hémorragies* : épistaxis, hémorragies rétiniennes, hémorragies cérébrales, etc.

La *sclérose artério-rénale* est comme nous voyons la règle, 71 cas sur 81, le diagnostic étant assis soit sur la constatation formelle de sclérose périphérique ou centrale (durcissement et flexuosité des radiales, des temporales, des humérales, des fémorales), dilatation, anévrisme, élévation de l'aorte et des sous-clavières, rudesse du premier bruit aortique, etc., soit sur la constatation du syndrome classique du mal de Bright (petits et grands signes du brightisme), etc.

Dans 7 cas la *ménopause* naturelle ou prématurée (ovariotomie) a paru la cause prédominante du syndrome constaté ; elle s'accompagnait d'ailleurs de phénomènes de pléthore et de petit brightisme ; dans 2 cas on notait de l'albumine.

Les 3 cas restants sont représentés par un cas de néphrite subaiguë fatale, une hydronéphrose, une maladie mitrale avec néphrite.

L'âge des malades est élevé.

80 { 12 cas de 45 à 49 ; 54 { 22 cas de 50 à 59 ; 32 cas de 60 à 69 } ; 12 cas de 70 à 79 ; 2 cas de plus de 80 }

Un seul cas avant 20 ans. L'âge prédominant est manifestement de 50 à 70, avec cependant quelques cas de 45 à 50, quelques cas après 70.

De façon presque constante on note dans les *antécédents* des malades, la *pléthore,* la *goutte,* le *diabète,* l'*obésité* dont quelques-uns présentent d'ailleurs encore des stigmates ; mais il n'est pas douteux que pour le plus grand nombre la dénutrition débute avec cette période et que la cachexie en soit l'aboutissant.

La *ménopause* paraît jouer chez la femme un rôle pathogénique évident.

La *syphilis* joue un rôle incontestable mais avec une fréquence que nous n'avons pas pu apprécier avec rigueur, n'ayant pas pu toujours faire pratiquer la réaction de Wassermann. Toutefois elle ne nous a pas paru présente dans plus d'un cinquième des cas. Il en est de même des autres *maladies infectieuses,* de la fièvre typhoide en particulier. Les antécédents nutritifs (*goutte, diabète, obésité, pléthore*) l'emportent de beaucoup.

L'âge des malades, la gravité habituelle de leurs manifestations, la permanence et l'irréductibilité du syndrome morbide, la fréquence des complications, la constatation de lésions définitives, tout oblige à conclure qu'il s'agit

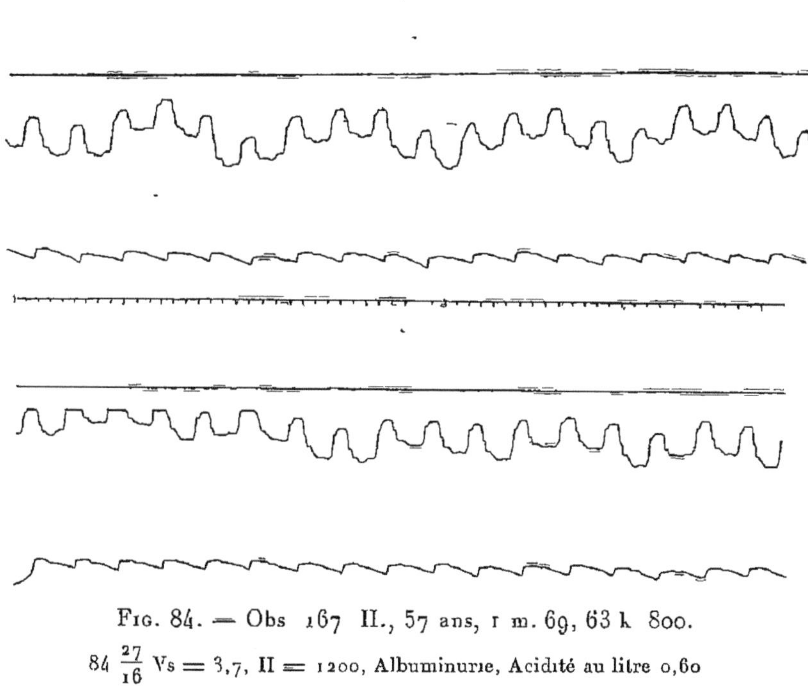

FIG. 84. — Obs 167 H., 57 ans, 1 m. 69, 63 k 800.
84 $\frac{27}{16}$ Vs = 3,7, H = 1200, Albuminurie, Acidité au litre 0,60

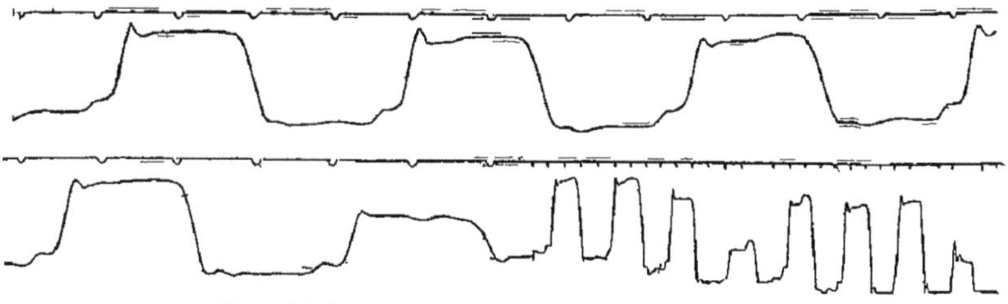

FIG. 84 *bis*. — Obs. 167. Cardiogramme

d'un stade déjà très avancé de dégénérescence circulatoire à prédominance artério-rénale (artério-sclérose), qu'il s'agit en somme d'infirmités ou de fractions d'infirmités déjà anciennes et invétérées auxquelles sont plus particulièrement exposés et prédestinés les pléthoriques, les obèses, les diabétiques, les goutteux.

Le chapitre et le tableau suivants nous feront saisir sur le vif la période de maladie intermédiaire et nous feront assister à la genèse physiopathologique de la sclérose.

*
* *

Nous reproduisons ci-contre et ci-dessous à titre documentaire les graphiques de 3 des observations collationnées dans le tableau V (obs. 167, 374 et 588 ; fig. 84, 84 *bis*, 85, 86).

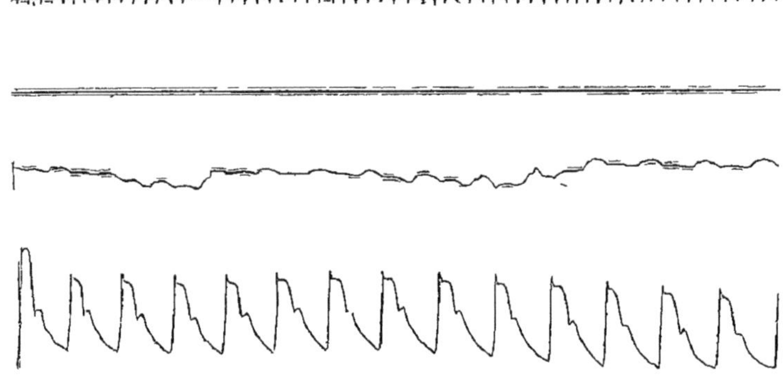

Fig. 85. — Obs. 374 H., 58 ans, 1 m 72, 48 k.

$46 \frac{16}{9}$ Vs = 3,7, H = 12,50

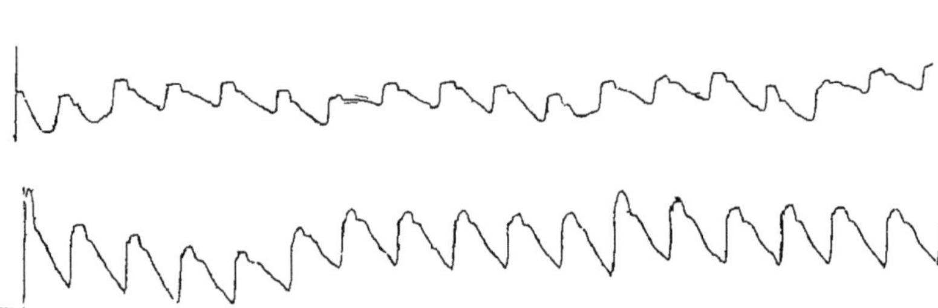

Fig. 86. — Obs. 588. H., 80 ans, 1 m. 66, 54 k.

$86 \frac{28}{11\ 1/2}$ Vs = 3,3 Radiale et Jugulaire droites

TABLEAU V.

N° D'ORDRE DE L'OBSERVATION	AGE	SEXE	TAILLE	POIDS	CARACTÉRISTIQUES CLINIQUES
1	65	F	»	»	Artério-sclérose Aortite, sclérose rénale. .
1 bis	67 1/2	H	»	»	Artério-sclérose avec gros anévrisme aortique. [illegible]cificité ancienne . . . .
5	66	F	»	»	Artério-sclérose. Cataracte Hémorragies rétinien[illegible] Polydypsie. . . . .
5 bis	69	H	»	»	Sclérose artério-rénale avancée.
9	68	F	1,69	73	Artério-néphro-sclérose avec aortite
10	72	H	1,74	87,8	Diabète. Sclérose artério-rénale Insuffisance aort[illegible]
18	50	H	»	»	Aortite ancienne avec angor. Sclérose rénale.
19	45	F	»	»	Obésité. Ménopause. . . . .
21	45	F	»	»	Ménopause prématurée. Ovariotomie. . .
27	75	H	»	»	Artério-sclérose avec aortite très avancée
32	75	F	»	»	Sclérose cardio-rénale. Mort dans une crise tachycardie paroxystique. . . . .
36	61	F	»	»	Sclérose cardio-rénale et angiospasme An[illegible] Epistaxis. Œdèmes . .
45	60	F	»	»	Aortite. Sclérose rénale . . . .
46	72	H	»	»	Sclérose artério-rénale très marquée. .
48	65	F	»	110	Goutte. Sclérose artério rénale Hémiplégie
52	65	F	»	»	Artério-sclérose. . . . . . .
62	62	H	»	»	Sclérose artério-rénale. Epistaxis. .
66	84	H	»	»	Sclérose artério-rénale. . . . . .
77	47	H	1,80	110	Obèse. Sclérose rénale. . . . . . .
81	52	F	»	»	Ménopause, pléthore, angiospasme, polydypsie.
97 bis	48	H	1,60	77	Aortite. Sclérose rénale. . . .
104	52	F	1,52	76	Obèse. Sclérose artério-rénale. .
118	66	F	»	»	Cardio-angio-néphro-sclérose. Ramollissement c[illegible]bral. . . . .
112	51	F	»	»	Ménopause, pléthore, angiospasme, polydypsie.
123	48	F	»	72	Sclérose artério-rénale irréductible. Ménopause
130	58	F	»	54	Cardio-angio-sclérose. Infection intestinale .
146	55	H	»	96	Sclérose artério-rénale. Epistaxis . . . .
152	59	F	»	»	Insuffisance aortique Sclérose artério-rénale
160	52	H	1,63	74	Pléthorique, polydypsique. Sclérose rénale
164	63	H	»	76	Sclérose artério-rénale. . . . .
167	57	H	1,69	63	Sclérose artério-rénale très avancée. Ataxie
176	62	H	1,80	120	Obèse. Sclérose artério-rénale . .

DU POULS	TENSION MAXIMA Mx	TENSION MINIMA Mn	TENSION DIFFÉRENTIELLE p	VISCOSITÉ SANGUINE v	Rapport sphygmo-viscosimétrique $\frac{p}{v}$	DÉBIT HYDRURIQUE quotidien H	RAPPORT sphygmo-rénal $\frac{H}{p}$	ALBUMINE	SUCRE
6	18	10	8	4	2	»	»	+	»
8	18	8	10	4	2,50	»	»	+	»
6	28	14	14	3,9	3,51	2,000	0,143	+	»
72	26	10	16	4,2	3,80	»	»	»	»
8	20	9 1/2	10 1/2	3,3	3,18	»	»	»	»
4	24	8	16	4,4	3,63	1,570	0,098	»	»
2	25	12	13	3,8	3,42	»	»	»	»
96	20	11	9	3,4	2,64	1,200	0,133	»	»
84	21	12	9	4,2	2,14	»	»	»	»
»	26	10	16	3,4	4,60	»	»	+	»
66	22	9	13	3,7	3,51	»	»	»	»
00	20	12	8	3.8	2,10	1,200	0,150	+	»
96	25	13	12	3,9	3,08	»	»	»	»
72	23/26	13/12	11	3,3	3,33	»	»	+	»
80	17	8 1/2	8 1/2	3,6	2,36	»	»	+	»
72	20	9	11	3,7	3,00	»	»	»	»
78	25	12	13	4,2	3,09	»	»	»	»
96	25	10	15	3,5	4,20	»	»	»	»
74	28	16	12	3,9	3	0,900	0,075	»	»
02	27	14	13	3,9	3,30	»	»	»	»
70	24	15	9	4	2,25	1,100	0,122	»	»
02	24	15	9	4	2,25	»	»	+	»
88	25	15	10	3,5	2,80	»	»	»	»
08	27	13 1/2	13 1/2	4,3	3,14	»	»	»	»
92	32	18	14	3,6	3,88	1,000	0,072	+	»
78	18	11	7	3,4	2,06	»	»	»	»
66	28	13	15	3,8	3,94	»	»	»	»
80	21	8	13	3,8	3,42	»	»	»	»
78	20	10	10	3,9	2,65	1,500	0,150	»	»
»	27	13 1/2	13 1/2	4,1	3,30	1,600	0,192	»	»
84	23	16	7	3,7	1,90	1,200	0,171	+	»
96	22	11	11	4	2,75	»	»	»	»

Nº D'ORDRE DE L'OBSERVATION	AGE	SEXE	TAILLE	POIDS	CARACTÉRISTIQUES CLINIQUES
181	65	H	1,72	87	Goutte Sclérose artério-rénale. . . . .
186	51	F	1,60	87	Obèse. Sclérose artério-rénale . .
191	62	F	»	»	Sclérose artério-rénale. . . . .
196	71	F	»	»	Sclérose artério-rénale. Epistaxis. Mort par hé ragie cérébrale. . . . .
197	66	H	»	83,2	Sclérose artério-rénale. Goutte. Pléthore .
204	66	H	»	»	Sclérose artério-rénale avancée Insuffisance a que Spécificité. . . . .
241	66	H	1,74	76	Aortite. Angor. Sclérose rénale Goutte Plétl
247	48	H	»	»	Mitro-aortique ancien rhumatismal Néphrite i stitielle . . . .
258	63	F	»	72	Myocardite scléreuse. Insuffisance cardio-rénal
277	50	H	1,73	76	Sclérose artério-rénale. Angor . . . . .
295	75	F	»	»	Diabète. Sclérose artério-rénale et néphrite pa chymateuse.. . . . .
297	74	H	»	»	Sclérose artério-rénale. . . . . .
303	60	H	1,80	70	Diabète. Sclérose artério-rénale. Hémorragie c brale Insuffisance aortique.. . . .
306	51	H	1,82	92	Sclérose artério-rénale. Petit ictus hémorragiq
311	65	H	»	»	Sclérose artério-rénale Insuffisance aortique
320	56	F	»	»	Sclérose artério-rénale Hydrothorax. Mort
332	48	F	»	»	Ménopause. Sclérose rénale. Hémorragie rétinie
333	52	H	»	»	Pléthorique, polydypsique, éthylique. Sclé rénale. . . . .
343	60	H	»	»	Sclérose artério-rénale. Anévrisme aortique Ins sance aortique Cachexie. . . .
352	58	H	»	»	Sclérose artério-rénale. Spécificité ancienne.
358	52	F	1,58	58	Ménopause. Sclérose artério-rénale. Aortite .
363	68	F	»	»	Sclérose artério-rénale. Insuffisance aortique. .
367	70	F	»	»	Myocardite sénile, artério-sclérose, rein relat ment indemne.. . . . . . .
369	68	H	1,73	82	Aortite. Angor. . . . .
370	18	F	»	»	Maladie mitrale. Néphrite . . .
373	64	H	»	»	Sclérose artério-rénale. . . . .
374	58	H	1,72	48	Artério-sclérose de végétarien. Ancien bacilla phosphaturie, hypo-acidité. . . .
384	48	F	»	»	Ménopause. Insuffisance rénale. Fibromes .

DU POULS	TENSION MAXIMA Mx	TENSION MINIMA Mn	TENSION DIFFÉRENTIELLE p	VISCOSITÉ SANGUINE v	Rapport sphygmo-viscosimétrique $\frac{p}{v}$	DÉBIT HYDRURIQUE quotidien H	RAPPORT sphygmo-rénal $\frac{H}{p}$	ALBUMINE	SUCRE
68	21	11	10	4	2,50	1,500	0,150	»	»
20	28	16	12	4,1	2,92	»	»	±	»
78	20	10	10	4	2,50	»	»	»	»
84	25	15	10	3,2	3,12	1,600	0,160	»	»
62	25	12	13	4	3,25	1,720	0,132	»	»
»	22	10	12	4,2	2,85	»	»	»	»
66	19	8 1/2	10 1/2	4	2,62	1,000	0,095	»	»
96	33	14	19	3,5	5,40	»	»	+	»
66	21	9	12	3,7	3,24	1,250	0,100	»	»
66	21	12	9	4	2,25	»	»	»	»
84	26	12	14	4	3,50	»	»	2,60	2
72	27	12	15	4	3,75	»	»	»	»
60	26	8	18	4	4,50	1,700	0,094	0,12	18
66	21	9	12	3,9	3,00	1,250	0,104	+	»
100	20	8	12	3,2	3,75	0,950	0,079	±	»
»	20	10	10	3,5	2,66	»	»	traces	»
108	22	12	10	3,9	2,56	»	»	+	»
84	22	10	12	3,7	3,23	»	»	+	»
88	21	7	14	2,5	5,60	»	»	+	»
96	20	12	8	3,6	2,05	»	»	+	»
76	18	9	9	3,3	2,72	»	»	»	»
80	22	9	13	4,1	3,17	1,150	0,088	»	»
76	21 1/2	11 1/2	10	4,2	2,33	»	»	»	»
98	27	12	15	3,9	3,84	»	»	+	+
96	22	16	6	3,5	1,71	»	»	±	»
84	22	11	11	3,4	3,23	»	»	+	»
66	16	9	7	3,7	1,90	1,250	0,178	»	»
78	23	13	10	4	2,70	»	»	»	»

N° D'ORDRE DE L'OBSERVATION	AGE	SEXE	TAILLE	POIDS	CARACTÉRISTIQUES CLINIQUES
391	75	F	»	»	Sclérose artério rénale. Épistaxis violents . .
407	66	F	»	»	Sclérose cardio-rénale Ectasie avec insuffisa aortique.. . . . . . .
409	50	H	»	120	Obèse Insuffisance rénale .
414	60	H	1,72	65	Sclérose artério-rénale Ectasie droite. .
424	52	F	»	»	Hydronéphrose . . . . .
436	61	H	1,76	78	Néphrite subaigue . . . . .
444	50	H	1,66	88	Sclérose artério-rénale Angiospasme
446	47	H	1,70	78	Sclérose artério-rénale Épistaxis . .
467	65	H	1,72	69	Artério-sclérose. Hémorragies diverses. . .
485	55	F	»	»	Artério sclérose. Néphrite interstitielle. . .
489	63	H	»	67,5	Sclérose artério-rénale Hémiplégie. . .
490	48	H	1,65	90,5	Sclérose artério-rénale. . . .
496	70	F	»	»	Artério-sclérose . . . .
525	78	H	1,72	68	Néphrite mixte. Diabète. Sclérose artérielle
527	64	H	1,74	95	Artério-sclérose. Angor.. . . .
544bis	59	H	1,73	91,2	Sclérose artério-rénale avec énorme dilatation culaire et grosse insuffisance aortique. P dypsie. . . . .
557	45	F	»	»	Ménopause Petits signes du brightisme..
563	72	F	»	92	Obèse. Artério-sclérose.. . . .
566	48	F	1,56	81	Obèse Sclérose artério-rénale.. . . . . .
588	80	H	1,66	54	Anévrisme aortique probable. Artério-sclérose c trale et périphérique.. . . . .
600	62	H	1,75	93	Sclérose artério-rénale. Épistaxis. . . .

… DU POULS	TENSION MAXIMA Mx	TENSION MINIMA Mn	TENSION DIFFÉRENTIELLE p	VISCOSITÉ SANGUINE v	Rapport sphygmo-viscosimétrique $\frac{p}{v}$	DÉBIT HYDRURIQUE quotidien H	RAPPORT sphygmo-rénal $\frac{H}{p}$	ALBUMINE	SUCRE
4	20	10	10	3,7	2,50	1,100	0,110	»	»
0	21	8	13	3,6	4,44	1,100	0,080	»	»
	30	12	18	3,3	5,45	1,250	0,070	2	»
0	20	10	10	4	2,50	»	»	+	»
4	20	11	9	3,2	2,80	»	»	»	»
	21	11	10	3,6	2,66	1,600	0,160	»	»
6	21	9 1/2	11 1/2	4	2,87	1,900	0,165	3,50	»
6	27	15	12	3,9	3,07	1,500	0,125	»	»
8	26	12	14	3,6	3,88	»	»	»	»
6	33	14	19	4,1	4,63	»	»	+	»
8	31	17	14	4,4	3,18	1,000	0,071	0,46	»
6	32	17	15	4	3,75	»	»	»	»
0	27	13	12	4	3	»	»	+	»
6	34	12	22	3	7,33	1,000	0,045	4,50	+
6	28	11 1/2	16 1/2	4,3	3,83	1,000	0,060	»	»
8	28	8	20	4,3	4,60	2,500	0,125	+	»
2	23	12	11	3,8	2,88	»	»	+	»
	19	9	10	4	2,50	1,680	0,160	+	»
6	22	10	12	4	3	0,750	0,062	+	»
6	28	11 1/2	16 1/2	3,3	5	»	»	»	»
2	30	9 1/2	20 1/2	3,6	5,70	2,000	0,095	0,50	»

II. — CAS INTERMÉDIAIRES ENTRE LA PLÉTHORE SIMPLE ET LA SCLÉROSE ARTÉRIO-RÉNALE

Période angiospasmodique.

Le tableau VI groupe des cas manifestement intermédiaires entre les pléthoriques normaux ou quasi-normaux au point de vue circulatoire et les hypersphyxiques à sclérose cardio-vasculo-rénale réalisée, évidente, indiscutable.

La *fréquence du pouls* est en moyenne très nettement supérieure à la normale. 9 fois même sur 30 cas nous relevons des taux supérieurs à 100. Elle est en général fort instable.

LA TENSION MAXIMA

30	2 fois	inférieure à	20
	6 fois	égale à	20
	4 fois	—	21
	3 fois	—	22
	1 fois	—	23
	2 fois	—	24
	2 fois	—	25
	4 fois	—	26
	1 fois	—	28
	2 fois	—	29
	1 fois	—	30
	2 fois	—	33

La *tension maxima* est comme on voit élevée ou très élevée. Elle est dans l'ensemble manifestement plus élevée que chez les pléthoriques simples, quoique l'on puisse observer fréquemment comme chez ces derniers des hypertensions moyennes 20 à 23.

Elle est dans l'ensemble manifestement inférieure à la tension relevée chez les hypersphyxiques cardio-rénaux, quoique l'on puisse observer, exceptionnellement, comme chez ces derniers, des hypertensions très fortes, égales ou supérieures à 25.

LA TENSION MINIMA

30	1 fois	8
	3 fois	9
	5 fois	10
	5 fois	11
	5 fois	12
	2 fois	13
	6 fois	14
	2 fois	15

Comme pour la maxima, la *minima* est dans l'ensemble supérieure à celle des pléthoriques, inférieure à celle des scléreux cardio-rénaux.

Il en est de même de la *différentielle*.

Disons dès maintenant d'ailleurs pour y revenir ultérieurement que les tensions sont chez ces sujets incomparablement moins stables, plus variables, plus sujettes à des à-coups brusques que chez les pléthoriques et chez les scléreux Ils sont éminemment *sphygmolabiles*. C'est un signe extrêmement important et sur lequel nous aurons l'occasion de revenir.

LA VISCOSITÉ SANGUINE

30	1	3,6
	1	3,7
	2	3,8
	1	3,9
	3	4
	1	4,1
	1	4,2
	2	4,3
	2	4,4
	3	4,6
	1	4,7
	3	4,8
	1	4,9
	4	5
	1	5,1
	1	5,3
	1	5,6
	1	5,8

Rien ne fait mieux constater le caractère intermédiaire de la période envisagée ici, que la viscosité dans l'ensemble élevée comme chez les pléthoriques, mais commençant cependant à présenter des viscosités basses, comme chez les scléreux.

TABLEAU VI.

N° D'ORDRE DE L'OBSERVATION	AGE	SEXE	TAILLE	POIDS	CARACTÉRISTIQUES CLINIQUES
37	56	F	»	103	Obésité Pléthore . . .
39	39	H	»	90	Obésité. Pléthore.
42	40	H	1,72	104	Obésité Pléthore. . .
47	55	H	1,70	80	Pléthorique. . . .
75	47	H	1,66	96	Obésité. Pléthore
76	47	H	1,74	93	Obèse. Angor. . . . .
110	57	H	1,77	»	Pléthorique Glycosurique. .
131bis	55	F	»	94,4	Pléthorique Obèse Polydypsique. . .
160	52	H	1,63	74	Pléthorique Polydypsique. Insomnie . .
165	54	H	»	104	Obèse avec crises angiospasmodiques de rétention hydri
176	62	H	1,80	120	Obésité. Pléthore. . .
185	31	H	1,71	124	Obèse pléthorique. .
208	40	H	1,74	112	Obésité. Pléthore. .
253	49	H	1,60	77	Obèse polydypsique..
283	64	H	»	82	Pléthorique . .
308	50	H	1,80	121,3	Obésité Pléthore. .
315	54	H	»	»	Diabète Goutte. Crises hydrémiques. Hémorragies urinennes . . . . . .
314bis	48	H	»	72	Angor. Polydypsie. . . . .
316	40	H	»	»	Pléthore. Polydypsie. Obésite.. . .
201	39	H	1,70	101	Pléthore Polydypsie. Obésité. . .
275	40	H	1,66	75	Pléthore Polydypsie. . . .
272	56	H	1,69	72	Goutte Angor avec œdème aigu du poumon.
383	37	H	1,69	98 / 87	Pléthore. Manifestations rhumatismales. .
390	59	H	1,71	75	Emphysème Aortite légère Nycturie. Spécificité.
438	48	H	1,74	108	Pléthore Obésité. . . . .
448bis	62	H	1,80	80	Goutte. Ancien paludéen hépatique. . . . . .
497	56	H	1,66	101	Diabète Obésité. Pléthore. . . . .
556	53	H	1,64	79	Pléthore. Lithiase urinaire Coliques néphrétiques.
564	44	H	1,81	106	Pléthore. Obésité Polydypsie Douleurs rhumatoïde
591	50	H	1,75	97	Pléthore. Obésité Douleurs rhumatoïdes. . . .

TENSION MAXIMA Mx	TENSION MINIMA Mn	TENSION DE L'ARTÉRIELLE p	VISCOSITÉ SANGUINE v	Rapport sphygmo-viscosimétrique $\frac{p}{v}$	DÉBIT URINAIRE QUOTIDIEN H	RAPPORT sphygmo-rénal $\frac{H}{p}$	ALBUMINE	SUCRE
19	9 1/2	10	3,6	2,77	2,000	0,200	»	»
24	14	10	4,6	2,17	»	»	»	»
21	11	10	4	2,50	1,250	0,125	»	»
20	9 1/2	10 1/2	4,3	3,37	»	»	»	»
33	14	19	5	3,80	»	»	+	»
24	14	10	4,9	2,04	2,000	0,200	»	»
20	10	10	4,3	2,37	»	»	»	+ 2 gr
20	11 1/2	8 1/2	3,8	2,23	»	»	»	»
20	10	10	3,9	2,56	1,500	0,150	»	»
22	12	10	4,2	2,37	1,500 à 3,000	0,150 à 0,200	»	»
22	11	11	4	2,75	»	»	»	»
25	12	13	4,8	2,70	»	»	»	»
29	15	14	5,6	2,50	1,600	0,114	+	»
33	15	18	5	3,60	2,700	0,150	+	»
26	12	14	5,3	2,64	1,100 à 2,000	0,078 à 0,143	»	»
30	12	18	5.8	3,10	»	»	»	»
25	13	12	3,7	3,24	»	»	+	3 gr
26	14	12	4,6	2,60	1,800	0,150	»	»
20	10	10	4,1	2,44	»	»	»	»
21	9 1/2	11 1/2	4,7	2,44	»	»	»	»
21	10	11	4,4	2,30	»	»	»	»
26	13	13	4,8	2,70	0,800 à 2,000	0,062 à 0,154	+	»
28	14	14	5	2,80	1,300	0,092	»	»
18	10 1/2	7 1/2	4,1	1,80	1,000	0,130	»	»
20	10	10	4	2,50	»	»	»	»
22	11	11	5	2,20	»	»	+	»
17/12	8	8 1/2	3,8	2,23	2,000	0,220	»	»
21	9 1/2	11 1/2	4,6	2,30	»	»	»	+
26	14	12	5,1	2,35	»	»	+	intermittent
29	11	18	4,8	5,83	»	»	»	»
23	12	11	4,4	2,50	1,100	»	+	»

Au demeurant, comme pour la tension, on peut constater chez le même individu des sautes énormes d'un jour à l'autre ; on peut voir la viscosité varier par exemple de 4 à 5, à 2 jours d'intervalle dans des conditions horaires et physiologiques d'observation rigoureusement identiques.

Ces sujets sont éminemment *visco-labiles.*

La labilité, l'instabilité, fonctionnelle est une de leurs caractéristiques spécifiques. Ils oscillent entre des coefficients proches des coefficients normaux et des coefficients franchement pathologiques.

En revanche dès cette époque le *coefficient sphygmoviscosimétrique* est franchement anormal, et très supérieur à celui que l'on constate chez les pléthoriques simples. Le tableau VI montre en effet que ce coefficient va de 2,17 à 5,83. Il est de même fort labile.

Le *coefficient sphygmo rénal* est par contre franchement abaissé et toujours inférieur à 0,200. Mais il peut osciller aussi dans de larges limites parfois du simple au double et même plus d'un jour à l'autre.

L'*albuminurie*, quoique encore exceptionnelle, est cependant assez souvent notée, 8 fois sur 30 cas, plus du quart. Rapprochons cette fréquence de la rareté de l'albuminurie chez les hypertendus simples de la période antérieure (2 fois sur 45 cas), moins d'un vingtième, et de la grande fréquence chez les hypertendus lésionnels (sclérose artério-rénale) de la période suivante (35 fois sur 81 cas), près de moitié.

La *glycosurie* a été constatée dans 4 cas.

Relevons enfin

L'AGE DES SUJETS

14	30 à 39 ...	4
	40 à 49....	10
16	50 à 59 .	13
	60 à 62. ..	3

La période de la vie de 40 à 60, se rapproche assez de celle que nous avons relevée dans l'hypertension simple.

Cependant une simple constatation statistique va nous faire saisir une différence moyenne de quelques années.

Chez les hypertendus simples purement fonctionnels sur 45 cas, 28 avaient moins de 50 ans, 17 avaient plus de 50 ans ; l'âge moyen était nettement inférieur à 50 ans, 46 ans environ.

Chez les hypertendus de la série actuelle sur 30 cas, 14 ont moins de 50 ans, 16 ont plus de 50 ans, l'âge moyen est nettement supérieur à 50 ans, environ 51 ans.

Chez les hypertendus lésionnels avérés enfin, l'âge moyen beaucoup plus élevé est supérieur à 60 ans.

*
* *

Tout concourt à démontrer que cette phase constitue bien la phase intermédiaire entre la pléthore simple et la sclérose cardio-rénale, qu'elle représente en partie ce que Huchard avait si justement dénommé le stade de présclérose.

Dans l'histoire pathologique de l'évolution des scléroses, en partant du sujet pléthorique simple, le stade actuel de présclérose pourrait être étiqueté : 5 ans après et celui de sclérose confirmée irréductible 10 à 15 ans après.

Il arrive même de pouvoir juxtaposer les 2 types de façon quasi-rigoureuse, tel ce fils de 31 ans (obs. 185) obèse et lithiasique (1^{m},71, 123 kilogrammes), floride et bien compensé avec un pouls à 98, une maxima à 25, une minima à 12, une viscosité à 4,8, et sa mère de 51 ans (obs. 186) obèse dégénérée (1^{m},60, 87 kilogrammes), scléreuse avérée, nycturique, albuminurique, avec un pouls à 120, une maxima à 28, minima 16, viscosité sanguine 4,1.

*
* *

Une des caractéristiques de cette période, qu'il s'agisse

de la fréquence du pouls, de la tension maxima et différentielle, de la viscosité sanguine, du débit urinaire est précisément une instabilité, une variabilité tout à fait anormales, que l'on ne constate ni dans la période antérieure quasi-normale au point de vue circulatoire, ni dans la période ultérieure où l'adultération lésionnelle est définitive.

Dans la première période l'équilibre se maintient en vertu d'une hypertrophie fonctionnelle générale, harmonique, régulière ; dans la troisième période l'organisme s'est adapté, bien ou mal, à des lésions définitives, à une infirmité indélébile, il continue sa marche évolutive en boitant, de façon permanente, régulière pourrait-on dire. Dans la période que nous envisageons ici, l'organisme, non encore irrémédiablement adultéré, n'est pas « résigné, » ne s'avoue pas vaincu ; il lutte contre la déchéance qui s'approche par des hypertrophies compensatrices ; mais par instants l'adaptation fonctionnelle est insuffisante, il y a affolement fonctionnel, réactions désordonnées, angiospasmes, insuffisances diverses survenant sous forme de crises paroxystiques : hydrémie, angor, hyposystolie, etc. A l'ordinaire sous la seule influence de la diète instinctivement pratiquée, tout rentre dans l'ordre. Mais les crises temporaires d'hydrémie avec oligurie, hypertension et hypoviscosité sanguines se traduisant par un relèvement brutal du coefficient sphygmo-viscosimétrique et décelant une réaction cardiaque brutale contre un blocage vasculo-rénal brusque par angiospasme, sont tout a fait significatives et caractéristiques. C'est le dernier « garde à vous » à l'entrée du défilé sans issue de la sclérose.

La caractéristique dominante de cette période est l'éréthisme nerveux, l'émotivité, la tendance exagérée à l'angiospasme qui, chez les prédisposés, joue un rôle important, comme l'avaient fort bien vu et enseigné Lancereaux, Bouveret, Potain, Huchard, et leurs élèves, dans la pathogénie de la sclérose vasculaire. Certains peuvent même, semble-t-il, arriver à la sclérose uniquement par la voie angio-spasmodique. Le plus grand nombre y arrivent comme nous venons de le voir par la voie pléthorique; la dégénérescence est favorisée par l'angiospasme et les infections.

III. — CAS ULTIMES ET COMPLEXES.

Le tableau VII enfin groupe les cas ultimes, avancés, où les sujets scléreux, soit qu'ils aient franchi le stade hypersphyxique précédent, soit qu'ils aient dès le début manifesté des tendances à la défaillance cardiaque, présentent un syndrome complexe d'insuffisance cardiaque et d'insuffisance rénale ou plus exactement d'insuffisance organique générale. A cette période, comme l'ont exprimé si justement les classiques, la maladie n'est plus au cœur elle est partout. Tous les organes participent à cette ultime déchéance. Cœur, reins, foie, poumons, système nerveux, tube digestif sont adultérés, insuffisants et contribuent à réaliser un état morbide extrêmement chargé et complexe où l'asystolie et l'urémie, l'hydrémie et l'anoxhémie, la chlorurémie et l'azotémie, les œdèmes et les congestions, les insuffisances glandulaires, les réactions nerveuses les plus variées se conjuguent, se combinent en proportions variables.

L'analyse ultérieure des syndromes rénaux et cardio-rénaux nous permettra d'analyser un peu plus profondément ces états ambigus, d'en dissocier quelque peu les éléments constitutifs.

L'examen du tableau VII nous révèle :

la *fréquence* habituelle du pouls souvent d'ailleurs irrégulier à cette période (extrasystoles, rythme nodal, etc.);

TABLEAU VII.

Nº D'ORDRE DE L'OBSERVATION	AGE	SEXE	TAILLE	POIDS	CARACTÉRISTIQUES CLINIQUES
28	62	F	»	»	Sclérose artério-rénale. Diabétique. Asystolo-ur(Œdème pulmonaire permanent . . . . .
36ter	61	H	»	62	Sclérose artério-rénale. Diabétique. Asystolo-ur(Œdème pulmonaire permanent. Rythme de C nes-Stockes. . . . .
78	61	H	»	»	Sclérose artério-rénale. Urémie. Stase pulmonaire
93	56	H	»	»	Sclérose artério-rénale très avancée. Asystolo urén
119	67	H	»	»	Sclérose artério-rénale très avancée. Stase pulmor Urémie . . . .
127	72	F	»	»	Sclérose artério-rénale Stase pulmonaire. Urémie nique. Insuffisance aortique. . . . .
162	63	F	1,50	70	Sclérose artério-rénale Stase veineuse. Urémie.
170bis	66	H	»	»	Sclérose artério-rénale très avancée. Asystolo-urér
198	59	H	1,69	56	Sclérose artério rénale très avancée Angor. Ur(Polydypsie. . . . .
219	66	H	»	79	Sclérose artério-rénale. Stase pulmonaire. Bron chronique Insuffisance aortique . . .
244	65	H	1,72	»	Sclérose artério-rénale Insuffisance aortique Ur(Bronchite chronique Hémoptysies. . . .
245	65	H	»	89	Sclérose artério-rénale Hémorragies rétiniennes I chite chronique. Stase veineuse. . . . .
254	56	H	»	»	Sclérose artério-rénale ancienne (hémorragies dive Hémiplégie. Asystolo-urémie . . . .
266bis	65	F	»	40	Artério-sclérose généralisée. Angor. Bronchite. S
313	72	F	»	»	Diabète. Sclérose artério-rénale. Hyposystolo-urér
352bis	72	H	»	»	Artério-sclérose. Urémie Angor (au moment (crise) . . . .
366	64	H	»	»	Sclérose artério-rénale. Asystolo-urémie. Diabète
387	65	H	»	»	Sclérose artério-rénale. Stase veineuse Hypo lie . . . .
385bis	70	F	»	45	Sclérose artério-rénale Angor Azotémie . .
594bis	59	F	»	»	Sclérose artério-rénale Asystolo-urémie .

…	TENSION MAXIMA Mx	TENSION MINIMA Mn	TENSION DIFFÉRENTIELLE p	VISCOSITÉ SANGUINE v	Rapport sphygmo-viscosimétrique $\frac{p}{v}$	DÉBIT URINAIRE QUOTIDIEN H	RAPPORT sphygmo-rénal $\frac{H}{p}$	ALBUMINE	SUCRE
ı	26	14	12	4,8	2,50	1,200	0,100	2 à 3 gr	»
)	34	18	16	6,4	2,50	1,600	0,100	0,34	22
	35	16	19	4,9	3,80	0,560	0,030	0,50	»
0	28	16	12	4,5	2,66	0,900	0,075	+	»
8	20	10	10	4,4	2,27	»	»	+	»
8	21	9	12	4,5	2,66	1,500	0,125	»	»
8	24	12	12	4,2	2,85	»	»	»	»
	26	16	10	5	2	»	»	+	»
8	32	19	13	4,6	2,77	2,000	0,154	1 gr.	»
6	23	9	14	4,7	3	»	»	»	»
)	24	8	16	4,7	3,40	1,900	0,118	+	»
4	21	9	12	4,5	2,66	1,000	0,083	»	»
8	26	14	12	4,7	2,76	0,900	0,075	+	»
8	19	11 1/2	7 1/2	4,1	1,83	1,200	0,160	»	»
4	26	11	15	4,8	3,12	1,500	0,100	+	70
)	21	14	7	6,8	1,02	»	»	+	»
0	22	12	10	5,2	1,92	»	»	+	5
4	18	12	6	4,7	1,28	»	»	»	»
4	25	15	10	4,4	2,25	1,200	0,120	+	»
)	18/19	11/12	7	5,8	1,22	0,600	0,086	+	+

le *fléchissement* de la maxima, dans l'ensemble moins élevée que chez les scléreux purs de la période précédente ;

l'*élévation de la minima* parfois énorme, 19 dans un cas, exception faite des cas d'insuffisance aortique dans lesquels la minima reste basse : 8,9 ;

la *diminution de la différentielle,* qui conserve toutefois des valeurs élevées mais sensiblement plus faibles que celles relevées dans la sclérose pure ;

l'*élévation de la viscosité sanguine* en général supérieure à la normale et qui atteint parfois des valeurs considérables : 5,8, 6,4, 6,8. L'anoxhémie par complications pulmonaires et l'azotémie paraissent jouer le rôle primordial dans ce processus ;

le *fléchissement graduel par rapport à la période précédente du coefficient sphygmo-viscosimétrique,* indice du déséquilibre circulatoire, de l'hyposystolie progressive ;

le faible rendement rénal, se traduisant par l'*abaissement du coefficient hydrurique* égal ou inférieur à 0,100 dans la majorité des cas ;

la *grande fréquence de l'albuminurie.*

IV. — ÉVOLUTION GÉNÉRALE DES SCLÉROSES CARDIO-RÉNALES.

Évolution sphygmoviscosimétrique des scléroses cardio-rénales.

L'évolution de laplupart des affections cardiovasculo-rénales que nous avons eue plus spécialement en vue au cours des chapitres précédents a une durée qui dépasse de beaucoup celle de nos observations sphygmoviscosimétriques.

Ces observations s'échelonnent en effet sur une période de 30 mois environ, alors que l'évolution totale des affections cardiovasculorénales — exception faite des épisodes aigus — a une durée de 10, 15, 20 ans et plus. Nous ne pouvons donc fournir des observations complètes d'évolution sphygmoviscosimétrique de cas de ce genre. Mais ce que nous n'avons encore pu faire sur un sujet donné, nous avons pu l'étudier sur le nombre relativement considérable de cas qui ont été soumis à notre observation et qui se trouvaient à des phases différentes de leur évolution respective. C'est ce que nous avons fait dans les chapitres précédents. En rapprochant, en coordonnant ces phases différentes nous arriverons à reconstituer, avec une très grande vraisemblance, la courbe évolutive sphygmoviscosimétrique générale desdites affections.

Vs	Mx	Mme A. 32 ans	Meur F 48 ans	Meur H 37 ans	Meur G. 40 ans	Meur F 54 ans	Mme A 36 ans
5	20						
	18						17
4	16			4.1	4.1	16	
	14	3.7	3.7	15	15	4	4
3	12	13	13				
	10				10		10
2	8	9		9		9	
	6		7				
		84	64	78	72	73	84

Fig. 87. — Période normale.

Cette sclérose cardiorénale n'étant certainement pas congénitale sera évidemment précédée d'une *période normale* pendant laquelle tension différentielle et viscosité seront toutes deux voisines de la normale et dans un rapport voisin de la normale que l'observation clinique nous a enseigné être compris entre 1,2 et 1,8, ainsi qu'en témoignent à nouveau les quelques observations ci-dessus recueillies chez des sujets absolument indemnes de toute affection cardiovasculorénale ou pulmonaire et n'étant d'autre part ni obèses, ni pléthoriques, ni goutteux, ni diabétiques (fig. 87).

Le plus souvent l'observation clinique indique qu'à cette

période succède une *période de pléthore* avec hyperglobulie par hyperalimentation. Pendant cette période, ainsi qu'en témoignent à nouveau les observations ci-dessous, viscosité et tension s'élèvent ensemble et presque proportionnellement au-dessus de la normale ; cœur et reins s'adaptent à un travail plus considérable ; la pléthore est compensée par une systole plus vigoureuse et une diurèse plus active. Il y a encore eusystolie : la loi de concordance sphygmo-

Vs	Mx	M^eur B 46 ans	M^eur DD 48 ans	M^eur V. 27 ans 1m70 89K400	M^eur C. 42 ans	M^eur B 35 ans 1m73 86K400	M^eur G 42 ans 1m70 82K
	26						
6	24						
	22						
5	20			5		19	20
	18	17	17½	18	18		4.9
4	16		4.2		4.4	4.3	
	14	3.8					
3	12						
	10			11	10	11	10
2	8	9	9½				
	6						
Pouls		84	68	72	62	80	70

F. Borremans del.

Fig. 88. — Période de pléthore simple (hyperhématie compensée).

viscosimétrique, précédemment énoncée, continue à être valable. C'est ce que nous appellerons la *période de pléthore simple ou période d'hyperhématie compensée* (fig. 88).

Mais à la longue la sclérose artérielle, l'atrésie capillaire, la dégénérescence vasculorénale s'accusera et se traduira par un signe de la plus haute valeur clinique, *la discordance du rapport sphygmoviscosimétrique* ; sous l'influence du rétrécissement progressif du calibre des capillaires, surtout rénaux, la tension continuera à s'élever alors que la viscosité au contraire diminuera en vertu d'un mécanisme compensateur de pléthore hydrémique. Ce signe clinique nous paraît capital dans l'évolution des affections cardiovasculorénales tant au point de vue diagnostique, qu'au point de vue pronostique. Au début cette discordance est minime, temporaire, rétrocessive; elle est due probablement à une crise vasculo-rénale angiospasmodique transitoire; elle cède à un traitement approprié. A la longue elle s'accentue et devient définitive et irréductible; elle est due à une adultération irrémédiable des vaisseaux; elle est quasi-incurable, du moins avec nos moyens actuels. A la vérité l'observation clinique et l'expérience thérapeutique indiquent que même dans les grandes discordances sphygmoviscosimétriques invétérées, il existe un élément réductible en partie angiospasmodique, à ce point de vue elles restent en partie au moins curables.

Quelques observations ci-dessous saisissent chez des individus différents quelques moments de cette discordance caractéristique qui nous paraît quasi-pathognomonique de *la période d'insuffisance, de sclérose rénale, d'hydrémie bien compensée par hypersphyxie* (fig. 89).

C'est la période hémorragipare particulièrement dangereuse des scléroses vasculaires. C'est la période des épistaxis, des hémorragies conjonctivales, des hémorragies rétiniennes, des hémorragies cérébrales. Nous avons constaté l'une ou l'autre de ces hémorragies chez plus des 3/5 des sujets présentant d'une façon nette ce syndrome clinique : hypertension artérielle marquée, hypoviscosité sanguine nette.

MM. Onfray et Balavoine (*Société d'Ophtalmologie de Paris,* 5 décembre 1911) s'inspirant des observations que nous avions déjà publiées à cette époque ont pratiqué des mensurations sphygmoviscosimétriques sur 30 sujets atteints d'affections oculaires variées. Dans 7 cas de rétinite albuminurique, ils ont trouvé que l'hypertension artérielle était accompagnée d'hypoviscosité très nette. Dans 2 cas de glaucome inflammatoire, la viscosité et la tension artérielle ont été trouvées sensiblement normales, mais dans un cas de glaucome hémorragique, il y avait hypoviscosité sanguine très nette. Les auteurs ont surtout insisté sur 6 cas d'hémorragies sous-conjonctivales.

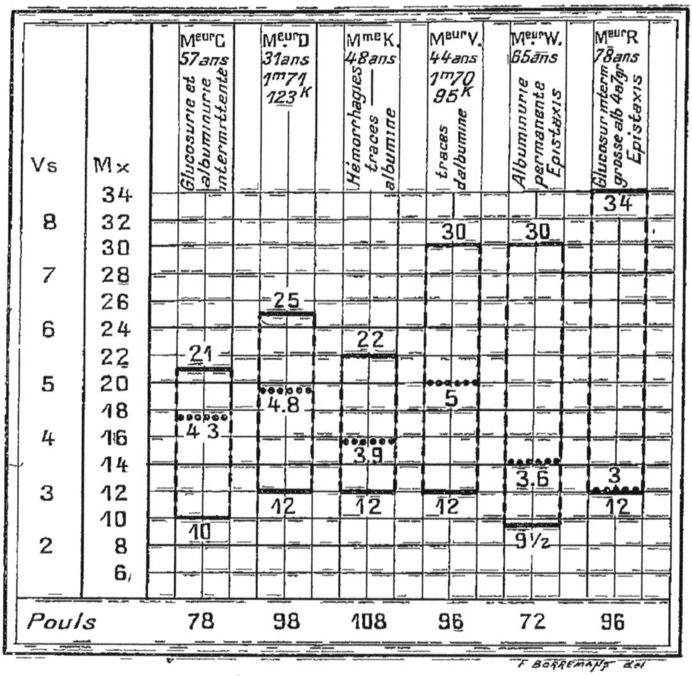

Fig 89 — Période artério-rénale, d'hydrémie compensée.

Au moment des hémorragies, cinq fois il y avait hypertension artérielle, forte pression du pouls (mesurée par la différence $Mx - Mn$) et hypoviscosité sanguine très nette. Aucun des malades n'avait d'albuminurie, mais tous les cinq buvaient une quantité exagérée de liquide. En les rationnant sous ce rapport et sans aucune médication, on amena chez eux une baisse notable de la tension artérielle et une augmentation nette de la viscosité du sang. Il est donc probable que, chez eux, l'hypoviscosité était due à un certain degré d'hydremie. Cliniquement le pronostic de l'hémorragie sous-conjonctivale est souvent bénin ; il traduirait alors seulement une crise de rétention liquide sans insuffisance rénale marquée.

Ces observations confirmaient on le voit pleinement les nôtres. Ces auteurs ont depuis continué leurs recherches et à notre demande ils ont bien voulu nous communiquer la note complémentaire suivante qui résume l'état actuel de leurs travaux, ce dont nous leur sommes extrêmement reconnaissants. Nous nous faisons un devoir de la reproduire sans aucun commentaire.

« Les Drs R. Onfray et H. Balavoine poursuivent actuellement des recherches dans les maladies hémorragiques de l'œil, au cours desquelles ils ont fait de nombreuses mesures sphygmoviscosimétriques. Ils utilisent l'oscillomètre Pachon et le viscosimètre de W. Hess.

« Ils ont fait, entre autres constatations, les remarques suivantes relatives à la rétention hydrique.

« 1° Chez certains malades atteints d'hémorragies sous-conjonctivales spontanées, ils ont noté de l'hypertension artérielle avec hypoviscosité du sang. Cet état de discordance sphygmoviscosimétrique s'améliorait souvent par la seule réduction de la quantité des liquides ingérés.

« Voici quelques-unes de leurs observations :

« Obs. I. — G.., 37 ans, consulte le 13 novembre 1911 pour une hémorragie sous-conjonctivale de l'œil gauche.

« C'est un individu petit, gros, haut en couleur, qui se déclare bien portant et qui ne présente en particulier aucun œdème apparent L'examen de la vision ne révèle aucun trouble, ni aucune lésion profonde des yeux.

« La tension artérielle est de 21/11,5 et la viscosité du sang 4. Les urines sont abondantes, 2l,300, mais ne renferment ni sucre, ni albumine Le dosage des chlorures n'a pas été fait.

« L'interrogatoire montre que ce malade boit abondamment, il prend un grand litre d'eau rougie par repas, plus du lait et du café. On lui conseille de réduire sa boisson à 1 litre environ dans les 24 heures.

« Le 17 novembre, ces conseils ayant été suivis, sa tension n'est plus que 17,5/11. Vs = 4,6, l'examen du sang montre 5270000 hématies avec une forte valeur globulaire.

« Le 1er décembre toute trace d'hémorragie conjonctivale a disparu, mais le malade avoue qu'il a ajouté un peu de café à son régime relativement sec. T = 19/11 Vs = 4,6 avec 5800000 hématies et forte valeur globulaire.

Obs. II. — Mme H..., 58 ans ; ecchymose sous-conjonctivale spontanée. Urines sans sucre ni albumine. Polydipsie. T = 18,5/10, Vs = 3,8.

« Le régime sec relatif donne : T = 17,5/9,5, Vs = 4,3.

« Chez six autres malades présentant des ecchymoses sous-conjonctivales, suite d'hémorragie spontanée, quatre fois les auteurs ont observé une discordance sphygmoviscosimétrique avec intégrité relative du rein (pas d'albuminurie) mais sans que l'influence de la quantité des liquides ingérés fût aussi facile à constater.

SEXE	AGE	M*x*	M*n*	V*s*
H	61 ans.	20 19	12 11	4,2 4,2
F.	53 ans	18	11	4,2
F.	21 ans (grossesse).	12	7	3,4
H.	75 ans.	14,5	8,5	4,1
F.	56 ans.	20,5	10,5	3,9
F	56 ans.	»	»	3,6

« 2° Les auteurs ont trouvé la viscosité sanguine faible chez les malades atteints de rétinite albuminurique.

« Assez souvent, si l'on s'en rapporte aux moyennes de W. Hess, l'hypoviscosité était absolue, toujours la viscosité était faible relativement à l'hypertension artérielle, c'est ce que montre le tableau précédent extrait du rapport de

Nos	SEXE	AGE	RENSEIGNEMENTS CLINIQUES	TENSION ARTÉRIELLE		VISCOSITÉ DU SANG
				Mx	Mn	
1	F	32	Rétinite albuminurique gravidique en voie de régression.	19	10,5	4
2	H	32	Rétinite albuminurique.	21 21,5 22	15 15 15	5 4,6 3,8
3	F	42	Rétinite albuminurique post gravidique.	26 27	15,5 16,5	4 4
4	H.	74	Rétinite hémorragique albuminurique avec inondation du vitré.	26	12,5	4,5
5	H.	60	Rétinite albuminurique	29	14,5	4,3
6	H.	62	Rétinite hémorragique albuminurique.	23 26	12,5 15,5	4,8 4,3
7	H.	37	Rétinite albuminurique.	20	13,5	3,8
8	H.	48	Rétinite albuminurique.	26	17	4,7
9	H.	29	Rétinite albuminurique	21	14,5	3,2
10	H.	49	Rétinite albuminurique.	25	14,5	4

Rochond-Duvigneaud sur la rétinite albuminurique (*Soc. franc. d'ophtalmol.* Paris, mai 1912).

« Les auteurs ont essayé de déterminer les variations de la viscosité du sang aux différents stades de la rétinite albuminurique.

« Trois malades ont été en particulier examinés à ce point de vue :

« Mme M. ., 42 ans, en novembre 1911 avait une tension 26/15,5 et Vs = 4 Depuis cette date elle a conservé la même hypoviscosité relative, mais sans abaissement En mars = S 27/16, 5 Vs = 4 Or cette malade pendant ces quatre mois continue à travailler et sa vision ne s'est pas sensiblement modifiée

« D.. , 32 ans, a présenté du 19 décembre jusqu'à sa mort, 5 janvier, une viscosité sanguine très faible, mais décroissante, sans modification apparente de la tension.

Mx	Mn	Vs
21	14	3,2
22	14,5	2,8
21,5	15	2,8
20	15,5	2,8.

« Enfin l'observation du malade *B.* est encore plus instructive.

Novembre 1911	T = 24	15	Vs = 4
—	T = 22	14,5	Vs = 4,5
—	T = 21,5	15	Vs = 4,6
Décembre	T = 24	15,5	Vs = 4
Janvier 1912	T = 20	15	Vs = 4
Février	T = 23	15	Vs = 3,7
	22,6	15,5	Vs = 3,8
	24	15	Vs = 3,6
	22	15	Vs = 3,5
Avril 23	T = 24	16,5	Ts = 3,2

« La viscosité sanguine a diminué. Cette baisse s'accompagne d'une diminution progressive de la perméabilité rénale constatée par les dosages quotidiens de l'urée, des chlorures et de l'albumine et par les crises de petite urémie ; de poussées répétées de rétinite (hémorragies et exsudats) ; d'une diminution progressive de la vision qui est tombée pour chaque œil de 8/10 à 2/10. »

* * *

Si l'individu ne succombe pas pendant cette période à une hémorragie cérébrale, voire à une syncope ou à une attaque d'angor ou d'œdème aigu du poumon, comme nous en avons précédemment produit des exemples, graduellement le cœur finit par fléchir; des stases s'accusent, des œdèmes apparaissent, *la tension maxima baisse par hyposystolie relative*, le cœur étant insuffisant à sa tâche et *la viscosité au contraire augmente par anoxhémie et augmentation dans le sang du taux de l'acide carbonique*. C'est du moins ce que nous avons constaté chez la plupart des artérioscléreux anciens arrivés à la période de déchéance cardiaque, ainsi qu'en témoignent les quelques exemples ci-dessous. *C'est la période de déséquilibre circulatoire, la période d'hyposystolie, la période artériorénale non compensée* (fig. 90).

Nous croyons devoir rappeler ici les recherches si pénétrantes de Chiray[1] sur la pathogénie des œdèmes cardiaques et brightiques, et qui se quintessencient en ces 2 propositions : dans *l'œdème brightique* les variations des colloïdes (hypoalbuminose) traduisent, malgré les indications inverses fournies par les cristalloïdes une dilution du sang ; dans *l'hydropisie cardiaque* les choses sont inverses, les variations des colloïdes (hyperalbuminurie) traduisent une concentration du sérum sanguin. Loeper[2] sans formuler de conclusions aussi générales avait antérieurement fait d'identiques constatations. Et Chiray en tirait les très sagaces conclusions suivantes : « En somme jusqu'à ces dernières années, on admettait que l'œdème

1 Chiray, *C. R.* du IXe Congrès français de médecine, Paris 1907 — id., *Presse médicale*, 1907, 19 octobre, p 684 — id , *Presse médicale* 1908, 3 et 8 janvier

2. Loeper, La dilution du sang *Journal de Physiologie et de Pathologie générales*, 1903, fasc., I, p. 79

cardiaque est surtout le résultat de la stase sanguine. Mais après que M. Mercklen eut montré qu'il s'accompagne toujours de rétention chlorurée, cette idée se fit jour que l'hydropisie asystolique comme l'hydropisie brightique ont à leur base la rétention chlorurée. Or cette assimilation des deux variétés d'œdème nous paraît tout à fait inadmissible. De l'un à l'autre existent des différences anatomiques telles

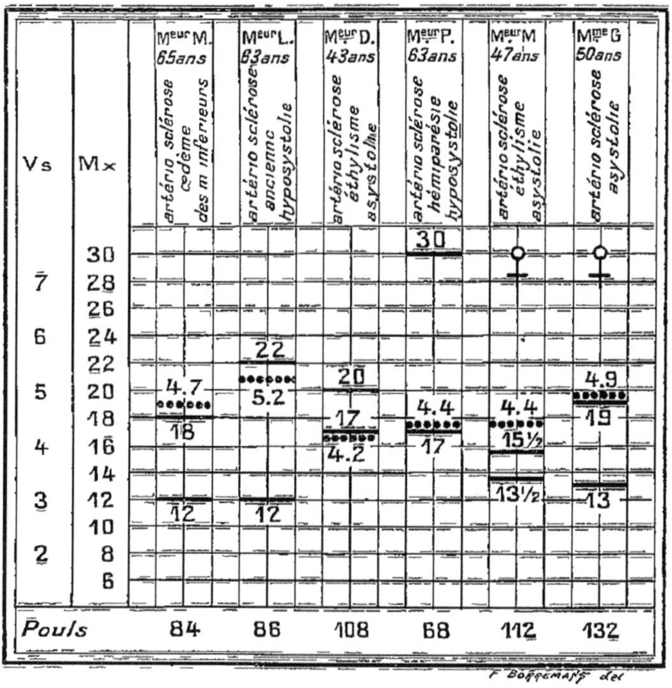

Vs	Mx	Meur M. 65 ans	Meur L. 63 ans	Meur D. 43 ans	Meur P. 63 ans	Meur M 47 ans	Mme G 50 ans
		artério sclérose œdème des m inférieurs	artério sclérose ancienne hyposystolie	artério sclérose éthylisme asystolie	artério sclérose hémiparésie hyposystolie	artério sclérose éthylisme asystolie	artério sclérose asystolie
		4.7	22	20	30	4.4	4.9
		18	5.2	17	4.4	15½	19
		12	12	4.2	17	13½	13
7	28						
6	24						
5	20						
4	16						
3	12						
2	8						
Pouls		84	86	108	68	112	132

(Échelle Mx : 30, 28, 26, 24, 22, 20, 18, 16, 14, 12, 10, 8, 6)

F. Boppemann del.

FIG 90 — Période d'hyposystolie. Période artério-rénale non compensée.

qu'elles constituent une barrière infranchissable. Dans l'un, la dilution du sang est un fait permanent comme la concentration dans l'autre. » M. Chiray basait surtout ses conclusions sur le dosage par pesée de l'albumine du sérum sanguin.

*
* *

Remarquons nettement qu'en ce qui concerne cette

période ultime de la maladie, il s'en faut que cette évolution asystolique, se traduisant par l'évolution sphygmoviscosimétrique ci-dessus rappelée, soit seule possible. Elle nous a paru la plus fréquente, mais d'autres éventualités peuvent se produire. Si la défaillance cardiaque, les stases veineuses et l'asphyxie progressive l'emportent on aura habituellement cette évolution — si l'œdème et le bloquage rénal sont prédominants, tension et viscosité pourront au contraire fléchir ensemble comme nous l'avons constaté en quelques cas et comme cela est noté dans 2 observations sus-mentionnées d'Onfray et Balavoine.

Si au contraire le rein « se perce », si sous l'influence d'une dégénérescence destructrice le filtre se troue, l'imperméabilité relative fait place à une hyperperméabilité progressive que traduisent concurremment le fléchissement de la tension, la polyurie et la dénutrition, le tableau clinique est encore tout différent.

Bref cette période ultime rentre à l'ordinaire dans la catégorie de ces cas ambigus où l'asystolie et l'urémie, l'hydrémie et l'anoxhémie, la défaillance cardiaque et l'insuffisance rénale, les stases veineuses et les œdèmes, agissant simultanément et de façon contraire tant sur la maxima que sur la viscosité, les lois sphygmoviscosimétriques précédemment énoncées ne sont plus applicables. C'est ainsi, comme le montrent les exemples précédents, que dans cette période de déséquilibre ultime, il peut y avoir concordance apparente entre la maxima et la viscosité — l'exposé ci-dessus en indique suffisamment les raisons — mais à défaut même de l'examen clinique général *évidemment toujours indispensable* et d'une signification éclatante en pareil cas, la seule considération de la minima et de la différentielle suffirait à montrer en quoi — même à se placer à un point de vue purement sphygmoviscosimétrique — la situation se manifeste anormale, discordante et non compensée. En se reportant à l'exposé ultérieur des lois sphygmomanométriques de l'équilibre cardiovasculaire, l'interprétation de ces faits ne présente aucune difficulté. Alors que la pression différentielle p s'est montrée constamment croissante dans les périodes antérieures, dans la dernière période de déchéance, la pression différentielle p décroît progressivement, proportionnellement à l'insuffisance cardiaque progressive et cette décadence se traduit à la fois par le fléchissement de Mx et le relèvement de Mn.

Et ici encore se place un élément pronostique de premier ordre. Il arrive qu'à la période artériorénale compensée, l'affection rétrocède, les fonctions cardiorénales s'améliorent et que cette amélioration cliniquement évidente se traduise au point de vue sphygmoviscosimétrique, comme nous aurons l'occasion de le montrer au sujet de l'action des iodures par un abaissement de la tension maxima et un relèvement de la viscosité, indices d'un fonctionnement rénal meilleur, mais ce qui différenciera nettement ce syndrome d'amélioration, du syndrome d'aggravation mentionné ci-dessus, c'est que la période d'amélioration se manifeste par l'abaissement de la minima, indice de l'abaissement des barrages périphériques d'où dérivent l'abaissement concomitant de la maxima, l'amélioration de la diurèse, le relèvement de la viscosité par diminution de l'hydrémie ; la période d'aggravation se manifestera au contraire par un relèvement de la minima qui, coïncidant avec un fléchissement de la maxima est l'indice certain de la défaillance cardiaque. Il y aura d'autre part amélioration du coefficient sphygmo-hydrurimétrique dans le 1er cas, aggravation dans le second.

* * *

Si nous groupons en une courbe idéale les diverses phases

que nous venons de rappeler de l'évolution sphygmoviscosimétrique des scléroses cardiovasculorénales, nous obtenons le schéma ci-dessous de valeur toute relative bien entendu (fig. 91).

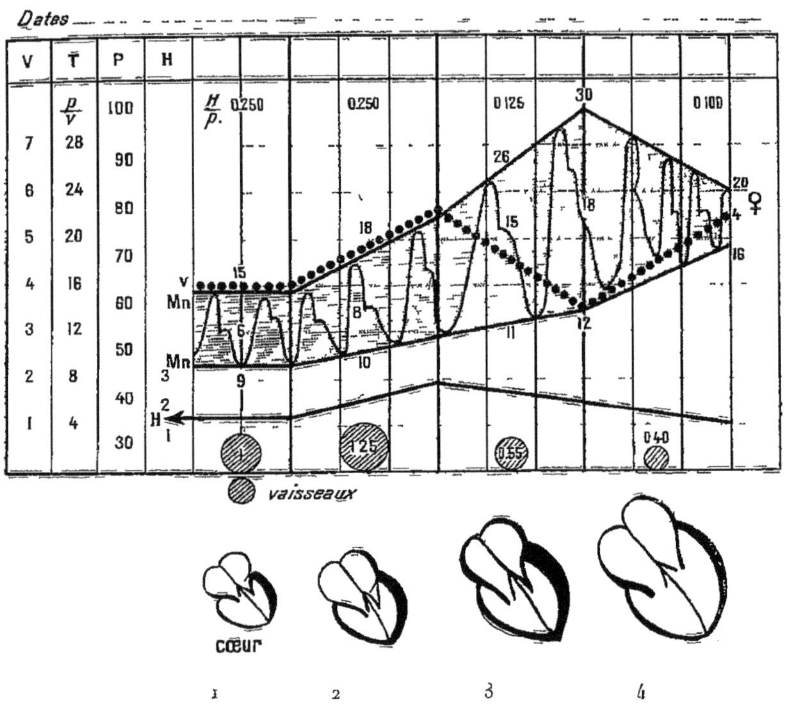

Fig. 91. — Évolution des scléroses cardio-rénales

1 — Normal
2 — Eusystolie — Plethore simple — Compensation cardio rénale
3 — Hypersysphyxie — Hydremie. — Insuffisance rénale.
4 — Hyposystolie — Hydremie et anoxhemie — Insuffisance cardio-renale.

Si nous sommes hors d'état de fournir des courbes sphygmoviscosimétriques évolutives complètes — du moins pouvons-nous produire des fragments de courbe recueillis chez des sujets divers et qui montreront des fragments de cette évolution tant progressive que régressive. Nous les accompagnons de brefs commentaires qui souligneront au passage la signification de tel ou tel accident.

L'observation I (fig. 92) montre l'évolution régressive très nette d'un cas de sclérose cardiorénale bien compensée. A noter dans l'ensemble l'abaissement de la maxima, coïncidant avec le relèvement de la viscosité et avec l'abaissement de la

Dates	1911			1912			
	19/7	13/9	15/11	15/1	30/1	7/2	26/3
	Epistaxis traces d'albumine	pas d'Albumine			Hématémèse traces d'albumine	pas d'albumine	
Mx	26	24	25 26	25	27	24	21
Vs	3.6	4.4	4.1	4.2		3.9	4.2
Mn	12	12	12	12	13	11	11
Pouls	78	72	78	78	84	72	72

F. BOGAERMANS del.

Fig. 92 — M P , 65 ans Évolution sphygmoviscosimétrique favorable, régressive

minima. L'abaissement de la minima ou tout au moins sa stabilité indique que l'abaissement de la tension systolique n'a pas été la conséquence d'un fléchissement du myocarde (qui d'ailleurs cliniquement n'a jamais donné aucun signe de défaillance). A noter la coïncidence des hémorragies et de l'albuminurie avec l'hypertension et l'hypoviscosité. Lors de la 2e attaque (hématémèse), nous n'avons pas pu mensurer la viscosité au moment même de l'hémorragie, mais seulement une semaine après alors que le patient était tout à fait remis. A noter encore l'albuminurie intermittente coïncidant avec l'hypertension et l'hypoviscosité et cessant avec elles ; c'est un fait que nous avons fréquemment observé. Il ne nous paraît pas douteux que sous l'influence combinée d'une tension élevée et d'une viscosité faible des traces d'albumine peuvent filtrer au niveau du glomérule ; c'est la règle ou presque dans la néphrite interstitielle ; la disparition de l'albuminurie coïncidant avec un abaissement des tensions et un relèvement de la viscosité est un bon signe d'amélioration. A noter enfin dans le cas présent l'action incontestablement favorable et hypotensive exercée par la haute fréquence, combinée à la vérité au repos et à un régime approprié.

L'observation II (fig. 93) représente encore une évolution régressive chez un cardiorénal bien compensé, évolution à l'occasion de laquelle se présente une observation physio-pathologique et thérapeutique bien intéressante.

Comme on voit ce malade avec son obésité moyenne, son cœur de bœuf, son hypertension énorme (33), son albuminurie, sa polyurie considérable (3 300) présentait le tableau classique de la sclérose cardiorénale ; l'élévation de la tension minima, la fréquence du pouls, la dyspnée d'effort, l'élévation absolue de la viscosité (quoiqu'il y eut hypoviscosité relative) faisaient pressentir l'imminence d'une crise asystolo-urémique. Sous l'influence d'un régime approprié (diète hydrique temporaire, puis régime mixte hypochloruré extrêmement restreint), d'un repos presque absolu, et d'émissions sanguines répétées (ventouses scarifiées), la situation s'amende nettement. En 3 semaines, le malade perd 3 kilogrammes et accuse un mieux être considérable, la dyspnée d'effort diminue notablement. Cependant la tension maxima se maintient très élevée, 32, avec léger fléchissement de la minima ; la viscosité fléchit de même, vraisemblablement par diminution de l'anoxhémie, ce qui rapproché de l'abaissement de la minima, de la diminution du poids, de la diminution de la fréquence du pouls, de la diminution de la dyspnée d'effort et des sensations du malade nous amène à admettre que le régime circulatoire s'est certainement amélioré. Mais pourquoi la tension maxima était-elle restée si élevée ? L'examen de l'urine nous donne l'explication. La polyurie était encore marquée 2 litres et demi avec densité faible 1011 et albuminurie persistante. Le malade interrogé nous apprit que comme nous avions omis (grave omission) de préciser de façon formelle la ration des liquides des 24 heures et se sachant atteint d'une affection des reins, il avait continué, comme par le passé, « à boire abondamment pour uriner de même » (*sic*). L'enquête précise nous révéla que ce patient buvait environ 3 litres de liquide par jour.

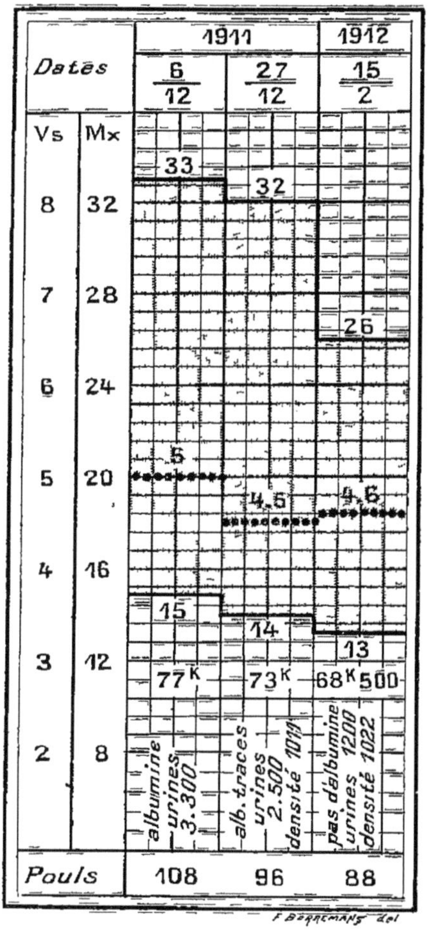

Fig 93. — Obs. 252, 49 ans, 1m,60 Évolution régressive chez un cardio-rénal bien compensé.

L'institution d'un régime mixte très restreint avec restriction considérable des liquides (1 litre à 1 litre et quart comme ration des 24 heures) suffit comme on voit à faire tomber la maxima à 26, la minima à 13, le pouls à 88, le poids à 68kgr,500, la viscosité restant sensiblement stationnaire, mais l'indice sphygmoviscosimétrique $\frac{Mx}{Vs}$ s'améliorant notablement. Parallèlement le taux de l'urine s'était abaissé à 1 200, la densité urinaire s'était relevée à 1 022 (ce qui nous fit penser que nous avions légèrement dépassé le but). L'albuminurie avait disparu, en même temps que le malade accusait un mieux être considérable qui s'est maintenu depuis. Ici la viscosité s'est abaissée probablement parce qu'au début ce sont surtout les phénomènes de stase veineuse et d'anoxhémie qui ont été le plus amendés.

Cette observation qui souligne si nettement l'influence énorme de la restriction des liquides est de tous points conforme aux observations de MM. Onfray et Balavoine (*loco citato*) au sujet desquelles ces auteurs s'expriment ainsi :

« Cinq fois il y avait hypertension artérielle, forte pression du pouls (mesurée par la différence $Mx = Mn$) et hypoviscosité sanguine très nette. Aucun des malades n'avait d'albuminurie, mais tous les cinq buvaient une quantité exagérée de liquide. En les rationnant sous ce rapport et sans aucune médication, on amena chez eux une baisse notable de la tension artérielle et une augmentation nette de la viscosité du sang. Il est donc probable que, chez eux, l'hypoviscosité était due à un certain degré d'hydrémie. »

Dans une certaine mesure ici le taux de l'urine excrétée a varié proportionnellement à la hauteur de la tension sanguine, alors que le taux d'albumine excrétée a varié en raison inverse.

Cette observation est pleinement confirmée par la suivante (fig. 94). Il s'agit d'un adulte de 46 ans, jadis gros buveur de bière, atteint de néphrite interstitielle, avec polyurie, cœur de bœuf, bruit de galop et que nous voyons pour la première fois le 20 mars 1912, à l'occasion d'une de ces crises angiospasmodiques hypertensives si fréquentes en pareil cas. Le pouls bat à 108, viscosité 4,8, les tensions maxima et minima sont paradoxalement élevées (34 et 18 !), l'agitation est extrême ; à la vérité, aucun œdème, aucun signe actuel ni d'urémie, ni d'asystolie.

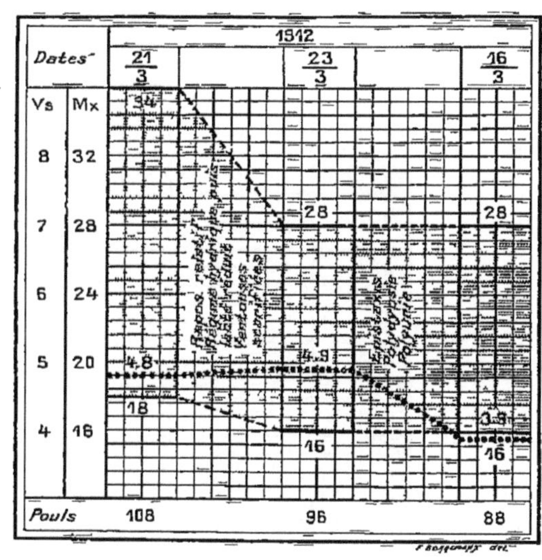

Fig 94. — Obs. 446. H..., 46 ans Néphrite interstitielle. Cœur de bœuf. Bruit de galop.

Revu après 3 jours de diète hydrique puis lactée sévère, de ventouses scarifiées, et de purgations, la situation s'est notablement amendée, 96-28-16, avec une viscosité stationnaire à 4,9. Le 8 avril, après de nouveaux écarts de régime et vraisemblablement une nouvelle crise de surpression, épistaxis considérable durant 36 heures. Par suite de circonstances particulières, nous ne revoyons le malade que le 16 avril ; dans la semaine qui a suivi l'épistaxis, le malade, un intellectuel, s'est suralimenté pour « activer l'hématopoièse » (*sic !*) et abreuvé copieusement « pour assurer la diurèse » (*resic !*) « afin de se désintoxiquer » (*reresic !!*). Le résultat sphygmoviscosimétrique est tout à fait caractéristique, le volume du sang n'a pas varié sensiblement, les tensions sont restées identiques (28 16), mais la viscosité s'est abaissée par hydrémie. (3,9).

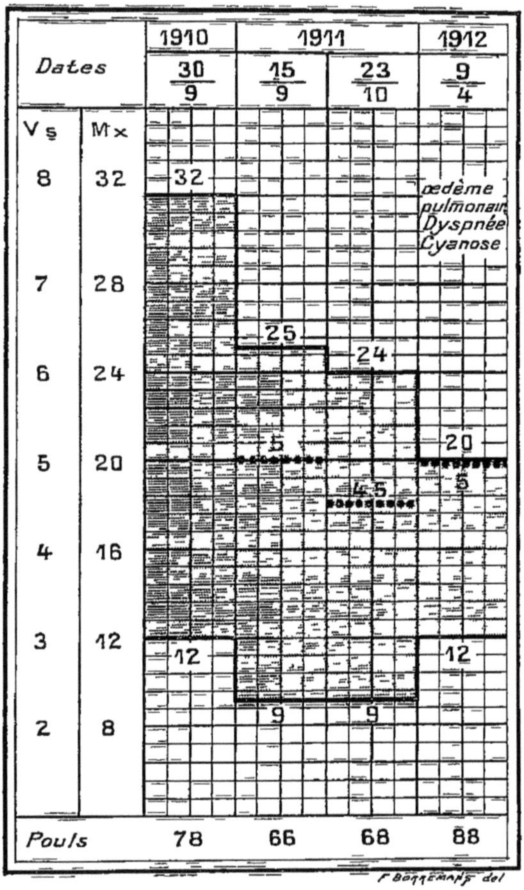

Dates	1910	1911		1912
	30/9	15/9	23/10	9/4
Mx	32	25	24	20
	12	9	9	12
Vs	5	5	4,5	5
Pouls	78	66	68	88

œdème pulmonaire Dyspnée Cyanose

Vs : 8, 7, 6, 5, 4, 3, 2 — Mx : 32, 28, 24, 20, 16, 12, 8

F. Borremans del.

FIG. 95 — Obs. 29. F..., 87 ans.

Les 2 observations suivantes (fig. 95 et 96) montrent au contraire 2 exemples d'aggravation progressive avec abaissement de la maxima, élévation de la minima et de la viscosité chez 2 cardiorénaux anciens (un diabétique avec grosse albuminurie), dont la défaillance cardiaque progressive se traduit par des irrégularités cardiaques, de l'œdème pulmonaire et des membres inférieurs, de la dyspnée, de la cyanose, de l'augmentation du volume du foie.

Nous devons faire remarquer ici que dans les cas d'œdèmes très étendus, voire d'anasarque qu'il nous a été donné d'observer, la viscosité était très basse (1,9 et 2,6). L'hydrémie et l'anémie alors semblent l'emporter. La question de viscosité doit jouer un rôle capital dans la pathogénie des œdèmes ainsi que le démontra le Pr Roger[1]. Dans plusieurs séries d'expériences, il pratiqua chez des lapins saignés à blanc des circulations artificielles avec du liquide de Loocke et des solutions salines de gomme arabique. Il constata dans chaque expérience des œdèmes interstitiels inversement proportionnels en quelque sorte à la viscosité du liquide circulant.

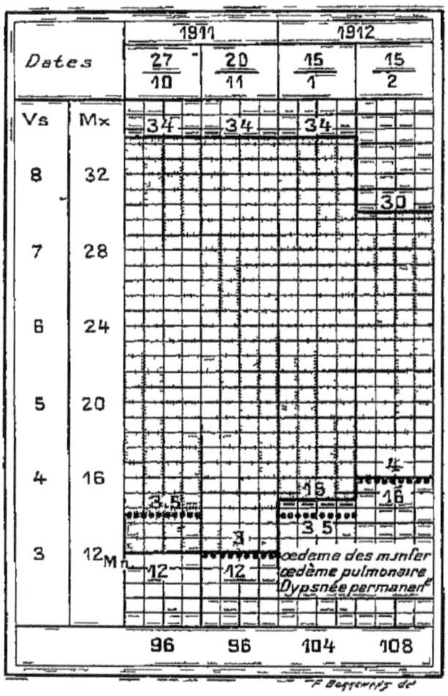

Fig. 96. — Obs. 526 H..., 78 ans. Glycosurie intermittente Albuminurie 4 grammes.

L'observation (fig. 97) est encore bien suggestive. Il s'agit d'un cardiobrightique, diabétique de 62 ans, hypertendu, hypovisqueux relatif, admirablement compensé d'ailleurs, qui en coïncidence avec une crise de surtension fit en juillet 1911 des accidents cérébelleux qui s'amendèrent graduellement jusqu'en 1912 sous l'influence d'un repos

1. Prof. Roger, Introduction à l'étude de la viscosité du sang. *Archives de médecine expérimentale*, septembre 1908

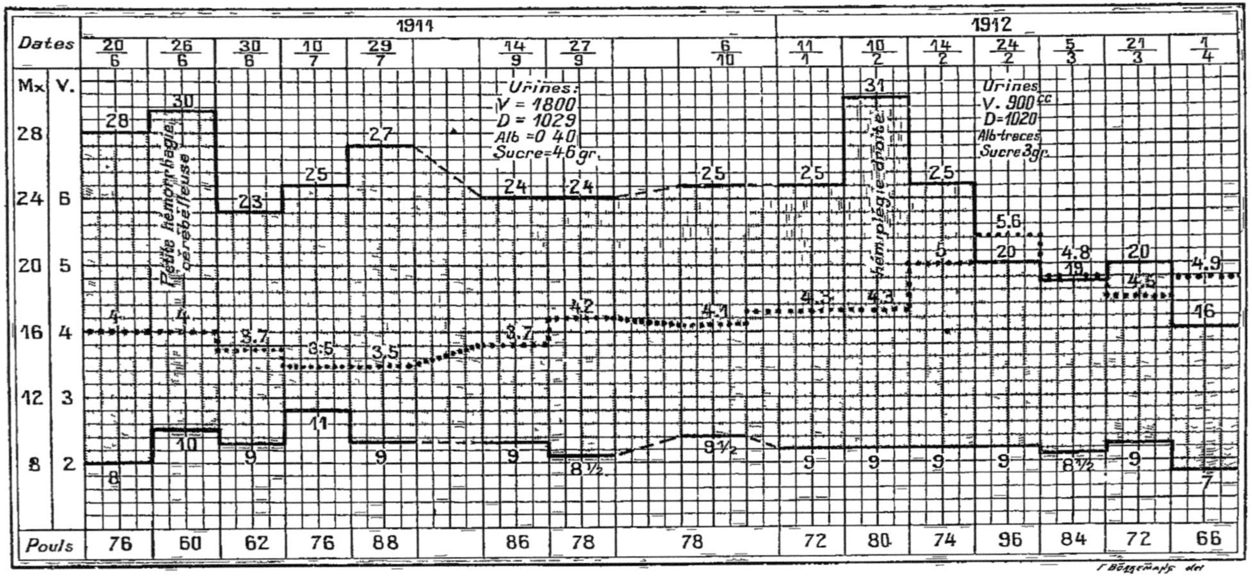

FIG. 97. — Obs 303. H..., 62 ans, diabétique, albuminurique, artério-scléreux, hémiplégique.

relatif, d'un régime approprié et d'émissions sanguines répétées. Notons en passant que dans ce cas que nous pûmes suivre avec beaucoup de régularité et de rigueur la haute fréquence pratiquée cependant par un prince de la d'arsonvalisation se montra tout à fait inopérante. En février 1912, à l'occasion d'une reprise intense de travail et d'une alimentation excessive, hémiplégie droite avec aphasie qui rétrocède graduellement, n'en condamnant pas moins le patient à un repos et à une impotence presque absolus. A dater de ce moment la chute de pression maxima est progressive et profonde, puisque de 31 en février, elle tombe à 16 en avril; cette baisse de pression n'est certainement pas due à la déchéance du myocarde, car d'une part on ne constate aucun signe d'hyposystolie, d'autre part la minima s'est pendant cette période abaissée de même sensiblement de 9 à 7. Pendant cette même période la viscosité s'est élevée de 4,3 à 4,9 atteignant même 5,6 à certains moments. Il y a donc stase veineuse, vasodilatation périphérique; elle est évidente dans la région hémiplégiée et se traduit à l'œil par la teinte cyanotique des téguments de ce côté, par opposition à l'autre côté chez un malade à peau très blanche. Cette dilatation veineuse se produisant dans une vaste zone organique entraîne avec elle les conséquences ordinaires des vaso-dilatations, l'abaissement des tensions maxima et minima (constaté par exemple par M. Dausset après les bains d'air chaud). L'augmentation relative du sang veineux par rapport au sang artériel détermine une anoxhémie relative et une élévation de la viscosité.

On voit qu'ici encore la considération de la minima nous conduit à l'interprétation rationnelle de la courbe sphygmo-viscosimétrique dont l'analyse clinique physiopathologique nous donne les raisons.

Notons encore que la polyurie, 2000 avec albuminurie

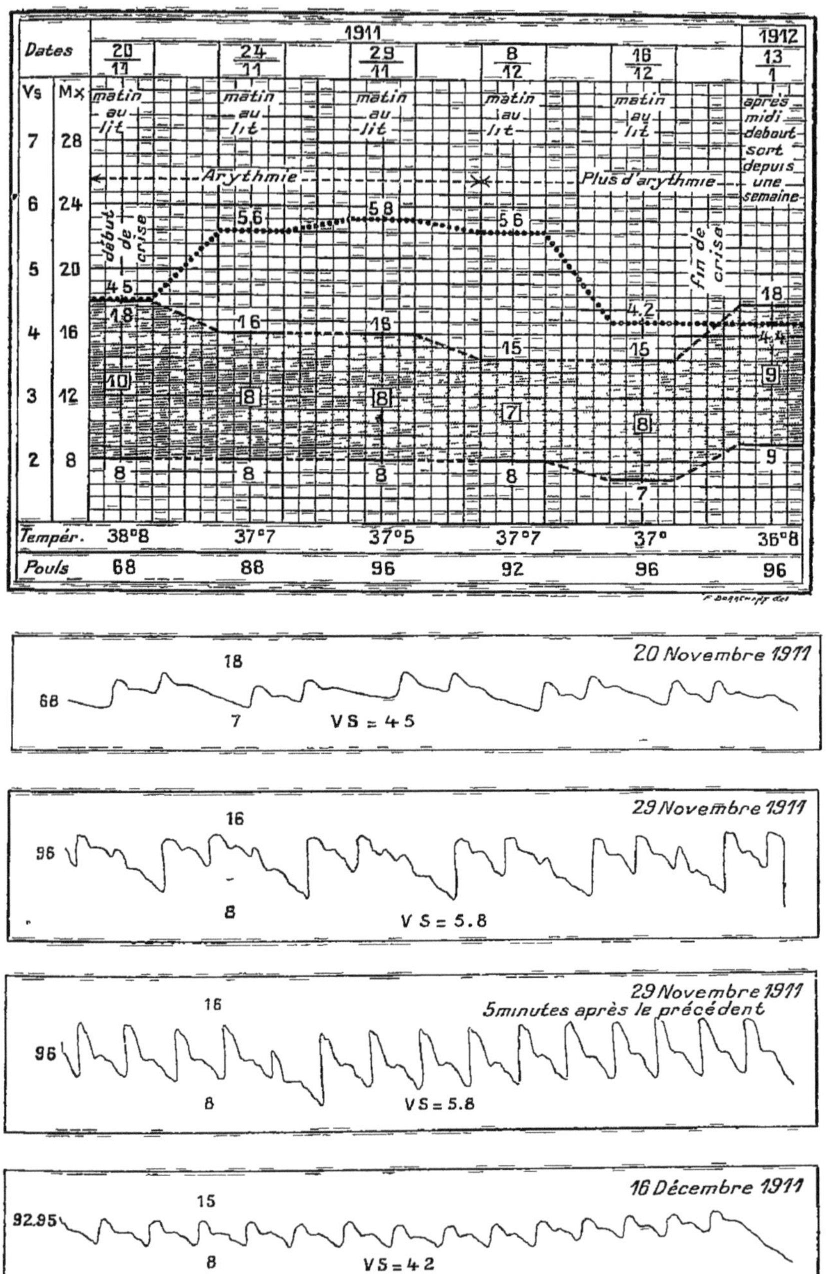

Fig. 98. — Obs. 567. H... Attaque de goutte aigue franche avec arythmie extrasystolique.

marquée ($0^{gr},40$ à 1 gramme) et glycosurie élevée (10 à 60 grammes) de la période préhémorragique d'hypertension et d'hypoviscosité, a été remplacée par une oligurie relative 1000 avec albuminurie minime (traces) et glycosurie minime (7 grammes) pendant la période posthémorragique de tension plus basse et de viscosité plus élevée.

Comme nous venons de le dire, l'hémiplégie avec la stase veineuse qu'elle entraîne nous paraît jouer un rôle prédominant dans cette évolution sphygmoviscosimétrique et nous avons observé des faits similaires chez maints hémiplégiques ; toutefois, il est difficile de faire un départ très exact de ce qui dans cette évolution appartient directement à l'hémiplégie et de ce qui revient au repos, à l'impotence musculaire presque complète, à l'absence d'exercice d'une part, à la restriction alimentaire considérable d'autre part, et enfin à la pratique systématique de purgations répétées.

Donnons pour finir, à titre purement documentaire et sans en tirer aucune conclusion particulière, la courbe sphygmoviscosimétrique relative à un accès de goutte aigue qui dura environ 4 semaines et s'accompagna de manifestations bien curieuses d'arythmie (fig. 98).

Applications pratiques.

Tensions artérielles. — Viscosité sanguine. Maladies de la nutrition et artériosclérose.

Par un abus évident d'interprétation et de langage, hypertension artérielle est devenue quasi-synonyme d'artériosclérose ; or il s'en faut et de beaucoup. nous venons de le voir, que tous les hypertendus soient des artérioscléreux et les études précédentes tant évolutives que statistiques en ont fourni, nous l'espérons du moins, de suffisantes démonstrations. Sans parler des angiospasmodiques sphygmolabiles à tension variable et qui peuvent fort bien d'un jour à l'autre, d'une heure à l'autre passer de l'hypertension à l'hypotension, il existe nous l'avons vu un très grand nombre d'hypertendus pléthoriques simples ou goutteux ou diabétiques chez lesquels un traitement consistant surtout en une diététique appropriée peut ramener graduellement, mais sûrement la tension à la normale sans déterminer de rupture de l'équilibre cardiovasculaire, ce qui n'eût pas été si l'on s'était trouvé en présence d'une sclérose vasculorénale avérée et partant irréductible. Nous avons eu l'occasion d'en publier maints exemples dans les chapitres précédents.

L'étude simultanée de la tension et de la viscosité permet de faire presque à coup sûr le départ — et il est capital — de ces deux groupes d'hypertendus.

Les hypertendus à viscosité élevée (hypertendus-hypervisqueux) sont pour la plupart des pléthoriques simples, des goutteux, des diabétiques à système vasculorénal non adultéré et habituellement curables.

Les hypertendus à viscosité basse (hypertendus-hypovisqueux permanents) sont tous des cardiorénaux. La sclérose vasculorénale est plus ou moins avancée et étendue. Les lésions sont, à des degrés variés, irréparables, ce qui ne veut pas dire que la thérapeutique soit impuissante, loin de là, à les améliorer.

Ces deux propositions qui formulent en somme de façon différente les lois de concordance et de discordance sphygmoviscosimétrique précédemment établies appellent quelques commentaires cliniques :

1° L'observation clinique prolongée démontre que le groupe des hypertendus-hypervisqueux (pléthoriques simples, obèses, goutteux, diabétiques) est presque fatalement voué par l'évolution naturelle du processus morbide à la sclérose cardiorénale comme nous l'a montré l'étude de l'évolution sphygmoviscosimétrique des affections cardio-vasculorénales — en sorte qu'on pourrait revendiquer légitimement pour ce groupe le terme de « présclérose » si heureusement créé par Huchard.

La constatation du syndrome hypertension-hyperviscosité permet donc de prévoir à plus ou moins longue échéance le développement d'une sclérose cardiorénale — même au moment où l'individu présente les apparences de la santé la plus florissante et la plupart des pléthoriques sont dans ce cas au début de leur pléthore. Sous l'influence de l'hyperémie active, de l'irrigation intensive des tissus réalisee par ce syndrome, l'organisme est doué d'une véritable suractivité, temporaire hélas pour le plus grand nombre, mais que Claude Bernard a résumé si parfaitement en ces quelques lignes : « Le cours du sang étant plus actif, les tissus plus complètement baignés, les réactions nutritives et fonctionnelles sont plus intenses et les propriétés vitales plus énergiques : activité circulatoire, activité fonctionnelle, activité chimiocalorifique sont des phénomènes contemporains et corrélatifs. » En fait ces hypertendus hypervisqueux sont quelquefois pendant une période assez longue doués d'une activité très supérieure à la normale. Combien de pléthoriques, diabétiques, goutteux rentrent dans cette catégorie et sont plus ou moins longtemps des « suractifs » dont la puissance de travail stupéfie toujours. Nous pourrions en citer de très nombreux exemples.

La puissance d'adaptation de ces organismes est souvent extraordinaire — activité circulatoire, activité fonctionnelle, activité chimiocalorifique sont des phénomènes contemporains et corrélatifs ainsi que l'exprime Claude Bernard. — Les glandes digestives subissent une hypertrophie anatomique et une suractivité fonctionnelle, corrélatives à l'hypertrophie cardiovasculaire, à la suractivité circulatoire traduite par la surpression différentielle, et l'hyperviscosité sanguine dépendant au moins en partie de l'hyperglobulie. Baignées plus abondamment par un liquide plus riche elles acquièrent une puissance fonctionnelle croissante ; la faculté digestive de la plupart de ces organismes est on le sait énorme. Mais, c'est là précisément que réside le danger dans lesdits états — la puissance fonctionnelle croissante des glandes digestives engendre des besoins alimentaires croissants auxquels la plupart desdits sujets résistent d'autant moins que leur capacité digestive est considérable, qu'ils éprouvent à la satisfaire un indiscutable plaisir, que leur aspect est florissant, et qu'ils ne ressentent pendant longtemps aucun malaise. L'organisme grâce à une plasticité considérable résiste et s'adapte. La suralimentation engendrant la pléthore avec ses conséquences, est compensée par une circulation et un fonctionnement rénal plus actifs ; la circulation plus active engendre des sécrétions digestives plus abondantes, une alimentation plus riche — c'est un cercle vicieux.

Malheureusement il est bien difficile, à moins d'une discipline diététique sévère et rarement acceptée par de tels patients boulimiques et polydypsiques de s'arrêter sur la pente fatale de la suralimentation et de son aboutissant la pléthore. Pléthore, viscosité, tensions et fonctionnement rénal croissent donc et parallèlement peut-on dire tant que la limite d'adaptation organique n'est pas atteinte, tant que la puissance de réserve cardiorénale n'est pas dépassée. Quand elle l'est — le stade de « présclérose pléthorique » est franchi — la déchéance cardiovasculorénale, le stade de sclérose progressive commence.

Il est de ces organismes qui mettent de longues années à franchir le stade de présclérose et qui grâce à la qualité et la plasticité exceptionnelles de leurs tissus mésodermiques et en particulier de leurs tissus cardiovasculorénaux atteignent avec plus ou moins de misères un âge avancé —

plusieurs de nos sujets ont plus de 80 voire 90 ans. C'est la grande, très grande exception. Le plus souvent le stade de déchéance progressive commence entre 35 et 45 ans.

Or il faut le dire, le répéter, à ce stade d'hypertension et d'hyperviscosité sans défaillance cardiorénale l'affection est complètement curable — les troubles sont d'ordre purement fonctionnel. On n'est pas en présence de troubles, de lésions irréparables. On conçoit combien il est important de porter à ce moment un diagnostic ferme, de formuler un pronostic précis et d'ordonner un traitement curateur — il peut l'être à cette période. Le patient est à peine un malade, il n'est encore infirme à aucun degré. La restriction alimentaire globale y compris à un moment donné la restriction hydrique — quelques périodes de jeûne, — la myothérapie systématique (Heckel), la pratique surveillée d'une médication évacuatrice suffisent à l'ordinaire à modifier profondément la tendance morbide, à réaliser l'amaigrissement, la restriction des sécrétions digestives, l'abaissement parallèle de la tension et de la viscosité, la disparition des excrétions morbides (glycosurie, hyperuricurie, etc.). Le résultat sera, bien entendu, d'autant plus rapidement obtenu et plus facile à maintenir que la déviation nutritive et circulatoire sera moins profonde et moins invétérée.

Il résulte de nos observations qu'un des premiers signes — peut-être le premier — de la défaillance cardiovasculorénale si importante à dépister qui marque l'entrée dans le stade de sclérose vasculorénale, dans l'artériosclérose est précisément réalisé par la discordance sphygmoviscosimétrique susmentionnée : hypertension et hypoviscosité qui traduit en somme objectivement le mécanisme dynamique compensateur d'un régime circulatoire perturbé par le développement d'un obstacle en amont du cœur gauche, habituellement au niveau des glomérules et des artérioles glomérulaires.

A la vérité — et on conçoit combien cette notion est intéressante au point de vue pronostic — à la vérité le stade de discordance sphygmoviscosimétrique permanente caractéristique de la sclérose artériorénale effective est précédé d'une période pendant laquelle l'organisme étant encore à la limite de sa résistance, sa puissance de réserve vasculorénale n'étant pas encore pleinement épuisée traduit sa défaillance prochaine par des crises hypertensives temporaires avec hypoviscosité parfaitement réductibles encore et après lesquelles tension et viscosité reviennent à leur taux antérieur dans un rapport voisin de la normale.

Ces crises d'hydrémie transitoire avec hypertension, discordance sphygmoviscosimétrique et parfois même albuminurie temporaire, nous les avons maintes fois observées chez des pléthoriques hypertendus hypervisqueux. Nous les avons vues déterminées par la médication iodurée, l'absorption exagérée de liquides, l'ingestion d'une quantité exagérée d'aliments, par une émotion vive déterminant une réaction angiospasmodique violente chez un prédisposé, etc.

Nous ne saurions assez insister sur la signification de ces crises fugaces d'hydrémie avec hypertension, véritable signal d'alarme du bloquage rénal imminent.

L'hypertension avec viscosité basse n'est donc caractéristique de la sclérose cardiorénale qu'à la condition qu'elle soit permanente. Mais ici encore l'affection est progressive, la lésion peut être plus ou moins profonde. Et si on se trouve en présence de lésions plus ou moins irréparables, irréductibles, du moins s'y surajoute-t-il toujours des troubles fonctionnels réductibles et curables et cela d'autant plus qu'on est encore plus proche du début de la déchéance vasculorénale.

Dans toute artériosclérose, même avérée, il y a un élément réductible, curable, qu'un traitement convenable peut faire disparaître et dont la mesure sphygmoviscosimétrique donne le degré. Nous en avons publié plusieurs exemples à l'occasion de l'étude de l'évolution sphygmoviscosimétrique des affections cardio-rénales.

Ces patients sont enfin particulièrement sujets à des crises hypertensives avec hyperhydrémie, qui exagèrent temporairement et brutalement leur état morbide habituel, exagérant leur hypertension, exagérant leur hydrémie, exagérant leur bloquage rénal et pouvant déterminer les manifestations les plus graves dont les plus fréquentes sont les hémorragies. Ces crises sont ici particulièrement redoutables; leurs causes provocatrices les plus habituelles nous ont paru être : l'alimentation globale exagérée, l'absorption exagérée de liquides (c'est certainement dans la pratique courante une des causes les plus fréquentes de ces crises hypertensives-hypovisqueuses génératrices des hémorragies) l'administration des iodures, les réactions angiospasmodiques provoquées par le froid, les émotions, le surmenage.

3° Quand enfin arrive la période de déchéance, d'insuffisance cardiaque avec son cortège habituel de stase veineuse, d'insuffisance respiratoire, d'anoxhémie, d asphyxie progressive, d'œdèmes, et d'hydrémie progressive, la situation physiopathologique devient très complexe au point de vue sphygmoviscosimétrique, nous l'avons déjà montré. Mais le fait habituel de l'élévation progressive de la minima coïncidant avec le fléchissement de la maxima, suffit le plus souvent à caractériser cette période pendant laquelle à l'ordinaire la viscosité se relève par anoxhémie.

Toutefois dans 2 cas à gros œdèmes avec ascite considérable, nous avons vu dans la période ultime fléchir à la fois la maxima, la minima et la viscosité.

Bref, cette période d'insuffisance cardiorénale non compensée avec œdème et ascite, est loin d'être encore pleinement élucidée.

L'étude détaillée qui suivra des syndromes cardiorénaux,

l'analyse et la dissociation de l'insuffisance rénale, sans élucider complètement cette question, y apportera au moins quelque lumière.

Comment meurent les hypertendus.

M. Th.-C. Janeway (de New-York) a recherché, chez cent malades hypertendus ayant succombé, la cause exacte de la mort et les symptômes les plus importants présentés par eux pendant qu'ils ont pu être suivis[1]. Il s'agit là de cas de clientèle, et l'auteur ne se dissimule pas que l'absence d'autopsies rend, dans la plupart des cas, le diagnostic exact de la cause de l'hypertension assez peu précis. Aussi se place-t-il sur le terrain purement clinique, purement symptomatique même, en faisant remarquer que cette manière d'envisager la question n'est pas sans avantages. En effet, à l'hôpital, les hypertendus succombent presque toujours à l'insuffisance cardiaque progressive, alors que chez les malades de ville les causes de mort sont beaucoup plus variées.

Ces cent malades se divisent ainsi, au point de vue du diagnostic clinique :

Néphrite chronique	79
Diabète (compliqué de symptômes de néphrite ou d'artério-sclérose)	7
Artério-sclérose généralisée	4
Sclérose coronarienne	4
Insuffisance aortique	2
Anévrisme aortique	1
Myocardite primitive	1
Tachycardie paroxystique	1
Hypertension en apparence pure	1

Dans les cas étiquetés « artério-sclérose généralisée » la pression atteignait 17 à 20 (au Rivà Rocci), il n'y avait pas de symptômes apparents de néphrite, mais M. Janeway fait

1. *Journ of Amer. Méd. Assoc.*, 14 décembre 1912, vol. LIX, p. 2106 Analysé in *Tribune médicale*, septembre 1913.

des réserves sur l'intégrité anatomique de leurs reins.

Age et sexe. — Sur ces cent malades, on compte 74 hommes et 26 femmes. Au point de vue de l'âge, le plus jeune est un garçon de 16 ans atteint de néphrite consécutive à une scarlatine survenue deux ans auparavant; le plus âgé est un homme de 80 ans, artério-scléreux et prostatique.

Étiologie. — Au point de vue étiologique, on doit signaler que sur les 26 malades du sexe féminin, on note seulement un cas de néphrite gravidique. Parmi les hommes, un cas est spécialement curieux : c'est celui d'un médecin qui présenta une intoxication aiguë accidentelle par le plomb : après avoir séjourné 48 heures dans une pièce fraîchement peinte, il fut atteint d'une forte colique de plomb, puis d'une névrite saturnine progressive, puis d'une néphrite avec albuminurie et hypertension qui se termina par le coma.

Causes immédiates de la mort. — Les causes immédiates de la mort sont les suivantes :

Insuffisance cardiaque progressive	29
Urémie convulsive ou comateuse	15
Urémie chronique	20
Urémie délirante	1
Apoplexie	14
Œdème aigu du poumon	4
Angine de poitrine	3
Mort subite	4
Anémie progressive	2
Pneumonie	4
Affections mal précisées	4

Y a-t-il un rapport entre la durée de la maladie et la manière de mourir chez ces malades? Il ne semble pas, si nous en croyons le tableau suivant :

Causes de mort	Durée moyenne		Durée maxima
Insuffisance cardiaque	3 ans	10 mois	10 ans
Urémie aiguë	3		8
Urémie chronique	3	1	7
Apoplexie	4	6	11
Angine de poitrine	4	3	6
Œdème aigu du poumon	3		4

Enfin, quelle est la relation qui existe entre les symptômes qui ont attiré l'attention sur la maladie et la manière de mourir? M. Janeway a dressé le tableau suivant :

CAUSES DE MORT	DYSPNÉE D'EFFORT	DYSPNÉE PAROXYSTIQUE	ŒDÈME PULMONAIRE	DOULEURS ANGINEUSES	POLYURIE	CÉPHALÉE	HÉMIPLÉGIE
Insuffisance cardiaque.	24	13	1	5	8	1	2
Urémie aigue..	7	2	0	1	7	2	2
Urémie chronique.	5	1	2	3	11	8	4
Apoplexie.	6	2	0	2	2	2	4
Angine de poitrine.	1	1	0	2	0	0	0
Œdème aigu.	2	2	1	1	1	0	0

De cette statistique — que nous n'avons pas reproduite en entier dans le tableau précédent — se dégagent quelques faits intéressants :

Sur 48 malades qui avaient consulté pour de la dyspnée d'effort, 24 moururent par insuffisance cardiaque; d'autre part, sur 29 patients morts d'insuffisance cardiaque, 24 avaient présenté comme symptôme initial la dyspnée d'effort. La proportion est ici plus forte que dans aucun autre groupe. En ce qui concerne les crises *paroxystiques* de dyspnée la proportion est à peu près analogue.

Sur les 4 patients qui succombèrent à l'œdème aigu du poumon, 2 avaient eu des crises dyspnéiques dès le début et le troisième aurait présenté des attaques répétées d'œdème pulmonaire.

Par contre, sur les 15 patients qui souffraient surtout de douleurs angineuses causées par l'effort, 2 seulement moururent d'angine de poitrine.

Sur 11 sujets dont le premier symptôme avait été l'œdème des jambes, 7 moururent d'insuffisance cardiaque, aucun d'urémie.

Parmi les malades qui avaient présenté au début de la polyurie ou de la pollakiurie, la plupart moururent d'urémie, un seul mourut d'insuffisance cardiaque. De même les relations qui existent entre certaines formes de céphalée et l'urémie ultérieure sont des plus nettes : en particulier cette céphalée du matin qui disparaît vers midi, ou la céphalée persistante et permanente sont de mauvais pronostic : il n'en est pas de même de la céphalée à forme migraineuse qui est loin d'avoir la même signification.

C'est pourquoi M. Janeway conclut, de cette patiente enquête, que la dyspnée (d'effort ou paroxystique) survenant chez un malade à forte tension artérielle, doit faire craindre pour plus tard l'insuffisance cardiaque et l'asystolie ; avec de tels malades, il faut se comporter comme avec des cardiaques et prévenir l'asystolie.

Quand ce sont les douleurs angineuses qui surviennent à l'occasion des efforts chez les hypertendus, il ne faut pas en conclure que ces malades doivent succomber à l'angine de poitrine. Cependant les précautions doivent être prises et la cure de repos doit être indiquée.

La polyurie, la pollakiurie, la céphalée, les troubles visuels chez les hypertendus — surtout âgés de moins de 50 ans — sont d'un pronostic très sombre, car, en pareil cas, la mort par urémie est la règle.

V. — TRAITEMENT DES HYPERTENSIONS ARTÉRIELLES.

Réservant pour une étude ultérieure le traitement détaillé des divers états pathologiques évolutifs qui ont fait l'objet des chapitres précédents, nous nous bornerons ici à donner un aperçu général et pratique de la conduite à tenir en présence d'un cas d'hypertension.

Nous allons montrer comment les notions précédemment recueillies permettent d'aborder et de résoudre avec précision un problème incessamment posé par la pratique journalière : celui du traitement de l'*hypertension artérielle*.

Il se posera comme suit :

*
* *

1° L'hypertension est-elle continue ou intermittente ?

L'observation sphygmomanométrique systématique permettra de résoudre facilement cette question. Si l'hypertension est intermittente, elle dépendra le plus souvent d'un éréthisme nerveux congénital ou acquis avec exagération du pouvoir réflexe vaso-constricteur et angiospasmes. C'est dans ce sens que la thérapeutique devra être dirigée :

a) *diététique générale,* abstention des aliments excitants : alcool, épices, condiments, etc.;

b) *hydrothérapie tiède* : tubs, grands bains tièdes prolongés ;

c) *psychothérapie* : organisation méthodique de la vie, rééducation psycho-motrice, etc.;

d) *médication sédative* : valériane, dérivés du bornéol, bromures, hypnotiques à radicaux bromés (adaline, bromural, etc.), etc. ;

*
* *

2° L'hypertension est continue. Est-elle lésionnelle, est-elle fonctionnelle ?

La confrontation de la tension différentielle, de la viscosité, du débit urinaire permettront, nous l'avons vu, de trancher cette question avec rigueur et de cette solution découlera le traitement à instituer.

*
* *

3° L'HYPERTENSION EST PERMANENTE, FAUT-IL LA COMBATTRE ?

Si elle est fonctionnelle : elle est presque toujours et complètement curable, il faudra tenter une cure radicale.

Si elle est lésionnelle ; elle sera en partie irréductible : il existe un seuil de la maxima au-dessous duquel on ne pourra descendre qu'au détriment du myocarde ; il existera une zone de tolérance dans les limites de laquelle il faudra s'efforcer de maintenir le sujet ; l'observation clinique et sphygmomanométrique permettra de préciser les limites et l'étendue de cette zone.

La question mérite quelques développements.

*
* *

Il convient tout d'abord de préciser cette notion clinique de l'hypertension artérielle et d'essayer de la définir numériquement. Une première constatation s'impose = *la tension maxima normale physiologique,* c'est-à-dire ne s'accompagnant d'aucun trouble morbide, d'aucune tare viscérale appréciable et ce, pendant une très longue période, peut *varier,* nous l'avons vu précédemment, *dans des limites assez étendues d'un individu à l'autre,* de 13 à 17 d'après notre expérience personnelle. Il y a des individus normaux et même des familles, à petit cœur, petite aorte, petite tension ; il y a des individus normaux, et même des familles à gros cœur, grosse aorte, tension relativement élevée ; comme il y a des individus, et même des familles, grands ou petits, bruns ou blonds, à faible capacité respiratoire, etc., et ces qualités organiques congénitales peuvent être accentuées, ou au contraire atténuées par le genre de vie de l'individu considéré (alimentation, sports, profession, etc., etc.).

Pour les uns et les autres, l'hypertension pathologique

sera donc numériquement très variable. L'individu à tension normale 12, aura déjà, avec une tension 20, une hypertension pathologique relativement considérable souvent grave; cette même tension décèlera une hypertension très minime, quasi-négligeable, chez un individu à tension normale 17. *L'hypertension pathologique révélatrice d'une tare fonctionnelle ou organique réelle débute à un chiffre variable d'un individu à l'autre.* Il ne serait pas logique de dire qu'il existe des hypertensions physiologiques, puisque le terme « hyper » implique déjà l'idée d'écart de la normale, mais il faut bien savoir qu'*un chiffre d'hypertension maxima ne vaut que relativement à l'individu considéré. Bref, il existe un coefficient* INDIVIDUEL *d'hypertension pathologique.*

Enfin, l'hypertension artérielle traduit, en général, la réaction de défense de l'organisme luttant contre un obstacle quelconque à la circulation périphérique artérielle ou capillaire, parenchymateuse (scléroses viscérales diverses, sclérose rénale et pulmonaire en particulier, pléthore, etc., etc.). Le cœur s'adapte à une résistance exagérée en s'hypertrophiant, la tension s'élève, l'obstacle est franchi, la nutrition des parenchymes est assurée, un nouvel état d'équilibre cardiovasculaire s'établit et persiste ; il y a compensation exacte entre la résistance vasculaire augmentée et la puissance cardiaque accrue proportionnellement. C'est donc bien une réaction salutaire d'adaptation, et nous formulerons ultérieurement les lois sphygmomanométriques de cet équilibre.

Autant il est rationnel de lutter, si faire se peut, contre la maladie causale, d'abaisser de ce fait l'obstacle périphérique et, par voie de conséquence, de diminuer l'hypertension artérielle et le travail du cœur, autant il est irrationnel et dangereux de lutter toujours et aveuglément — sauf indications que nous allons essayer de préciser — contre le symptôme hypertension considéré en soi.

*
* *

En fait, l'observation sphygmomanométrique prolongée de nombreux hypertendus, démontre nettement qu'il existe pour chacun d'eux une *zone de tolérance de la tension maxima,* pour laquelle l'état circulatoire est optimum ; si la tension systolique s'élève au-dessus, les phénomènes

M^eur^ H.

Date	Symptômes	Mx	Différence	Mn	Frequence
1910 9/6	Asthénie CV Hyposys (intermitt.)	17	8	9	
21/6	Equilibre parfait	18	10	8	
5/7	id	18	9	9	
24/9	Angor (s artériels)	22	10	12	
3/11	Asthén cardiovascul Hyposys (œdèmes)	16	7	9	80
9/11	Battements artér Epistaxis Angor	22	12½	9½	78
1911 11/1	Equilibre parfait	18	9	9	
8/3	Battements artér Epistaxis	22	12	10	84
23/3	Dédoublement du 2e bruit à la pointe	21	11	10	84
15/4	Equilibre parfait pas de dédoublem	20	10	10	78

Tensions : 25, 20, 18, 15, 10, 5 — Zone de tolérance (18–20)

BORRLMANS del.

Fig. 99.

artériels apparaissent : dyspnée d'effort, céphalalgie, vertiges, bouffées de chaleur, bourdonnements, sensation subjective de souffles et de battements artériels, épistaxis, hémorragies conjonctivales voire cérébrales, angor, insomnie, etc., etc. ; si la tension systolique s'affaisse au-dessous, on constate des phénomènes d'asthénie cardio-vasculaire, d'hyposysolie (dyspnée permanente paroxystique, œdèmes des membres inférieurs, œdème hypostatique des bases pulmonaires, oligurie, intermittences, etc., etc.).

Les deux courbes ci-contre sont bien caractéristiques à ce point de vue (fig. 99 et 100).

Quand la tension maxima se maintient entre ces limites (zone de tolérance), — que la clinique, que l'observation méthodique et prolongée individuelle précisent, — la tension minima restant basse, la médication hypotensive n'est pas indiquée. Aucun accident, ni artériel, ni cardiaque n'est à craindre.

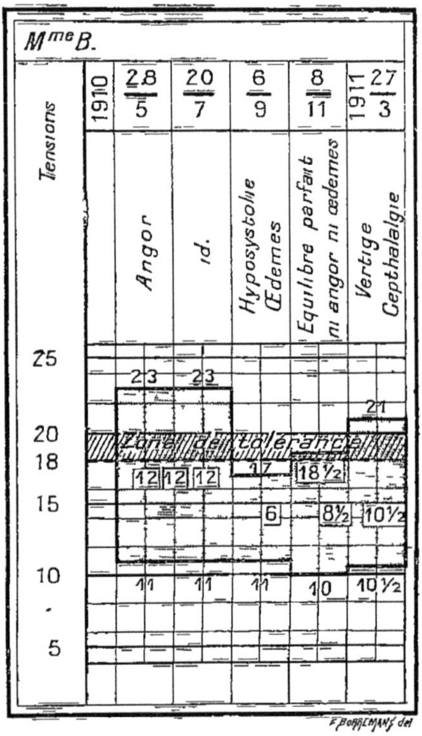

Quand la tension maxima s'élève au-dessus — les symptômes artériels apparaissent — la médication hypotensive s'imposera; encore allons-nous voir à quelles règles sphygmomanométriques elle doit s'astreindre pour n'être pas nuisible.

Fig 100.

Quand la tension maxima s'abaisse au-dessous, les signes d'insuffisance cardiaque apparaissent; c'est que, au-dessous d'une certaine limite, il semble qu'un abaissement de la tension maxima ne peut être obtenu qu'au détriment de la puissance cardiaque; la résistance vasculaire, l'obstacle périphérique restant intacts, la puissance cardiaque étant abaissée, il y a déséquilibre, rupture de la compensation, le cœur n'est plus adapté à sa tâche, il y a hyposystolie ou asystolie, le symptôme hypertension paraît en effet modifié, mais la maladie est aggravée, c'est une victoire à la Pyrrhus.

Ce point nous paraît d'une importance capitale et sur lequel on ne saurait assez insister. *Dans les hypertensions pathologiques, il existe une limite inférieure d'hypertension* IRRÉDUCTIBLE, *au-dessous de laquelle on ne parvient à abaisser la tension maxima qu'en rompant l'équilibre cardiovasculaire au détriment du myocarde, en transformant l'hypertendu compensé en un asystolique.*

*
* *

Au surplus, l'observation sphygmomanométrique systématique au cours des médications hypotensives permet de reconnaître avec une réelle précision ce qui, dans la chute de la tension systolique, appartient réellement au relâchement périphérique, à l'abaissement primitif favorable, désirable de la tension artérielle (médication hypotensive utile) et ce qui appartient au fléchissement du myocarde, à l'abaissement secondaire funeste de la tension artérielle (médication hypotensive néfaste).

Les quelques exemples graphiques ci-dessous seront plus démonstratifs que tous les développements (fig. 101).

Ces cas, que nous pourrions multiplier, sont graphiquement caractérisés par les trois faits suivants : abaissement progressif de la tension maxima, avec abaissement moindre mais évident de la tension minima, diminution de la puissance cardiaque (Mx-Mn) moindre que la diminution de la tension maxima.

Cliniquement, tous ces cas ont été caractérisés par l'amendement ou la disparition des phénomènes artériels : épistaxis, céphalalgie, bourdonnements, vertiges, etc., avec conservation absolue de l'équilibre cardiovasculaire.

La médication hypotensive, principalement diététique et physique, a été franchement utile ; nous sommes en droit

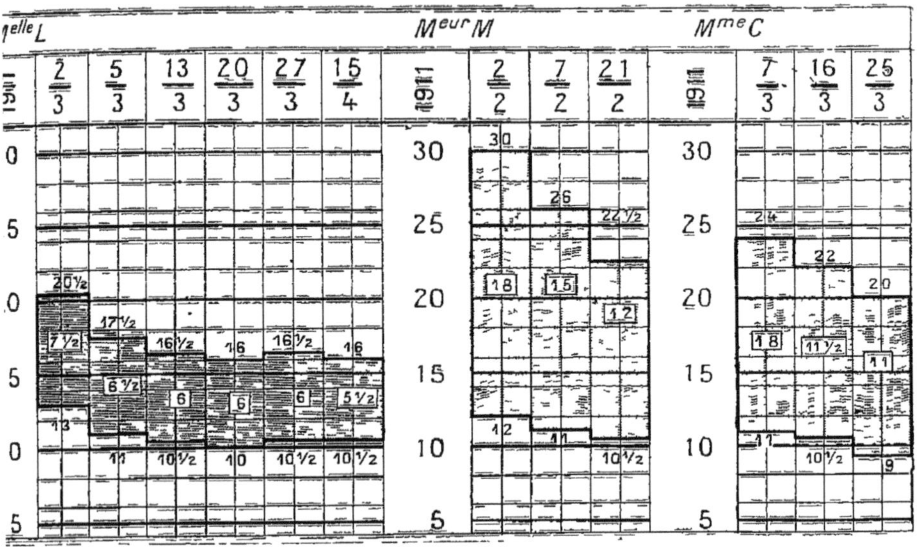

Fig. 101.

de conclure avec une grande vraisemblance que l'hypotension recherchée a été obtenue primitivement par action artérielle et sanguine périphérique et que le cœur en a été secondairement soulagé.

* * *

Les exemples suivants sont non moins démonstratifs (fig. 102).

Ils sont caractérisés graphiquement par ces trois faits : diminution de la tension maxima, augmentation ou stagnation de la tension minima, diminution de la puissance cardiaque (PD) égale ou supérieure à celle de la tension maxima.

Cliniquement, ils ont été caractérisés par une aggravation manifeste de la maladie avec rupture de l'équilibre cardio-vasculaire (dyspnée permanente, œdème des bases, oliguric, intermittences, etc., etc.).

M^eur G				M^eur D.		
1910	23/6	8/9	19/9	1910	23/7	22/9
	26	22	Asyst 20 (?)	20	25	24
20	12	8			12	8
10	14	14	18 (?)	10	13	16
	96	144	(?)		76	68
0				0		Dyspnee continua Œdemes

Fig. 102.

La médication hypotensive a été franchement nuisible ; nous sommes en droit de conclure avec une grande vraisemblance que l'hypotension recherchée n'a été obtenue que secondairement par action primitive dépressive neuro-cardiaque.

Pratiquement, on peut conclure : *Tout abaissement de la tension maxima qui s'accompagne d'élévation de la tension minima est l'indice d'un fléchissement du myocarde: il est funeste.*

Tout abaissement progressif de la tension maxima qui s'accompagne d'un abaissement appréciable de la tension minima est l'indice d'une hypotension artérielle véritable primitive : il est à l'ordinaire favorable.

L'observation clinique enseigne toutefois que *pour un hypertendu donné, il est une limite inférieure d'hypertension irréductible, qui ne peut être franchie qu'au détriment du myocarde.*

*
* *

4° Il s'agit d'une HYPERTENSION FONCTIONNELLE PAR PLÉTHORE SANGUINE (HYPERTENDUS-HYPERVISQUEUX), que *faut-il faire?*

Les quatre grandes indications seront les suivantes :

a) *Restriction formelle et marquée du régime global* : albuminoïdes, graisses, amylacés et chlorures.

Tous ces sujets sont des boulimiques, leur ration globale est excessive ; leur sang est trop riche, trop épais, trop visqueux ; ce sont pour la plupart des goutteux, des lithiasiques, des diabétiques, des obèses ; il faut les faire maigrir et réduire en conséquence leur ration.

Abstraction faite des espèces particulières et des indications spécifiques tirées de la nature de la maladie adjuvante, lithiase, goutte, diabète, et de l'observation directe du cas considéré, le type de régime schématique suivant est recommandable :

Matin : Café au lait 200 centimètres cubes, ou fruit frais de saison.

Midi : 100 grammes viande grillée ou rôtie sans sauce ou volaille ; ou poisson maigre au court-bouillon ; pommes de terre ou carottes ; ou légumes verts *ad libitum* (à l'exception des truffes, des champignons, des épinards, de l'oseille) ; fruits cuits ou crus (oranges, mandarines, raisins) ; 60 à 80 grammes de pain au maximum ; 500 centimètres cubes boisson (eau, eau rougie ou infusion).

4 heures : 200 à 250 centimètres cubes boisson (infusion, eau minérale ou citronnade) ;

7 heures : 400 centimètres cubes potage maigre ; 1 ou 2 œufs ; légumes et dessert comme à midi ; 400 centimètres cubes boisson.

Soir au coucher : 200 à 250 centimètres cubes citronnade.

Nota bene : user de 4 à 6 grammes de sel au plus pour la

préparation des aliments ci-dessus énumérés. User largement de jus de citron en guise de condiments; intercaler même des cures systématiques de citron (1 à 4 par jour).

b) *Diète hydrique libérale*. Ces malades sont hypervisqueux, souvent uricémiques. Leur puissance de réserve cardio-rénale est considérable. On peut, on doit chez eux réaliser un véritable lavage du sang par l'administration d'une ration hydrique élevée. L'eau administrée quasi pure ressortira en urine chargée de substances minérales et organiques diverses dont l'organisme sera débarrassé. On remarquera que le régime sus-mentionné comporte 2 litres de boisson, en sus desquels il faut ajouter l'eau de constitution et de préparation des aliments (fruits et légumes verts en particulier), ce qui approximativement constitue une ration hydrique de 3 litres dont 1 litre 1/2 à 1 litre 3/4 environ doivent être éliminés par les urines.

Il pourra être quelquefois opportun d'y ajouter une dose supplémentaire de 200 à 500 centimètres cubes d'eau (Évian, Martigny, Contrexéville, Vittel, Royat, Thonon, Saint-Colomban), soit à jeun, soit dans la matinée.

On sait, du reste, que c'est dans ces cas que les cures hydriatiques aux stations sus-mentionnées judicieusement appliquées font merveille.

Elles réalisent une lixivation sanguine avec chasse urinaire des plus salutaires.

c) *L'administration méthodique et intermittente d'uricolytiques* : sels de lithine, pipézarine, lycétol, acide thyminique, etc., est presque toujours indiquée ici. Elle s'associe à merveille aux cures hydriatiques précitées.

La médication iodo-organique ou iodurée peut rendre de même ici les plus grands services.

Les purgations systématiques, voire de temps à autre une cure de Guelpa (diète hydrique et purgations), sont souvent des plus salutaires.

Il convient d'ailleurs, comme dans toutes les affections chroniques et dans toutes les médications prolongées d'alterner les moyens médicamenteux, d'instituer une médication cyclique, alternante, comme par exemple dans le schéma suivant :

Un mois sur deux ou trois pratiquer la cure suivante :

α) *10 jours par mois* dans la *matinée* absorber 200 à 400 centimètres cubes d'eau minérale faiblement minéralisée (Évian, Thonon, Contrexéville, Vittel, Martigny, Saint-Colomban) et 2 comprimés de *Solurol* (0gr,25).

β) *Les 10 jours suivants* : prendre le *matin* au moment du premier déjeuner et le *soir* au moment du dîner :

Un globule renfermant *0gr,25 d'iodure de potassium ou de sodium* ou x à XII gouttes d'une *bonne préparation peptoiodée.*

γ) *Les 10 derniers jours* : prendre à 10 heures et à 4 heures avec 200 à 250 centimètres cubes d'eau faiblement minéralisée un des cachets suivants :

Benzoate de soude	0,20
Benzoate de lithine	0,30
Diurétine	0,50

pour un cachet n° 20

d) Enfin on ne saurait assez le répéter après et avec le Dr Heckel — on ne guérit solidement les obèses qu'en en faisant des athlètes — et cette proposition est rigoureusement applicable au groupe des hypertendus que nous avons en vue ici. *L'entraînement physique quotidien, la rééducation musculaire méthodique, la pratique systématique des sports* sont le complément nécessaire de la diététique, la condition indispensable d'une cure solide. Toute ordonnance relative à ce groupe d'hypertendus devra *absolument* comporter une prescription formelle relative à ce dit entraînement dont nous ne pouvons malheureusement développer ici les modalités. Nous ne saurions d'ailleurs assez recommander, à ce sujet, la lecture des deux si remarquables monographies de

M. Heckel (*Grandes et Petites obésités*, 1911; — *Culture physique et cures d'exercice (Myothérapie)*, 1913, Masson, édit.). On y trouvera traitée avec une particulière compétence la question diététique et myothérapique, et plus particulièrement dans les cas que nous avons ici en vue.

Cet entraînement devra être autant que possible intégral c'est-à-dire conformément au principe des méthodes naturelles (Hébert) combiner un ensemble d'exercices qui développent et mettent en œuvre la totalité des muscles de l'organisme. La marche, la course, le saut, le lever et le lancer de poids, le grimper à une corde, la natation, la plongée sont les éléments essentiels de cette méthode; on les associera, les combinera, les DOSERA surtout en tenant compte du bilan physiopathologique du sujet considéré et des conditions habituelles de sa vie. Il faudra au moins s'efforcer d'obtenir le *possible* dans le courant de l'année, et l'*intégral* à certaines périodes Pour nous il n'est pas douteux que les *cures myotherapiques systématiques, méthodiques, intégrales* ne s'imposent au même titre que les *cures hydrothérapiques* avec lesquelles elles se combinent d'ailleurs au mieux.

Ici c'est l'hydrothérapie froide et brève stimulante (douches), associée aux frictions générales cutanées qui est plus particulièrement indiquée. Ce décapage quotidien de la peau est essentiel.

Ajoutons pour finir la pratique systématique mensuelle ou bimensuelle de la *purgation* réalisée par un purgatif salin à bonne dose ou un purgatif drastique. Elle constitue avec *la saignée* une des meilleures médications déplétives que nous connaissions.

Si le sujet n'y est pas trop rebelle on pourra même intercaler dans la cure avec grand avantage quelques périodes de diète hydrique associée à la purgation répétée (Cure de Guelpa). Son action est parfois remarquable chez les obèses, les goutteux et les diabétiques.

*
* *

5° Il s'agit d'une HYPERTENSION LÉSIONNELLE PAR SCLÉROSE VASCULO-RÉNALE A LA PÉRIODE DE COMPENSATION, *que faut-il faire ?*

Les indications sont ici bien différentes.

a. En ce qui concerne le régime, *la restriction formelle et marquée du régime global* et plus particulièrement des albuminoïdes et des chlorures s'imposera de façon plus impérieuse encore que dans les hypertensions fonctionnelles puisqu'ici la puissance de réserve cardio-rénale est minime ou nulle et qu'une alimentation excessive azotée ou chlorurée expose tout à la fois à l'urémie et à l'asystolie. La viande sera réduite à 60 ou 80 grammes, voire supprimée de façon intermittente ; des jours lacto-végétariens déchlorurés seront intercalés dans la cure de façon hebdomadaire ou bi-hebdomadaire. Toutefois on ne saurait assez dire et répéter que tous ces régimes — surtout s'ils sont stricts — ne doivent être institués qu'avec prudence et sous bénéfice d'inventaire — et que l'écueil et le danger de la dénutrition et de la cachexie ne sont pas imaginaires. Le régime sera donc hypoazoté, hypochloruré — toutefois il ne le sera pas trop — et sous le contrôle de l'élimination chlorurée et uréique on le fera aussi libéral que possible. Et ceci, d'autant plus que comme nous l'avons mainte fois observé, il n'y a pas toujours parallélisme entre la rétention hydrique et les rétentions azotée et chlorurée (Voir Syndromes rénaux).

b. En ce qui concerne la *ration hydrique, il y aura lieu ici de la réduire, concurremment et parallèlement à la restriction azotée et chlorurée.* Nous irons même plus loin et ajouterons que, chez ces patients hypertendus-hypovisqueux sûrement hydrémiques la restriction hydrique s'impose toujours. En revanche, comme ils ne sont pas nécessairement azotémiques ni chlorurémiques, ou du moins qu'ils ne le sont parfois qu'à un moindre degré, les régimes azoté ou chloruré pourront être assez libéraux ; c'est une question d'espèce. La puissance de réserve cardio-rénale est minime ou nulle, une ration hydrique élevée surmènerait inutilement le cœur et le rein et nous ne comptons plus les malades chez lesquels nous avons vu cesser des phénomènes d'angor, s'arrêter des épistaxis rebelles, s'abaisser de plusieurs centimètres une tension excessive, disparaître des phénomènes de rétention hydrique, constaté la résorption d'œdèmes divers, une diminution considérable du poids (perte de plusieurs kilogrammes), etc., sous la seule et exclusive influence d'une restriction hydrique considérable.

Interrogez minutieusement vos scléreux, vos hypertendus ; faites le calcul de leur ration hydrique en tenant compte du café au lait du matin, des boissons interprandiales, des apéritifs « accidentels », des potages, des infusions, des eaux minérales, des fruits, de l'eau de constitution et de préparation des aliments et vous arriverez aux chiffres fantastiques moyens de 3 à 5 litres de liquide et plus ; 1 litre et demi à 2 litres s'éliminent par les urines, 1 litre par le poumon, le reste comme il peut, par l'intestin ou la peau, à moins qu'il ne soit latent ou évident dans les tissus ou qu'il ne gorge à le faire éclater le système circulatoire (*pléthore hydrique*) ou à le déséquilibrer (*asystolie*).

Le rôle puissant de la restriction des liquides dans maintes asystolies en apparence irréductibles a été signalé dès longtemps par Karell, Œrtel, Huchard et Fiessinger ; le danger d'une ration hydrique exagérée chez les scléreux a été expressément dénoncé par Von Noorden, Widal, Courtellemont, Vaquez et Cottet. Nous ajouterons que la restriction de la ration liquide est, avec le repos, le plus puissant agent hypotenseur que nous connaissions, même et surtout dans les hypertensions lésionnelles compensatrices de la sclérose rénale.

Les scléreux rénaux ont un débit glomérulaire réduit; nous l'avons, croyons-nous, suffisamment démontré dans les pages précédentes. Ils ne peuvent obtenir un débit hydrurique normal qu'au prix d'une surcharge sphygmomanométrique compensatrice. Il est donc bien inutile de leur imposer une diurèse polyurique dangereuse, voire fatale.

En fait, la *restriction hydrique,* sous le contrôle de la diurèse ramenée à un litre environ, un litre et quart au plus, détermine de façon quasi constante : 1° la diminution parfois considérable, 3, 4, 6 centimètres de mercure, de la tension maxima, avec fléchissement moindre mais net de la minima, d'où soulagement du cœur : eupnée, euphorie, etc.; 2° la diminution du poids par diminution de la pléthore sanguine et de l'œdème interstitiel latent ou évident; 3° le relèvement de la viscosité sanguine par diminution de l'hydrémie; 4° et la disparition de maints phénomènes morbides surtout cardio-vasculaires.

Cette restriction des liquides devra être établie sous le contrôle de la diurèse comme quantité et comme densité. Le volume de l'urine devra être ramené à un litre et quart environ; sa densité ne devra pas dépasser 1018; l'urine émise devra être claire, sans dépôts uratiques ou phosphatiques; ce que l'on n'obtiendra, bien entendu, qu'à la condition que le régime soit normalement et modérément azoté (100 grammes au plus de viande, volaille ou poisson, un œuf, 200 grammes de lait), normalement et modérément chloruré (2 à 4 grammes au plus). Sous ces réserves la *restriction hydrique constitue la plus puissante médication hypotensive que nous connaissions.*

Nous ne saurions assez le répéter : *chez les hypertendus lésionnels aucune pratique n'est plus dangereuse que la polydypsie hémorragipare, aucune pratique n'est plus efficacement hypotensive que la restriction des boissons.*

Au surplus cette question de la restriction des boissons de la ration hydrique des scléreux est une grosse question de la pratique courante,-elle est antitraditionnelle, elle est contraire aux idées reçues et aux habitudes du public, elle mérite d'être développée avec plus d'ampleur : aussi reproduisons-nous plus loin une étude qu'avec M. le Dr Heckel nous avons consacrée à cette question nous excusant à l'avance de quelques redites — à notre avis indispensables.

Nous l'avons dit précédemment, nous n'y reviendrons pas, un litre à un litre et demi de liquide — potages compris — est une ration largement suffisante pour ces sujets à la condition qu'ils observent par ailleurs un régime hypoazoté et hypochloruré. On réduira donc en conséquence à 200 centimètres cubcs le taux des boissons de midi et du soir, ce qui, avec les 200 centimètres cubes de café au lait du matin, les 300 centimètres cubes de potages du soir et 200 a 300 centimètres cubes de boissons intercalaires (infusions, eaux minérales) constitue précisément une ration hydrique approximative de 1 litre et quart.

c. Ici les uricolytiques seront d'une médiocre utilité. Il sera légitime, en revanche, d'avoir recours de façon intermittente aux *vaso-dilatateurs surtout rénaux* pour obtenir du rein le maximum de rendement et entretenir si possible ce qui reste d'élasticité vasculo rénale. La *digitaline* à doses minimes dilatatrices vaso-rénales (1/10 de milligramme 2 fois par semaine) ; la *théobromine* et ses dérivés (*diurétine*) associée ou non au *benzoate de soude* et aux *sels lithinés,* 0gr,50, 2 fois par jour, 10 jours par mois ; l'*atophan,* aux mêmes doses, rendront ici de réels services.

En revanche l'*iode* et les *iodures* sont presque toujours formellement contre-indiqués, si le sujet a de la rétention iodurée — et il en a presque toujours — l'administration intempestive d'iodure l'expose à une crise d'hydrémie paroxystique, hypertensive, hémorragipare. La question vaut aussi qu'on s'y arrête : nous la développerons plus loin.

Ici de même on instituera 3 à 6 fois par an une médication alternante du type suivant :

Un mois sur deux, par exemple :

Lundi et *Jeudi,* à 10 heures et à 4 heures, dans un peu d'eau sucrée, un granule de digitaline cristallisée de un dixième de milligramme ou une des pilules suivantes :

Poudre de digitale *fraîche*. . .	0,05 centigr
Poudre de scille. .	0 10 —
Résine de scammonée . .	0,10 à 0,15 —
	pour une pilule.

Mardi et *Vendredi,* à 10 heures et à 4 heures, avec une gorgée d'eau un des cachets suivants :

Benzoate de soude.	0,10 centigr
Benzoate de lithine . .	0,30 —
Diurétine	0,50 —
	pour un cachet.

Mercredi et *Vendredi,* à midi et le soir, à la fin du repas dans une tasse d'infusion, 2 à 3 cuillerées à café de la potion suivante :

Acide phosphorique officinal. . . .	10 grammes
Phosphate acide de soude.	20 —
Eau distillée.	200 c c.

d. L'*entraînement physique* devra être ici réduit à ses modalités les plus simples et les moins « entraînantes » — frictions, massage, mouvements passifs, marche posologique en terrains plats ou de faible pente, gymnastique respiratoire surveillée,..., etc..., car ici la puissance de réserve cardiaque est restreinte. Bref, l'*entraînement presque intensif* était indiqué dans l'hypertension fonctionnelle : c'est le *repos relatif* qu'impose l'hypertension lésionnelle.

e. La pratique systématique des *purgations* antitoxiques et déplétives s'impose ici beaucoup plus formellement que dans les hypertensions fonctionnelles. Nous l'avons réalisée par l'administration bihebdomadaire de pilules diurético-laxatives renfermant de la scammonée.

C'est dans ces cas surtout que les *cures combinées de diète hydrique et de purgation* (cure de Guelpa) rendront les plus grands services. Nous les avons employées avec des résultats des meilleurs dans maints cas d'urémie menaçante, avec tendance à l'hyposystolie.

Il en est de même des *saignées locales* (ventouses scarifiées lombaires hebdomadaires ou bimensuelles) ou *générales* — systématiques.

Les *soins de la peau*, les frictions générales enfin ont ici encore une indication formelle. La peau, l'intestin, le poumon sont les 3 organes vicariants du rein — il convient d'en stimuler les fonctions éliminatrices par tous les moyens à notre disposition.

On voit que les deux modalités, hypertensions fonctionnelle et lésionnelle comportent des indications thérapeutiques franchement différentes. Ce que l'on ne peut pas dire dans les limites d'un court article, ce sont les nuances relatives aux cas « frontières ».

*
* *

Pendant la PÉRIODE ANGIOSPASMODIQUE intermédiaire à la pléthore simple et à la sclérose, les indications sont déjà en partie celles de la sclérose — toutefois comme nous l'avons montré — cette période présente au point de vue des indications thérapeutiques des phases fort différentes : 1° des *phases intercalaires* pendant lesquelles le sujet se comporte comme un pléthorique à puissance de réserve rénale un peu restreinte et à tendance d'hyperexcitabilité angiospasmodique manifeste ; 2° des *phases de crises angiospasmodiques hypertensives avec oligurie.*

Pendant les phases intercalaires le traitement sera celui de la pléthore simple avec les amendements et additions suivants :

a) *régime un peu moins libéral,* restriction plus marquée portant surtout sur l'eau, les chlorures, les albuminoïdes et les excitants (café et épices).

b) *myothérapie plus modérée* exclusive des exercices violents et des sports intensifs. Les exercices analytiques, la marche, la bicyclette en constitueront les éléments essentiels.

c) *hydrothérapie sédative* sous forme de bains chauds prolongés bihebdomadaires et de douches tièdes.

d) *médication sédative, antispasmodique* : les bromures, la jusquiame et la valériane nous en fourniront les éléments les plus caractéristiques. La question des bromures mérite de nous arrêter quelques instants.

Sans qu'il nous soit possible d'en fournir une démonstration clinique péremptoire, nous devons signaler l'action diurétique très nette exercée chez certains sujets, et semble-t-il plus particulièrement chez les hypertendus angiospasmodiques, par les bromures, les préparations bromo-organiques et surtout les hypnotiques renfermant des radicaux bromés ou des bromures [Bromidia, Bromural (α. Monobromoïsovalérianylurée), Adaline (Bromo diéthylmalonylurée), associations galéniques de bromures et de chloral, etc.]. Nous avons vu maintes fois l'oligurie être remplacée par une polyurie manifeste après administration soit à dose réfractée sédative, soit à dose hypnotique d'une des préparations précédentes chez des sujets en proie à une de ces crises d'oligurie hypertensive sur la signification desquelles nous avons longuement insisté. Comme cette réaction diurétique s'accompagnait à l'ordinaire d'un abaissement de la tension minima, avec ralentissement du pouls, euphorie manifeste — il paraît bien probable que cette action était sous la dépendance d'une vasodilatation rénale par cessation de l'angiospasme. Mais nous le répétons cette médication mériterait de faire l'objet de recherches en séries et plus précises. Elle nous a parfois rendu les plus grands services.

e) c'est dans ces cas que la *haute fréquence* nous a paru exercer l'action la plus manifeste sans toutefois qu'elle soit constante — mais il ne semble pas douteux que parfois (nous ne disons pas toujours) on obtienne une action antispasmodique, vasodilatatrice.

f) Ces sujets enfin sont *des émotifs, des hyperesthésiques*, d'une hyperexcitabilité réflexe angiospasmodique tout à fait anormale — une *psychothérapie* méthodique, un arrangement systématique de la vie, un emploi du temps parfaitement établi et suivi, la cessation de certaines occupations préoccupantes, le séjour dans un climat sédatif, peuvent parfois contribuer largement à l'apaisement de cet éréthisme nerveux.

Lors des *crises hydrémiques hypertensives* le traitement peut se schématiser comme suit :

1° lit et calme ;

2° diete hydrique (1 litre à 1 litre 1/4 d'eau, ou d'infusion dans les 24 heures) ;

3° purgation drastique ou saline ;

4° saignée locale (ventouses scarifiées lombaires) ou générale.

Accessoirement : bains chauds.

Ultérieurement on reviendra au traitement susdécrit.

*
* *

7° Il s'agit D'UNE HYPERTENSION LÉSIONNELLE ARRIVÉE A LA PÉRIODE DE DÉCOMPENSATION, DE DÉSÉQUILIBRE CIRCULATOIRE, *que faut-il faire ?*

Dans ces cas ultimes, complexes et compliqués, les facteurs pathogéniques sont multiples et intriqués. A l'insuffisance cardiaque s'associent les modalités diverses de l'insuffisance rénale (hydrémie, chlorurémie, azotémie) que nous étudierons dans les chapitres suivants ; la stase pulmonaire, l'encombrement bronchique contribuent à restreindre l'hématose et à exagérer l'anoxhémie ; la congestion hépatique, l'hypertension portale contribuent à troubler un métabolisme par ailleurs si profondément vicié ; l'élément toxémique, l'insuffisance glandulaire engendrés par ces perturbations mécaniques les exagèrent à leur tour comme nous le montrerons à l'occasion de l'hyposphyxie — c'est un cercle vicieux.

Reconnaître par une analyse clinicotechnique minutieuse ce qui appartient à ces divers éléments, évaluer en particulier la part respective de l'insuffisance cardiaque et de l'insuffisance rénale, dissocier les éléments de ces insuffisances et réaliser dans chaque cas en tenant compte des nuances individuelles les indications opportunes telle est la tâche du clinicien. Les techniques dont nous avons exposé les mises en œuvre ; l'analyse des résultats qu'elles fournissent comme nous l'avons montré dans les chapitres précédents pour certaines formes d'insuffisances cardiaque et comme nous l'allons montrer dans les chapitres suivants pour certaines formes d'insuffisances rénale, nous y aideront fort. Mais la description de ces formes cliniques quasi individuelles échappe par sa multiplicité même à l'emprise de la pathologie pour rentrer dans celle de la clinique pure. On peut multiplier les schémas pathologiques, les schémas thérapeutiques, grouper les cas, esquisser les types, chaque individu imprime à ces formes une modalité propre, et c'est, à l'inverse du pathologiste, le talent et le génie du clinicien de savoir discerner le particulier du général, la variété, la nuance, la caractéristique individuelles et d'adopter la tactique thérapeutique spéciale appropriée. Les règles générales sont encore le meilleur des guides, mais il n'est pas douteux que dans l'état encore incomplet, imparfait, à peine ébauché de la science médicale, il faut y faire entrer une part d'intuition.

Nous devrons renvoyer pour la thérapeutique aux chapitres consacrés aux asystolies, aux urémies, aux hyposphyxies, aux hypersphyxies, à l'œdème aigu du poumon, etc.; c'est en alternant, en combinant, en associant en proportions convenables les médications indiquées à l'occasion de ces syndromes qu'on réalisera le traitement adéquat à l'espèce clinique considérée.

Les toni-cardiaques, les diurétiques, les purgatifs, les saignées locales et générales, les injections sous-cutanées d'oxygène constitueront les éléments essentiels de la médication — combinés à une diète très réduite (surtout hypoazotée et hypochlorurée, pas trop cependant) — à un repos presque complet corrigé par des mouvements passifs, du massage et pendant les périodes de compensation relative un peu de marche en terrain plat bien abrité.

(Voir les chapitres : insuffisances rénales, cardio-rénaux, asystoliques, arythmiques.)

*
* *

8° Dans l'un ou l'autre cas, A QUEL SIGNE RECONNAITRA-T-ON QUE LA MÉDICATION INSTITUÉE A ÉTÉ FAVORABLE, QUE L'ABAISSEMENT DE TENSION A ÉTÉ OBTENU PAR DIMINUTION DE LA VISCOSITÉ SANGUINE OU RELACHEMENT VASCULAIRE ET NON AU DÉTRIMENT DU MYOCARDE.

Abstraction faite des indications cliniques (disparition des œdèmes, etc.) et subjectives (euphorie accusée par le sujet), à ce fait que parallèlement à l'abaissement de la maxima se produira un fléchissement léger de la minima. Nous le répétons sans nous lasser, *tout abaissement de la maxima qui s'accompagne d'un relèvement de la minima est funeste,* indice d'un myocarde fléchissant : c'est une victoire à la Pyrrhus.

APPENDICE

I. — *Action sphygmoviscosimétrique des iodures.*

Faut-il prescrire l'iodure de potassium aux hypertendus ? Question plus discutable encore que discutée.

La prescription des iodures aux hypertendus est banale en vertu de cette équation traditionnelle quasi-réflexe : hypertension artérielle = artério-sclérose = iodure de potassium. Equation doublement fausse car, d'une part, de toutes les causes possibles d'hypertension artérielle, nous avons vu que l'artério-sclérose n'est pas, à coup sûr, la plus fréquente et, d'autre part, on peut affirmer à coup encore plus sûr, que le nombre des artério-scléreux auxquels l'iodure de potassium peut être favorable est beaucoup moins grand que le nombre de ceux auxquels il est funeste.

*
* *

L'administration des iodures aux hypertendus repose sur ces trois affirmations pharmaco-dynamiques : 1° que les iodures sont vasodilatateurs ; 2° que les iodures diminuent la viscosité sanguine ; 3° qu'*en conséquence* ils abaissent la tension artérielle. Voyons ce qu'il faut en penser.

Les iodures sont-ils vasodilatateurs ? La démonstration expérimentale n'en a jamais été administrée à notre connaissance. C'est une vue purement hypothétique. Les expérimentateurs ont établi, *a priori*, une relation nécessaire entre la diminution de la pression artérielle et la vasodilatation et constatant, au cours de quelques expériences et temporairement, un abaissement de pression, ont été incités à conclure à la vasodilatation. Mais de l'aveu, même de l'un d'entre eux, le Pr Pouchet, cette vasodilatation n'est rien moins que certaine. « Au moment même du minimum de pression, écrit-il[1], loin qu'il y ait à ce moment de vasodilatation, c'est au contraire une vasoconstriction que l'on observe comme le prouve ce fait, qu'une incision pratiquée au moment de la chute de pression sur l'oreille d'un chien auquel on a injecté un iodure, fournit une bien moindre quantité de sang qu'une incision pratiquée dans les mêmes conditions avant l'injection. »

Les iodures diminuent-ils la viscosité sanguine ? Tous les auteurs répètent bien l'un après l'autre à la suite de Poiseuille et de Gubler que les iodiques sont des hypovisqueux ;

1. Pr Pouchet, « L'iode et les iodiques », p. 41.

en fait, les constatations positives ont été jusqu'ici peu nombreuses et contradictoires. Müller et Inada[1], Boveri[2], Landini et Ceroni[3] ont bien constaté une hypoviscosité marquée, mais Determan[4], Lindman[5], Adam[6] n'obtinrent pas de résultats nets ni surtout constants. Ce dernier auteur, expérimentant sur 30 sujets, ne constata d'hypoviscosité que dans 6 cas et avec des doses d'iodure de potassium supérieures à 3 grammes. Il est probable, comme nous le verrons au cours de ce chapitre, que les résultats dépendent, au moins en partie, de la perméabilité rénale.

Si enfin des prémisses, nous passons à la finale, nous constatons que si l'incertitude expérimentale dans laquelle nous sommes relativement à la vasodilatation et à la viscosité, ne nous permet pas de conclure logiquement à l'action hypotensive, les observations directes n'autorisent pas davantage une conclusion *a posteriori* dans ce sens.

Les résultats expérimentaux sont absolument contradictoires. Si, au cours des injections intra-veineuses, qui ne correspondent d'ailleurs nullement à la pratique thérapeutique, on constate une phase temporaire d'hypotension, l'hypertension se manifeste à une autre[7].

Expérimentalement, l'emploi de doses thérapeutiques par voie stomacale n'exerce pas d'influence manifeste sur la tension sanguine[8].

Ce trop succinct mais fidèle exposé démontre que les assises expérimentales de la médication iodurée considérée comme hypotensive sont des plus précaires.

1. Muller et Inada, *Deutsche med Woch.*, 1904, n° 48, p. 1751.
2. Boveri, *Clinica medic. ital.*, 1906 et *Presse médicale*, 1908, n° 63.
3. Landini et Ceroni, *Rivista critica di clinica medica*, 12 novembre 1910, p 739.
4. Determann, *Deutsche med. Woch.*, 1908, n° 20
5. Lindman, *Diss. Inaug.*, Marbourg, 1908.
6. Adam, *Zeitschr. f klin. Med.*, 1909
7. Poucher, *Loc cit.*, p 40 et suiv.
8. Prévost et Binet, *Bulletin général de thérapeutique*. 1904.

* * *

Les résultats cliniques, *ultima ratio,* sont-ils du moins probants ?

L'action favorable globale a paru indiscutable dans des cas d'aortite et surtout d'ectasies aortiques dans lesquels les iodures ont été prescrits soit seuls, soit plus souvent associés au mercure (Bouillaud, Checkerbutty, W. Balfour, Byron-Bramwell, C. Paul, Dujardin-Beaumetz, Bucquoy, Potain, etc.). Ces résultats sont probablement, pour la plupart, sous la dépendance d'une action antisyphilitique ; ils sont d'ailleurs tout à fait inconstants, et nous n'en voulons pour preuve que les méthodes nombreuses, tant anciennes que nouvelles, préconisées chaque jour pour la cure de ces affections.

Dans les autres cas et plus particulièrement dans les scléroses artérielle, cardiaque et rénale, la plupart des cardiologues ont suivi l'évolution si nette de Huchard, qui, après avoir au début de sa carrière, sur la foi des traités et de confiance, si l'on peut ainsi dire, prescrit et prôné les iodures comme hypotenseurs, est arrivé graduellement à les proscrire de plus en plus et à ne leur reconnaître, et comme à regret, que les indications les plus restreintes. Il insistait. en toutes circonstances, sur « l'abus de la médication iodurée presque toujours inutile au début de la première période de l'artériosclérose (présclérose), nuisible à la troisième et à la quatrième période (cardiectasique), applicable seulement à la fin de la première phase et pendant le cours de la seconde (cardioartérielle)[1] ».

C'est qu'au cours de la pratique cardiologique, l'action

1 Huchard, *Congrès international de Budapest,* août-septembre, 1909

hypotensive des iodures devient d'autant plus douteuse que leur nocivité apparaît plus certaine.

Tel est, *grosso modo*, et en raccourci, l'état actuel de cette question de haute pratique. L'étude systématique de la tension artérielle et de la viscosité sanguine est susceptible de porter dans cette étude une certaine clarté.

*
* *

Les mensurations réelles permettent, en effet, de constater :

1° Que l'hypertension artérielle ne s'accompagne pas toujours d'hyperviscosité sanguine, — mais que précisément et au contraire, — dans les cas les plus sérieux où l'hypertension est très élevée, les fonctions rénales le plus atteintes, les hémorragies le plus fréquentes, l'hypoviscosité vraisemblablement par hydrémie est la règle, comme nous l'avons montré dans un chapitre antérieur.

2° Que cette inversion du rapport normal de la tension et de la viscosité est fonction du bloquage rénal, et que dans ces cas l'aggravation de l'état pathologique et, plus particulièrement, l'élévation dangereuse de la tension s'accompagne de la diminution de la viscosité, et inversement, comme en témoignent les deux couches évolutives ci-après (fig. 103 et 104).

Or, si depuis longtemps nous soupçonnions l'action nocive des iodures dans les scléroses vasculaires avancées, — il nous avait été impossible jusqu'ici de recueillir à ce sujet plus que des présomptions, — les deux observations résumées dans les courbes suivantes et éclairées par les notions précédemment rappelées, nous semblent bien constituer des commencements de preuves, voire de quasi-flagrants délits (fig. 105 et 106).

Nous constatons, en effet, que — le plus vraisemblablement *sous l'action de l'iodure,* le régime et l'hygiène générale étant restés sensiblement constants — dans le premier cas (Obs. 315), on a vu se développer de l'albuminurie avec élévation de la tension sanguine, diminution de la viscosité,

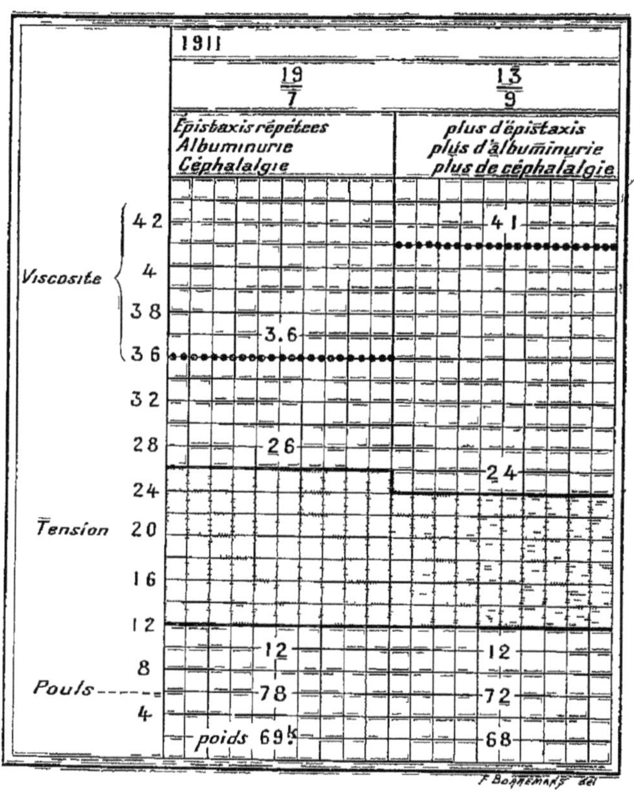

Fig 103 — Obs 467. H .., 65 ans Artério-sclérose, hypertrophie cardiaque, élévation de l'aorte et des sous-clavières, claquement en marteau, temporales fluxueuses, pollakiurie, albuminurie intermittente.

accidents hémorragiques, bref, une aggravation générale manifeste de l'état morbide, et qu'inversement et consécutivement à la suppression de l'iodure (et à la vérité au régime lacté strict et à l'administration du chorure de calcium), l'albuminurie a rétrocédé, en même temps que la tension s'abaissait, la viscosité s'élevait, l'hémorragie disparaissait.

Dans le deuxième cas (Obs. 600), cette alternance des phases d'aggravation s'accompagnant d'hémorragies, d'hypertension, d'hypoviscosité et des phases d'amélioration se traduisant par la cessation des hémorragies, l'abaissement de la tension, l'élévation de la viscosité, a coïncidé

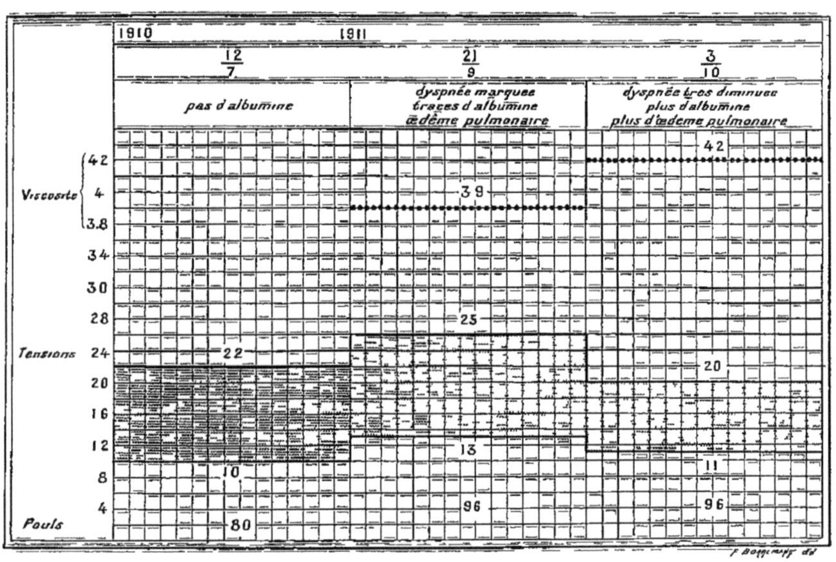

FIG. 104 — Obs. 36. F..., 55 ans. Dilatation aortique, élévation des sous-clavières, choc en marteau à la base.

si nettement avec les reprises et les pauses de la médication iodurée, qu'il est difficile de n'y voir qu'une simple coïncidence.

Dans ces observations, les accidents vraisemblablement provoqués en grande partie par l'administration des iodures ont été relativement bénins, ils n'en font pas moins pressentir les dangers formidables que peut faire courir une telle médication, chez de tels malades que menacent de façon permanente l'urémie et l'hémorragie cérébrale.

*
* *

Est-ce à dire que l'iodure de potassium doive être absolument banni de la thérapeutique des affections cardiovasculaires — ce serait singulièrement dépasser les limites de l'induction permise. — Nous croyons au contraire qu'il peut

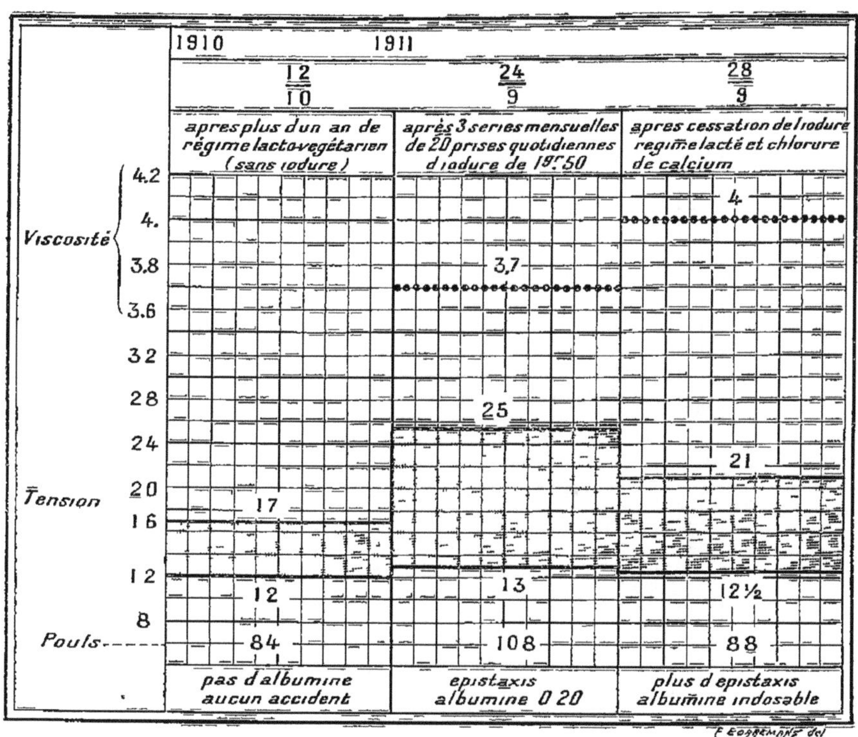

FIG 105. — Obs 315. H.., 54 ans. Goutteux, ancien diabétique, hémorragies rétiniennes.

rendre d'appréciables services en maintes circonstances que nous nous efforcerons de préciser.

Mais on peut dire que l'*iodure de potassium est contre-indiqué dans tous les cas d'hypertension s'accompagnant d'hypoviscosité marquée ; et cliniquement dans tous ceux où la puissance de réserve du cœur ou du rein est nulle ou minime, dans tous ceux où l'insuffisance rénale est évidente et a fortiori dans tous ceux où la tendance hémorragique est manifeste et c'est le cas de la plupart des scléreux.*

La question des iodures dans les affections cardiovasculaires est donc à reprendre résolument en se plaçant à un point de vue purement objectif et en faisant table rase des

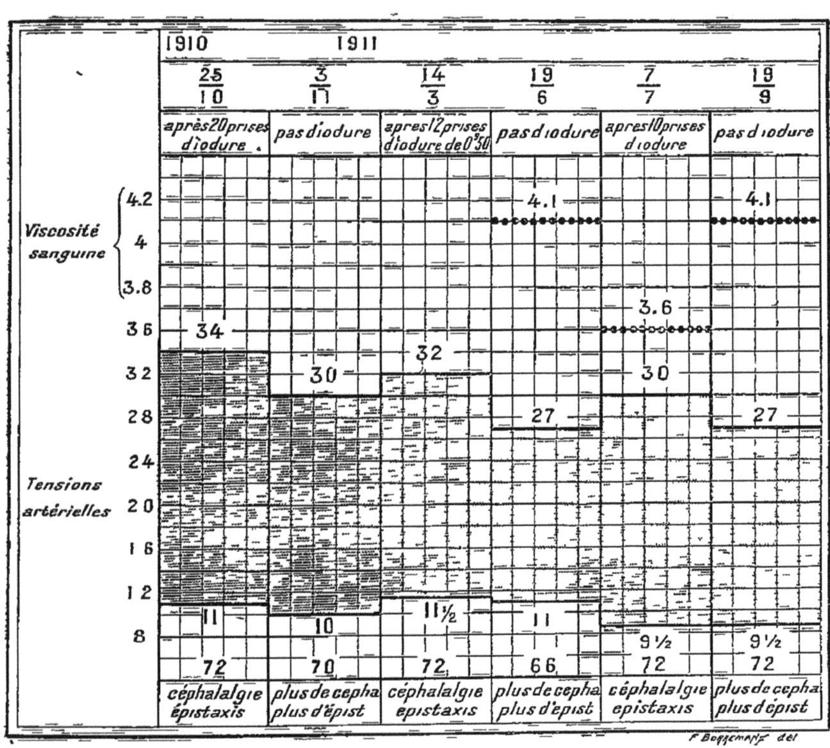

Fig. 106 — Obs. 600 H..., 62 ans. Artério-scléreux, albuminurie ancienne et permanente.

théories incertaines et d'ailleurs contradictoires sur lesquelles a reposé jusqu'ici l'iodothérapie dans ces affections.

Disons toutefois dès maintenant que *cette médication nous a paru utile.*

1° *Chez les pléthoriques, sanguins, hyperuricémiques, gout-*

teux, hyperglycémiques, diabétiques, à tension artérielle élevée, à viscosité sanguine exagérée, à cœur hypertrophié ne donnant pas signe de défaillance, *à reins non adultérés* — dans ces cas précisément l'iodothérapie associée a une diététique appropriée permet d'abaisser à la fois la tension et la viscosité par diminution de la pléthore, de soulager de ce fait le cœur et le rein et de prévenir en conséquence la déchéance progressive quasi-inévitable de ces organes.

2° *Chez les prédisposés aux stases veineuses, à l'asphyxie locale ou générale, hypertendus veineux, hypotendus artériels à circulation ralentie,* — phlébitiques, variqueux, cyanosés, hyposphyxiques et asphyxiques, à tension normale ou basse, à viscosité sanguine élevée par augmentation du taux de l'acide carbonique sanguin et chez lesquels les iodures correctement administrés et associés à un tonicardiaque (spartéine, adonis, digitale, etc.) provoquent précisément la stimulation du moteur cardiaque, l'accélération de la circulation, la diminution des stases, l'amélioration de l'hématose pulmonaire, la diminution de l'acide carbonique, la diminution de la viscosité sanguine. Dans ces cas l'élévation de la tension (antérieurement basse) coïncide avec une amélioration notable de la circulation et de l'état général.

Bref, dans tous les cas où la puissance de réserve cardiorénale — et la réaction sphygmoviscosimétrique à l'iodure permet dans une certaine mesure de l'apprécier — dans tous les cas où la puissance de réserve cardiorénale est encore marquée la médication iodurée est quasi sans danger et peut rendre d'appréciables services.

Ces indications ne resultent pas de simples impressions, mais de constatations précises tant cliniques que sphygmoviscosimétriques. On voit que pour être précisées et modifiées, les indications des iodures n'en restent pas moins fort étendues.

II. — *La restriction des boissons dans la cure des hypertensions vasculaires*[1].

Des voix plus autorisées que les nôtres ont déjà signalé, au point de vue cardio-rénal, le péril chloruré et le péril azoté. Nos recherches cliniques et sphygmoviscosimétriques nous conduisent à y ajouter le péril hydrique. Nous démontrerons dans un chapitre ultérieur que l'excrétion hydrique est une fonction rénale hautement différenciée, ayant vraisemblablement son lieu d'élection au niveau du glomérule. En conséquence il y a lieu de faire place, à côté des syndromes chlorurémique et azotémique, à un syndrome hydrémique et la sanction pratique de cette constatation clinique est la restriction hydrique souvent extraordinairement efficace chez les hydrémiques (hypertendus-hypovisqueux, brightiques cardio-vasculaires).

Notons d'ailleurs, en passant, nous réservant de développer ultérieurement ce sujet, que les porto-hépatiques, dont la pléthore liquide augmente le barrage, bénéficient tout autant de la restriction liquide que les cardio-rénaux, objet particulier du présent chapitre.

*
* *

En fait, l'observation prolongée des cardio-rénaux conduit à cette conclusion formelle que, la plupart de nos contemporains, s'ils mangent beaucoup et beaucoup trop, boivent encore davantage. Abstraction faite de la qualité des boissons, leur quantité même, à elle seule, constitue un réel danger, et l'exagération de la ration liquide con-

1 Les éléments de ce chapitre sont empruntés à un article publié en collaboration avec le Dr Francis Heckel in *Presse médicale*, 5 avril 1913, p. 274

tribue puissamment à conditionner les altérations vasculo-rénales, la sclérose et la néphrite interstitielles en particulier.

Interrogez minutieusement vos scléreux, vos hypertendus; faites le calcul de leur ration hydrique en tenant compte du café au lait du matin, des boissons interprandiales, des apéritifs « accidentels », des potages, des infusions, des eaux minérales, des fruits, de l'eau de constitution et de préparation des aliments, et vous arriverez aux chiffres fantastiques moyens de 3 à 5 litres de liquide et plus; 1 litre et demi à 2 litres s'éliminent par les urines, 1 litre par le poumon, le reste comme il peut, par l'intestin ou par la peau, à moins qu'il ne reste latent ou évident dans les tissus ou qu'il ne gorge, à le faire éclater, le système circulatoire (*pléthore hydrique*) ou à le déséquilibrer (*asystolie*).

Le rôle puissant de la restriction des liquides dans maintes asystolies, en apparence irréductibles, a été signalé dès longtemps par Karel, Œrtel, Huchard et Fiessinger. Le danger d'une ration hydrique exagérée chez les scléreux a été expressément dénoncé par von Noorden, Courtellemont, Widal, Vaquez et Cottet. Nous ajouterons que la restriction de la ration liquide est, avec le repos, le plus puissant agent hypotenseur que nous connaissions, même et surtout dans les hypertensions lésionnelles compensatrices de la sclérose rénale.

Les scléreux-rénaux ont un débit glomérulaire réduit. Ils ne peuvent obtenir un débit hydrurique normal qu'au prix d'une surcharge sphygmomanométrique compensatrice. Il est donc bien inutile de leur infliger une diurèse polyurique dangereuse, voire fatale.

En fait, la restriction hydrique, sous ce contrôle de la diurèse ramenée, si possible, à 1 litre et quart environ, 1 litre et demi au plus, détermine de façon quasi constante :

1° la diminution, parfois considérable, 3, 4, 6 centimètres de mercure et plus de la tension maxima, avec fléchissement net de la minima (d'où soulagement du cœur : eupnée, euphorie, etc.); 2° la diminution du poids par diminution de la pléthore sanguine et de l'œdème interstitiel latent ou évident; 3° parfois, *mais non toujours,* comme nous verrons plus loin, le relèvement de la viscosité sanguine par diminution de l'hydrémie; 4° la disparition de maints phénomènes morbides surtout cardio-vasculaires (angor, œdème pulmonaire, dyspnée d'effort, sueurs profuses, etc.).

Il est bien entendu que cette restriction des liquides devra être établie sous le contrôle de la diurèse et du densimètre. Le volume de l'urine devra être ramené, autant que faire se pourra, à 1 litre et quart ou 1 litre et demi; sa densité ne devra pas dépasser 1018 à 1020; l'urine émise devra être claire, sans dépôt uratique ou phosphatique, ce que l'on n'obtiendra qu'à la condition que le régime soit normalement et modérément azoté (100 à 150 grammes au plus, viande, volaille ou poisson, un œuf, 200 centimètres cubes de lait) normalement et modérément chloruré (2 à 4 grammes au plus). *Sous ces réserves,* nous ne saurions assez le répéter, *la restriction hydrique constitue la plus puissante médication hypotensive que nous connaissions.*

*
* *

Il y a lieu de noter, d'ailleurs, que souvent, dans un premier stade chez les hypertendus hydrémiques, oliguriques à viscosité basse, on note une phase de polyurie provoquée par la restriction liquide avec relèvement net et brusque de la viscosité sanguine.

Chez les hypertendus polyuriques, à viscosité absolue moyenne ou élevée, modérément hydrémiques, la restriction liquide provoque, au contraire, presque d'emblée, la diminution de la polyurie, l'abaissement du poids, la viscosité étant peu influencée et pouvant même s'abaisser légèrement.

Mais, dans l'un et l'autre cas, la chute de pression maxima, parfois considérable, coïncidant avec le fléchissement léger de la minima (indice que l'hypotension obtenue ne l'a pas été au détriment du myocarde), la diminution du poids, le ralentissement du pouls, la disparition des phénomènes d'insuffisance cardio-rénale (angor, dyspnée d'effort, œdème des bases, albuminurie, etc.) sont à peu près constants.

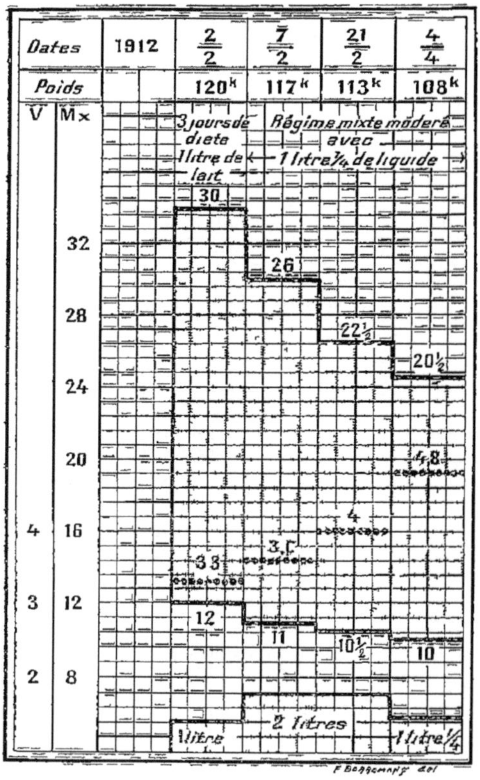

Fig. 107 — Obs I. M. M., 50 ans. Pléthorique polydypsique Crise d'hypertension avec hydrémie, œdème des bases, dyspnée permanente et d'effort réduite par la restriction des liquides.

Quelques observations, prises entre beaucoup d'autres et résumées en des tableaux graphiques, mettront bien ces faits en évidence.

Dans l'observation I (fig. 107), l'évolution est quasi schématique. Le patient pléthorique, polydypsique (plus de 4 litres) — vu en pleine crise d'hypertension avec hydrémie et oligurie, œdème des bases — fut simplement soumis à une première cure de trois jours de repos au lit, avec 1 litre de lait pour toute alimentation ; il subit une perte de poids de 3 kilogrammes, une chute de pression de 4 centimètres cubes de mercure, son débit urinaire doubla, sa viscosité se releva de 3,3 à 3,6 en même temps que l'œdème des bases disparaissait et que la dyspnée s'atténuait. Ultérieurement, il suivit simplement un régime mixte peu chloruré (3 grammes) avec ration hypohydrique (1 litre et quart). En deux mois, il perdit 12 kilogrammes et environ 10 centimètres cubes de pression (de 30 à 20) en même temps que

Dates	1912	8/10	11/10	23/10		28/12	31/12	15/1
Poids		72k500	71k070	70k210		75	72k900	72k500
		Angor Albumine oedeme des bases	plus d'angor plus d'albumine plus d'oedeme			Angor Albumine oedeme des bases	plus d'angor plus d'Albumine plus d'oedeme	
		26	22	18		26	22	19½
		4,8	5,7	6,2		4,3	5	4,9
		13	10½	10		13	11	10
		0,800	1,250	2 litres		1 litres	2 litres	2 litres
Pouls		120	96	96		108	86	86

Fig. 108. — Obs. II M. G., 56 ans. Goutteux polydypsique, crises d'hypertension avec hydrémie, angor, œdème aigu du poumon réduites par la restriction hydrique et chlorurée.

sa viscosité remontait de 3,3 à 4,8. Sa diurèse, d'abord exagérée (2 litres), revint graduellement à 1 litre et quart, en même temps que disparaissaient la plupart des phénomènes morbides et que sa capacité respiratoire passait de 1 litre et quart à 2 litres et demi. La seule médication instituée en dehors de la restriction hydrique fut une prise bihebdomadaire de Vichy-Carlsbad.

Dans l'observation II (fig. 108), le cas est peut-être plus typique encore parce qu'il se reproduisit deux fois dans des conditions presque identiques, ayant ainsi le caractère d'une véritable expérience clinique. Le patient, goutteux personnel et héréditaire, est vu une première fois à l'occasion d'une crise d'hypertension avec hydrémie, oligurie, angor ; l'avant-veille, dans la nuit, une crise d'œdème aigu du poumon avait nécessité une saignée. En quinze jours, sous l'unique influence du lit et de 1 litre de lait, les trois premiers jours, d'un régime mixte restreint hypohydrique (1 litre) les jours suivants, le patient perd 2 kilogrammes et quart, et 8 centimètres cubes de pression, sa diurèse passe de 0,800 à 2 litres ; angor, albumine, œdème disparaissent. Fin octobre, il part à Cannes avec notre assentiment. Novembre est parfait ; le malade, très allant, se laisse aller, abandonne son régime, mène la vie de tout le monde, boit abondamment reprend 5 kilogrammes et nous revient le 28 décembre dans une situation très comparable à celle d'octobre, avec angor, albumine, œdème des bases ; le même traitement exactement produit sensiblement les mêmes effets. A la vérité, ici, la restriction hydrique fut associée à une diète franchement hypochlorurée.

L'observation III (fig. 109) est plus typique encore au point de vue de l'influence de la seule restriction hydrique. Le sujet pléthorique polydypsique polyurique, obèse albuminurique, à cœur de bœuf, à tension énorme, présentait le tableau classique de la sclérose cardio-rénale ; l'élévation de la minima, la fréquence du pouls, la dyspnée d'effort, l'élévation absolue de la viscosité faisaient pressentir l'imminence d'une crise asystolo-urémique. Sous l'influence d'un régime approprié (diète hydrique temporaire, puis régime mixte hypochloruré extrêmement restreint), d'un repos presque absolu et d'émissions sanguines répétées, la situation s'amende, le malade perd 4 kilogrammes, l'albumine diminue, la dyspnée s'amende. Cependant, maxima et minima restent voisines de leur taux antérieur, la viscosité même fléchit vraisemblablement par diminution de l'anoxhémie, ce qui, rapproché de l'abaissement de la minima, de la diminution du poids, de la diminution de la fréquence du pouls, de la diminution de la dyspnée d'effort, nous amène à admettre que le régime circulatoire s'est certainement amélioré. Mais pourquoi la tension maxima était-elle restée si élevée ? L'examen de l'urine nous en donne l'explication. La polyurie s'était maintenue à 2 litres et demi avec densité faible, 10 11 et albuminurie persistante. Le malade, interrogé, nous apprit que, comme nous avions omis (grave omission) de préciser de façon formelle la ration des liquides, il avait continué comme par le passé « à boire abondamment pour pisser de même » (*sic*). Il buvait plus de 3 litres par jour.

Dates	1911	6/12	27/12	1912 15/2	5/6
Poids		77k	73k	68k500	65k250
Pouls		108	96	88	84

Fig. 109. — Obs. III. M. G..., 49 ans, 1m,60

Le même régime qu'antérieurement, avec restriction considérable des liquides (1 litre à 1 litre et quart comme ration des vingt-quatre heures), suffit à faire tomber la tension maxima à 24, la minima à 12, l'hydrurie à 1 litre et quart, le pouls à 84, le poids à 65 kilogrammes. L'albuminurie avait disparu en même temps que le malade accusait un mieux-être considérable qui s'est maintenu depuis. Ici, la viscosité s'est abaissée, puis est restée stationnaire, parce qu'au début, ce sont surtout les phénomènes de stase veineuse et d'anoxhémie qui ont été le plus amendés.

L'action isolée de la restriction hydrique est ici tout à fait démonstrative.

Dates 1912	30/1	7/2	26/3	6/6	26/9	27/12
Poids	69k	66k500	68k200	68k500	68k500	68k500
Mx	27	24	21	21½	20½	21
Mn	13	11	11	11	10½	10
V		3,9	4,2	4,2	4,3	4,4
Pouls	84	72	72	72	78	76

Hématémèses — traces d'albumine — Plus d'albumine — Plus d'hémorrhagies

V : 8, 7, 6, 5, 4, 3 — Mx : 32, 28, 24, 20, 16, 12

Fig. 110. — Obs. 467 II., 65 ans. Sclerose cardio-rénale, hypertension hydrémique hémorragique réduite par la restriction hydrique.

L'observation IV (fig. 110, obs. 467) est intéressante par sa durée relativement longue (plus d'un an), par la solidité des résultats obtenus et par la rigueur précise du régime suivi. Ce malade, scléreux polyurique, polydypsique hydrémique évident, que nous avions vu antérieurement pour des épistaxis rebelles, fait en janvier 1912 une hématémèse abondante et grave avec hypertension. Sous la seule influence du régime hypohydrique dont nous allons donner le détail, la tension maxima tombe de 6 centimètres cubes de 27 à 21 et s'y maintient; la minima s'abaisse, indice d'un fonctionnement myocardique satisfaisant, l'albumine disparaît, toute hémorragie cesse, la viscosité se relève, le poids restant sensiblement stationnaire. L'hydrurie tombe de 1 litre trois quarts à 1 litre et quart environ.

Le régime suivi, à l'exclusion de toute médication, fut le suivant. *Matin* : 200 centimètres cubes de lait. *Midi* : tous les jours, deux œufs et en sus, deux fois par semaine, côtelette ou bifteack, ou poisson ou volaille, purée de légumes, fruits et gruyère, 200 centimètres cubes eau et vin blanc. *Soir* : potage maigre, 250 centimètres cubes, pâte, légumes, fruits (compote de pommes), plus une orange, 200 centimètres cubes bière. *Coucher* : 120 centimètres cubes eau d'Évian.

Y compris l'eau de constitution des aliments (fruits et légumes), ce régime ne représente guère plus de 1 litre et demi à 1 litre trois quarts d'eau.

Il est impossible de constater un équilibre cardio-vasculo-rénal plus satisfaisant, un état général plus parfait.

*
* *

Nous craindrions d'abuser de nos lecteurs en multipliant ces exemples, qui n'ont d'autre but que de démontrer que *chez les hypertendus, aucune pratique n'est plus dangereuse que la polydypsie hypertensive et hémorragipare, et qu'aucune pratique n'est plus efficacement hypotensive que la restriction des boissons*.

Il ne faudrait pas croire, cependant, que toute la diététique de l'hypertension soit condensée en cette unique formule. Il est bien évident que la prescription des aliments solides associés dans la plupart des cas, doit faire l'objet d'une étude attentive. Nous y reviendrons à l'occasion des cardio-rénaux.

III. — *De quelques substances exerçant une action hypovisqueuse.*

Pas plus que la médication hypotensive, la médication hypovisqueuse ne peut être incluse en une pilule et formulée en une potion.

La meilleure médication hypovisqueuse consiste en la médication pathogénique : stimulation circulatoire et glandulaire chez les hyposphyxiques, restriction alimentaire et myothérapie chez les hypersphyxiques. La médication hypovisqueuse n'est pas réalisée par telle ou telle substance médicamenteuse, mais par un ensemble de mesures thérapeutiques adéquates à chaque cas particulier et constituant une médication.

Toutefois, quelques substances peuvent être employées à cet effet avec une certaine rigueur.

L'iode, les iodiques et les iodures semblent, nous venons de le voir, exercer parfois une action hypovisqueuse sur le mécanisme de laquelle on n'est pas encore précisément fixé, — et qui est en tous cas certainement complexe.

Leur action hypovisqueuse paraît réelle dans l'hypertension hypervisqueuse des pléthoriques et des obèses à puissance de réserve cardio-rénale considérable ; elle ne semble pas douteuse non plus chez les hyposphyxiques. Elle peut être réelle mais redoutable chez les hypertendus lésionnels hypovisqueux à lésions rénales avérées.

Acide citrique et citrate de soude. — Les anciens cliniciens avaient déjà noté l'atténuation, voire la disparition de certaines dyspnées d'origine cardio-pulmonaire sous l'influence du citron et des citrates. Les observations de

Wright ont établi l'action hypovisqueuse de l'acide citrique et des citrates. C'est en effet une des rares médications qui nous aient donné des résultats appréciables. Nous la prescrivons soit sous forme de jus de citron (le jus d'un citron matin et soir, dans un verre d'eau), — ou citronnade comme boisson habituelle, ou jus de citron comme condiment usuel, — ou sous forme de solution :

Citrate de soude.	30 grammes.
Eau.	120 —

Une cuiller à café ou à dessert, 2 ou 3 fois par jour, dans un demi-verre d'eau

Si le sujet est rhumatisant ou goutteux, on peut avec avantage l'associer au salicylate de soude :

Citrate de soude. . . .	30 grammes.
Salicylate de soude	20 —
Eau.	120 —

Une cuiller à café 3 fois par jour

Le *chlorure de calcium* correctement manié peut agir à volonté soit comme hypervisqueux, soit comme hypovisqueux. Le chlorure de calcium est, comme on sait, un hydrophile puissant et, à ce titre, un déshydratant énergique; d'autre part, il paraît avoir une affinité élective pour le système lymphatique, — c'est ainsi qu'après administration prolongée, on le retrouve en particulière abondance dans la lymphe, la sérosité des vésicatoires, etc. Le chlorure de calcium ingéré et surtout localisé au niveau du système lymphatique, y attire par osmose une partie de l'eau du sang, le déshydrate et en augmente la viscosité et la coagulabilité, et ainsi s'expliquent probablement les propriétés hémostatiques de cette substance, mises en évidence par Wright. Mais cette déshydratation sanguine détermine une soif intense, si le sujet y satisfait, le sang récupère et au delà son hydratation antérieure et sa viscosité primitive, voire plus basse; d'où les résultats contradictoires relatés par les observateurs.

Que le sujet ingère du chlorure de calcium et s'abstienne de boire, on aura l'effet déshydratant, hypervisqueux, hypercoagulant, hémostatique, qui peut être si précieux dans maints états hémorragipares.

Que le sujet ingère du chlorure de calcium et qu'il boive, au contraire, plus ou moins abondamment suivant les indications, et l'on obtiendra un effet de drainage hémo-lymphatique qui, conjugué à la diurèse déchlorurante signalée par Pic, Bonnamour et Imbert, en fait une médication souvent précieuse chez les pléthoriques et quelquefois chez les azotémiques :

Chez les pléthoriques, on prescrira, vers 10 heures et vers 4 heures, une cuiller à soupe de la potion suivante :

Chlorure de calcium.	25 grammes.
Sirop d'écorce d'orange amère. . . .	ãã 100 —
Sirop des cinq racines	

Et, une heure apres, 200 à 300 c. c. eau faiblement minéralisée.

V

HYPOSPHYXIQUES

LE SYNDROME HYPOSPHYXIQUE

L'observation prolongée de quelques mois à quelques années de plusieurs centaines de sujets normaux et anormaux, nous a donc amené à constater que, chez les sujets dont le système cardio-vasculaire bien équilibré, n'est adultéré en aucun de ses points, il existe une relation évidente entre la tension artérielle différentielle et la viscosité sanguine : à viscosité faible, comme chez les anémiques, correspond une tension faible ; à viscosité moyenne, comme chez les normaux, correspond une tension moyenne ; à viscosité forte, comme chez les pléthoriques sanguins, correspond une tension forte. Bref, *l'individu normal au point de vue cardio-vasculaire, ou mieux circulatoire, a la tension de sa viscosité.*

Cette relation, à laquelle nous ne sommes arrivé qu'*a posteriori* et après avoir recueilli des centaines d'observations, paraîtra quelque jour évidente lorsqu'on sera familiarisé avec ces deux notions élémentaires : 1° que la morphologie du système circulatoire et les rapports anatomiques respectifs de ses divers segments constitutifs oscillent chez les normaux autour d'un type toujours le même ; 2° que dans ces conditions, il doit nécessairement exister une relation quasi constante entre la puissance motrice cardiaque reflétée par la tension différentielle et la résistance sanguine reflétée par la viscosité sanguine. Il est bien évident, d'ailleurs, que la variation possible du calibre des vaisseaux peut contribuer, même chez un sujet normal, à modifier d'un moment à l'autre dans une large mesure la morphologie de l'appareil circulatoire et déterminer, dans ce rapport de la pression à la viscosité des oscillations comparables à celles que l'on observe à l'occasion des autres coefficients biologiques, conditionnés par des facteurs complexes (fréquence du pouls, température, débit urinaire horaire, etc., etc.), mais ces oscillations mêmes ne se produisent que dans des limites normales et, loin d'enlever toute valeur à la relation ci-dessus rappelée, elles en augmentent singulièrement la signification, comme nous croyons l'avoir montré déjà au cours de nos autres publications. Bref, nous le répétons, *l'individu normal au point de vue circulatoire a la tension de sa viscosité,* la réciproque n'étant pas toujours vraie pour des raisons que nous avons exposées longuement ailleurs (« Pressions artérielles et viscosité sanguine », Masson, édit., 1912, p. 178).

Cette même observation permet de déceler deux types sphygmo-viscosimétriques anormaux radicalement opposés chez lesquels il y a discordance entre la tension différentielle et la viscosité sanguine : *les premiers* ont une tension élevée par rapport à leur viscosité normale ou basse (parfois même élevée), ce sont *des hypersystoliques, des hypersphyxiques*; l'hypersphyxie permanente étant représentée en grande majorité par la sclérose artério-rénale ; *les seconds* ont au contraire une viscosité élevée par rapport à une tension normale ou basse ; *ce sont des hyposphyxiques.*

Nous désignons par le terme *hypo-sphyxie* (ὑπο, au-dessous, σφύξις, pulsation) un syndrome clinique d'une extraordinaire fréquence et qu'on ne trouve pourtant décrit, *in toto,* à notre connaissance, dans aucun livre de pathologie ou de clinique.

Il est caractérisé essentiellement par une faiblesse habituelle, du moins relative, de l'impulsion cardiaque, d'où résulte une circulation ralentie, un débit artériel réduit, une tendance manifeste à la pléthore veineuse locale ou générale. En l'absence fréquente de tous signes stéthoscopiques, en l'absence surtout de toute classification nosologique, ce type n'a guère été étudié.

Pratiquement, rentrent dans cette catégorie la plupart de ces cas, et Dieu sait s'il sont nombreux, que faute de mieux le praticien étiquette du terme vague « mauvaise circulation », sans autrement le définir.

Les recherches sphygmo-viscosimétriques permettent d'en préciser singulièrement les caractères.

*
* *

Le syndrome hyposphyxique est essentiellement constitué, au point de vue sphygmo-viscosimétrique, par les deux symptômes suivants :

1° *Hypotension artérielle,* absolue ou relative, tant maxima que différentielle ;

2° *Hyperviscosité sanguine,* du moins relativement à la tension artérielle.

L'hypotension est souvent considérable. Alors que la maxima radiale normale est de 14 à 17, la maxima s'abaisse ici à 13, 12, 11 ; nous avons noté 9 chez une cyphotique adulte. Alors que la pression différentielle normale est de 5 à 7, elle s'abaisse chez les hyposphyxiques à 4, 3, 2, 1 1/2.

L'hyperviscosité sanguine est plus ou moins marquée, elle atteint 4,8, 4,9, 5, 6 et au delà ; nous avons noté 7,8 chez un rétréci mitral. S'il y a anémie concomitante, le taux viscosimétrique s'abaisse par hydrémie ; mais alors la viscosité *apparemment normale* est pourtant exagérée par rapport à la tension qui est anormalement basse.

Les hyposphyxiques sont donc caractérisés au point de vue sphygmo-viscosimétrique, comme nous le rappelions plus haut, par ce fait que leur viscosité est anormalement élevée par rapport à leur tension différentielle normale ou basse. Ils n'ont pas, comme les normaux, la tension de leur viscosité, mais une tension faible *par rapport* à leur viscosité. Mentionnons, en passant, des observations qu'on a cru pouvoir nous opposer et qui, pleinement confirmatives, au contraire, de la relation précédente, prouvent simplement, ou que nous nous sommes mal expliqué ou que nous avons été mal compris. Au cours d'une discussion récente à la Société médicale des Hôpitaux, où le Pr Chauffard communiquait une observation d'érythrémie datant de l'enfance et présentant, en sus des caractères classiques de la maladie (érythrose, dilatations veineuses, splénomégalie, polyglobulie, hyperviscosité du sang, etc.). un syndrome d'obstruction portale, M. Vaquez fit remarquer, avec insistance, que dans deux cas identiques qu'il avait eu à observer, il avait constaté, en effet, que la viscosité sanguine était augmentée, mais que la pression artérielle était *cependant* normale.

Nous revendiquons formellement ces cas comme des cas d'hyposphyxie typique cliniquement et sphygmoviscosimétriquement. En acceptant les données de notre distingué contradicteur et de son aveu même, il y a discordance entre leur viscosité élevée et leur tension normale ; ils n'ont pas la tension de leur viscosité ; à viscosité élevée correspondrait chez un normal une tension élevée ; leur tension, si tant est qu'elle est normale absolument, est anormale par rapport à leur viscosité. Nous sommes donc pleinement autorisé à porter ces observations à l'actif de notre thèse ; ces observations d'hyposphyxie, absolument typiques cliniquement, le sont non moins au point de vue sphygmo-viscosimétrique.

Si je dis d'un individu que sa taille est de 1m,60, il semblera que sa taille est normale, mais si j'ajoute qu'il a 10 ans, il sera évident que sa taille est anormale par rapport à son âge. Si je dis d'un individu que sa tension différentielle est de 5,

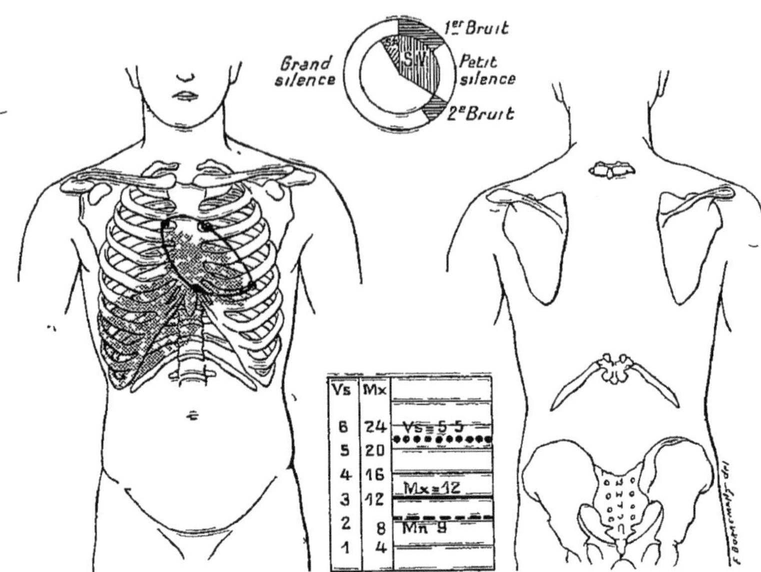

FIG. 111. — 28 mars 1912. M. L..., 17 ans, 1m,78, 62 kilos. Coloré semi-cyanosé. Extrémités froides, humides, cyanosées Supporte mal le froid (cyanose, marbrures, pas de réaction). Congestion du foie. Supporte très mal l'opium, l'arsenic, l'antipyrine. Pas de muscles, pas d'exercices. Capacité respiratoire, 1 litre 1/4.

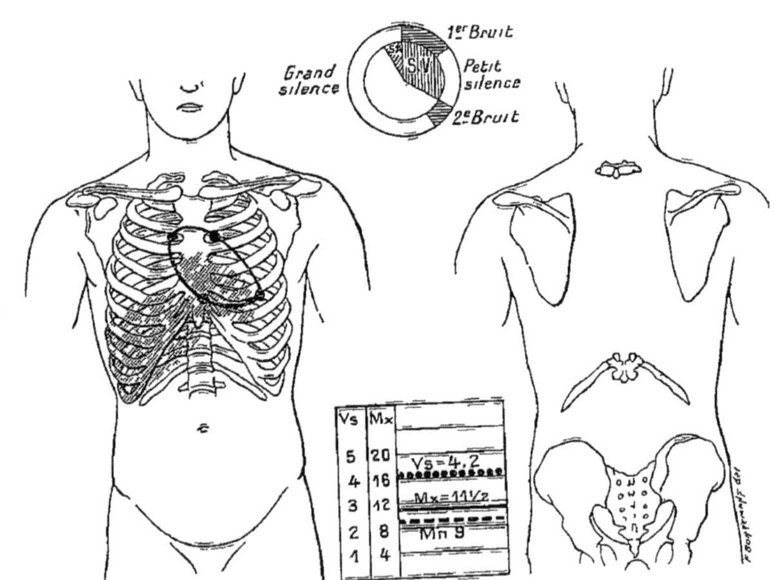

FIG. 112. — 4 mars 1912. Mme T. ., 24 ans. Petit cœur, auscultation négative. Cyanose légère des lèvres et des joues. Extrémités froides, humides, cyanosées Asthénie neuro-gastro-intestinale. Sedentarité, pas de muscles. Capacité respiratoire 1 litre 1/4.

j'aurai un chiffre que l'on constate, en effet, fréquemment chez les normaux ; mais si j'ajoute que sa viscosité sanguine est de 8,8, cette tension sera faible par rapport à sa viscosité très élevée. Il serait sans doute malséant d'insister.

*
* *

Le rapport sphygmo-viscosimétrique $\frac{p}{v}$ de la pression différentielle à la viscosité met bien en évidence cette double et opposée anomalie. Normalement, ce rapport $\frac{p}{v}$ est nous l'avons vu voisin de 1,5 ; chez les hyposphyxiques, il s'abaisse sensiblement au dessous de ce chiffre ; on note le plus souvent des chiffres inférieurs à 1 ; le chiffre le plus bas que nous ayons observé est 0,23 (voir le tableau IV).

Juxtaposés à ce syndrome sphygmo-viscosimétrique si net, on note groupés ou séparés les *symptômes cliniques suivants* suffisamment caractéristiques :

1° A la simple palpation, le pouls radial se manifeste à l'ordinaire petit et dépressible, parfois même il faut le chercher ; il *y a microsphygmie.*

A la simple inspection, à contre-jour et de préférence le sujet étant couché, le pouls veineux est au contraire très accusé dans la région du bulbe à droite (entre les deux chefs du sterno-cléido-mastoïdien) ou dans la région sus-claviculaire.

Si l'on pratique la polygraphie, le pouls artériel est petit, parfois même difficile à inscrire. C'est au contraire à l'ordinaire dans ces cas que l'on recueille les plus beaux types de pouls veineux. La polygraphie objective à merveille cette inversion si caractéristique de la valeur respective des pouls artériel et jugulaire. Ce couple graphique : *micro-*

sphygmie artérielle, macrosphygmie veineuse est quasi pathognomonique de l'hyposphyxie (fig. 113-114).

2° La face est souvent haute en couleur ; les joues et les lèvres surtout souvent bien teintées. Mais à la vérité, joues

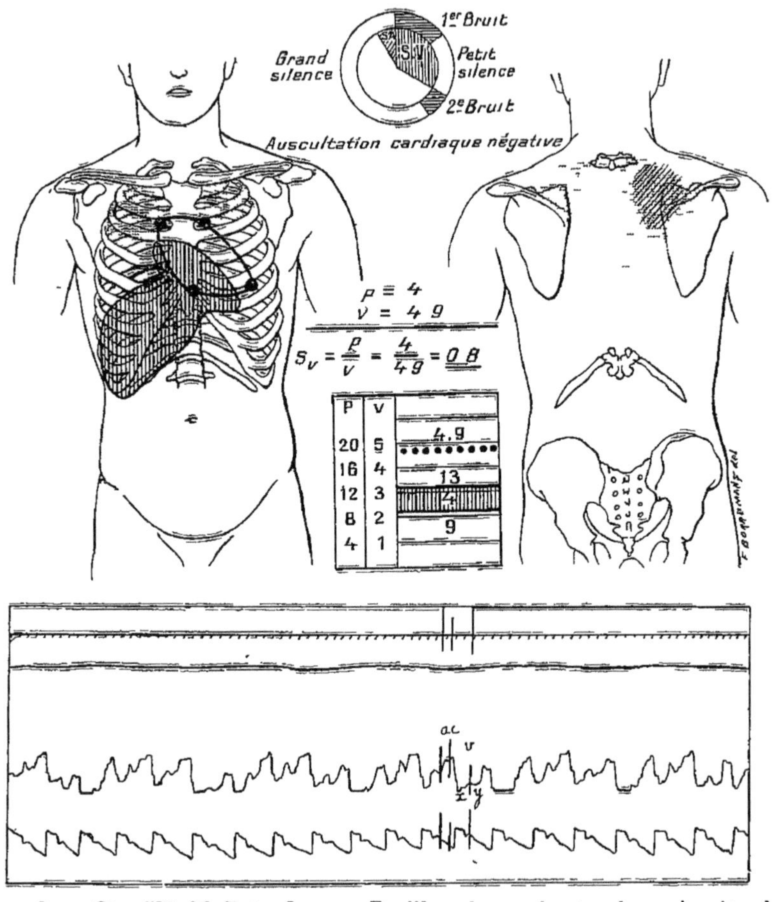

Fig. 113. — Obs III. M. Bois, 30 ans. Bacillose laryngée et pulmonaire étendue. Fièvre modérée (37-38°). Foie un peu sensible.

comme lèvres ne sont pas rouge ou rose franc, mais mauve, rouge vineux, voire lilas ; toutes les teintes peuvent s'observer jusqu'à la cyanose franche. Bref, le seul examen de la face révèle avec plus ou moins de netteté la *tendance à la cyanose*, à l'asphyxie.

3° Presque tous ces malades accusent du *refroidissement facile des extrémités*, à l'ordinaire en effet froides, humides, souvent même livides. La *cryesthésie* est fréquente ; les sujets réagissent mal au froid.

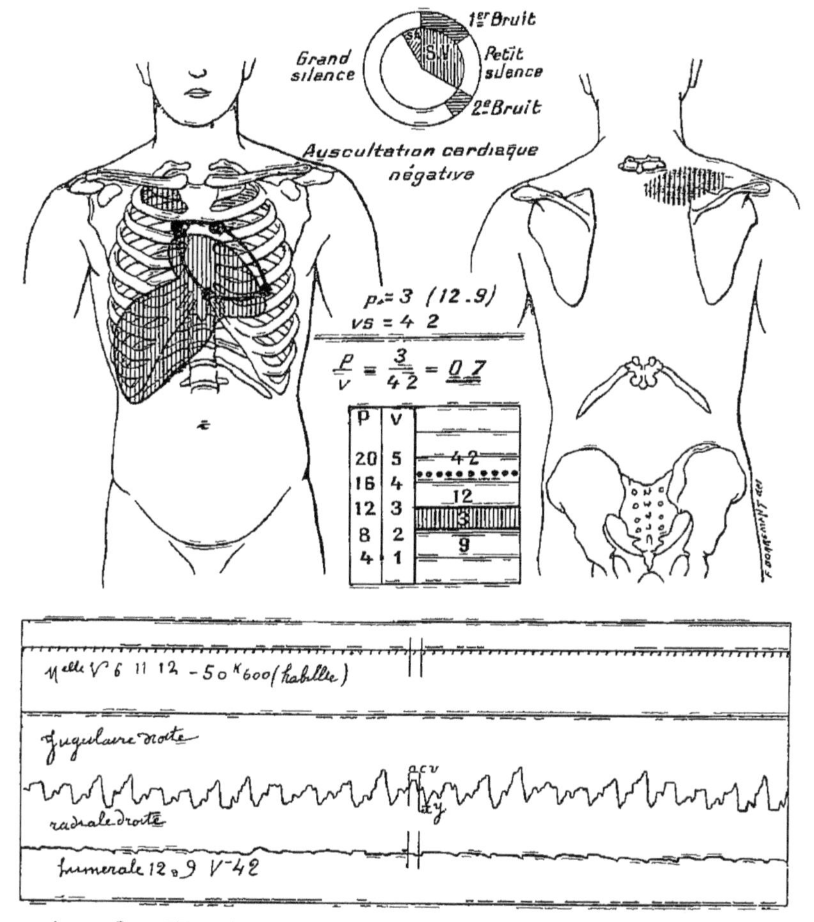

Fig. 114. — Obs. IV. Mlle Var , 27 ans, 48 kilog. 100 (déshabillée). Respiration rude avec retentissement de la voix au sommet droit. Extrémités froides et humides. Foie un peu sensible.

4° On note avec une extrême fréquence, pour peu qu'on la recherche systématiquement, la *congestion plus ou moins marquée, permanente ou intermittente du foie* — en dehors bien entendu de toute période asystolique. Nous l'avons rencontrée dans plus des 3/5 de nos observations La lithiase biliaire est fréquente.

5° Pour être moins fréquentes, les hémorroïdes n'en sont pas moins banales dans les cas de ce genre.

6° Plus fréquentes encore sont les varices à tous les degrés ; depuis la *tendance variqueuse* s'accusant simplement par la tension douloureuse des mollets dans la station verticale et la constriction vespérale pénible des chaussures, jusqu'aux tumeurs variqueuses monstreuses tant internes qu'externes, avec œdème des membres inférieurs.

Bref, la *stase veineuse* au niveau des membres inférieurs est la règle.

7° L'*oligurie* est habituelle. A l'ordinaire, ces sujets ont un débit urinaire réduit, inférieur à un litre et de densité élevée ; mais cette règle peut comporter des exceptions (Voir Hyperperméabilité rénale).

8° On note souvent sinon de l'obésité, du moins, comme l'a si judicieusement remarqué M. Heckel, une disproportion manifeste entre les tissus adipeux et musculaire. La *dystrophie musculaire* est la règle en pareil cas. Mais il y a des hyposphyxiques maigres. Ils constituent même la majorité. Nous reviendrons d'ailleurs sur ces types morphologiques dans un chapitre ultérieur.

9° Si nous avons réservé pour la fin l'examen de l'appareil circulatoire central, du cœur, c'est qu'à la vérité, l'examen peut donner des résultats bien différents. Les mitraux et les tricuspidiens réalisant à l'ordinaire le syndrome précité, on pourra constater les signes stéthoscopiques habituels des affections mitrales et tricuspidiennes ; mais bien plus grand est le nombre de ceux qui, en dehors de toute affection organique du cœur, présentent aussi ledit syndrome, en sorte que l'examen stéthoscopique peut être, est même le plus souvent tout à fait négatif ; l'auscultation, cette pierre angulaire de la cardiologie classique, est absolument impuissante à fournir une indication quelconque clinique ou pathogénique relative à ce syndrome.

Ce n'est pas à dire cependant que l'examen méthodique du cœur soit absolument négatif : la percussion montre un cœur a l'ordinaire petit; la pointe bat souvent à plusieurs travers de doigt en dedans du mamelon, parfois la ligne droite de la matité cardiaque décèle l'hypertrophie de l'oreillette droite.

La radiographie, si elle est pratiquée, décèle un cœur petit, et dont l'image radiographique, souvent caractéristique, a été dénommée en Allemagne « Tropfenherz », « cœur en goutte », parce que le cœur pend comme une goutte à l'extrémité inférieure de la tache en bande formée par les vaisseaux de la base.

Mais la radiographie peut déceler un cœur de volume normal, voire dilaté comme dans une de nos observations. C'est que le volume ou plutôt la surface de l'ombre portée du cœur ne peut pas plus constituer une mesure voire une approximation de la puissance du myocarde que le volume du bras ou plutôt la circonférence du bras ne constitue une mesure de la puissance du biceps. Jusqu'ici le meilleur dynamomètre cardiaque est encore l'oscillomètre.

10° Quant aux malaises ressentis par les patients : les uns sont sous la dépendance de leur pléthore veineuse, tension douloureuse des mollets et des reins, lumbago, fatigue facile, céphalalgie, etc. ; les autres de l'irrigation sanguine médiocre de leurs tissus, asthénie facile, troubles méiopragiques divers, dyspepsie, insuffisances glandulaires variées : un grand nombre de neurasthéniques ont été primitivement des hyposphyxiques ; d'autres enfin sont cardiaques et paraissent sous la dépendance d'une hyposthénie cardiaque réelle, sensations subjectives de palpitations, d'angoisse, de constriction, voire syndrome d'angor, car il faut bien savoir qu'il y a des angineux hypotendus. Bref, contrairement à la plupart des artériels, beaucoup de ces sujets « sentent leur cœur ».

La dyspnée d'effort s'établit chez eux beaucoup plus vite et précocement que chez les artériels, indice certain d'une puissance de réserve cardiaque beaucoup plus faible. On sait que l'hyposystolie est beaucoup plus fréquente chez les mitraux que chez les aortiques qui en général compensent beaucoup mieux leur lésion par hypertrophie cardiaque; ne fait pas de l'hypertrophie cardio vasculaire qui veut. Les hyposphyxiques paraissent atteints d'une véritable débilité mésodermique.

Tel est, *grosso modo,* le tableau clinique le plus fréquemment observé.

*
* *

Les quatre observations résumées incluses (fig. 111, 112, 113, 114) — prises entre beaucoup d'autres — mettent en évidence les caractères essentiels, en même temps qu'elles démontrent la réalité, du syndrome hyposphyxique.

On remarquera que dans les observations II et IV la viscosité est apparemment normale 4,2 ; mais qu'elle est relativement très élevée par rapport à la tension différentielle 2 1/2 (11 1/2-9), puisque le rapport sphygmo-viscosimétrique s'abaisse ici à 0,58 et 0,47 (au lieu de 1,5).

HYPOSPHYXIE ET INSUFFISANCE GLANDULAIRE

L'hyposphyxie, nous l'avons dit plus haut, s'accompagne fréquemment d'insuffisance glandulaire. Ce point mérite quelques développements.

En compulsant nos observations d'hyposphyxie, nous avons été frappé de la coexistence quasi constante de l'insuffisance pluriglandulaire. Dans quarante-huit observations d'hyposphyxiques fonctionnels avérés que nous avons pu suivre longuement, nous avons noté, dans presque tous les cas, de la dyspepsie gastro-intestinale à tous ses degrés par insuffisance pluriglandulaire digestive associée souvent à l'atonie gastro-intestinale, à la ptose abdominale, au rein mobile. Inappétence, nausées, lenteur de digestion et d'évacuation stomacale, constipation avec, parfois, alternance de diarrhée ou de crises entérocolitiques ont été les symptômes les plus couramment observés. Nous avons noté quelquefois la glycosurie alimentaire ; dans un cas que nous avons eu l'occasion de faire examiner par M. Le Gendre, la glycosurie coïncidait avec une suppression complète de la sécrétion salivaire, la perte du goût et de l'odorat.

L'assimilation est très défectueuse : la dénutrition peut être énorme : une de nos malades avait perdu $7^{kg},1/2$ en trois mois ; une autre avait perdu 20 kilogrammes en deux ans ; une troisième avec une taille de près de $1^{m},70$, pesait $38^{kg},500$ lors de notre premier examen ; une autre, enfin, âgée de 44 ans, de taille moyenne, pèse $37^{kg},300$, etc., etc.

Il y a disproportion évidente entre l'alimentation parfois normale ou quasi normale et l'assimilation. L'alimentation ne « profite » pas à ces sujets, comme dit si judicieusement le populaire.

* * *

A la vérité, il y a des hyposphyxiques gras, voire des obèses ; c'est que la dystrophie glandulaire est générale, et que, si elle frappe avec une extraordinaire fréquence les glandes digestives (stomacales, duodénales, intestinales, pancréatiques, hépatique), elle frappe aussi très souvent les autres glandes.

C'est ainsi que, dans trois de nos observations, il y avait gigantisme : 1m,77 chez une dysménorrhéique de 18 ans, 1m,82 chez un adolescent de 17 ans, 1m,87 chez un sujet de dix-huit ans pesant 65 kilogrammes et présentant de l'atrophie des organes génitaux externes avec faible développement du système pileux attestant vraisemblablement une dystrophie hypophyso-testiculaire.

Dans deux autres cas, l'empâtement myxœdémateux des membres inférieurs et la ménopause anticipée font inévitablement admettre l'hypo-ovarothyroïdie.

Dans quatre cas, l'hypoépinéphrie était évidente, se traduisant par une tension anormalement basse, l'existence de pigmentations diffuses, une asthénie profonde, la raie blanche de Sergent.

Dans cinq cas en coïncidence avec l'hyposphyxie et l'insuffisance pluriglandulaire tant exocrine (dyspepsie et atonie gastro-intestinales) qu'endocrine (troubles trophiques divers, amyotrophie, hypotrophie génitale, etc.) existaient des troubles mentaux faisant des sujets de véritables arriérés et assez graves dans deux cas pour nécessiter l'internement (démence précoce).

Dans six cas (quatre femmes, deux hommes), le chétivisme était éclatant : petite taille, petit poids, gracilité extraordinaire, débilité évidente, « nanisme », cardiaque.

Et nous ne mentionnons que les cas où l'insuffisance endocrinienne uni ou pluriglandulaire nous a semblé avérée, indiscutable. Mais dans presque toutes nos observations, nous avons noté des signes considérés actuellement à tort ou à raison comme caractéristiques des insuffisances thyroïdienne, ovarienne, testiculaire, hypophysaire, surrénale, etc. (dysménorrhée, migraines, céphalée, dystrophies dentaires et pilaires, asthénie, insomnie, asthme, etc.).

Rappelons d'ailleurs qu'inversement, on trouve mentionnés expressément dans la plupart des descriptions cliniques des syndromes précités d'insuffisance endocrinienne uni ou pluriglandulaire : l'hypotension artérielle, le refroidissement des extrémités, la cryesthésie et la cyanose caractéristiques de l'hypophyxie.

Les deux syndromes hyposphyxique et hypocrinique se juxtaposent, coexistent avec une quasi-constance qui exclut l'hypothèse de coïncidence forfuite — tel est le fait clinique qui nous paraît indiscutable.

*
* *

Lequel commande l'autre ? Quel est le *primum movens* dans cette symbiose syndromatique ? Il nous paraît bien vraisemblable que dans la majorité des cas c'est l'hyposphyxie qui domine et conditionne l'hypocrinie. L'hyposphyxie avec ses deux facteurs si caractéristiques de la faiblesse de l'impulsion cardiaque (hypotension) absolue ou relative et de la résistance exagérée du liquide circulant (hyperviscosité absolue ou relative) réalise au maximum les conditions d'une circulation ralentie. Mal irriguées, mal nourries, sous l'influence de l'hyposphyxie, les glandes, tant internes qu'externes, fonctionnent de façon défectueuse ; l'hypocrinie est réalisée. Que cette hypocrinie réagisse secondairement et de façon extrêmement complexe sur l'hyposphyxie pour l'exagérer, et qu'ainsi soit réalisé un cercle vicieux où il devient bien difficile de discerner le vice originel et qu'il est parfois bien difficile de rompre, cela est incontestable, mais sinon toujours, du moins bien souvent, l'hyposphyxie paraît primitive.

Au surplus, l'hyposphyxie n'est qu'un syndrome et non une entité morbide — et on peut, dès maintenant, distinguer des hyposphyxies lésionnelles et des hyposphyxies fonctionnelles, des hyposphyxies constitutionnelles, héréditaires et des hyposphyxies accidentelles (post-infectieuses par exemple). Il en est exactement de même du syndrome d'insuffisance pluriglandulaire. Le sujet est assez vaste pour que nous ayons l'occasion d'y revenir.

Cette emprise de l'élément circulatoire sur l'élément trophique neuro-musculo-nutritif avait d'ailleurs été parfaitement exprimée par Brissaud à l'occasion du chétivisme (Bauer) et du nanisme mitral. « Dès qu'il existe, disait-il, un certain degré d'angustie artérielle, les tissus et les organes mal nourris peuvent se développer sans doute, mais ils restent petits, « chétifs ». L'individu « rabougri » qui en résulte parvient bien à son développement complet, mais à la croissance près » (Henry Meige, Cl. Bernard).

*
* *

Au point de vue *pathogénique,* ce syndrome extériorise en dernière analyse un trouble de la circulation se traduisant par de l'*hypertension veineuse* avec stase dépendant soit d'un obstacle au niveau du cœur gauche (affections mitrales), ou du cœur droit (affections tricuspidiennes), soit, et c'est le cas le plus habituel, d'une hypotrophie cardiaque congénitale (débilité cardiaque constitutionnelle), d'un obstacle au niveau du poumon (pneumopathies chroniques, tuberculeuses), au niveau du foie (cirrhoses, congestion passive), au niveau des veines (varices, phlébites, cyanose cutanée).

La faiblesse absolue ou relative de la systole, de l'impulsion cardiaque (cœur central refoulant), *hyposphyxie,* la faiblesse de la musculature, la myasthénie (cœur périphérique, cœur veineux), la faiblesse de la respiration (cœur aspirant) se rencontrent isolées ou associées dans tous ces états.

Ce régime dynamique circulatoire, faible tension différentielle, viscosité élevée (hypotension, hyperviscosité) est l'indice certain soit d'une faiblesse, d'une hypotrophie congénitale du système cardio-artériel (débilité cardiaque constitutionnelle), soit d'un obstacle à la circulation en amont du cœur gauche (mitral, poumons, cœur droit, foie). La pléthore veineuse en est la conséquence nécessaire et constitue un mode d'adaptation, une réaction de défense, à des conditions circulatoires nouvelles.

*
* *

LES TYPES HYPOSPHYXIQUES

Nous avons constaté l'existence de ce syndrome à l'état chronique, constituant un régime circulatoire habituel : HYPOSPHYXIE CHRONIQUE :

1° Chez des sujets atteints de certaines lésions surtout cardio-pulmonaires évidentes et rentrant dans des catégories nosologiques nettement définies : HYPOSPHYXIES LÉSIONNELLES SECONDAIRES.

2° Chez des sujets indemnes en apparence de toute affection organique, cardiaque ou pulmonaire, du moins actuellement cataloguée : HYPOSPHYXIES FONCTIONNELLES PROTOPATHIQUES.

3° Nous avons constaté l'existence de ce syndrome à l'état aigu ou subaigu, accidentel temporaire : HYPOSPHYXIE AIGUË TEMPORAIRE.

*
* *

Nous avons constaté l'***hyposphyxie lésionnelle :***

1° Chez les *tuberculeux aigus ou chroniques,* exception faite de ceux qui présentaient des complications rénales.

2° Chez les *mitraux compensés ou non.* C'est le rétrécissement mitral congénital ou acquis qui fournit les plus beaux types de cette catégorie. Il en est vraisemblablement de même du rétrécissement tricuspidien.

3° Chez un certain nombre de *pneumopathes chroniques emphysémateux et bronchitiques.*

4° *Chez les cyphotiques.*

5° Chez un certain nombre d'*urémiques* ou plus exactement d'*azotémiques.* Nous reviendrons d'ailleurs sur ce sujet ultérieurement à l'occasion de l'étude des syndromes cardio-rénaux.

Nous avons noté l'***hyposphyxie fonctionnelle*** avec une très grande fréquence.

Ce type est presque la règle chez les jeunes filles et un grand nombre de femmes sédentaires par tempérament ou par profession (couturières, pianistes, employées, etc.), à capacité respiratoire faible, à musculature débile. Nous l'avons rencontré aussi chez maints jeunes gens, écoliers ou étudiants anti-sportifs.

Il est d'ailleurs fréquemment héréditaire et sous la dépendance d'une véritable hypotrophie cardio-vasculaire congénitale et familiale. Dans une de ces familles, le grand-père, porteur de varices, a toujours été un cyanosé aux extrémités froides et humides ; la mère, variqueuse, est de même hyposystolique et hypervisqueuse ; l'oncle présente des varices, de la cyanose de la face, des lèvres et des extrémités ; une tante cyanosée et ayant des ulcères variqueux est considérée comme atteinte d'une affection cardiaque ; une seconde tante est dans une situation analogue ; quant à notre sujet, c'est un cyanosé sédentaire hypomusclé aux extrémités froides et humides, au foie congestionné ; sa tension différentielle est de 3, sa viscosité de 5,5.

* * *

Tableau IX (*a*). HYPOSPHYXIQUI

N° D'ORDRE DE L'OBSERVATION	AGE	SEXE	TAILLE	POIDS	
4	32	F	1,70	48	A. .
19bis	20	H	1,70	54	Ba. .
117	18	H	1,72	51,8	Con.
90	38	H	1,70	64	Car.
105	19 1/2	H	1,80	62	Che.
113	19	H	1,70	61	Co. .
122	21	H	1,83	62	Cor.
145	17 1/2	H	1,70	54	Dela.
157	18	H	1,87	63	Dem.
171	26	H	1,71	55	Du..
298	19	H	1,77	65	H. .
368	26	H	»	»	Lé. .
382	17	H	1,79	56	Ly. .
386	21	F	1,75	65,5	Mag.
403	20	F	1,78	60	Mas.
411bis	22	F	1,68	52	Mé..
462bis	36	F	1,73	62	Pa...
504	17	H	1,80	59	Ra..
512	28	F	1,68	53	Ré. .
514	19	H	1,82	70	Re. .
524	36	F	1,72	45	Ri. .
549	26	F	1,63	50,5	S. .
570	24	F	»	»	T. .
592	30	F	1,68	38,5	W. .

D'ailleurs si on regarde de plus près ces hyposphyxies fonctionnelles on voit qu'elles se groupent naturellement en quelques types particulièrement homogènes. Tableau IX (*a*, *b*, *c*).

LONGILIGNES MAIGRES

FRÉQUENCE DU POULS	TENSION MAXIMA *Mx*	TENSION MINIMA *Mn*	TENSION DIFFÉRENTIELLE *p*	VISCOSITÉ SANGUINE *v*	Rapport sphygmo viscosimétrique $\frac{p}{v}$	ALBUMINE	SUCRE
92	13	10	3	4,6	0,63	»	»
66	14	8	6	4,9	1,2	»	»
96	11	9	2	4,3	0,46	»	»
84	14	10	4	4,8	0,83	»	»
72	15 1/2	10	5 1/2	4,5	1,22	»	»
84	14	9	5	4,9	1,00	»	»
72	13	8 1/2	4 1/2	3,9	1,15	»	»
76	11	8	3	4,6	0,86	»	»
92	13	8 1/2	4 1/2	4,5	1,00	»	»
74	13	8 1/2	4 1/2	4,3	1,04	»	»
56	10 1/2	7 1/2	3	6,2	0,48	»	»
96	16	11	5	5,6	0,89	»	»
104	12	9	3	5,5	0,54	»	»
96	13	10 1/2	2 1/2	3,7	0,67	»	»
90	12	9	3	4,4	0,67	»	»
92	12 1/2	9 1/2	3	4,2	0,71	»	»
88	11 1/2	9 1/2	2	4,6	0,43	»	»
76	13	9	4	4,9	0,80	»	»
96	13	10	3	4,6	0,86	»	»
»	15 1/2	10 1/2	5	4,9	1,00	»	»
»	10 1/2	9 1/2	1	3,8	0,26	»	»
92	11	9 1/2	1 1/2	4,4	0,34	»	»
78	11 1/2	8 1/2	3	4,2	0,71	»	»
100	9 1/2	8	1 1/2	5,2	0,28	»	»

Tableau IX (*b*). **HYPOSPHYXIQUE**

N° D'ORDRE DE L'OBSERVATION	AGE	SEXE	TAILLE	POIDS	
74	30	F	»	»	Br. . . . .
151	25	F	»	»	Del. . . . .
194	40	F	1,59	65	Du. . . . . . .
203	40	F	»	»	E. . . . .
221	40	F	»	»	F . . . .
223	43	F	1,67	76	H. . . . .
234	47	F	1,62	70	F. J. . . . .
345	21	F	1,53	58	La. . . . .
350	40	F	1,70	89	Le. . . . .
459	37	F	1,50	66	O. . . . .
547	35	F	»	»	S M. . . . . . .
579	46	F	»	68	V. . . . .

Tableau IX (*c*). **HYPOSPHYXIE AVE**

N° D'ORDRE DE L'OBSERVATION	AGE	SEXE	TAILLE	POIDS	
73bis	32	F	1,52	40	Br. . . . .
55	37	F	1,62	54	Be. . . . .
68bis	65	F	»	»	Bo . . . .
224	30	F	1,60	39	F . . . .
327	40	F	»	»	Ko. . . . .
334	46	F	»	»	Ku . . . .
408	29	F	»	58	M. . . . . .
437	40	F	1,70	68	M. . . . .
449	45	F	»	52	Ni . . . .
524	36	F	1,72	45	Ri. . . . .
531	30	F	»	»	Ro. . . . .
592	30	F	1,68	38	W. . . . .

BRÉVILIGNES GRAS

FRÉQUENCE DU POULS	TENSION MAXIMA Mx	TENSION MINIMA Mn	TENSION DIFFÉRENTIELLE p	VISCOSITÉ SANGUINE v	Rapport sphygmo-viscosimétrique $\frac{p}{v}$	ALBUMINE	SUCRE
76	11	8	3	»	»	»	»
76	13	9	4	3,6	1,1	»	»
78	15	12	3	4,2	0,70	»	»
84	14	10	4	4,8	0,83	»	»
108	15	11	4	4,7	0,83	»	»
50	14	10	4	4,8	0,83	»	»
74	14	10	4	4,8	0,83	»	»
80	12	8	4	4.4	0,90	»	»
82	14	10	4	4,1	0,97	»	»
104	16	11	5	5,2	0,97	»	»
78	14	10 1/2	4 1/2	4,8	0,93	»	»
60	11 1/2	9	2 1/2	4,1	0,61	»	»

ASTHÉNIE NEURO-DIGESTIVE

FRÉQUENCE DU POULS	TENSION MAXIMA Mx	TENSION MINIMA Mn	TENSION DIFFÉRENTIELLE p	VISCOSITÉ SANGUINE v	Rapport sphygmo-viscosimétrique $\frac{p}{v}$	ALBUMINE	SUCRE
108	9 1/2	8	1 1/2	4,9	0,30	»	»
104	13	11	2	4	0,50	traces	»
68	12 1/2	10	2 1/2	»	»	»	»
92	11 1/2	10 1/2	1	4,3	0,23	»	»
»	10	7	3	3,4	0,88	»	»
60	11	8 1/2	2 1/2	4,6	0,54	»	»
74	13 1/2	10	3 1/2	4,3	0,81	»	»
92	11 1/2	8 1/2	3	3,7	0,81	»	»
98	15	12	3	4,2	0,71	traces	»
»	10 1/2	9 1/2	1	3,8	0,26	»	»
92	15	12	3	5	0,60	»	»
100	9 1/2	8	1 1/2	5,2	0,28	»	»

Le 1er type de beaucoup le plus fréquent et le plus homogène et que l'on pourrait dénommer *hyposphyxique longiligne maigre* pour en souligner le caractère morphologique si caractéristique est constitué par des sujets jeunes pour la plupart, de haute taille, parfois gigantesques (1,80, 1,82, 1,83, 1,87), maigres ainsi qu'en atteste leur poids (59 kilogrammes pour 1^{m},80, 63 kilogrammes pour 1^{m},87), à musculature débile. Souvent dans ce type si l'on observe des manifestations diverses d'insuffisance endocrinienne, les sécrétions digestives paraissent normales. Toutefois ils sont pour la plupart de gros mangeurs et quoique leurs fonctions digestives soient apparemment régulières, « la nourriture ne leur profite pas », indice évident d'une insuffisance glandulaire assimilatrice. Bref c'est peut-être ce type, le plus fréquent nous le répétons, qui réalise avec le rétrécissement mitral, les cas les plus purs et les plus caractéristiques d'hyposphyxie. Il est à l'ordinaire congénital, constitutionnel et non accidentel.

Le 2e type moins nombreux mais encore fréquent est le *type bréviligne gras*. Nous l'avons rencontré presque exclusivement chez la femme (un seul cas chez l'homme). Nous avons souvent noté ici l'hérédité goutteuse, obèse ou diabétique, beaucoup moins fréquemment rencontrée dans le type précédent. Congénital, constitutionnel en un certain nombre de cas; il est acquis en d'autres sous l'influence de la suralimentation, de l'oisiveté et d'intoxications diverses (alcool, éther, etc.).

Le 3e type très fréquent encore et d'une très grande importance pratique est le type *asthénique neuro-digestif*. Juxtaposée au syndrome hyposphyxique, l'asthénie est le symptôme prédominant et suivant qu'elle prédomine du côté du système nerveux ou du système digestif le sujet est considéré comme neurasthénique ou comme atteint d'entérocolite. Dans le 1er cas, il n'y a que demi-mal car le sujet est soumis à l'ordinaire à une médication stimulante qui aboutit parfois à un redressement général ; dans le second cas, le sujet est soumis à un de ces régimes si justement dénommés « tristes » par F. Heckel, et nous ajouterons « indigestes », qui ont fait fureur depuis quelques années, et sous leur influence combinée à la cure de repos, glandes digestives et muscles accélèrent leur processus d'hypotrophie progressive ; l'hyposphyxie augmente, graduellement le malade se transforme en infirme à peu près incurable.

Ces cas sont le plus souvent acquis consécutifs à des dépressions morales ou physiques, prolongées ou répétées, à des infections variées. L'hyposphyxie est accidentelle et longtemps et complètement curable. Le coefficient de guérison va naturellement en diminuant avec l'ancienneté du cas.

Ce sont précisément ces cas qui fournissent les plus beaux résultats thérapeutiques et on trouvera dans le chapitre consacré au traitement quelques observations avec courbes absolument typiques.

Le *4e type* est le type *infantile* — nous entendons par là l'infantilisme, la gracilité, la débilité, — purement constitutionnel et dans lequel le primum movens est certainement une aplasie congénitale cardio-vasculaire.

Il est bien évident qu'ici les résultats thérapeutiques sont moins brillants.

Nous croyons devoir accepter un *5e type* que nous dénommerons *type spécifique*. Dans 4 cas en effet, ce type a été rencontré chez des spécifiques (femmes) méconnus et non traités. La spécificité remontait certainement à plusieurs années et l'hyposphyxie s'était développée ultérieurement, en coïncidence semblait-il avec l'infection.

Un dernier et 6e type enfin que nous dénommerons *type infectieux* est réalisé par diverses infections (fièvre typhoïde, pyélonéphrite, diphtérie, grippe). L'hyposphyxie post-infectieuse constitue un syndrome habituel de la convalescence.

TRAITEMENT DES HYPOSPHYXIES

Comme toutes les synthèses cliniques réelles, la notion de la symbiose du syndrome hyposphyxique et des divers syndromes d'insuffisance pluriglandulaire conduit à une synthèse thérapeutique, véritable médication antihyposphyxique rationnelle et efficace.

*
* *

Comme nous croyons l'avoir démontré[1] : l'hyposphyxie domine et conditionne à l'ordinaire l'hypocrinie qui réagit à son tour secondairement et de façon extrêmement complexe sur l'hyposphyxie pour l'exagérer, réalisant ainsi un cercle vicieux dans lequel il est bien difficile de discerner le vice originel et qu'il est parfois bien difficile de rompre. On y parviendra le plus souvent en traitant systématiquement et de façon contemporaine l'insuffisance circulatoire (hyposphyxie) et l'insuffisance glandulaire (hypocrinie).

*
* *

Il convient, d'ailleurs, de nettement spécifier qu'il s'agit ici d'un syndrome physio-pathologique et non d'une entité morbide et de rappeler, au seuil de cette étude, les directives actuelles de l'évolution thérapeutique.

1. Alfred Martinet. « Syndrome hyposphyxique et insuffisance pluriglandulaire » Communication présentée à l'Académie de médecine par le Pr Albert Robin, 22 avril 1913 et *La Presse médicale*, 23 avril 1913.

Les deux notions princeps de la thérapeutique clinique semblent actuellement les suivantes :

1° Abstraction faite de quelques entités morbides peu nombreuses, d'ailleurs, et exclusivement parasitaires dont nous possédons les spécifiques (mercure et arsenic dans la syphilis, quinine dans le paludisme, sérum antidiphtérique dans la diphtérie, etc.), et à l'occasion desquelles l'indication thérapeutique est formellement étiologique, *c'est la physiopathologie, c'est le trouble fonctionnel et non la lésion qui domine et commande la thérapeutique.* C'est ce qu'avait si formellement exprimé M. le Pr Robin dans sa magistrale leçon d'ouverture. « L'identification organicienne de la maladie avec la lésion a entraîné une thérapeutique organicienne et anatomique. Celle-là a fait son temps ; elle a fléchi devant ses insuccès. Si, dans quelques cas, elle réussit comme il arrive pour les lésions syphilitiques avec le mercure et l'iodure de potassium, on ne saurait citer des cas authentiques où l'artério-sclérose ait été guérie ou même suspendue par une médication iodurée intensive, où la cirrhose atrophique du foie ait rétrocédé par la médication altérante directe du tissu conjonctif néoformé. Au contraire, si l'on essaie de toucher la lésion en influençant les fonctions de l'organe lésé et réagissant encore, en les stimulant quand elles sont amoindries, en les modérant si elles sont exaltées, en les régularisant lorsqu'elles sont aberrantes, on ouvre à l'activité médicatrice un champ bien autrement fécond. Et si l'on prend la maladie à sa période fonctionnelle et prélésionnelle, que de chances n'aura-t-on pas d'interrompre sa marche, si l'on parvient à remettre en ordre la fonction déréglée ! »

On ne saurait mieux dire.

Le Pr Grasset vient d'ailleurs de sanctionner cette conception de la thérapeutique dans son admirable « Thérapeutique générale basée sur la Physiopathologie clinique » dont le titre seul est déjà une profession de foi.

2° *La thérapeutique doit se proposer — non pas de s'adapter au trouble fonctionnel — mais de le redresser.*

Qu'on y réfléchisse et on verra que cette dernière proposition, qui a les allures d'une La Palissade, est cependant la contre-partie de la thérapeutique traditionnelle qui, faisant jeûner les dyspeptiques, immobilisant les débiles et les cardiaques, suppléant artificiellement aux insuffisances organiques, etc., exagère la viciation fonctionnelle primitive et, de temporaire, tend à la rendre permanente. Cette thérapeutique, si elle était définitive, serait le plus triste aveu d'impuissance de la médecine.

La suppléance fonctionnelle ne peut, ne doit être qu'un moment passager de la tactique thérapeutique; c'est la stimulation fonctionnelle, le redressement de la déviation organique qu'il faut obtenir.

En d'autres termes, la thérapeutique doit évidemment tendre à être curatrice — c'est-à dire non pas à perpétuer un état morbide auquel elle s'adapte — mais à le faire régresser vers l'état normal, autant du moins que cette régression est en son pouvoir.

* * *

Dans les syndromes hyposphyxiques, les indications thérapeutiques sont nettement posées par la physiopathologie.

1° L'hyposphyxie est — nous ne saurions assez le répéter — un syndrome circulatoire constitué par une tension différentielle faible absolument ou relativement, indice d'une impulsion cardiaque faible, d'un débit artériel réduit et par une viscosité sanguine élevée absolument ou relativement indice de la stase veineuse, de l'anoxhémie, du ralentissement circulatoire.

La médication devra donc être d'abord angio-cardio-sthénique stimulante de la circulation. Cette stimulation sera physique, pharmacodynamique et opothérapique ;

2° L'hyposphyxie s'accompagne d'hypocrinie. L'insuffisance pluriglandulaire porte, comme nous l'avons vu, de façon permanente sur les glandes digestives exocrines; de façon fréquente sur les glandes endocrines, et plus spécialement sur les surrénales et l'hypophyse.

La médication sera donc systématiquement hypercrinique. Dans un premier stade, elle suppléera aux insuffisances pluriglandulaires par une opothérapie pluriglandulaire appropriée. Elle sera temporairement suppléante. Mais — et c'est ce sur quoi nous ne saurions assez insister — la combinaison des deux médications hypercrinique et hypersphyxique réalisera la stimulation fonctionnelle recherchée et souvent le retour à une fonction quasi normale.

La stimulation cardio angiosthénique réalisera par circulation plus active la stimulation hypercrinique, qui retentira à son tour sur la nutrition et la circulation pour les stimuler, etc. Le cercle vicieux primitif sera rompu.

***

La médication cardio-angio-sthénique peut et doit être réalisée : 1° par la *stimulation pharmacodynamique* médicamenteuse; 2° par la *stimulation purement physiologique, myothérapique*; 3° par la *stimulation obtenue au moyen de certains agents sthéniques,* au premier rang desquels nous plaçons les injections sous cutanées d'oxygène.

La stimulation pharmacodynamique peut être obtenue par des agents fort nombreux — et dont l'énumération serait fastidieuse. Quatre substances ont plus particulièrement retenu notre attention; deux sont empruntées aux alcaloïdes végétaux : la strychnine et la spartéine; deux sont des extraits opothérapiques : l'adrénaline et l'hypophysine. Pour ne pas surcharger notre exposé nous renvoyons le lecteur à l'article qui leur est consacré plus loin (V. Les éléments pharmacologiques essentiels de la médication hypertensive).

Isolées ou combinées, administrées de façon contemporaine continue ou alternative, ces quatre substances nous paraissent répondre au plus grand nombre des indications hypertensives. On peut en varier les modalités à l'infini, suivant les espèces cliniques.

*
* *

La stimulation physiologique sera obtenue par la myothérapie, l'entraînement physique progressif. Aucune pratique n'est plus utile, plus indispensable à une cure solide. La cure de la débilité cardiaque ne représente, en somme, qu'un cas particulier de la cure de la débilité musculaire; c'est en se fatiguant qu'on s'entraîne à la fatigue, écrit judicieusement M. Heckel; c'est en entraînant le cœur à un travail méthodiquement progressif qu'on corrigera sa débilité. Œrtel l'avait déjà dit et proclamé; sa cure de terrain ne constitue rien autre qu'un entraînement cardiaque posologiquement réglé. Elle est basée sur ce principe fondamental, que le fonctionnement régulier et progressif d'un organe le fortifie, à la condition de ne pas dépasser les limites de sa résistance, et le but est de relever la force contractile du muscle cardiaque et d'en augmenter l'énergie par l'exercice méthodique et la marche croissante. M. Heckel à son tour formule l'axiome suivant auquel nous souscrivons entièrement : l'exercice musculaire progressif, méthodique, réglé, entretient les fonctions circulatoires normales et les rétablit lorsqu'elles sont déviées; il est donc utile au cœur normal et indispensable au cœur malade.

Que cet exercice doive être réglé avec précision; que les premières séances doivent être l'objet d'une surveillance médicale étroite et pratiquées sous le contrôle de la fréquence du pouls, de la respiration et surtout de l'examen des tensions maxima et minima ; qu'elles ne doivent sous aucun prétexte être abandonnées à des empiriques incompétents et particulièrement dangereux en l'espèce — cela est l'évidence même ; mais sous ces réserves aucun moyen thérapeutique n'est plus souple, plus élastique, d'une posologie plus précise — depuis les mouvements passifs et le massage jusqu'à la pratique des sports modérés (bicyclette, tennis, natation, etc.), en passant par cette gamme si richement nuancée des mouvements actifs analytiques, de la gymnastique suédoise analytique, des exercices synthétiques, avec toutes les variétés que peuvent procurer la réglementation des rythmes et l'emploi de résistances graduées.

Il est évidemment impossible de formuler en pareille matière un programme unique d'entraînement rationnel, et concernant indistinctement tous les cas. Toutefois, dans l'ensemble, nous nous rapprochons de la technique suivante :

1er Stade : Frictions, massage et mouvements passifs des muscles inférieurs et supérieurs.

2e Stade : Mouvements actifs dits de plancher : redressement des jambes sur le tronc, flexions des cuisses sur l'abdomen, redressement du tronc sur les jambes, avec mouvements intercalés de gymnastique respiratoire.

3e Stade : Mouvements actifs avec opposition : au moyen d'haltères (1 à 2 kilogrammes), de résistances élastiques (exercisers de types divers), de résistances physiologiques (gymnastique avec opposition).

4e Stade : Mouvements synthétiques progressifs : marche en terrain plat de durée et de rapidité progressives, marche en terrain incliné, montées d'escaliers, etc..., jusqu'au saut à la corde, le plus rude des mouvements synthétiques.

* * *

Mention spéciale doit être faite des *injections sous-cutanées d'oxygène*, dont nous avons plus spécialement étudié l'action en collaboration avec M. Heckel. Nous avons noté de façon quasi constante le ralentissement avec augmentation de l'énergie des pulsations cardiaques, le relèvement de la tension artérielle et plus particulièrement l'augmentation de la tension différentielle, le ralentissement avec augmentation d'amplitude des mouvements respiratoires, ce qu'avaient, d'ailleurs, constaté nos prédécesseurs, et particulièrement M. Bayeux et Ramond, dans les états asphyxiques et la tuberculose. Comme M. Bayeux, nous avons observé sous leur influence le relèvement du taux hémoglobinique — mais, de plus, l'abaissement de la viscosité sanguine a été la règle. L'oxygénothérapie hypodermique nous a paru réaliser peut-être à l'heure actuelle la plus agissante des médications hypovisqueuses. A tous ces titres, les injections sous-cutanées d'oxygène méritent de prendre une place importante dans la médication antihyposphyxique.

*
* *

LA MÉDICATION HYPERCRINIQUE doit être contemporaine. L'indication posée par l'hypocrinie sera réalisée, comme nous l'avons déjà dit, dans un premier stade par la *suppléance glandulaire*, c'est-à-dire par l'administration temporaire des substances endocriniques déficientes. Le but visé étant le rétablissement du cycle fonctionnel, cette suppléance glandulaire sera graduellement réduite, voire supprimée, à mesure que, sous l'influence d'une circulation plus active, les sécrétions glandulaires seront plus abondantes et que, sous l'influence d'une sécrétion glandulaire plus abondante et d'une nutrition plus active, la stimulation circulatoire sera plus marquée.

L'insuffisance pluriglandulaire digestive étant permanente dans les cas que nous avons en vue ici, dans les premiers stades du traitement nous pratiquons de façon systématique une médication opothérapique et stimulante des fonctions digestives.

Notre technique est des plus simples et se schématise comme suit :

A. — Une demi-heure *avant* le repas, le sujet étant étendu, administration d'un demi-verre à un verre à Bordeaux d'eau de Vichy (Grande-Grille) tiède. Et, vingt minutes après, dans un peu d'eau, 3 à 5 gouttes amères de Baumé.

Cette pratique a un triple but :

1° Celui de combattre la stase stomacale si fréquente chez ces sujets atoniques et d'assurer l'évacuation stomacale avant l'ingestion d'un nouveau repas ;

2° Celui d'exciter, d'amorcer préalablement la sécrétion gastrique par l'administration d'un alcalin à petites doses, associé à un amer.

3° Celui de pratiquer, de souligner, de renforcer la médication strychnique hypodermique. Il est bien évident qu'il y aura lieu de tenir compte de cette ingestion dans le calcul de la posologie strychnique *pro die*.

B. — *Pendant le repas,* administration d'une bonne préparation de *pepsine*. Nous rappellerons à ce propos l'opinion bien connue du Pr Albert Robin et qu'il a exprimée comme suit : « La pepsine reconnaît des indications formelles : entre l'enthousiasme exagéré de Corvisart et le mépris actuel, non moins exagéré, il y a place pour une opinion mixte qui est la mienne. » Nous donnons, quant à nous, la préférence soit à la pepsine extractive sous forme d'élixir, administrée au milieu du repas, soit au suc gastrique naturel. L'une et l'autre de ces formes nous ont donné des résultats appréciables et parfois fort remarquables.

C. — Enfin, deux heures *après* le repas, en même temps

qu'une infusion aromatique tiède, nous administrons associés, des *extraits pancréatiques totaux* (trypsine, diastase et stéapsine) et *duodénaux*.

Nous réalisons ainsi et, semble-t-il, en temps opportun, la stimulation et la suppléance fonctionnelle sécrétrice Nous ne saurions assez répéter que cette suppléance est purement transitoire; que, trop longtemps prolongée, elle irait contre le but cherché en inhibant en une certaine mesure les réflexes sécrétoires; qu'elle ne se propose que d'amorcer la cure en déterminant une amélioration digestive et nutritive dont le retentissement général déterminera un relevement du tonus neuro-cardio-vasculaire, une stimulation de la circulation qui à son tour engendrera l'hypercrinie, etc.

Telle est, schématisée, la médication hypercrinique systématique, qui avec la médication cardio-angio-sthénique sus-décrite, nous paraît réaliser la médication essentielle anti-hyposphyxique.

L'insuffisance pluriglandulaire générale sera de même suppléée au moins temporairement par une opothérapie appropriée.

L'opothérapie temporaire intermittente, surrénale et hypophysaire a déjà été réalisée à l'occasion de la médication cardio-angio-sthénique, par l'administration hypodermique d'adrénaline et d'hypophysine. Rappelons en passant que la voie hypodermique est la méthode de choix pour l'opothérapie hypophysaire et surrénale et que si la toxicité de l'adrénaline disparaît quand elle est ingérée, il en est de même d'une grande partie de ses effets physiologiques.

En revanche la voie rectale est parfaitement efficace. Si l'on ajoute que l'action de stimulation des muscles lisses intestinaux, caractéristique de l'hypophysine (Houssaye), est parfois très marquée et des plus salutaires, on reconnaîtra que l'administration rectale en lavements est des plus recommandables.

Il sera le plus souvent opportun d'intercaler au cours du traitement des périodes d'opothérapie thyroïdienne et ovarienne ; en les alternant, par exemple, avec les périodes d'opothérapie surrénale et hypophysaire. Dans toutes ces déterminations, on se laissera guider par l'espèce clinique considérée, la constatation ou l'absence des signes habituels de l'hypo-ovarie et de l'hypothyroïdie, les réactions obtenues par ces médications.

* * *

Telles sont les lignes générales de la médication dont nous apprécierons plus loin les résultats.

Cette médication est complexe ; le syndrome clinique l'est non moins. Pratiquement d'ailleurs, cette médication se prête à une SYSTÉMATISATION relativement simple que l'on peut résumer comme suit : elle comporte en effet :

a) Un traitement systématique, permanent ;

b) Un traitement alternant, transitoire ;

c) Divers traitements accessoires.

A. — *Le traitement systématique permanent* consiste en somme, essentiellement, en un *entraînement progressif approprié* à l'individu considéré :

1er *stade* : mouvements passifs des membres ;

2e *stade* : mouvements actifs dits de plancher ;

3e *stade* : mouvements actifs avec opposition ;

4e *stade* : mouvements synthétiques progressivement gradués ;

combinés à une *bonne hygiène alimentaire* et à *la pratique du plein air*.

B. — *Le traitement alternant, transitoire,* est constitué par les médications cardio-angio-sthéniques (médicamenteux et opothérapique) et par la médication suppléante de l'insuffisance pluriglandulaire.

On alternera, par exemple, de dix jours en dix jours, l'administration sous-cutanée ou rectale des substances stimulantes de la circulation (strychnine, spartéine, adrénaline, hypophysine) avec la médication thyroïdo-ovarienne. On y associera pendant quelques semaines du début la médication stimulo-suppléante digestive (Vichy-Baumé *avant* le repas, pepsine *pendant,* pancréatine, entérokinase, etc., *après*).

Cette phase stimulo-suppléante sera de plus ou moins longue durée, suivant les résultats obtenus.

C. — *Divers traitements accessoires* peuvent être utiles.

Les injections sous-cutanées d'oxygène contribueront beaucoup, surtout au début, à la mise en train de la cure. Les injections d'huile camphrée, celles de sérum artificiel, de sérum marin ou de sérum glucosé rendront souvent de signalés services.

L'iode et les préparations iodo-organiques, l'arsenic enfin, pourront avoir en certains cas une influence indéniable.

Cette médication nous a procuré parfois des RÉSULTATS extraordinairement brillants, avec retour à un état de santé parfait et durable de sujets dont l'état, depuis de longs mois, voire de longues années, des plus précaires et rebelle à toutes médications, paraissait incurable. Dans un cas qui date de deux ans et demi, la patiente, âgée de 30 ans, qui avec une taille de $1^{m},68$ pesait $38^{kgr},500$, avec une pression différentielle de 1 et demi (!), une viscosité de 5,2 et une atonie gastro-intestinale considérable, gagna 10 kilogrammes en cinq mois, 15 kilogrammes en un an, en même temps que sa pression différentielle triplait (de 1 et demi à 4 et demi), que sa viscosité s'abaissait à 4,5, que ses fonctions digestives se rétablissaient et qu'elle pouvait reprendre une activité normale; cet état s'est maintenu depuis, s'améliorant encore; nous pourrions citer maints cas similaires. Ce sont parfois de véritables résurrections.

Le plus souvent, sans être aussi extraordinaires, les résultats sont tout à fait remarquables. Nous avons noté de façon à peu près constante : l'augmentation du poids, l'augmentation de la pression différentielle, la diminution de la viscosité sanguine, l'amélioration progressive des fonctions digestives, le retour à une activité normale. Ces résultats seront à attendre dans les syndromes hyposphyxiques post-infectieux, prétuberculeux ou consécutifs à l'inanition, aux dépressions morales, à la neurasthénie, etc., survenant dans l'adolescence ou chez des adultes.

Chez les sujets dont l'hyposphyxie est congénitale héréditaire, associée à une hypotrophie générale, avec aplasie artérielle, avec nanisme cardiaque (hérédo-tuberculose, hérédo-syphilis, hérédo-débilité, etc.), il est évident qu'on ne peut pas attendre de la médication un retour à la normale, mais une simple amélioration des périodes de dépression chez les adultes et, si le sujet est jeune, un développement moins imparfait de tout l'organisme.

Enfin il faut bien savoir et répéter que l'hyposphyxie n'est qu'un syndrome et que s'il est conditionné par une infection persistante, la médication physiopathologique de l'hyposphyxie doit être, sous peine d'échec, associée à la médication spécifique de l'infection. C'est ainsi que, dans 3 cas d'hyposphyxie évidente (3 femmes) dans lesquels la médication ci-dessus fut à peu près inopérante, la réaction de Wassermann positive (sanguine dans 2 cas, céphalorachidienne dans 1 cas), démontra l'existence d'une syphilis ancienne, méconnue et non traitée.

Les quelques observations suivantes (nous ne pouvons les reproduire toutes) donneront une idée de ce qu'on peut attendre de la médication sus-décrite.

Dans l'observation 73 bis (fig. 115) il s'agissait d'une jeune

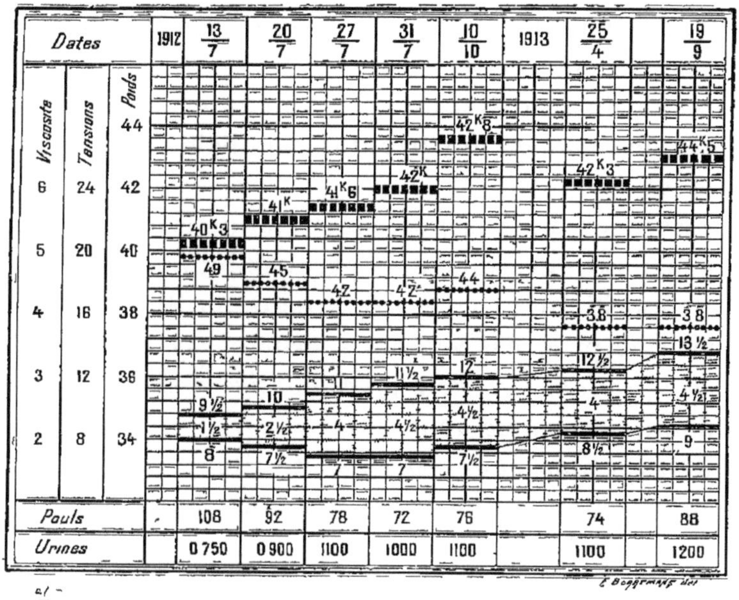

FIG. 115. — Obs 73 *bis*. F..., 32 ans, $1^m,52$. Hyposphyxie.

mère (3 enfants) de 32 ans, de petite taille $1^m,52$, d'un poids de 40 kilogrammes et qui au cours des dernières années avait présenté des phénomènes de dénutrition (amaigrissement de 8 kilogrammes) et d'asthénie, attribués à de l'entérocolite. C'était une hyposphyxique typique neuro-digestive avec tachycardie 108, tension différentielle 1 1/2 $\left(\frac{9\ 1/2 \text{ max.}}{8 \text{ min.}}\right)$ hyperviscosité absolue 4,9, coefficient sphygmo-viscosimétrique $\frac{1,5}{4,9} = 0,30$, oligurie modérée 0,750. L'examen clinique ne révélait rien autre, que de la dyspepsie, de l'atonie gastro-intestinale assez marquée avec paroi abdominale *flasque*.

Le traitement consista essentiellement :

1° *en un régime mixte libéral* : avec viande, volaille ou poisson ou maigre de jambon ou langue fumée aux 2 repas de midi et du soir; légumes variés; gâteaux, fromages et fruits; infusion puis bière comme boisson, un seul verre aux repas; baguette de gruau comme pain;

Abstention temporaire : *des œufs*, des aliments gras, des sauces, du beurre cuisiné; réduction des hydrates de carbone : sucre, sucreries et pâtes;

Thé ou café avec filet de lait le matin et entre 4 et 5.

2° en une *myothérapie* surtout abdominale consistant essentiellement en :

a) massages, pétrissages, électrisation faradique, mouvements actifs progressifs de la paroi abdominale;

b) gymnastique progressive avec opposition;

c) marche progressivement accrue et accélérée.

3° *en injections hypodermiques quotidiennes* :

a) d'*huile camphrée* au début;

b) de *strychnine et de spartéine* ensuite.

4° en l'administration les 15 premiers jours :

a) d'Eau de Vichy avec gouttes de Baumé *avant* le repas;

b) d'une bonne préparation *chlorhydropeptique pendant* le repas;

c) d'une bonne préparation de *pancréatine et enterokynase associées après* le repas.

On note sous cette influence et très rapidement :

1° l'accroissement de la tension différentielle triplée en un mois;

2° la diminution de la viscosité sanguine de 4,9 à 4,2 en 3 semaines et ultérieurement à 3,8;

3° le ralentissement des battements cardiaques de 108 à 72;

4° l'augmentation de la diurèse de 0,750 à 1 100;

5° l'augmentation du poids de $40^{kg},300$ à 42 kilogrammes en 3 semaines et ultérieurement à $42^{kg},800$.

6° la disparition de l'asthénie et de la dyspepsie.

Le rapport sphygmo-viscosimétrique de 0,30 le 13 juillet était redevenu subnormal : 1,07 $\left(\frac{4.5}{4,2}\right)$ *le 31*.

Le traitement ultérieur fut réduit au régime libéral sus-indiqué et à la myothérapie.

La cure a parfaitement tenu depuis juillet 1912.

*
* *

L'observation 224 (fig. 116, 116 *bis*, 116 *ter*) est beaucoup plus caractéristique encore. Il s'agit d'une jeune mère de 30 ans (enfant de 9 ans), en proie depuis 4 ans à un dépérissement progressif et profond, rebelle à tous traitements même pratiqués en maison de santé sous la surveillance la plus méthodique et la plus étroite, et successivement étiquetée : neurasthénie, entéro-colite, tuberculose, etc., etc. En fait l'hyposphyxie était profonde : tension différentielle 1 $\left(\frac{11\ 1/2 \text{ max.}}{10\ 1/2 \text{ min.}}\right)$, viscosité 4,3, coefficient viscosimétrique $\frac{1}{4,3} = 0,23$; la dyspepsie et l'atonie gastro intestinales considérables ; la dénutrition profonde $38^{kg},600$ pour une taille de $1^{m},66$; l'état neurasthéniforme (thermophobie, carnophobie, etc., constipation, céphalalgie, etc., découragement, asthénie, etc.) très marqué. A noter au point de vue urinaire les alternances d'oligurie et de polyurie avec fuites phosphaturiques, sur lesquelles nous aurons l'occasion de revenir à l'occasion des syndromes cardiorénaux.

Le traitement pratiqué d'abord en milieu familial, en province dans le courant de mai, ne donna qu'un résultat pratiquement nul avec, même, accentuation de la dénutrition, nouvel amaigrissement de 1 kilogramme.

Dates 1913 | 2/5 | 2/6 | 9/6 | 14/6 | 17/6 | 20/6 | 25/6 | 28/6 | 2/7 | 7/7 | 16/7

Viscosité | Tensions | Poids
5 | 20 | 43
4 | 16 | 42
3 | 12 | 41
2 | 8 | 40
1 | 4 | 39

43 43 39 600 38 600 39 600 39 900 40 900 40 900 41 800 42 200 43 200 44 200 43 700
11 1/2 10 1/2 12 1/2 2 10 1/2 36 12 1/2 4 1/2 8 35 4 9

Pouls 92 92 72 76

Urines 0 800 à 1 lit. Urines 1 lit 25 à 1 lit 700

Fig. 116. — Obs. 224. F. 30 ans.

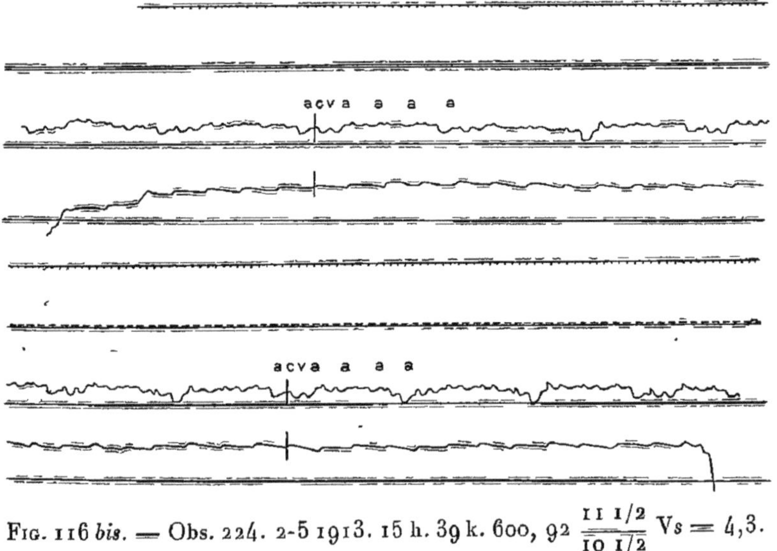

Fig. 116 *bis*. — Obs. 224. 2-5 1913. 15 h. 39 k. 600, 92 $\frac{11\ 1/2}{10\ 1/2}$ Vs = 4,3.

Le traitement pratiqué alors en maison de santé sous

notre direction effective donna des résultats remarquables et rapides :

1° accroissement de la tension différentielle qui doubla passant de 2 $\left(\frac{12\ 1/2}{10\ 1/2}\right)$ à 4 1/2 $\left(\frac{12\ 1/2}{8}\right)$;

2° la diminution de la viscosité sanguine de 4,3 à 3,6 ;

3° le ralentissement du pouls de 92 à 72 ;

4° la régularisation de la diurèse de $\frac{0,800}{2 \text{ litres}}$ à $\frac{1\,250}{1\,700}$;

5° l'augmentation considérable du poids de 38^{kg},600 à 44^{kg},200 ;

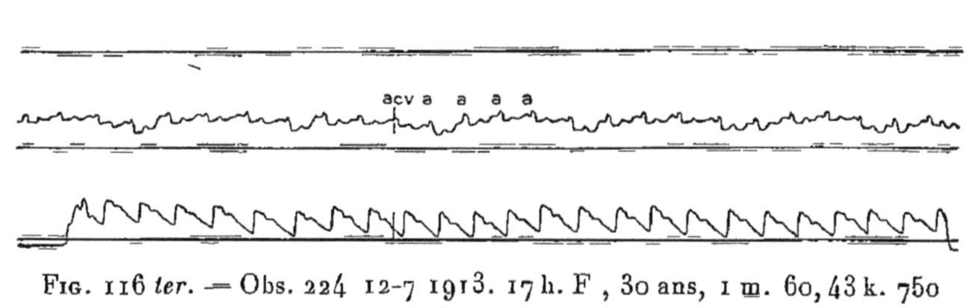

Fig. 116 *ter*. — Obs. 224 12-7 1913. 17 h. F, 30 ans, 1 m. 60, 43 k. 750 76 $\frac{13}{8}$ Vs = 3,5.

6° la disparition complète de l'asthénie ; la récupération de l'énergie et des forces ; l'atténuation des phénomènes dyspeptiques.

Notons que le rapport sphygmo-viscosimétrique si extraordinairement bas en mai : 0,23 était redevenu à peine subnormal : 1,14 $\left(\frac{4}{3,5}\right)$ en juillet.

Le traitement fut sensiblement le même que dans le cas précédent, avec ces 2 nuances que la myothérapie fut beaucoup plus intensive, et que les injections sous-cutanées associaient : strychnine, spartéine, adrénaline et hypophysine.

Le résultat se maintient excellent à l'heure actuelle.

* * *

L'observation 449 (fig. 117 et 117 *bis*) est tout aussi démonstrative, elle se rapproche d'ailleurs beaucoup de la précédente. L'histoire est assez comparable : mère de 45 ans (2 enfants), dénutrition profonde et rebelle datant de quelques années (amaigrissement de 12 kilogrammes). Les diagnostics les plus divers avaient été portés (tuberculose, néphrite, etc.). Remarquablement énergique à l'état normal comme le sujet

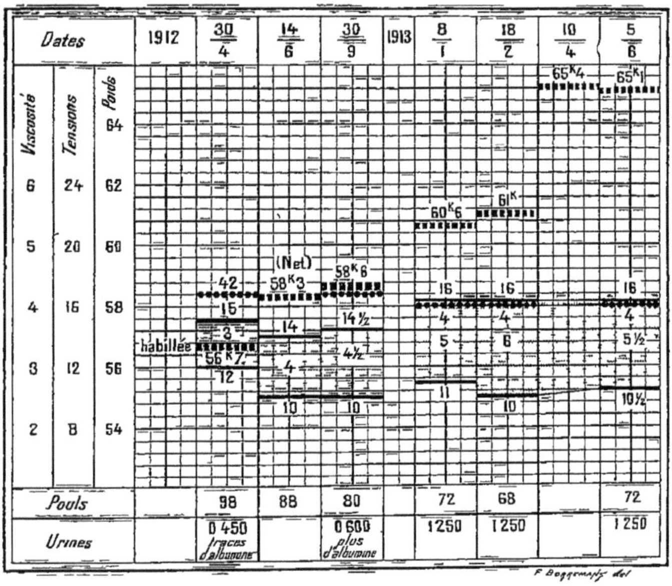

Dates	1912	30/4	14/6	30/9	1913	8/1	18/2	10/4	5/6
Pouls		98	88	80		72	68		72
Urines		0 450 traces d'albumine		0 600 plus d'albumine		1250	1250		1250

Fig. 117. — Obs. 449 F. 45 ans.

précédent, la patiente après avoir lutté sans succès contre la maladie, est quasi-résignée à son incurabilité. Syndrome hyposystolique assez net : pression différentielle $3\left(\frac{15}{12}\right)$, viscosité 4,2, coefficient sphygmo-viscosimétrique 0,71. La tachycardie relative 98, l'oligurie 0,450, l'hypertension maxima 12, décèlent ici l'influence prédominante de l'hyposystolie. L'asthénie gastro-intestinale est très marquée.

Après une première période d'une semaine pendant laquelle le sujet fut soumis au repos allongé ; à un régime mixte modéré, et à la médication digitalique (1/10e milligramme par jour) qui releva légèrement le taux urinaire, le traitement institué fut très sensiblement identique à celui des cas précédents avec les 3 modifications suivantes commandées par l'espèce clinique considérée :

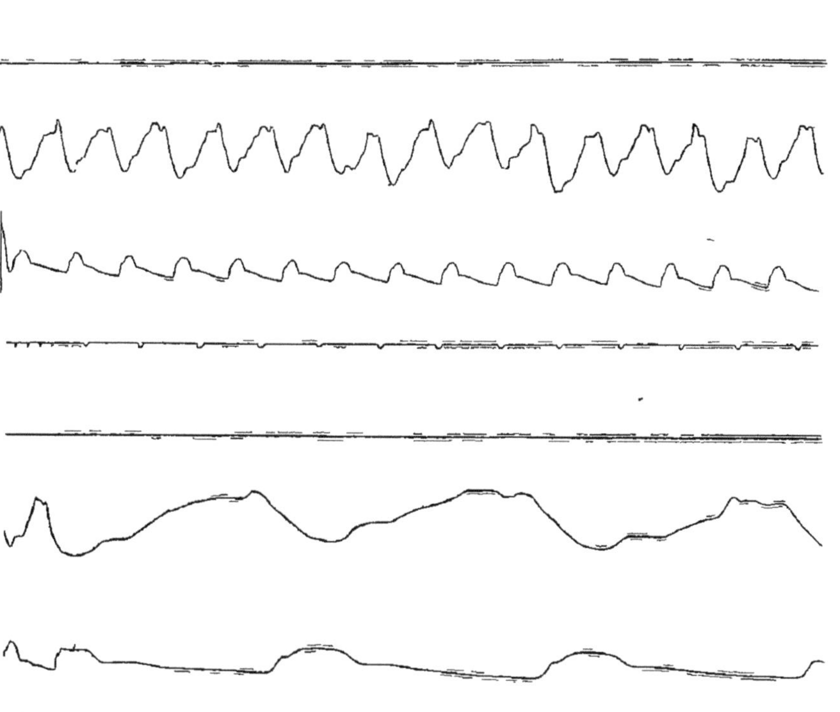

FIG. 117*bis*. — Obs. 449. 5-6 1913. 16 h. F 45 ans, 1 m 64, 65 k. 200, $72 \frac{16}{10\ 1/2}$ Vs = 4 H = 1,250.

1° médication reminéralisante, sous forme aux repas de cachets de chlorure de sodium, phosphate et carbonate de chaux ;

2° tous les jours, puis tous les 2 jours, puis 2 fois par semaine à 10 heures et à 4 heures, un grand verre d'eau diurétique, en l'espèce Vittel ;

3° 3 fois par semaine, au début, 2 fois puis 1 fois ensuite

à 10 heures et à 4 heures avec le verre d'eau un cachet : Spartéine 0,05, Diurétine 0,50.

Le résultat dépassa de beaucoup notre attente :

Comme on voit la tension différentielle doubla en moins d'un an passant de $3\left(\frac{15}{12}\right)$ à $6\left(\frac{16}{10}\right)$ en même temps que le débit urinaire passait de 0,450 à 1 250, le pouls de 98 à 68, l'albuminurie disparaissant. Le poids s'éleva de 56^{kg},700 (habillée) à 65^{kg},400 (net), la malade ayant sensiblement regagné tout le poids perdu au cours des années précédentes.

Tous symptomes de dénutrition, de déminéralisation, de dyspepsie, d'asthénie, d'insuffisance cardio-rénale ont complètement disparu. Une observation typique nous est communiquée par la malade : alors qu'en 1909, 1910, 1911 et 1912, les dents avaient réclamé des soins répétés, des obturations multiples, pour la première fois en 1913 le dentiste n'eut pas à intervenir et en exprima d'ailleurs sa grande surprise.

A noter encore ici l'action à peu près nulle sur la viscosité sanguine, d'ailleurs normale, 4,2, lors du premier examen. Le déséquilibre circulatoire hyposphyxique fut ici complètement corrigé par une action s'exerçant exclusivement sur la puissance cardiaque et se traduisant principalement par l'accroissement de la pression différentielle, l'abaissement de la minima, le ralentissement du pouls et l'augmentation de la diurèse.

* * *

L'observation suivante 549 (fig. 118, 118bis, 118ter) se rapporte à une jeune femme de 26 ans de belle santé ordinaire et qui, à la suite d'une infection grippale assez violente en novembre 1912, traîna, maigrit considérablement, s'asthénia, fit

Dates 1913	22/3	1/4	11/4	23/4	3/5	14/5
Poids	50K5	52K	52K85	53K25	53K2	53K1
Viscosité	4,4 (0,8)	4,1 (0,9)	4 (0,95)	3,8 (1,00)	4,3 (1,00)	3,8 (1,00)
Tensions	11 / 2½ / 9½	11½ / 4½ / 7	12 / 4½ / 7½	11¾ / 4¾ / 7	12½ / 4 / 8½	11½ / 4½ / 7
Pouls	82	72	76	74	68	78

Viscosité	Tensions	Poids
		53
6	24	52
5	20	51
4	16	50
3	12	49
2	8	48

F. Bonnemaffs del.

FIG 118. — Obs. 549. F. , 26 ans

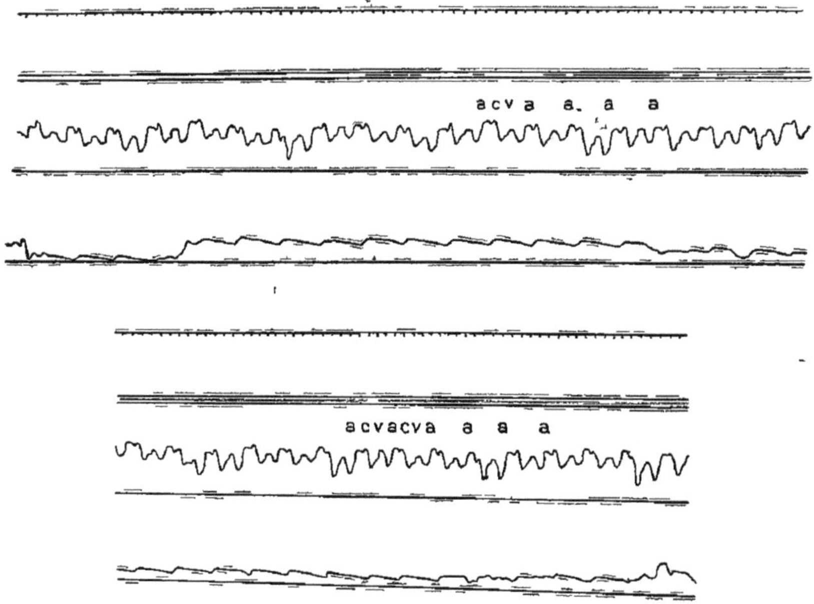

FIG 118 *bis*. — Obs 549. 22-3 1913. F. 26 ans, 1 m. 63, 50 k. 500.

$$92 \frac{11}{9\ 1/2} \text{ Vs} = 4{,}4$$

des phénomènes de dyspepsie rebelles à tout traitement. Suralimentation, injections de cacodylate de soude, de glycérophosphate de soude, traitements antidyspeptiques variés ayant échoué, la malade nous fut adressée par un confrère. C'était un cas typique d'hyposphyxie post-infectieuse avec tachycardie 92, tension différentielle 2 1/2 $\left(\frac{11}{9\ 1/2}\right)$, viscosité 4,4, coefficient sphygmo-viscosimétrique 0,34 $\left(\frac{1,5}{4,4}\right)$, asthénie marquée, dyspepsie.

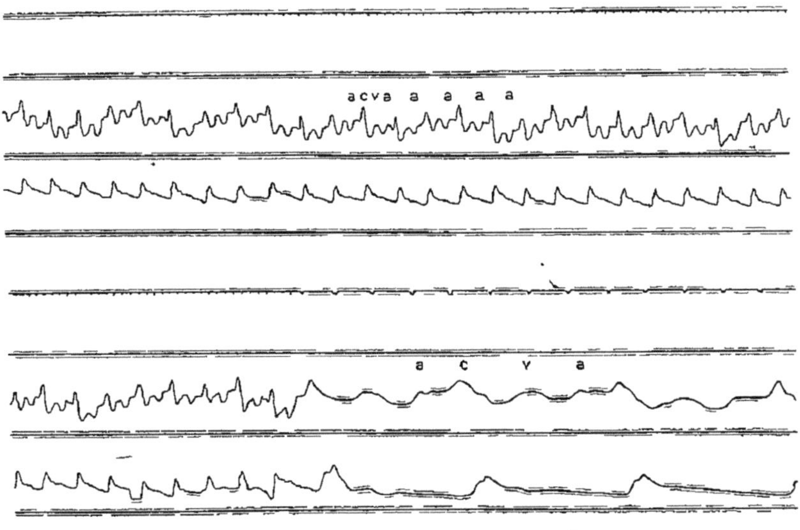

Fig. 118 *ter*. — Obs. 549. 15-5 1913, 15 h. F, 26 ans, 1 m. 63, 53 k. 100.

$$78 \frac{11\ 1/2}{7} \text{ Vs} = 3,8.$$

Le traitement comme dans les cas précédents consista essentiellement en un régime mixte modéré hypograisseux avec opothérapie digestive, en une myothérapie progressive, en injections sous-cutanées d'oxygène pour la première semaine de mise en train, puis d'une solution de strychnine, spartéine, adrénaline, hypophysine.

Le résultat fut ultra-rapide, en un mois l'asthénie était dissipée, le pouls était revenu à 74, la tension différentielle avait plus que triplé passant de 1 1/2 $\left(\frac{11}{9\ 1/2}\right)$ à 4 3/4 $\left(\frac{11\ 3/4}{7}\right)$, la viscosité s'était abaissée de 4,4 à 3,8 en même temps que le taux hémoglobinique s'élevait de 0,80 à 1,00. Non seulement la dénutrition qui persistait et s'accentuait depuis 4 mois était enrayée mais le sujet avait pris près de 3 kilogrammes dans son mois.

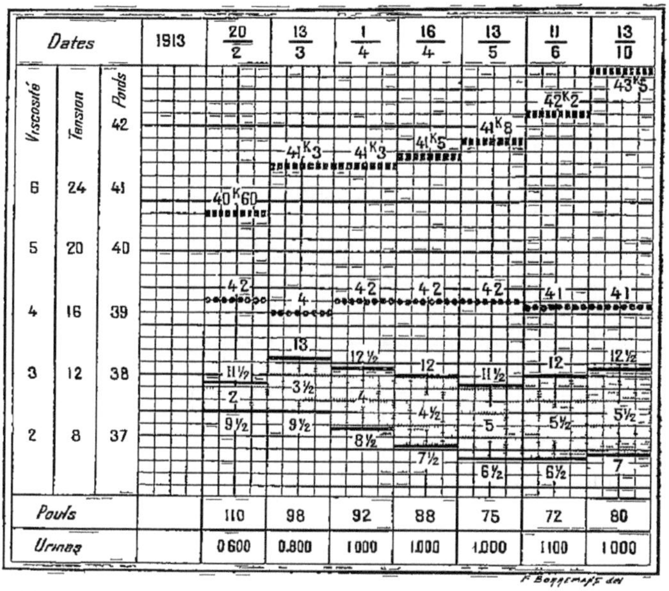

Dates	1913	20/2	13/3	1/4	16/4	13/5	11/6	13/10
Pouls		110	98	92	88	75	72	80
Urines		0600	0.800	1000	1.000	1.000	1100	1000

Fig. 119. — Obs. 573 Hyposphyxie F 30 ans, 1 m. 52

Le coefficient sphygmo-viscosimétrique si anormalement bas se relevait pendant cette même période de 0,34 $\left(\frac{1.5}{4,4}\right)$ à 1,25 $\left(\frac{4.75}{3,8}\right)$ c'est-à-dire à un taux subnormal.

* * *

Les figures 119 et 120 (observations 573 et 592) se rapportent à des observations de tous points identiques.

Nous ferons remarquer que dans tous les cas reproduits ici, nous n'avons choisi, à dessein, que des cas tenaces, rebelles, datant de plusieurs mois ou de plusieurs années, ayant résisté aux traitements classiques les plus correctement prescrits et appliqués. 4 d'entre eux nous ont été

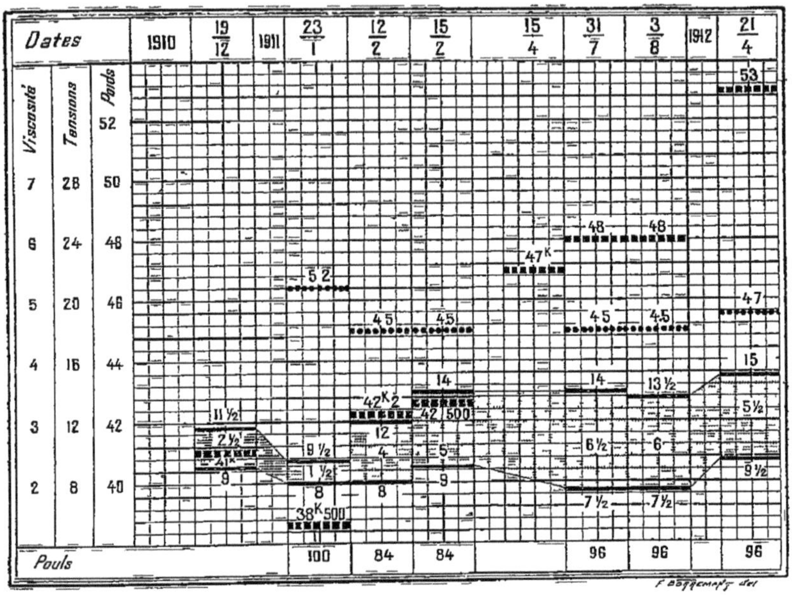

FIG. 120. — Obs. 592. Hyposphyxie. F. 30 ans, 1 m. 68.

adressés, en désespoir de cause, par des confrères qui ont suivi le traitement appliqué et en ont contrôlé les résultats. Les 2 autres ont été traités par nous dans une maison de santé avec la collaboration effective des confrères résidents qui ont pu de même vérifier les résultats.

ANNEXE

Les éléments pharmacologiques essentiels de la médication hypertensive.

L'hypertension artérielle est d'une extraordinaire fréquence. On la constate habituellement dans la tuberculose pulmonaire aiguë et chronique, la fièvre typhoïde, le rhumatisme articulaire aigu et chronique, la grippe et la plupart des maladies infectieuses, les affections mitrales, la convalescence des maladies infectieuses, les anémies, la neurasthénie. Associée à une viscosité sanguine élevée, elle constitue le syndrome hyposphyxique fréquent d'ailleurs dans les états pathologiques sus énumérés, mais dont on peut constater l'existence en dehors de toute affection nosologique dûment cataloguée. La péritonite aiguë, les états de shock traumatiques ou postopératoires, les grandes hémorragies s'accompagnent, comme on sait, d'hypotension aigue et d'adynamie profonde. Il en est de même de l'insuffisance surrénale et notre énumération est loin d'être complète.

C'est dire que l'indication hypertensive est une de celles que nous aurons à réaliser le plus fréquemment. De multiples agents physiques, pharmacologiques, diététiques nous sont offerts à cet effet et suivant les cas on devra avoir recours à cette extraordinaire gamme thérapeutique qui s'étend de l'injection d'huile camphrée à la transfusion sanguine, des injections sous-cutanées d'oxygène ou de sérum artificiel à la suralimentation et à l'entraînement physique. Chacune de ces interventions thérapeutiques a ses indications particulières qu'il serait évidemment impossible d'essayer même d'esquisser au cours d'un article.

Mais à se borner aux facteurs pharmacologiques et organothérapiques, il est quelques éléments qui nous paraissent essentiels et qui correctement administrés provoquent de façon quasi constante la réaction physio-pathologique recherchée.

*
* *

En se tenant sur le terrain de la clinique thérapeutique la *strychnine* nous paraît être le stimulant le plus puissant du système nerveux, de la respiration et du cœur. C'est pour nous la drogue princeps de la médication hypertensive.

La notion est d'ailleurs classique : la physiologie apporte à ce sujet une contribution capitale qui se condense en la formule célèbre de Vulpian : « la strychnine produit une exaltation de l'excitabilité bulbo-médullaire ». Si l'on place une ligature à la base du cœur d'une grenouille, le cœur s'arrête ; si l'on a injecté au préalable une solution de strychnine, le cœur continue à battre ; de même si l'on injecte cette strychnine après que les battements se sont arrêtés, ceux-ci reprennent. Même quand, après une administration préalable de curare, on a empêché toute convulsion, la strychnine n'en excite pas moins le centre vaso-moteur et relève la tension sanguine (Denys, Mayer, Vulpian, Stokvis).

Cliniquement on constate surtout un ralentissement des battements cardiaques, avec renforcement de la systole et élévation souvent considérable de la tension artérielle.

En fait la strychnine entre dans la composition du plus grand nombre des préparations réputées hypertensives. C'est certainement, à notre avis, une des substances dont on est en droit d'attendre en clinique les résultats les plus constants, à la condition toutefois de l'employer à doses utiles. Il n'est pas douteux que jusqu'à une époque récente la posologie de la strychnine était (comme celle de l'arsenic et de maintes autres drogues) manifestement insuffisante. C'est le grand mérite de M. Troisfontaines[1] d'avoir attiré l'attention du monde médical sur cette question capitale de la médication strychninée et d'avoir démontré l'innocuité de fortes doses de strychnine. Il est certain que les doses de 1/2 à 1 milligramme couramment administrées sont tout à fait inopérantes.

Il est, d'autre part, un second principe qui doit présider à l'administration de la strychnine. Il avait été déjà énoncé par Gubler[2]; « souvent il est nécessaire, écrivait-il, de pousser les doses jusqu'au développement d'effets physiologiques ». Ce principe a été récemment exposé à nouveau et singulièrement amplifié par Hartenberg[3] qui, après avoir proclamé, comme Troisfontaines, la nécessité de doses élevées, déclare qu'il est nécessaire d'administrer la strychnine, à la dose maxima supportée par le malade, c'est-à-dire jusqu'à l'apparition de certains symptômes caractéristiques : ivresse légère, vertige, raideur de la mâchoire ou des jambes, etc.

Nous partageons entièrement l'opinion des auteurs précités, tant au point de vue de l'inefficacité des doses couramment employées à l'heure actuelle que de l'utilité d'obtenir une réaction physiologique évidente. En revanche, nous n'avons que très exceptionnellement atteint les

1. Troisfontaines. « De l'innocuité de fortes doses de strychnine » *Rev. de Méd*, 27e année, n° 5, 10 juin 1907, p. 532. — Id. « La strychnine ; doses et mode d'emploi ». *La Presse Médicale*, 29 mars 1913.

2. Gubler. « Commentaires thérapeutiques du Codex médicamentarius », 5e édition, p. 945.

3. Hartenberg. « La strychnine à dose intensive ». *La Presse Médicale*, 25 janvier 1913.

doses indiquées par ces auteurs de 0,01 centigramme à 0,02 centigrammes pour une dose. Chez le plus grand nombre de nos hypotendus, la réaction physiologique caractéristique a été obtenue avec des doses variant de 0,002 milligrammes à 0,006 milligrammes pour une dose par voie hypodermique.

Peut-être, d'ailleurs, cette sensibilité plus marquée que nous avons notée chez nos sujets tient-elle à ce fait qu'un plus grand nombre d'entre eux présentaient des phénomènes plus ou moins nets d'insuffisance surrénale. MM. Jean Camus et René Porak[1] ont en effet noté que les lapins décapsulés réagissent plus à la strychnine que les animaux normaux.

Peut-être aussi cette sensibilité plus grande tient-elle à ce fait que nous n'avons qu'exceptionnellement pratiqué la médication strychnique isolée et que nous l'avons, à l'ordinaire, associée à d'autres médications hypertensives dont nous allons étudier les plus importantes.

D'ailleurs, nous avons vu quelques sujets, des tuberculeux en particulier, supporter pendant des mois par voie buccale 0,015 à 0,025 milligrammes par jour en 3 prises et en éprouver les effets les meilleurs.

Bref, après expérience prolongée, nous concluons comme dans nos publications antérieures[2] :

1° 2 milligrammes à 3 milligrammes constituent la dose fractionnée, utile, maniable du début de la médication ; on pourra l'élever progressivement en tâtant la susceptibilité du malade et en tenant compte de l'accoutumance ;

2° 1/2 centigramme à 1 centigramme 1/2 constituent la dose utile modérée, quotidienne, maniable pour l'administration de la strychnine.

1. Jean Camus et René Porak « Insuffisance surrénale et sensibilité à la strychnine ». *Soc. de Biol.*, 22 février 1913.
2. Alfred Martinet « Médicaments usuels », 4e édition, 1912, p. 414.

*
* *

L'association de la strychnine à la *spartéine* est traditionnelle. Elle nous paraît légitime.

L'action toni-cardiaque de la spartéine a été surtout proclamée par Laborde[1] et Germain Sée[2].

Elle a été depuis fort discutée par les physiologistes dont les opinions à ce sujet sont très contradictoires. La plupart des cliniciens, en revanche, semblent s'être rangés à l'opinion de Laborde et Germain Sée et admettre avec Huchard[3] et Parwinski[4] que cette drogue n'a qu'une action limitée sur l'asystolie cardiaque, mais qu'elle produit de bons effets dans l'insuffisance mitrale, avec arythmie et insuffisance de la systole, ou après l'administration de la digitale, et qu'elle est supérieure aux autres médicaments cardiaques dans les cas de troubles cardiaques fonctionnels (anémie, neurasthénie, intoxication nicotinique, au début des cardiopathies avec compensation incomplète ou quand la digitale est mal supportée).

On sait d'autre part que Langlois et Maurange ont recommandé une injection de 0,03 a 0,04 de spartéine et de 0,01 de morphine au début de la narcose chloroformique comme préventive des accidents cardiaques narcosiques.

Cliniquement, son action est souvent incontestable et nous pourrions citer bien des observations typiques, telle scléreuse hyposystolique en particulier, dont la spartéine régularise et renforce le cœur défaillant, et ce depuis des

1 Laborde et Legros. « La spartéine ; étude physiologique et clinique ». *Arch. de phys. norm. et pathol*, 1886, p. 344.

2. Germain Sée. « Du sulfate de spartéine comme médicament dynamique et régulateur du cœur » *Gaz des Hôp.*, 1885, p 587.

3. Huchard. *Soc de Biol.*, vol LXII, p. 961.

4 Parwinski. « De l'action du sulfate de spartéine ». *Gaz. hebd*, 1885, nos 25 et 26.

années, avec une netteté et une constance qui excluent toute hypothèse de simple coïncidence. La spartéine agit vite ; elle est dépourvue de toute action cumulative ; on peut l'administrer longtemps sans dommage et sans accoutumance. C'est pour nous le type des cardio-toniques d'administration prolongée. Son action isolée sur la tension même paraît minime ; nous la prescrivons ici comme cardio-tonique préventif en vue de la surpression que peut imposer au cœur la vaso-constriction périphérique temporaire provoquée par les agents médicamenteux associés telle l'adrénaline que nous avons coutume d'y combiner.

Les doses actives sont de 0,03 à 0,06 pour une dose de 0,05 à 0,15 *pro die.*

*
* *

Beaucoup d'autres drogues cardio-toniques et angio-toniques pourraient évidemment être énumérées à côté des précédentes, mais c'est incontestablement l'organothérapie qui nous fournit actuellement, après elles, les substances les plus actives. Deux extraits organiques ont une action absolument élective et hors de pair sur le système circulatoire, ce sont : l'*adrénaline* et l'*hypophysine.*

Peu de substances ont eu une fortune aussi rapide et aussi justifiée que l'*adrénaline* isolée par Takamine[1] au début de ce siècle et dont les indications s'étendent chaque jour.

L'action vaso-constrictive locale, l'action hypertensive générale furent les premières actions découvertes et utilisées. Elles avaient été reconnues dès 1895 pour les extraits surrénaux par Oliver et Schœfer, Cybulski et Scymonowicz, et furent confirmées depuis par tous les expérimentateurs.

1. TAKAMINE. « The blood pressure raising principle of the suprarenal glands ». *Therapeutic Gazette,* 15 avril 1901.

L'action de l'adrénaline sur la pression est due à une action cardiaque centrale, mise en évidence par les travaux d'Oliver et Schoefer, de Bordier, de Gehrardt, de Carnot et Josserand [1], etc., et caractérisée par le ralentissement des battements avec augmentation de l'énergie du muscle cardiaque. L'action vaso-constrictive primitive n'est que partielle, elle n'atteint pas la plupart des organes profonds ; elle n'est, d'autre part, que temporaire et suivie au bout de quelques minutes d'une vaso-dilatation secondaire qui se traduit en particulier au niveau du rein par de la polyurie.

Cliniquement, l'indication de l'emploi de l'adrénaline dans l'hyposthénie circulatoire aigue ou subaigue semble actuellement hors de contestation. L'hyposthénie aiguë des maladies infectieuses (pneumonie, fièvre typhoïde, septicémie, fièvre scarlatine, diphtérie, etc.) est souvent heureusement combattue par l'adrénaline. Hutinel, Louis Martin, Daré, Méry, Weill-Hallé, Netter, Josué, etc., en ont publié quelques belles observations. Sergent [2] et Gaisbock [3] en ont fait récemment l'objet de remarquables études. Il y a longtemps que l'hyposthénie cardiaque aiguë du shock opératoire, de la péritonite aigue, des collapsus graves posthémorragiques et postanesthésiques est combattue en Amérique par les injections d'adrénaline [4]. Rotte [5] a publié à ce sujet un mémoire resté classique. En injection intraveineuse, l'action est d'une rapidité, d'une « brutalité » impressionnantes : dans une observation de John [6], la tension maxima monta en deux ou trois minutes de 80 millimètres à 240 millimètres.

1. P. Carnot « Opothérapie » Paris, 1911, p. 466.
2. Sergent « L'opothérapie surrénale ». *Journ. méd fr*, 15 novembre 1911.
3. Gaisbock. *Therap Monatsch*, août 1912, p. 573-589.
4. « The use of adrenaline in Shock » *Therapeutic Gazette*, 15 septembre 1906, p 633.
5. Rotte. *Therapie der Gegenwart*, 1900
6. John. *Munch med. Woch*, 1909.

Bref, comme l'écrit P. Carnot[1], « l'adrénaline paraît être le plus puissant analeptique connu : elle constitue le remède le plus efficace contre les accidents graves de collapsus et de shock opératoire consécutifs à l'anesthésie, aux hémorragies et aux péritonites ».

Nous l'employons depuis longtemps avec succès dans les hyposthénies circulatoires chroniques et subaiguës, en particulier dans les hyposphyxies chroniques congénitales ou post infectieuses.

Mais il s'agit là d'une substance extraordinairement active et dont, quoiqu'on en ait dit, la posologie doit être particulièrement prudente, quasi pusillanime. Elle donne facilement naissance à des réactions bulbo-protubérantielles (pâleur de la face, vertiges, défaillances, céphalée, vomissements, tachycardie, etc.), véritablement impressionnantes et inquiétantes, le plus souvent fugaces. Jamais nous n'avons personnellement constaté de réactions aussi marquées, mais chez le plus grand nombre de sujets, même avec des doses de 1/4 de milligramme par voie hypodermique, nous avons noté au bout de trois à dix minutes une réaction fugace, mais très nette caractérisée par une accélération plus ou moins marquée des battements cardiaques perçus par le patient, de la pâleur de la face, avec léger vertige et tendance à la défaillance.

En sorte que nous nous faisons une règle :

1° De ne pas dépasser par voie hypodermique 1/4 milligramme comme dose initiale — à élever ultérieurement suivant la tolérance ;

2° De laisser le malade allongé, tête basse pendant cinq à dix minutes après l'injection ;

3° De le prévenir de la possibilité d'une telle réaction, de sa fugacité et de son innocuité ;

Sous ces réserves, l'adrénaline nous paraît avec la strych-

1. P. Carnot. « Opothérapie », p. 500.

nine le plus puissant et le plus sûrement agissant de tous les agents cardio-angiosthéniques.

Mais nous considérons l'endo-aortite, l'aortalgie, la myocardite grave, la sclérose coronarienne comme des contre-indications au moins relatives à son emploi. A l'exception de la myocardite, les lésions sus-énumérées s'accompagnent d'ailleurs bien rarement d'hypotension.

* *

L'*hypophysine*, le dernier né des agents angiosthéniques, paraît mériter dès maintenant d'être classé sur le même plan que les précédents.

L'action cardio-angiosthénique des extraits hypophysaires a été reconnue par les premiers observateurs et confirmée par les suivants : Vassale et Sacchi, Oliver et Schœfer, de Cyon, Vincent, Livon, Rénon et A. Delille, Silvestrini, Thaon et Garnier, etc., ont constaté que l'injection d'extrait d'hypophyse détermine l'élévation de la pression artérielle, le ralentissement et le renforcement des systoles cardiaques. A noter d'autre part l'action diurétique signalée de même par la plupart des expérimentateurs (Magnus et Schœfer, Pal, Rénon et Delille, Parisot, etc.)[1].

Toutefois, on notait une certaine divergence entre les résultats obtenus par certains expérimentateurs ; la raison en fut reconnue quand on constata l'action différenciée des lobes antérieur et postérieur. L'emploi exclusif des extraits de lobe postérieur donna de façon constante les résultats sus-énumérés.

Une dernière étape de tous points comparable à celle correspondant à l'isolement de l'adrénaline par Takamine fut enfin franchie, quand B.-A. Houssay, de Buenos-Ayres, parvint à isoler du lobe postérieur des vertébrés une sub-

1. V. à ce sujet Arthur Delille. « L'hypophyse et la médication hypophysaire (étude expérimentale et clinique) ». *Thèse*, Paris, 1909.

stance cristallisée parfaitement définie dont l'action physiologique, sphygmomanométrique et diurétique en particulier, s'est montrée rigoureusement identique à celle des macérations ou décoctions du lobe postérieur hypophysaire[1].

C'est ce principe cristallin actif que nous désignons sous le nom d'hypophysine.

Les extraits hypophysaires et l'hypophysine provoquent un renforcement remarquable de la systole avec ralentissement des battements et une diurèse plus ou moins abondante: tel est le fait clinique qui place l'hypophysine à côté de l'adrénaline. Mais ce qui différencie ces deux extraits, c'est que l'action de l'hypophysine peut être moins puissante, moins rapide, tranchons le mot, moins brutale que celle de l'adrénaline et, en revanche, beaucoup plus prolongée, 30 à 60 fois. Les tracés sphygmographiques de Houssay[2] sont à ce point de vue tout à fait caractéristiques.

Cliniquement, cette action cardio-angiosthénique des extraits hypophysaires a été vérifiée et utilisée par maints auteurs au premier rang desquels il faut mentionner Parisot, Rénon[3], et A. Delille[4], etc., qui l'ont employé avec des résultats très favorables dans la tuberculose, les infections aiguës avec hyposthénie cardio-vasculaire (fièvre typhoïde, pneumonie, grippe, diphtérie); dans les affections mitrales et les myocardites chroniques en état d'hyposystolie.

Depuis plusieurs mois, nous éprouvons les effets favorables de l'hypophysine dans les états d'hypotension chronique et plus spécialement chez les hyposphyxiques. Mais ici encore intervient la question capitale de la posologie.

Nos premières tentatives thérapeutiques pratiquées par

1. B.-A. Houssay. « Le principe actif des extraits hypophysaires ». *Revista de la Societad Medica Argentina*, avril 1911, p. 268

2 B. Houssay. *Loco citato.*

3. Rénon. « Les syndromes polyglandulaires et l'opothérapie associée ». *Journ. des Praticiens,* juillet 1907, p 465.

4. A. Dellile. *Loco citato*

injections hypodermiques avec des doses correspondant à moins de 0,10 de glande fraîche furent absolument négatives. Grâce au précieux concours que voulut bien nous prêter M. le Pr Pachon pour l'étude physiologique posologique dudit produit, nous pûmes en toute sécurité élever nos doses et nous obtînmes des réactions thérapeutiques favorables, franches et durables avec des doses sensiblement plus élevées correspondant à 0^{gr},15 de lobe postérieur et à 0^{gr},34 de glande hypophysaire totale.

* * *

Isolées ou combinées, administrées de façon contemporaine continue ou alternative, ces quatre substances nous paraissent répondre au plus grand nombre des indications hypertensives. On peut en varier à l'infini, suivant les espèces cliniques, les modes d'administration.

L'administration hypodermique et l'administration par voie rectale nous paraissent les voies d'élection. Dans ce dernier cas on prépare un lavement avec une quantité minime (un verre à liqueur à un verre à Bordeaux) de sérum isotonique additionné de la quantité choisie des substances susénumérées.

Les injections sous-cutanées d'oxygène dans les syndromes hyposphyxiques[1].

M. Bayeux, dans l'historique qu'il a fait de l'oxygénothérapie rappelle que, dès 1775, Priestley, après avoir isolé l'oxygène de l'air, démontra qu'on peut prolonger la vie d'une souris en lui faisant respirer cet « air de luxe ». Dès 1776, Spallanzani pratiqua chez l'animal la première injec-

1. La plus grande partie des développements ci-après sont la reproduction d'un article que nous avons publié avec le Dr Francis Heckel (*Presse médicale* du 26 mars 1913).

tion sous-cutanée d'oxygène, constata que le tissu cellulaire absorbe en totalité l'oxygène injecté et que le sang prend à son contact une coloration rouge vif.

En fait, « c'est Dominé qui, en 1900, essaya et préconisa le premier la méthode (injection sous-cutanée d'oxygène). Il remarqua qu'après avoir injecté (par mégarde d'ailleurs) une assez grande quantité d'air sous la peau d'un typhique, celui-ci en avait tiré un grand bénéfice, en ce sens que la fièvre avait diminué et que les phénomènes généraux avaient presque disparu. Aussi, devant un résultat aussi brillant qu'inespéré, Dominé n'hésita-t-il pas à renouveler les jours suivants ces injections gazeuses, en remplaçant l'air par l'oxygène. Après lui, Ewart, Chabas, recommandèrent la méthode comme étant très efficace et très simple à mettre en pratique. Ramond l'introduisit en France, en 1910 » (Andrieux)[1].

C'est incontestablement à Félix Ramond[2], que revient le mérite d'en avoir recommandé la pratique systématique comme moyen héroïque dans les asphyxies et d'en avoir réglé la technique d'une façon tout à la fois simple et précise. Il a, d'autre part, exposé la technique et les indications des lavements d'oxygène.

Depuis, nombreux ont été les mémoires consacrés à l'oxygénothérapie hypodermique. Il convient surtout de citer ceux de Béraud et Ganelou[3], de Maissonnet, de Sacquépée, de Pouy[4], de Béraud[5], de Marcou[6], mais c'est surtout M. Bayeux[7] qui, dans une série de communications récentes,

1. ANDRIEUX. *Revue moderne de thérapeutique et de biologie*, 1912, p. 203.

2. FÉLIX RAMOND. *Progrès Médical*, 3 septembre 1910, n° 36, p. 490 et 21 octobre 1911.

3. BÉRAUD ET GANELOU. Société de Biologie, 1911, p. 552.

4. POUY. Société de médecine militaire française, 1911.

5. BÉRAUD. *Thèse*, Paris, 1912.

6. MARCOU. « Des injections hypodermiques d'oxygène dans le traitement des dyspnées ». *Thèse*, Montpellier, 1911-1912.

7. R. BAYEUX. Congrès de la tuberculose, Rome. Avril, 1912. — Académie des Sciences, 3 juin 1912. — Société de l'Internat, 26 décembre 1912

a le plus contribué au développement de cette intéressante question et qui a montré en particulier le grand parti qu'on en pouvait tirer chez les tuberculeux.

Nous avons, de notre côté, constaté que le syndrome hyposphysique était si heureusement influencé par les injections sous-cutanées d'oxygène, qu'elles semblent agir parfois d'une façon quasi spécifique relevant la tension anormalement basse, abaissant la viscosité anormalement élevée, et tendant ainsi à redresser un équilibre circulatoire défectueux, à corriger une hématose viciée, à stimuler une circulation et une nutrition ralenties. Ces constatations pleinement confirmatives des travaux antérieurs de MM. Ramond et Bayeux, relatives aux asphyxies et à la tuberculose, qui réalisent deux modalités cliniques de l'hyposphyxie, étendent singulièrement les indications de l'oxygénothérapie hypodermique.

*
* *

Bien des techniques ont été proposées. La plus simple, en apparence, et qui fut celle des pionniers de l'oxygénothérapie hypodermique, de Ramond en particulier, consiste à adapter une aiguille hypodermique à un tube de caoutchouc relié à un ballon d'oxygène, et à pratiquer l'injection après piqûre, par simple pression sur le ballon réservoir. On peut filtrer l'oxygène par interposition d'un tube de verre renfermant de l'ouate hydrophile ; on peut puiser l'oxygène dans le ballon et refouler dans l'aiguille par interposition d'une soufflerie de thermocautère. Cette technique très simple peut convenir comme technique d'urgence — elle est en fait peu pratique et encombrante, le ballon d'oxygène constituant un réservoir volumineux, mal maniable et défectueux ; elle doit être perfectionnée pour la pratique courante répétée et systématique.

La technique la plus parfaite semble être celle de Raoul Bayeux qui a fait construire, par la maison Richard, un oxygénateur de haute précision, de volume minime et de poids restreint, facilement transportable et qui permet un débit d'oxygène automatiquement réglé. Théoriquement, il semble idéal; pratiquement, il donne les résultats les plus satisfaisants. Il est passible toutefois de deux reproches : le premier c'est qu'il est délicat et fragile, de l'aveu même du constructeur ; il comporte, en effet, cinq appareils de précision : deux détendeurs, deux manomètres, un robinet valve de débit; le deuxième, et ce n'est pas le plus mince pour le praticien, c'est qu'il coûte fort cher, près de 500 francs.

Il est possible d'imaginer des techniques aussi pratiques et moins coûteuses.

M. Sapelier a imaginé un dispositif très simple et très convenable. Son appareil se compose de deux flacons avec goulot supérieur et tubulure inférieure ; un tube de caoutchouc de 1 mètre de long réunit les deux tubulures inférieures, le flacon destiné à contenir l'oxygène porte une graduation commençant en bas, au-dessus de la tubulure ; ce flacon porte à son goulot supérieur un tube coudé que prolonge un tube de caoutchouc au bout duquel est un embout mâle, sur lequel vient se fixer une aiguille de Pravaz. Pour charger l'appareil, on remplit complètement d'eau le flacon gradué ; on adapte alors à l'embout mâle du tube d'injection le robinet d'un ballon d'oxygène ; on abaisse le flacon vide non gradué ; l'eau, s'écoulant du flacon gradué dans l'autre flacon, aspire l'oxygène et l'appareil se charge automatiquement. Pour l'injection, on pratique la manœuvre inverse ; la piqûre étant faite, on élève le flacon non gradué rempli d'eau ; l'eau, s'écoulant dans le flacon gradué, le remplit graduellement, refoulant le gaz et réalisant l'injection.

L'un de nous a fait fabriquer par la Société française de produits et appareils pour l'anesthésie, 3 et 5, rue

Alexandre-Dumas, à Saint-Ouen, un oxygénateur dont il se sert, à son entière satisfaction (fig. 121).

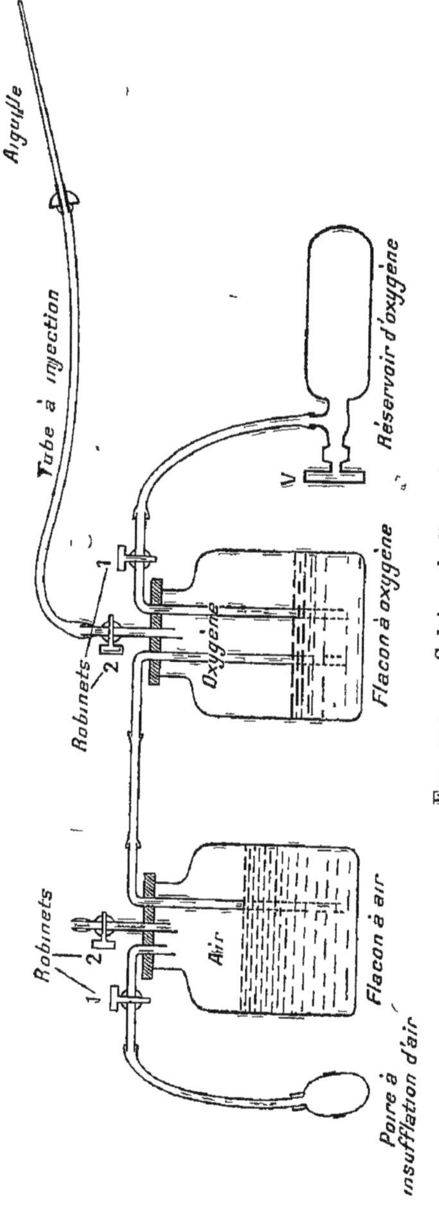

Fig. 121. — Schéma de l'oxygénateur.

Il se compose essentiellement d'un système de 2 flaçons accouplés à 3 tubulures munies de robinets. Du 1er flacon, flacon à air, le robinet 1 communique avec une poire à insufflation d'air qui servira à établir dans ledit flacon la pression nécessaire au refoulement de l'eau ; le robinet 2, selon qu'il sera ouvert ou fermé, permettra ou non la communication avec l'air atmosphérique ; la tubulure 3 en communication avec la tubulure 3 du 2e flacon, permettra ou non le refoulement de l'eau de l'un dans l'autre. Du 2e flacon, flacon à oxygène, la tubulure 3 communique, comme nous venons de le dire, avec la tubulure 3 du 1er flacon; le robinet 1 communique de façon amovible avec un réservoir métallique, une bombe d'oxygène renfermant 40 litres d'oxygène sous pression qui permettra de recharger un grand nombre de fois l'appareil ; au robinet

2, enfin, est adapté le tube de caoutchouc armé de l'aiguille terminale par laquelle sera pratiquée l'injection.

La technique est des plus simples. Pour charger l'appareil, le flacon à oxygène étant plein d'eau et le flacon à air vide, on adaptera le réservoir au tube 1 du flacon à oxygène, le robinet 2 étant fermé ; le robinet 2 du flacon à air sera ouvert. On ouvrira alors avec ménagement la valve V du réservoir. L'oxygène, pénétrant dans le flacon à oxygène,

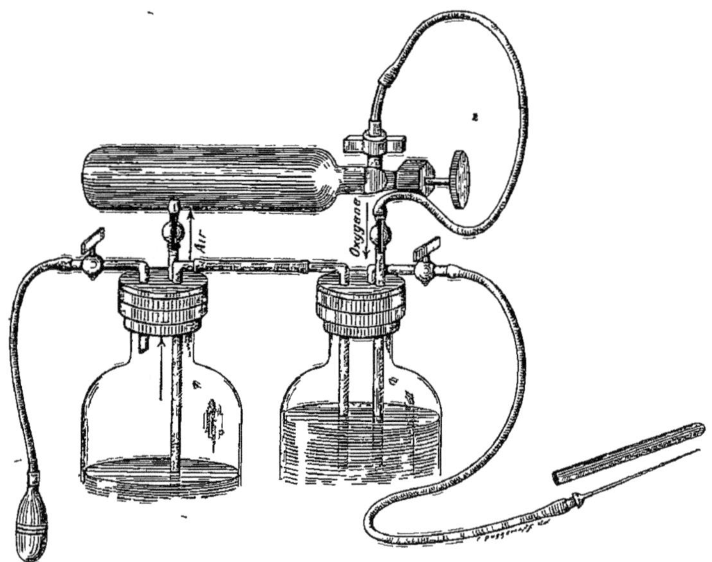

FIG. 122. — Schéma de l'oxygénateur pendant le rechargement.

s'accumulera à la partie supérieure, refoulant l'eau dans le flacon à air. Quand le flacon à oxygène sera plein de ce gaz, le flacon à air étant alors plein d'eau, on fermera la valve V, le robinet 1 du flacon à oxygène, le robinet 2 du flacon à air, tout sera prêt pour l'injection (122).

Pour l'injection le robinet 2 du flacon à oxygène étant ouvert on introduira l'aiguille à l'endroit choisi. Pressant alors sur la poire à insufflation d'air, on refoulera de l'air sous pression à la partie supérieure du flacon à air ; cette pression refoulera l'eau dans le flacon à oxygène et, partant, l'oxygène par le robinet 2 dans les tissus. On modérera ou on accélérera le débit à volonté par refoulement plus ou moins rapide de l'air.

La manœuvre est dix fois plus rapide à pratiquer qu'à décrire. Le flacon à oxygène sert comme on le voit tout à la fois de détendeur, de laveur et de mesureur. L'oxygène est lavé par l'eau dans laquelle il barbotte avant de s'accumuler à la partie supérieure du flacon ; il est complètement

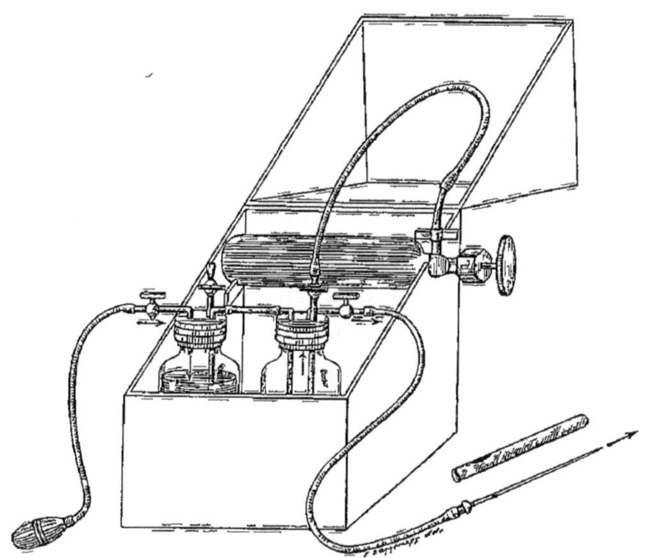

Fig. 123. — L'oxygénateur pendant l'injection.

détendu et sensiblement à la pression atmosphérique de ce fait, son volume est sensiblement égal à celui du flacon. Il n'est donc nul besoin de manomètre, de détendeurs ou de filtreurs coûteux et délicats.

Le système est robuste, « indétraquable » pourrait-on dire, peu volumineux et facilement transportable. Réservoir compris, il tient dans une boîte grande comme une boîte de galvanisation (18 centimètres × 22 centimètres × 26 centimètres). Il est peu pesant, 4^{kg},600 et peu coûteux, environ

90 francs. Le réservoir métallique permet de recharger l'appareil un grand nombre de fois et, partant, de pratiquer un grand nombre d'injections. Le réservoir lui-même est rechargé pour un prix très modique.

Comme lieu d'élection nous avons toujours choisi la face externe de la cuisse. Dans le flanc on peut observer de l'emphysème douloureux des bourses; dans la région interscapulaire on a noté l'emphysème du tissu cellulaire du cou. A la cuisse l'emphysème temporaire dépasse rarement l'aine et le genou ; la douleur de l'injection est sensiblement nulle ; la sensation consécutive se réduit à une tension peu douloureuse de la région injectée, qui disparaît en vingt-quatre à trente-six heures, en même temps d'ailleurs que l'emphysème sous-cutané.

Chez nos hyposphyxiques chroniques nous avons pratiqué avec le succès que nous relaterons plus loin, des injections hebdomadaires ou bi-hebdomadaires de 300 à 750 centimètres cubes. Dans des cas aigus nous n'avons pas hésité à injecter plusieurs litres par jour, sans incidents appréciables. Ramond a injecté jusqu'à 12 litres dans une journée.

Avec le dispositif décrit plus haut, la filtration sur ouate stérilisée nous a paru inutile, conformément d'ailleurs aux constatations de Béraud (*loco citato*). La durée d'une injection de un demi-litre est de 5 à 20 minutes, suivant la pression exercée et la résistance du tissu cellulaire de la région injectée.

*
* *

Les résultats que nous avons obtenus chez les hyposphyxiques et contrôlés par la triple mesure des tensions, de la viscosité sanguine et de l'hémoglobinémie ont été tout à fait remarquables et sensiblement constants.

Une des observations les plus typiques est la suivante, quasi schématique, représentée par la figure 124 et où se trouvent représentés graphiquement : les pressions maxima et minima, la viscosité sanguine, le taux de l'hémoglobine et la fréquence du pouls. On note, en effet, chez cette hyposphyxique héréditaire, cyanotique, myasthénique, à foie sensible, après deux injections hebdomadaires de trois

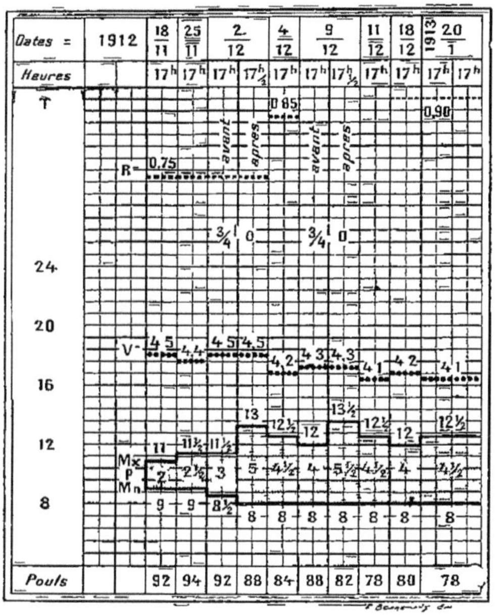

Fig. 124. — Obs I (379). Mlle Y . , 19 ans. Hyposphyxique héréditaire. Cyanotique-myasthénique.

R = hemoglobinemie, V = viscosite sanguine ; Mx = tension maxima , Mn = tension minima , p = tension differentielle

quarts de litre d'oxygène, l'augmentation considérable de la pression différentielle, l'abaissement de la viscosité sanguine coïncidant avec l'augmentation de l'hémoglobinémie, le ralentissement du pouls, l'augmentation d'amplitude des mouvements respiratoires et contemporairement, l'amélioration considérable de l'état général avec grande euphorie.

La suivante [obs. II (16)] fig. 125, de plus longue durée, est non moins démonstrative. Il s'agissait d'une jeune mère de 26 ans, à hérédité hyposphyxique très marquée ; hyposphyxique elle-même, avec ptose atonique gastro-intestinale, épuisée d'ailleurs par un allaitement, semble-t-il, inopportun ; anorexique, myasthénique, cardiasthénique, elle présen-

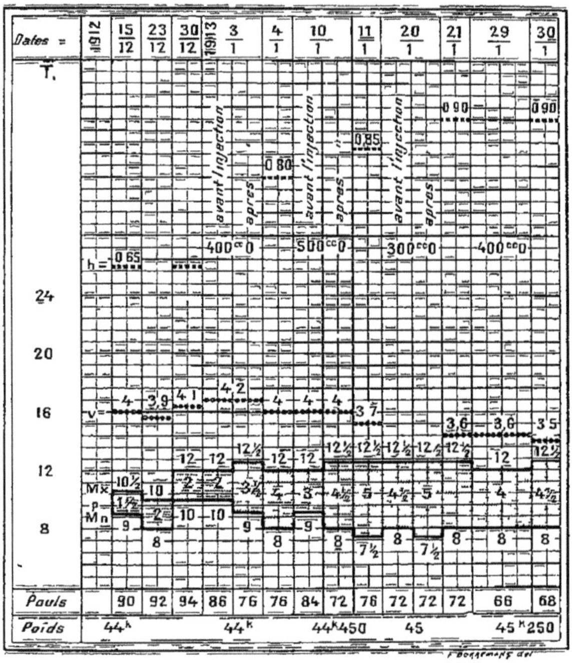

FIG. 125. — Obs. II (16). Mme X..., 26 ans. Hyposphyxique héréditaire, neuro-myocardio-asthénie.

h = hémoglobinémie, V = viscosité sanguine, Mx = tension maxima, Mn = tension minima, p = tension différentielle.

tait entre autres phénomènes des manifestations angineuses très nettes avec sensations de constriction thoracique et irradiations douloureuses dans la partie gauche du cou et du thorax (à noter d'ailleurs une très grande inégalité sphygmomanométrique des deux pouls, beaucoup plus faible à gauche qu'à droite). Sous l'influence d'injections hypodermiques hebdomadaires de 0,300 à 0,500 d'oxygène, on voit très nettement comme dans l'observation précédente : l'augmentation de la pression différentielle qui tripla, passant de 1^cm 1/2 à 4 1/2, la diminution de la viscosité sanguine de 4 à 3,5 coïncidant avec le relèvement du taux hémoglobinémique de 0,65 à 0,90, le ralentissement notable du pouls de 90 à 68, et de façon contemporaine le relèvement du tonus neuromusculaire permettant un début d'entraînement myothérapique,

Dates	1912	1/12	2/12			3/12	14/12	22/12
Heures		12h	7h½	10h	22h	17h		
Pouls		108	90	75	90	80	64	64
Respiration		48	32	24		20	16	16

Fig. 126. — Obs. III (344) M Z . , 66 ans Hyposphyxie aigue chez un azotémique V = viscosité sanguine, Mx = tension maxima, Mn = tension minima, p = tension différentielle, H = debit urinaire quotidien

une stimulation des processus digestifs d'où disparition de l'anorexie, augmentation du poids de 44 à 45^kg,250, disparition des phénomènes angineux.

Toutes ces mesures ont été prises à la même heure, 17 heures, et sensiblement dans les mêmes conditions (position assise, etc.), pour éliminer, autant que faire se peut, les causes d'erreur.

Nous pourrions multiplier ces exemples.

L'obs. III (344) (fig. 126) est celle d'un azotémique (urée sanguine $0^{gr},86$ à $1^{gr},25$, coefficient uréo-secrétoire 0,41 et ultérieurement 0,34), qui fit brusquement des accidents dyspnéiques graves *sine materia,* coïncidant avec un syndrome hyposphyxique suraigu (petit pouls, viscosité élevée, cyanose, etc.), l'auscultation cardiopulmonaire était négative, pas d'œdèmes, pas de gonflement du foie. La courbe sphygmo-viscosimétrique réduite montre le résultat remarquable obtenu par l'oxygénothérapie combinée ici à une saignée initiale, et à des injections répétées de sérum artificiel, d'huile camphrée. On notera, comme dans les cas antérieurement mentionnés, le ralentissement considérable du pouls et de la respiration coïncidant avec l'augmentation de la pression différentielle et la diminution de la viscosité sanguine.

Il serait fastidieux de multiplier ici des observations de tous points superposables à celles-ci. Nous tenons toutefois, dès maintenant, à mentionner deux symptômes que nous avons nettement constatés dans une observation : la polyurie et la polydypsie consécutives à l'injection. Ces symptômes lui étaient manifestement subordonnés, car ils se sont manifestés seulement après chacune des injections, disparaissant les jours intercalaires. Comme d'autre part, on notait comme dans les autres observations l'augmentation de la différentielle de 6 à 8 centimètres cubes de mercure et la diminution de la viscosité sanguine de 5,2 à 3,8, nous avons tout lieu de croire que ladite diurèse était provoquée par l'augmentation du rapport sphygmo-viscosimétrique.

* * *

Dans toutes les observations rapportées jusqu'ici (tuberculoses aiguës et chroniques, bronchopneumonies, pneumonies, dyspnées mécaniques, dyspnees toxiques, endocardites aigues), on trouve, d'ailleurs, mentionnés comme dans nos observations le ralentissement avec augmentation de l'énergie des pulsations cardiaques, le relèvement de la tension artérielle, le ralentissement avec augmentation d'amplitude des mouvements respiratoires.

Tous ces faits démontrent que les indications de l'oxygénothérapie hypodermique sont beaucoup plus étendues que ne le faisaient déjà pressentir les publications antérieures et qu'à côté des états asphyxiques aigus (mécaniques et surtout toxiques et toxi-infectieux : affections pleuro-pulmonaires, urémie, diabète, bronchites suffocantes, pneumonies et broncho-pneumonies, etc.) et de la tuberculose aiguë et chronique il convient de mentionner expressément les syndromes hyposphyxiques aigus et surtout chroniques d'une si extraordinaire fréquence et dont les espèces cliniques sus-rappelées ne sont, somme toute, que des cas particuliers.

SYNDROMES RÉNAUX ET CARDIO-RÉNAUX

I

Les chapitres précédents nous ont fait pressentir les étroites relations existant entre les fonctions circulatoire et urinaire. Nous allons essayer de préciser lesdites relations et, conformément à la méthode analytique, nous essaierons allant du simple au composé de dissocier d'abord la fonction urinaire globale en ses éléments constituants les plus caractéristiques : hydrurie, chlorurie, azoturie, pour remonter ultérieurement à la diurèse totale et ensuite aux symbioses cardio-rénales.

LOI BIOLOGIQUE GÉNÉRALE DE L'HYDRURIE

I. — *Hydrurie et pression différentielle.*

Dès le début des observations sphygmomanométriques, les cliniciens ont constaté un rapport évident entre la tension systolique artérielle et le débit urinaire ou hydrurie. A un moment, on crut même et on enseigna que la diurèse était commandée par la tension systolique artérielle. L'observation cliniques démontra rapidement que cette conception était erronée et, qu'en fait, la diurèse peut s'élever alors que la tension systolique s'abaisse. Et cette constatation, on le sait, n'avait pas échappé au Pr Potain. « Voilà donc, écrivait-il, que, dans certains cas, la digitale, au lieu d'augmenter la pression, l'abaisse de 1, 2, 3 et 4 centimètres » ; et comme cet abaissement de tension pouvait coïncider avec une diurèse très marquée, il en concluait avec sa sagacité habituelle que « l'augmentation de la diurèse produite par la digitale n'est pas nécessairement et exclusivement le resultat de l'augmentation de pression ».

C'est que la tension maxima est tout à fait insuffisante à caractériser la puissance d'impulsion cardiaque, dont le rôle dans la diurèse est certain ; l'oligurie n'est-elle pas un des symptômes les plus constants de l'hyposystolie et de l'asystolie ?

*
* *

En revanche l'observation clinique conduit à constater un rapport étroit entre la pression différentielle p et le débit urinaire ou hydrurie que nous désignerons par la lettre H.

Les trois observations suivantes, prises entre beaucoup d'autres similaires, feront sauter aux yeux ce rapport.

La première (fig. 127) se rapporte aux variations horaires de la pression différentielle et du débit urinaire au cours d'une même journée chez un même individu adulte sensiblement normal, quoique angiospasmodique et légèrement hypervisqueux. La vessie étant préalablement vidée, l'urine était recueillie au bout d'une demi-heure, et le taux ramené a vingt-quatre heures. Les tensions étaient prises vers le milieu de l'expérience, un quart d'heure après le début de l'observation, de façon à avoir un chiffre moyen. On voit que les deux courbes de la tension différentielle et du débit

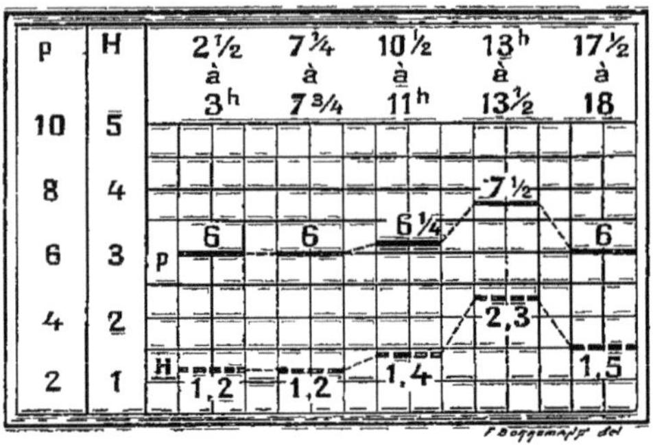

Fig. 127. — Variations horaires de l'hydrurie H et de la pression différentielle p chez un individu normal.

urinaire, si elles ne sont pas parallèles, sont du moins très similaires, qu'en d'autres termes les deux grandeurs varient dans le même sens.

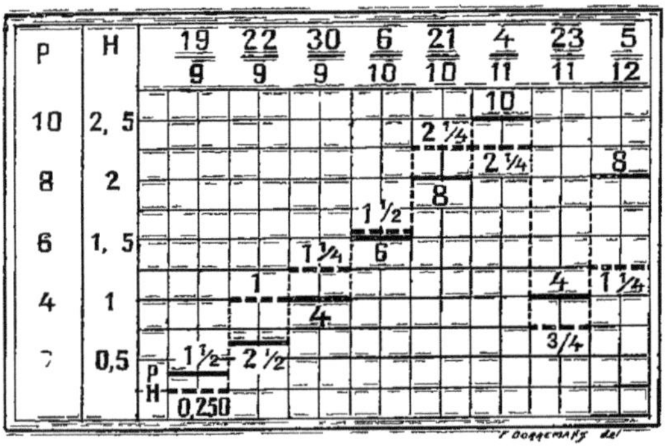

Fig. 128. — Variations quotidiennes de l'hydrurie H et de la pression différentielle p chez un asystolique traité par la digitale.

La deuxième (fig. 128) se rapporte aux variations quotidiennes de la pression différentielle et du débit urinaire quotidien chez un asystolique traité par la digitale. Les tensions étaient prises sensiblement à la même heure, de façon à éliminer autant que possible les variations horaires si marquées dans l'observation précédente, mais dont le cycle quotidien est assez régulier. La similitude des deux courbes est encore évidente.

La troisième (fig. 129), enfin, se rapporte aux variations à longue échéance de la pression différentielle et du débit urinaire chez un cardio-rénal bien compensé et traité par simple diététique. Là encore, dans l'ensemble, les courbes sont similaires, quoique leur parallélisme ne soit pas absolu.

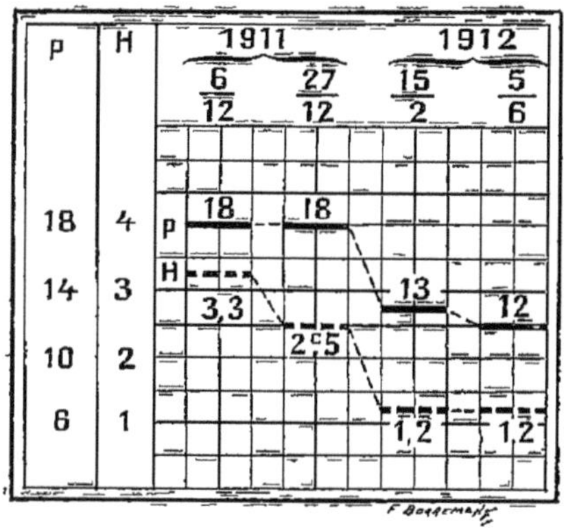

Fig. 129. — Variations à longue échéance de l'hydrurie H et de la pression différentielle *p* chez un cardio-rénal bien compensé.

On sait, d'ailleurs, que de façon générale, les hypertendus à grande tension différentielle sont des polyuriques, les hypotendus à petite tension differentielle des oliguriques.

Bref, les deux grandeurs, pression différentielle *p* et débit urinaire H sont fonction l'une de l'autre; à l'ordinaire, elles varient dans le même sens; quelquefois même, dans des conditions que nous préciserons ultérieurement, il y a quasi-proportionnalité entre les variations de ces deux grandeurs. Retenons donc simplement pour l'instant que ces deux grandeurs varient à l'ordinaire dans le même sens et quelquefois proportionnellement. En conséquence, *la pression différentielle est certainement un des facteurs déterminants du débit urinaire.*

II. — *Hydrurie et viscosité sanguine.*

Toutefois, il est exceptionnel que chez un individu donné il y ait parallélisme absolu entre les deux courbes, proportionnalité quasi-mathématique entre les deux grandeurs : Hydrurie et pression différentielle. Il peut même arriver, exceptionnellement aussi, d'ailleurs, que les courbes ne soient pas concordantes et que, par exemple, la pression différentielle soit stationnaire, voire s'abaisse, alors que le

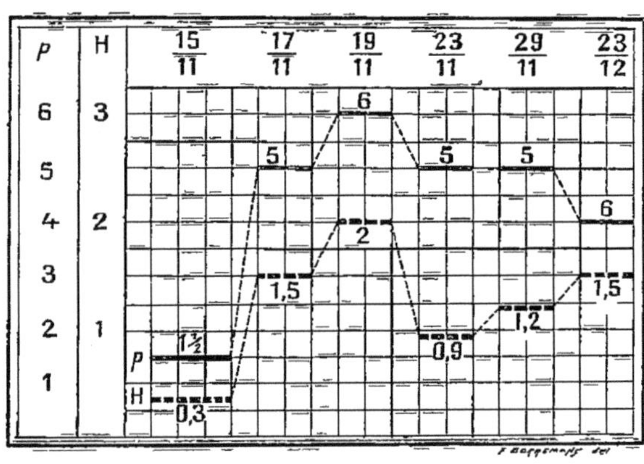

Fig. 130. — Variations quotidiennes de l'hydrurie H et de la pression différentielle *p* chez un asystolique traité par la digitale.

débit urinaire s'élève. L'observation schématisée par la figure 130 qui se rapporte aux variations de la pression différentielle et du débit urinaire chez un asystolique traité par la digitale en fournit un bel exemple. Les quatre premières mensurations fournissent deux courbes concordantes, quasi-proportionnelles ; lors des deux dernières, les courbes sont discordantes, la diurèse s'élevant alors que la pression différentielle est stationnaire, voire s'abaisse.

Devons-nous en conclure que le rapport fonctionnel susmentionné entre les deux grandeurs est inexistant — nullement, il est quasi-constant, — mais simplement qu'un autre facteur au moins intervient qui peut modifier, voire renverser ce rapport ?

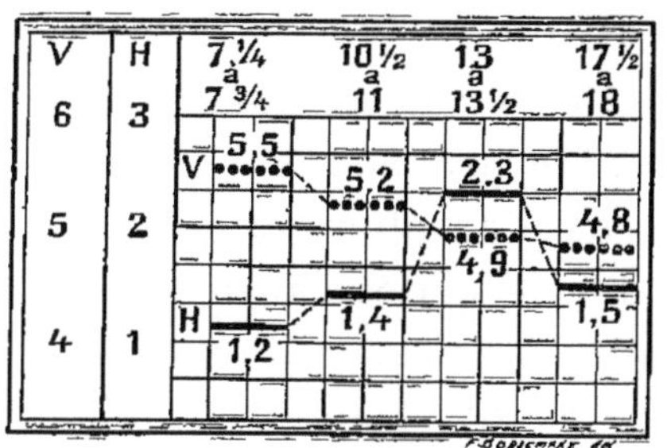

Fig. 131. — Variations horaires de l'hydrurie H et de la viscosité sanguine v chez un individu normal légèrement hypervisqueux.

En d'autres termes, cette perturbation amène à cette conclusion mathématique que le débit urinaire n'est pas fonction d'une seule variable (en l'espèce la pression différentielle), mais de plusieurs variables.

Il est une autre, au moins, de ces variables que nous avons appris à connaître et à mesurer, c'est la viscosité sanguine que nous désigne-

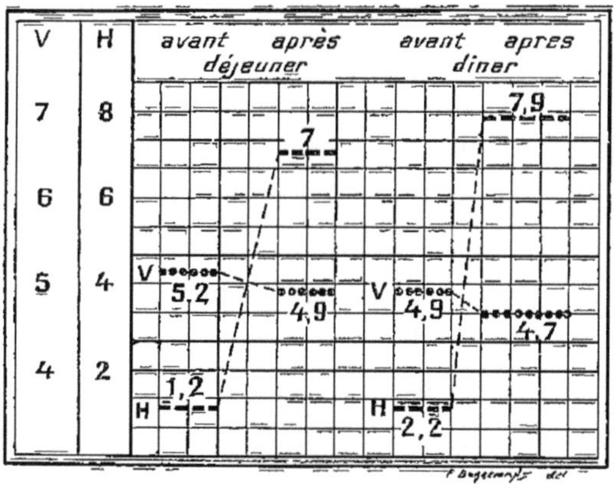

Fig 132. — Variations de l'hydrurie H et de la viscosité v sous l'influence d'une absorption abondante de liquide.

(Ces deux groupes de courbes ont été recueillies à trois jours d'intervalle chez le même individu.)

rons par la lettre v. *Ordinairement,* viscosité et débit urinaire varient en sens inverse.

Voici, par exemple (fig. 131), les courbes viscohydrurimétriques horaires relatives à l'observation dont nous avons rapporté les courbes sphygmohydrurimétriques dans la figure 127. Le rapport est des plus nets. Le débit urinaire H varie en sens inverse de la viscosité *v*.

Après l'ingestion de boissons un peu abondantes, après un repas ou l'épreuve de la diurèse provoquée par exemple, la réaction viscohydrurique est des plus nettes, constamment la diurèse augmente, la viscosité s'abaisse ainsi qu'en témoignent les courbes suivantes recueillies chez le sujet de l'observation antérieure avant et après le déjeuner, avant et après le dîner (fig. 132).

Retenons simplement que la viscosité sanguine constitue une deuxième variable de la fonction hydrurique et que, d'*une façon générale, le débit urinaire et la viscosité sanguine varient en sens inverse.*

III. — *Hydrurie et rapport sphygmo-viscosimétrique.*

Voici donc que l'analyse clinique nous a déjà décelé que le débit urinaire, l'hydrurie H, était au moins fonction de deux variables : la *pression différentielle* qui varie dans le même sens et à laquelle elle est, dans une certaine mesure, proportionnelle ; la *viscosité sanguine v* qui varie en sens inverse et à laquelle elle est, dans une certaine mesure, inversement proportionnelle. Ces deux constatations nous amènent nécessairement à étudier les relations du débit urinaire et du rapport sphygmoviscosimétrique, c'est-à-dire du rapport de la tension différentielle à la viscosité sanguine, $\frac{p}{v}$, rapport qui synthétise précisément les deux variables précédentes.

Si nous établissons à nouveau, comme nous l'avons fait plus haut pour le débit urinaire, la pression différentielle et la viscosité sanguine, les courbes représentatives du débit urinaire H et du rapport sphygmoviscosimétrique $\frac{p}{v}$, nous constatons que la similitude, la concordance des courbes, la proportionnalité des valeurs numériques des quantités susdites (rapport sphygmoviscosimétrique et débit urinaire) sont considérables.

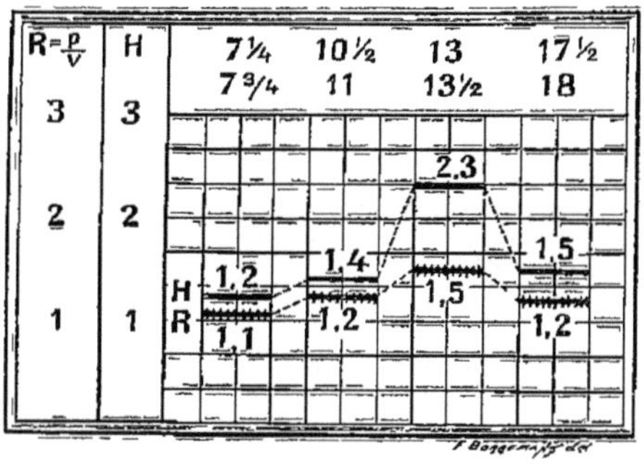

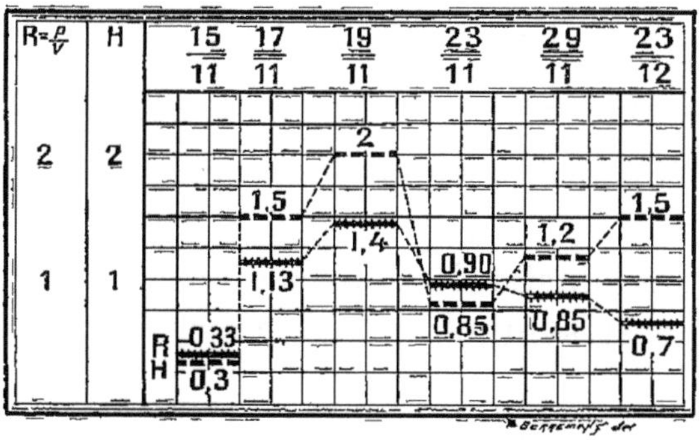

FIG. 133 — Courbes horaires hydruriques H et sphygmoviscosimétriques R, $\left(\frac{p}{v}\right)$ chez un individu normal.

FIG. 134 — Courbes des variations quotidiennes hydruriques H et sphygmoviscosimétriques R $\left(\frac{p}{v}\right)$ d'un asystolique traité par la digitale.

D'une façon générale, on constate que le débit urinaire et le rapport sphygmoviscosimétrique varient dans le même sens, — soit que l'on considère les variations horaires (fig. 133) ou quotidiennes (fig. 134), chez le même individu, — soit que l'on considère ces variations chez des individus différents (fig. 135).

Nous avons montré par maints exemples que l'élévation parfois considérable de ce rapport sphygmoviscosimétrique était un symptôme quasi constant chez les scléreux polyuriques hypertendus, et qu'inversement l'oligurie était la règle chez les hypotendus hypervisqueux[1].

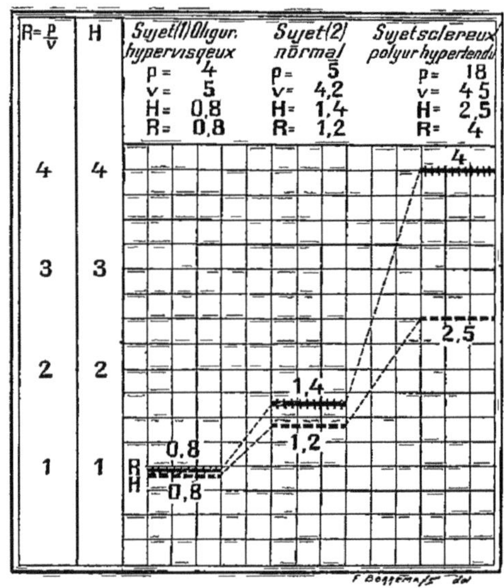

FIG 135. — Hydrurie H et sphygmoviscosimétrie R chez divers sujets

Nous arrivons ainsi à la constatation suivante qui condense, résume et synthétise, en somme, les deux précédentes :

Le débit urinaire, l'hydrurie H, *varie à l'ordinaire dans le*

1. Voy. MARTINET. « Tensions artérielles et viscosité sanguine ». Masson, 1912 — Ajoutons de suite qu'il existe à l'ordinaire une relation assez étroite entre la viscosité sanguine et la densité urinaire, relation qui se condense grosso modo dans la formule : à sang épais urines concentrées, à sang léger urines diluées La composition de l'urine est en une certaine mesure le reflet de la composition du sang.

même sens que le coefficient sphygmoviscosimétrique $\frac{p}{v}$, auquel il est en une certaine mesure proportionnel.

IV. — *Loi biologique générale de l'hydrurie.*

Cependant, malgré la combinaison rationnelle de ces deux variables — la pression différentielle et la viscosité — il est encore des cas où les courbes sphygmoviscosimétriques et hydrurimétriques sont divergentes (fig. 134, partie droite), ce qui nous amène nécessairement à admettre qu'il existe encore au moins une variable indépendante. Au surplus, cette variable, si nous ne pouvons pas la mesurer directement, nous la connaissons cependant fort bien, c'est évidemment le calibre des vaisseaux filtrants du rein, c'est-à-dire vraisemblablement des artérioles terminales et des capillaires glomérulaires et tubulaires. Nous pouvons même pressentir que chez un même individu débit urinaire et calibre des vaisseaux filtrants varieront dans le même sens. Mais pour pousser plus loin notre analyse, force nous est de faire appel à des notions biologiques et physiques élémentaires.

En ce qui concerne tout au moins l'excrétion hydrique rénale, il semble bien démontré que le rein, et plus particulièrement le glomérule, agit à la manière d'un filtre à travers lequel passe le courant sanguin. Or, la physique nous enseigne que dans le cas de filtration d'un liquide généralement quelconque, la quantité de liquide filtré est proportionnelle à la quantité de liquide passant dans le filtre. D'autre part, le volume V d'un liquide de viscosité v débité dans l'unité de temps par un conduit capillaire de longueur l, de section S, sous une pression P, est donné par la formule bien connue de Poiseuille :

$$V = \frac{1}{8\pi l} \cdot \frac{P}{v} \cdot S^2.$$

Les deux lois sus-énoncées sont pleinement applicables à la circulation rénale et à la diurèse. Mais il convient d'en préciser les coefficients :

V représente évidemment le débit hydrurique H.

La longueur du tube filtrant représente la longueur des vaisseaux filtrants rénaux. Elle ne paraît pas subir de changements appréciables chez un individu donné, du moins dans nos conditions habituelles d'observation, en sorte que le terme $\frac{1}{8\pi l}$ peut être considéré comme une constante que nous désignerons par la lettre γ.

La pression P représente ici la différence de pression entre les deux extrémités du tube vasculaire filtrant, c'est-à-dire la différence entre la tension artériolaire et la tension veineuse. Nous n'avons aucun moyen de mesurer directement ni la tension artériolaire rénale, ni la tension veineuse, mais toutes nos observations cliniques nous ont amené à penser que la différence entre la tension artérielle et la tension veineuse était en rapport certain, quoique imparfaitement précisé, avec la pression différentielle p. L'observation clinique nous a révélé d'autre part un rapport de quasi-proportionnalité évident entre la diurèse et la pression différentielle. C'est donc cette pression différentielle p qu'il conviendra d'introduire dans la formule précédente.

La viscosité sanguine v nous est fournie directement par la viscosimétrie.

Quant au terme S^2, il représente évidemment le carré de la surface de section des capillaires rénaux.

En sorte que la loi biologique générale de la diurèse peut se formuler :

$$H = \gamma \frac{p}{v} \cdot S^2.$$

Le débit urinaire, *l'hydrurie* H *en un temps donné est pro-*

portionnelle au rapport sphygmoviscosimétrique $\frac{p}{v}$ *multiplié par le carré du calibre des vaisseaux* S = ou plus complètement proportionnelle à la pression différentielle et au carré du calibre des vaisseaux rénaux et inversement proportionnelle à la viscosité sanguine.

$$\textit{Débit hydrurique} = \frac{\textit{pression différentielle}}{\textit{viscosité sanguine}} \times \overline{\textit{section des artérioles rénales}}^{\,2}.$$

VI. — ***Vérifications biologiques de ladite loi.***

La loi générale précédente sans être purement hypothétique et s'appuyant en partie sur nombre d'observations rigoureuses n'en renferme pas moins une certaine part d'hypothèse puisqu'elle nous a obligé à admettre entre autres choses qu'en ce qui concernait tout au moins l'hydrurie le rein se comportait comme un filtre et à négliger jusqu'à nouvel ordre, et dans cette hypothèse même, la perméabilité plus ou moins grande de l'épithélium filtrant.

Il est donc nécessaire avant de la tenir pour valable même approximativement d'essayer de la vérifier à posteriori par des constatations biologiques précises tant expérimentales que cliniques.

C'est ce que nous nous proposons de faire maintenant.

La loi précédente se traduit par l'équation :

$$H = \gamma \frac{p}{v} \cdot S^2.$$

$$\text{Débit hydrurique} = \frac{\text{pression différentielle}}{\text{viscosité sanguine}} \times \overline{\text{section des artérioles rénales}}^{\,2}$$

et nous permet de calculer au moins approximativement le calibre des vaisseaux rénaux puisqu'elle nous donne en effet :

$$S^2 = \frac{1}{\gamma} \frac{H}{p} v.$$

C'est-à-dire en négligeant $\frac{1}{\gamma}$ qui est une constante, le *calibre des vaisseaux rénaux est proportionnel au produit du coefficient sphygmo-hydrurique* $\frac{H}{p}$ (quotient du débit urinaire par la pression différentielle) *par la viscosité sanguine*. C'est ce que nous appellerons le *coefficient sphygmorénal* ou *hydrurique*.

$$\overline{\text{Section des artérioles rénales}}^{\,2} = \left(\frac{\text{Débit hydrurique}}{\text{Pression différentielle}}\right) \times \text{viscosité sanguine.}$$

1° Remarquons d'abord que si négligeant momentanément la viscosité sanguine dans cette équation nous considérons seulement le rapport sphygmo-hydrurique $\frac{H}{p}$, nous constatons en effet que ce rapport qui traduit pour nous le rendement du robinet rénal par centimètre de pression différentielle est en effet chez les scléreux beaucoup plus faible que chez les normaux, et d'autant plus faible que la sclérose et vraisemblablement l'atrésie sont plus prononcées. Il y a donc bien relation étroite, proportionnalité relative entre le calibre des vaisseaux rénaux et le premier membre de notre égalité.

Et cette notion comporte une sanction clinique, pratique immédiate, comme va nous le montrer le chapitre suivant.

La polyurie paradoxale de la néphrite interstitielle.

Diagnostic de la sclérose rénale.

La polyurie est, comme on sait, un signe classique de la néphrite interstitielle.

En fait, la polyurie est moins fréquente qu'on ne le croit généralement ; il n'en est pas moins vrai qu'il est banal de constater une polyurie quotidienne de 1[l],50 à 2 litres et plus chez des malades atteints de néphrite interstitielle avérée évidente.

Il est vraiment paradoxal de constater qu'un rein malade, adultéré par la sclérose des vaisseaux glomérulaires, peut filtrer — au moins en apparence — une quantité d'urine égale ou supérieure à la quantité filtrée par un rein normal.

L'explication de ce fait est fort simple si l'on considère simultanément le débit urinaire et la pression différentielle, et il en résulte même un moyen assez rigoureux et très simple de poser avec une quasi-certitude le diagnostic de sclérose rénale et même d'en évaluer le degré.

On est amené à considérer la pression différentielle comme représentant la pression réelle exercée par le sang sur le filtre rénal ou, pour employer une image peut-être plus compréhensive, comme représentant la hauteur du réservoir sanguin au-dessus du robinet rénal.

En fait, considérons simultanément la pression différentielle et le débit urinaire quotidien chez des individus sensiblement indemnes au point de vue cardio-rénal, nous obtenons des chiffres voisins de ceux reproduits dans le tableau ci-dessous :

	PRESSION DIFFÉRENTIELLE p	DEBIT URINAIRE QUOTIDIEN H en litres	DEBIT DU REIN par cm DE PRESSION $\frac{H}{p}$ en litres
Obs I. M. L.	5	1,2	0,24
Obs II. M. M	6	1,5	0,25
Obs. III. M F.. . . .	6	1,6	0,27
Obs. IV. Mme G	6	1,5	0,25
Obs. V. M. D.	8	2	0,25
Obs. VI. M. G..	8	2,1	0,26

On voit que, si l'on divise le débit urinaire quotidien réel[1] H par le nombre p représentant en centimètres de mercure la pression différentielle, on obtient un chiffre voisin de *1/4 de litre,* qui exprime, en somme, le rendement quotidien moyen du *robinet rénal* par centimètre de pression chez un individu normal. Il peut être supérieur à ce chiffre; nous ne l'avons jamais vu inférieur. Nous désignerons ce rapport sous le nom de rapport ou coefficient *sphygmo-hydrurique*.

* * *

Établissons le même rapport dans des cas avérés de néphrite interstitielle; en voici 12 pris au hasard parmi un grand nombre :

1. Nous disons réel et non théorique comme serait par exemple celui calculé théoriquement en partant d'un débit urinaire limité à 1/2 heure, 1 heure, etc.

	PRESSION DIFFÉRENTIELLE p	DÉBIT URINAIRE QUOTIDIEN H en litres	DÉBIT DU REIN par cm DE PRESSION $\frac{H}{p}$ en litres
Obs VII Mme B.	10 1/2	1,25	0,11
Obs. VIII. Mme C	12	1,50	0,12
Obs IX Mme D.	10	1,60	0,16
Obs. X. M. G.	12	1,00	0,08
Obs. XI. M. G.	12	0,90	0,075
Obs. XII M. H	18	1,70	0,09
Obs. XIII. Mme H.	15	1,50	0,10
Obs. XIV. Mme M.	10	1,10	0,11
Obs. XV M. M.	12	1,50	0,12
Obs. XVI M. P	14	1,00	0,07
Obs. XVII. M R.	22	1,50	0,07
Obs. XVIII M. W	17	2,00	0,12

On voit que, si l'on divise le débit urinaire quotidien par le nombre représentant en centimètres de mercure la pression différentielle, on obtient un chiffre très inférieur à celui obtenu chez les normaux, et qui, dans les exemples précédents, varie de 1/6 à 1/12 de litre (au lieu d'un 1/4). *Le débit du robinet rénal par centimètre de pression est beaucoup plus faible chez les scléreux que chez les normaux.* C'est la traduction fonctionnelle objective de la diminution du calibre du robinet rénal, c'est-à-dire de l'atrésie et de la sclérose des vaisseaux du rein. D'où une règle simple et vraiment pratique pour poser avec rigueur le diagnostic de néphrite interstitielle : *On peut poser avec certitude le diagnostic de sclérose rénale quand le quotient du débit urinaire quotidien par la pression différentielle est de façon constante inférieur à 1/5 de litre.* Le degré de la sclérose est d'autant plus marqué que le chiffre obtenu est plus faible. (Dans le tableau précédent, les observations X, XI, XII, XVI, XVII, dans lesquelles le coefficient de rendement est le plus faible, correspondent précisément aux cas cliniquement les plus graves; dans 4 de ces cas, il y eut hémorragie cérébrale.)

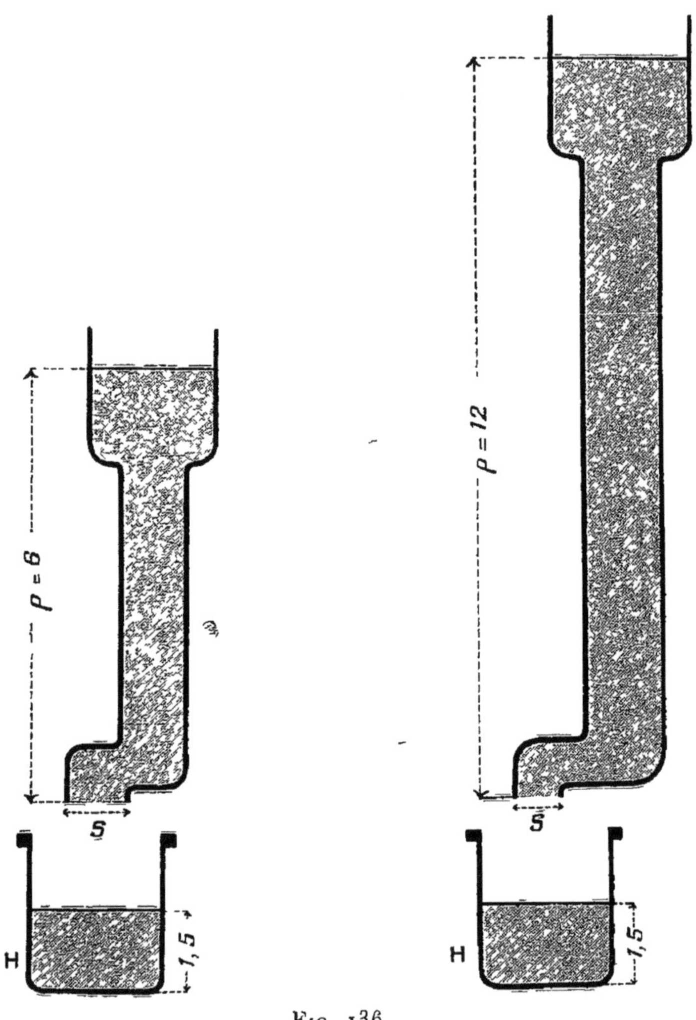

Fig. 136.

Obs. 2. Pression différentielle . 6.
Débit urinaire quotidien : 1,5.

Obs. 8 Pression différentielle : 12.
Débit urinaire quotidien : 1,5.

Nous rencontrerons au contraire des sujets atteints d'*hyperperméabilité rénale* (v. ce mot) chez lesquels ce rendement est sensiblement supérieur à la normale.

*
* *

Des figures schématisant ces observations sous forme d'un réservoir placé à une hauteur représentant la pression différentielle, d'un robinet représentant le calibre des vaisseaux du rein, d'un récipient recevant le débit urinaire, feront sauter aux yeux le caractère de cette démonstration :

La figure 136 montre que le scléreux rénal de l'observation VIII doit, pour filtrer une quantité d'urine (1l,5) égale à celle du normal de l'observation II, déployer une pression double.

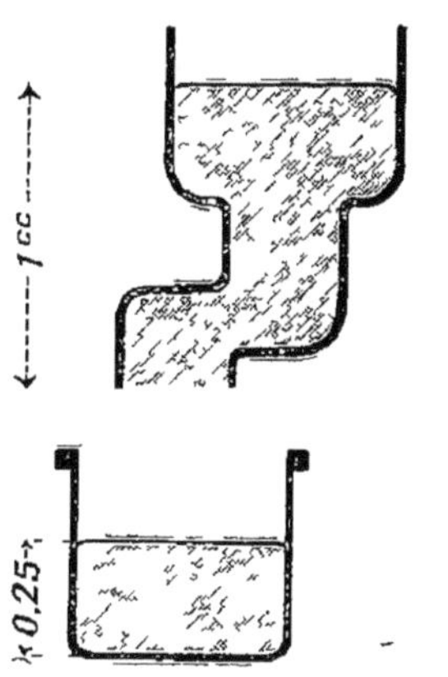

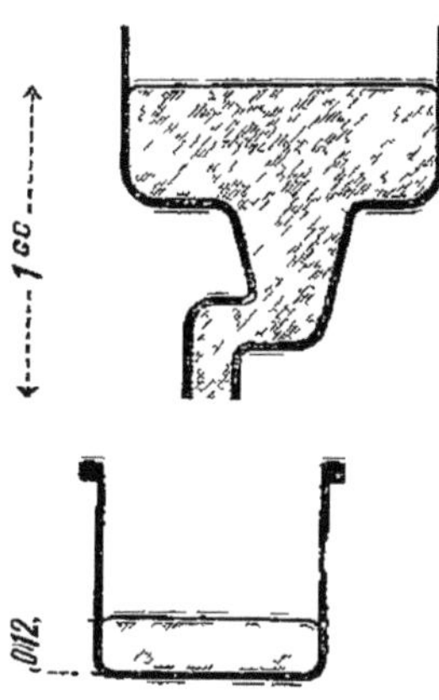

FIG. 137

Obs. 2. Débit rénal par centimètre cube de pression différentielle · 0 litre 25

Obs 8. Débit rénal par centimètre cube de pression différentielle 0 litre 12

La figure 137 montre que, à pression égale, le scléreux débite moins d'urine que le normal.

Telle nous paraît être la

1re vérification physiopathologique.

de la loi sus-énoncée.

L'hypertension apparaît donc bien ici comme un phénomène réactionnel salutaire d'adaptation à des conditions anatomiques nouvelles, conformément à cette loi la plus générale de la physiopathologie : TOUT ORGANE MALADE TEND A PERSÉVÉRER DANS SA FONCTION.

*
* *

2° Si appliquant intégralement notre formule nous faisons le calcul complet en multipliant simplement le rapport précédent par la viscosité sanguine

$$\overline{S^2} = \frac{H}{p} \times v$$

le parallélisme devient encore plus frappant.

Si nous prenons en effet la *moyenne quotidienne* normale du débit urinaire, de la pression différentielle, de la viscosité sanguine chez un individu normal, nous avons des chiffres voisins des suivants :

$$H = 1,4 \qquad p = 5 \qquad v = 4,3$$

d'où

$$\frac{H}{p} = 0,28 \qquad \overline{s^2} = \frac{H}{p} \times v = 1,2.$$

Si nous prenons la moyenne quotidienne chez des sujets atteints de sclérose rénale, nous avons, par exemple, comme dans les observations suivantes :

Observation I.

$$H = 1,5 \qquad \frac{H}{p} = \frac{1,5}{22} = 0,068 \qquad \frac{H}{p} v = 0,068 \times 3 = \mathbf{0,20}.$$

Observation II.

$$H = 1,5 \qquad \frac{H}{p} = \frac{15}{12} = 0,125 \qquad \frac{H}{p} v = 0,125 \times 3,9 = \mathbf{0,50}.$$

Observation III.

$H = 2,5 \qquad \frac{H}{p} = \frac{2,5}{18} = 0,14 \qquad \frac{H}{p} v = 0,14 \times 4,5 = \mathbf{0,62}.$

Observation IV.

$H = 1,25 \qquad \frac{H}{p} = \frac{1,25}{9^1/_2} = 0,131 \qquad \frac{H}{p} v = 0,131 \times 4 = \mathbf{0,52}.$

Le coefficient sphygmo-rénal ou hydrurique est beaucoup plus faible chez les scléreux que chez les normaux; or, nous savons que précisément chez les premiers, le calibre des vaisseaux est réduit. Le coefficient sphygmo-rénal est donc dans une certaine mesure représentatif du calibre des vaisseaux rénaux.

Telle sera notre :

2e vérification physiopathologique.

3° Chez un individu normal, nous savons, l'expérience physiologique nous a démontré, qu'après un repas, il y avait vaso-dilatation rénale ; voyons comment varie dans ce cas le coefficient précédent :

Voici, chez un même individu, les chiffres recueillis avant et après le déjeuner, avant et après le dîner :

Avant le déjeuner (débit H ramené à 24 heures).

$H = 1,4 \qquad \frac{H}{p} = \frac{1,4}{6,25} = 0,22 \qquad \frac{H}{p} v = 0,22 \times 5,2 = 1,16$

Après un déjeuner modéré.

$H = 2,3 \qquad \frac{H}{p} = \frac{2,3}{7,5} = 0,30 \qquad \frac{H}{p} v = 0,30 \times 4,9 = 1,48.$

Avant le dîner.

$$H = 1{,}25 \qquad \frac{H}{p} = \frac{1{,}25}{6{,}5} = 0{,}192 \qquad \frac{H}{p}v = 0{,}192 \times 4{,}9 = 0{,}95.$$

Après un dîner copieux.

$$H = 7{,}9 \qquad \frac{H}{p} = \frac{7{,}9}{8{,}75} = 0{,}903 \qquad \frac{H}{p}v = 0{,}903 \times 4{,}7 = 4{,}2.$$

La vaso-dilatation post-prandiale est mise en évidence de façon éclatante par la variation du coefficient hydrurique qui varie de 1,2 à 1,5 avant et après le déjeuner, de 0,96 à 4,2 avant et après le dîner. Remarquons d'ailleurs de suite que cette variation énorme du coefficient correspond, en réalité, à une variation de grandeur vraiment physiologique du calibre des vaisseaux. En effet, 0,96 et 4,2 sont respectivement proportionnels au carré de la surface des vaisseaux rénaux, en sorte que la variation de ladite surface est comme $\sqrt{0{,}96}$ est à $\sqrt{4{,}2}$, c'est-à-dire pratiquement comme 1 est à 2. La surface de section des vaisseaux a simplement doublé, et comme cette surface est, d'autre part, proportionnelle au carré du diamètre, le diamètre a varié respectivement dans la proportion de $\sqrt{1}$ à $\sqrt{2}$, soit de 1 à 1,4, le diamètre s'est dilaté de 4/10, ce qui rentre dans les limites des observations physiologiques.

Voici donc une

3e vérification physiologique.

4° Enfin, les recherches les plus récentes ont mis en évidence l'action vaso-dilatatrice rénale de la digitale ; recherchons ce que devient le coefficient hydrurique au cours de l'action digitalique. L'asystolique de l'observation (231) nous en fournit un bel exemple ; on a successivement au cours de l'action médicamenteuse :

1911	H	$\frac{a}{d}$	$\frac{H}{p} \times v$
15/11.	0,3	0,33	**0,9**
17/11.	1,5	1,13	**1,3**
19/11	2	1,4	**1,4**
23/11. . .	0,85	0,9	**0,94**
29/11 . .	1,2	0,85	**1,5**
23/12. .	1,5	0,7	**2,1**

On voit qu'abstraction faite du rapport du 23/11 qui correspond précisément à une période interdigitalique, le rapport hydrurique a été régulièrement croissant sous l'in-

Tableau X. **SUJETS NORMAUX AU POINT DE**

N° D'ORDRE DE L'OBSERVATION	AGE	SEXE	TAILLE	POIDS	CARACTÉRISTIQUES CLINIQUES
111	45	H	1,71	77	Diabète. Pléthore. . . . .
148	55	H	1,72	80	Quasi-normal. Pléthore Polyphagie. . . .
161 bis	77	H	»	71	Glycosurique . . . . . .
231	41	H	»	»	Mitral bien compensé. . . . . . .
249	53	H	»	»	Normal. . . . . . .
272	56	H	1,69	72	Goutte.. . . . .
287 bis	39	H	1,66	63	Quasi-normal Polyphagie. Spécificité ancienne
289	50	H	1,76	80	Pléthore. Polyphagie. Polydypsie. . .
378	25	F	»	68	Normal . . . .
380	57	H	»	»	Normal . . . .
399	44	H	1,69	74	Normal. . . . .
680	41	H	1,68	70	Normal. . . . .

fluence de la médication digitalique, indice d'une vaso-dilatation rénale progressive conforme aux enseignements de la médecine expérimentale.

Telle sera notre

4e vérification pharmacodynamique.

Ces quelques exemples n'ont pour but que d'administrer des preuves cliniques de la réalité de la loi biologique précédemment établie, et de faire pressentir les applications diagnostiques, pronostiques et thérapeutiques qu'on en peut faire.

NAL : COEFFICIENTS HYDRURIQUES

TENSIO MAXIMA Mx	TENSION MINIMA Mn	TENSION DIFFÉRENTIELLE p	VISCOSITÉ SANGUINE v	DÉBIT HYDRURIQUE quotidien H	Rapport sphygmo-hydrurique $\frac{H}{p}$	Rapport sphygmo-rénal $\frac{H}{p} \times v$	ALBUMINE	SUCRE
16	10	6	5	1,600	0,266	1,30	»	2 gr.
17	9	8	4,4	2,000	0,250	1,10	»	»
16	9	7	4,8	1,500	0,214	1,00	»	traces
15	9	6	4,3	1,600	0,266	1,15	»	»
14	9	5	4,2	1,300	0,260	1,30	»	»
18	10	8	6,2	2,100	0,260	1,60	»	»
17	10 1/2	6 1/2	4,6	1,700	0,250	1,15	»	»
18	9 1/2	8 1/2	4,8	1,800	0,210	1,00	»	»
16	11	5	4,2	1,200	0,240	1,00	»	»
13	8	5	3,7	1,600	0,320	1,19	»	»
15	9	6	4,5	1,500	0,250	1,13	»	»
16 1/2	10 1/2	6	4,1	1,500	0,250	1,02	»	»

TABLEAU XI. **SCLÉROSES RÉNA**

Nº D'ORDRE DE L'OBSERVATION	AGE	SEXE	TAILLE	POIDS	CARACTERISTIQUES CLINIQUES
5	66	F	»	»	Sclérose rénale. Cataracte. Hémorragies rétinier Polydypsie. Albuminurie. . . . . . .
10	72	H	1,74	88	Sclérose artério rénale. Insuffisance aortique. Dial
19	45	F	»	»	Obésité. Ménopause.. . . . .
36	61	F	»	»	Sclérose cardio-rénale. Albumine. Épistaxis An Œdèmes transitoires . . . .
77	47	H	1,80	100	Obésité. Sclérose rénale. . . .
97bis	48	H	1,60	77	Aortite. Sclérose rénale. . . . .
123	48	F	»	72	Sclérose artério-rénale irréductible. Ménopause. A minurie. . . . .
160	52	H	1,63	74	Sclérose rénale. Polydypsie. . . . . .
164	63	H	»	»	Sclérose artério-rénale.. . . . .
167	57	H	1,69	63	Sclérose artério-rénale très avancée. Albuminu Ataxie. . . . .
181	65	H	1,72	87	Goutte. Sclérose artério-rénale. . . .
196	71	F	»	»	Sclérose artério-rénale. Épistaxis. Mort par hén ragie cérébrale. . . . .
197	66	H	»	83	Sclérose artério-rénale. Goutte. Pléthore. .
241	66	H	1,74	76	Sclérose rénale. Aortite. Angor. Goutte. . . .
245	66	H	»	89	Hémorragies rétiniennes. Albuminurie intern tente . . . .
253	49	H	»	68	Cœur de bœuf Bruit de galop. Épistaxis. Al mine transitoire. . . . .
254	60	H	»	»	Hémorragies diverses Épistaxis Hémoptysies. F hémorroïdaire. Hémorragie cérébrale Sclér généralisée. Cachexie scléreuse. Albumir rie. . . . .
127	64	F	»	»	Sclérose artério-rénale. Hémiplégie transitoire 1910. . . . .
258	63	F	»	72	Myocardite scléreuse. Insuffisance cardio-rénale
303	60	H	1,80	»	Diabète Sclérose cardio-rénale. Insuffisance aoi que Albumine. Hémorragies cérébelleuse et cé brale . . . .
306	51	H	1,82	92	Sclérose artério-rénale Albuminurie. Petit ic hémorragique.. . . . .

EFFICIENTS HYDRURIQUES

TENSION MAXIMA Ma	TENSION MINIMA Mn	TENSION DIFFÉRENTIELLE p	VISCOSITÉ SANGUINE v	DÉBIT HYDRURIQUE quotidien H	Rapport sphygmo-hydrurique $\frac{H}{p}$	Rapport sphygmo-rénal $\frac{H}{p} \times v$	ALBUMINE	SUCRE
8	14	14	3,9	2,000	0,143	0,55	traces	»
4	8	16	4,4	1,570	0,098	0,43	»	10
0	11	9	3,4	1,200	0,133	0,45	»	»
0	12	8	3,8	1,200	0,150	0,57	traces	»
8	16	12	3,9	0,900	0,075	0,29	0,10	»
4	15	9	4	1,100	0,122	0,49	»	»
2	18	14	3,6	1,000	0,072	0,25	»	»
0	10	10	3,9	1,500	0,150	0,58	traces	»
7	13 1/2	13 1/2	4,1	1,600	0,192	0,77	»	»
3	16	7	3,7	1,200	0,171	0,62	»	»
1	11	10	4	1,500	0,150	0,60	traces	»
5	15	10	3,2	1,600	0,160	0,51	0,17	»
5	12	13	4	1,720	0,132	0,52	»	»
9	8 1/2	10 1/2	4	1,000	0,095	0,38	traces	»
1	9	12	4,7	1,000	0,083	0,38	»	»
6	13	13	4,5	1,200	0,092	0,41	traces	»
6	14	12	4,7	0,900	0,075	0,35	+	»
1	9	12	4,5	1,500	0,125	0,56	traces	»
1	9	12	3,7	1,250	0,100	0,37	traces	»
6	8	18	4	1,700	0,094	0,37	0,12	18
1	9	12	3,9	1,250	0,104	0,40	traces	»

TABLEAU XI (*Suite*)

Nº D'ORDRE DE L'OBSERVATION	AGE	SEXE	TAILLE	POIDS	CARACTÉRISTIQUES CLINIQUES
311	65	H	»	»	Sclérose artério-rénale Insuffisance aortique Tr[illegible] d'albumine. . . . .
313	72	F	»	»	Diabète Albuminurie Sclérose artério-rénale. C[illegible] de bœuf . . . .
363	68	F	»	»	Sclérose artério-rénale Insuffisance aortique . .
374	58	H	1,72	48	Artério-sclérose de végétarien. Ancien bacillaire .
391	75	F	»	»	Sclérose artério-rénale Épistaxis violent. . .
393	47	H	»	»	Albuminurie. Bruit de galop. Œdèmes. Asystolie
407	66	F	»	»	Sclérose artério-rénale. Ectasie avec insuffisance [illegible]tique Spécificité ancienne. Albuminurie. .
409	50	H	»	120	Sclérose rénale. Obésité. Albuminurie. . .
444	50	H	1,66	88	Sclérose artério-rénale. Syphilis Angiospasmes
446	47	H	»	»	Sclérose artério-rénale. Épistaxis. . .
489	63	H	»	67	Sclérose artério rénale Albuminurie. Hémorr[illegible] cérébrale. Hémiplégie . . . .
525	78	H	1,72	68	Néphrite mixte Albuminurie. Glyscosurie inter[illegible]tente. . . . .
527	64	H	1,74	95	Sclérose artério-rénale Angor. . . . .
544bis	59	H	1,73	91,2	Sclérose artério-rénale Albuminurie. Insuffisa[illegible] aortique. . . . .
566	48	F	»	»	Sclérose artério-rénale. Albuminurie. Obésité
600	62	H	1,75	93	Sclérose artério-rénale Albuminurie. Épistaxis

*
* *

Il nous est particulièrement agréable de reproduire ici in extenso — la communication de MM. Onfray et Balavoine à la Société d'Ophtalmologie de Paris, le 1er avril 1913 intitulée : *Rétinites, hémorragies oculaires et coefficient sphygmo-rénal* et parue dans le *Bulletin de la Société d'Ophtalmologie de Paris*, 1913, nº 4. On y verra que ces observations ont véri-

TENSION MAXIMA Mx	TENSION MINIMA Mn	TENSION DIFFÉRENTIELLE p	VISCOSITÉ SANGUINE v	DÉBIT HYDRURIQUE quotidien H	Rapport sphygmo-hydrurique $\frac{H}{p}$	Rapport sphygmo-rénal $\frac{H}{p} \times v$	ALBUMINE	SUCRE
20	8	12	3,2	0,950	0,070	0,26	traces	»
26	11	15	4,8	1,500	0,100	0,48	traces	70
22	9	13	4,1	1,150	0,088	0,36	»	»
16	9	7	3,7	1,250	0,178	0,64	»	»
20	10	10	4	1,100	0,110	0,44	traces	»
15	12 1/2	2 1/2	4,5	0,300	0,120	0,54	2 gr	»
21	8	13	3,6	1,100	0,080	0,30	»	»
30	12	18	3,3	1,250	0,070	0,23	traces	»
21	9 1/2	11 1/2	4	1,900	0,165	0,66	»	»
27	15	12	3,9	1,500	0,125	0,50	0,46	»
13	17	14	4,4	1,000	0,071	0,31	traces	traces
34	12	22	3,5	1,000	0,045	0,15	»	»
28	11 1/2	16 1/2	4,3	1,000	0,060	0,25	»	»
28	8	20	4,3	2,500	0,125	0,57	traces	»
22	10	12	4	0,750	0,062	0,25	»	»
30	9 1/2	20 1/2	3,6	2,000	0,090	0,34	»	»

fié cliniquement l'exactitude de la loi biologique de la diurèse énoncée plus haut.

Chez plus de 60 sujets écrivent ces auteurs nous avons calculé le rapport $\frac{H}{p}$ et le coefficient sphygmorénal et, sans vouloir attribuer à ces chiffres, une signification rigoureuse, il nous semble que l'on peut en tirer une indication clinique utile.

Nous ne rapportons ici que 21 observations plus particulièrement suivies.

Dans chacun des tableaux ci-dessous, nous avons noté les éléments du coefficient sphygmo-rénal, H, Tmx, Tmn, p, Vs, le rapport $\frac{H}{p}$ et le coefficient sphygmo-rénal S^2 ou $\frac{H}{p}v$. Nous en avons rapproché le coefficient uréo-sécrétoire R, calculé d'après notre méthode[1], c'est-à-dire rapporté à l'unité et décroissant avec la diminution fonctionnelle des reins.

I. — *Hémorragies oculaires diverses.*

Nº	SEXE	AGE	REMARQUES	R	TENSION Mx	Mn	p	Vs	H	$\frac{H}{p}$	S^2
1	F	45	Hémor. sous-conjonctivale.	0,80	15,5	10,5	5	4	1,4	0,28	1,10
2	H	24	Hémorrag des jeunes sujets	1,24	16,5	10,5	6	4,4	1,4	0,23	1,63
					15	10	5	4,2	1,5	0,30	1,20
3	H	24	»	»	16,5	9,5	7	3,6	1,5	0,25	0,99
					15	10	5	4,4	1,2	0,30	1,32
4	H	30	»	»	15	7,5	7,5	»	»	0,25	»
5	F	63	Glaucome hémorragique .	0,16	25,5	11	14,5	2,8	1,05	0,07	0,20

Chez une malade atteinte d'hémorragie sous-conjonctivale, nous avons trouvé un coefficient sphygmo-rénal excellent, ce qui concorde tout à fait avec nos premières recherches, qui nous avaient montré des discordances sphygmo-viscosimétriques passagères chez les individus dont le rein était normal[2].

1. V.-H. Balavoine et R. Onfray. — Le coefficient uréo-sécrétoire des reins. *Presse Médicale*, nº 78 25 septembre 1912 et *Bull. de la Soc d'Opht.*, nº 8, 5 nov 1912.

2. R Onfray et H. Balavoine. — *Bull. de la Soc. d'Opht.*, 1911, nº 9 (décembre 1912) et 1912, nº 6 (juillet 1912).

De même, chez de jeunes sujets atteints d'hémorragies « dites essentielles », il n'existait pas non plus de sclérose rénale décelable par cette méthode.

II. — Hémorragies retiniennes.

N°	SEXE	AGE	REMARQUES	R	TENSION			Vs	Π	Π/p	S2
					Mx	Mn	p				
6	F	59	Artérite et thrombose { régime.		20	11	9	4,2	1,15	0,13	0,537
			{ début.. .	0,80	17	10,5	6,5	4,6	0,93	0,14	0,77
			après retour chez elle. . . .		22,5	13,5	9	3,9	1	0,11	0,43
7	F	63	Hémorragie rétinienne légère. .		20	11,5	8,5	4,4	1,425	0,17	0,74
8	H	70	»		20	10,5	9,5	4,4	1,3	0,14	0,60
9	H	70	Goutte, légère glycosurie. . . .	0,914	19	9	10	5	1,5	0,15	, 5

Dans cinq cas d'hémorragies rétiniennes, le coefficient sphygmo-rénal était toujours notablement abaissé. Il s'agissait d'artério-scléreux moyennement hypertendus chez lesquels, d'une façon générale, le coefficient uréo-sécrétoire était peu altéré. Ces malades sont intéressants en ce que le traitement hypotenseur s'est montré particulièrement favorable. Chez la malade 6, atteinte d'artério-sclérose rétinienne avec thrombose d'une branche artérielle, le coefficient sphygmo-rénal, qui était primitivement de 0,53, est remonté à 0,77 pendant le séjour à l'hôpital pour retomber après la sortie de la malade à 0,43, dès qu'elle eut repris son régime habituel.

III. — *Rétinites albuminuriques.*

Dans un cas de glaucome hémorragique (obs. 5), chez une albuminurique le rapport $\frac{H}{p}$ et le coefficient sphygmo-rénal étaient extrêmement mauvais, la déchéance rénale était complète et le coefficient uréo-sécrétoire était de 0,16.

Dans 9 cas de *rétinite albuminurique* où le coefficient uréo-sécrétoire était faible et le coefficient sphygmo-rénal était également mauvais. La déchéance rénale était globale et on ne peut manquer de remarquer le contraste qui existe entre ces cas et ceux cités plus haut, d'hémorragies rétiniennes, où la fonction uréo-sécrétoire paraissait respectée. Ophtalmoscopiquement, il s'agissait de rétinites exsudatives. Les malades 10 et 12 sont morts.

N°	SEXE	AGE	REMARQUES	R	TENSION Mx	Mn	p	Vs	Π	$\frac{H}{p}$	S2
10	H	33	Régime lacté absolu.	0,21	24	16,5	7,5	3,2	1,35	0,18	0,44
11	H	37	Régime très exagéré. Arrivée.	0,32	26	17	9	3,6	1,55	0,17	0,62
			Pendant le régime	0,33	25	16,5	8,5	3,9	1,63	0,19	0,73
12	H	42	A l'arrivée.	0,57	25	15,5	9,5	3,6	1,85	0,19	0,70
			Pendant le régime	0,49	24	14,5	9,5	3	1,7	0,19	0,55
13	F	44	Après 6 mois de régime	0,54	27	16	11	4	2,4	0,22	0,96
14	H	44	Arrivée.	0,42	25,5	15,5	10	4,2	1,5	0,15	0,63
			Lait.	0,53	21	14	7	5,4	1	0,14	0,78
			Régime mixte.	»	22,5	13,5	9	4,8	1,25	0,14	0,64
15	F	48	Σ, après trait. Hg.	0,32	23	13,5	9,5	3,8	1,5	0,16	0,56
			Pendant le régime	»	22,5	14	8,5	3,6	2,12	0,25	0,90
16	H	39	Néphrite saturnine	0,43	25	14,5	10,5	4,4	1,75	0,17	0,73
17	F	55	R très hémorragiq	0,43	22	12	10	4	1,3	0,13	0,52
18	H	»	Hémorr. discrètes	0,51	24	13	11	4,5	1,87	0,17	0,76

IV. — Rétinites diabétiques.

Trois diabétiques atteints de rétinite avaient un coefficient uréo-sécrétoire excellent, mais deux d'entre eux seulement avaient un bon coefficient sphygmo-rénal, le troisième n'avait que 0,76, et il s'est produit chez lui de graves hémorragies rétiniennes. Il semble donc que le coefficient sphygmo-rénal puisse au moins dans certains cas de diabète, en permettant d'évaluer la sclérose rénale, apporter une donnée pronostique nouvelle.

N°	SEXE	AGE	REMARQUES	R	TENSION			Vs	H	$\frac{H}{p}$	S₂
					Mx	Mn	p				
19	F	50	Rétinite. . .	1,36	17	11	6	5,2	2,5	0,42	2,1
20	H	60	»	1,24	23	13,5	9,5	4,6	3	0,32	1,45
21	H	66	Hémor. abondantes. . .	1,24	24,5	12	12,5	3,8	2,5	0,20	0,76

Il est évident que la détermination du coefficient sphygmo-rénal doit être répétée plusieurs fois chez le même malade pour acquérir toute sa valeur, nous la faisons habituellement trois ou quatre fois.

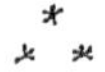

Si le coefficient sphygmo-rénal contribue à montrer l'état de perméabilité du rein aux liquides, en le rapprochant du coefficient uréo-sécrétoire, on peut dans un cas donné d'hémorragie rétinienne ou de rétinite hémorragique s'efforcer de faire la part des troubles circulatoires d'ordre plutôt mécanique et des rétentions toxiques.

Cette étude peut donc contribuer à éclairer la pathogénie

des syndromes ophtalmoscopiques en même temps qu'elle donne des indications thérapeutiques.

Le malade à faible coefficient sphygmo-rénal et à bon coefficient uréo-sécrétoire est soumis au régime hypotenseur et l'on doit régler chez lui la quantité des liquides ingérés.

Si les deux coefficients sphygmo-rénal et uréo-sécrétoire sont également mauvais le régime doit être non seulement hypotenseur mais encore hypoazoté.

On voit donc que dans un cas de rétinite hémorragique l'étude de ces coefficients sera utile non seulement pour les recherches pathogéniques, mais encore pour le traitement.

Comme application pratique des lois précédentes nous donnerons pour finir 2 méthodes simples sphygmoviscosimétriques de diagnostic de l'hypertension fonctionnelle des pléthoriques et de l'hypertension lésionnelle hydrémique des rénaux.

LES DEUX HYPERTENSIONS

Hypertension fonctionnelle et hypertension lésionnelle.

L'hypertension artérielle est un symptôme d'une extrême banalité et d'une très haute valeur clinique ; encore convient-il d'en bien connaître la véritable signification.

Pratiquement, l'hypertension peut être fonctionnelle, d'origine sanguine ou lésionnelle, le plus souvent d'origine rénale. Il est bien entendu qu'avant d'être lésionnelle, l'hypertension est fonctionnelle, que la lésion rénale n'est à l'ordinaire que la conséquence de l'adultération sanguine antérieure. Il n'en est pas moins vrai que dans le premier cas, dans le premier stade si l'on veut, l'affection est souvent complètement curable, qu'en tout cas il ne s'agit que d'une maladie ; que dans le deuxième cas, dans le deuxième stade, l'affection est incomplètement curable, le malade est peu ou prou un infirme. Si nous ajoutons que le traitement est très différent dans les deux cas et que ce qui convient au premier peut être funeste au second, je pense qu'on estimera avec nous que le diagnostic différentiel de l'hypertension fonctionnelle et de l'hypertension lésionnelle ne rentre pas dans le domaine de la spéculation pure.

*
* *

Or il est deux moyens simples et rigoureux de faire le départ de l'une et l'autre hypertension. L'un est basé nous l'avons vu plus haut sur la confrontation de la diurèse et de la pression différentielle, — l'autre sur la confrontation de la viscosité sanguine et de la pression différentielle.

Le premier peut s'énoncer comme suit : *Le débit urinaire quotidien par centimètre cube de pression différentielle est chez un individu indemne de lésion rénale égal ou supérieur à 1/4 de litre ; il est inférieur à 1/5 de litre dans la sclérose rénale* (voir plus haut). Dans le premier cas l'hypertension, si elle existe, est fonctionnelle ; dans le deuxième cas elle est lésionnelle.

Le deuxième est basé sur la confrontation de la tension différentielle et de la viscosité sanguine. Chez un hypertendu simple, pléthorique, goutteux, diabétique indemne de lésion rénale, la pression marche de pair avec la viscosité. En d'autres termes, l'hypertension est la conséquence de l'hyperviscosité. A une viscosité moyenne de 4 à 5 correspondra une pression différentielle moyenne de 5 à 7 ; à une viscosité moyenne de 5 à 6 correspondra une pression différentielle de 7 à 9 ; à une viscosité moyenne de 6 à 7 correspondra une pression différentielle moyenne de 8 à 10, etc.

Le fait n'a rien qui puisse nous surprendre et nous en pouvons donner une comparaison professionnelle très suggestive. Prenons une seringue de Pravaz munie d'une aiguille de gros calibre et remplissons-la d'eau distillée (fig. 138); nous devrons pour la vider déployer un certain effort qui correspondra à la résistance opposée par l'eau pour cheminer à travers la susdite aiguille. Remplissons d'huile camphrée cette même seringue munie de la même aiguille,

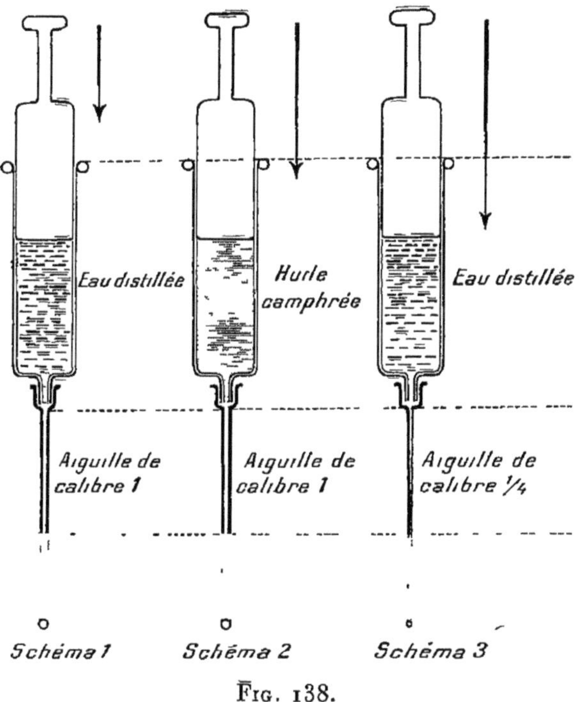

Fig. 138.

nous devrons pour la vider employer une force plus grande que lorsqu'elle était remplie d'eau distillée; c'est que l'huile beaucoup plus visqueuse que l'eau offre à traverser l'aiguille une résistance beaucoup plus grande que cette dernière, et notre effort doit être proportionné à cette résistance. C'est ce que représente la figure 138 dans laquelle les schémas 1 et 2 représentent la même seringue de Pravaz munie de la même aiguille et remplie en 1 d'eau et en 2 d'huile, la flèche latérale indique la force différente qu'il faut déployer dans l'un et l'autre cas.

C'est ce qui se produit au niveau du cœur. Pour faire cheminer à travers une canalisation circulatoire normale un sang plus visqueux et partant plus résistant, le cœur doit déployer une force progressivement plus élevée en rapport avec cette viscosité. L'organisme normal a le cœur adéquat à son sang. En général, ce rapport pression différentielle sur viscosité, est de 1,2 à 1,8 chez un individu indemne d'adultération rénale (Voy. tableau I). L'hypertension est fonctionnelle.

TABLEAU I. — *Normaux ou hypertendus fonctionnels.*

	PRESSION DIFFÉRENTIELLE p	VISCOSITÉ v	Rapport sphygmo-viscosimétrique $\frac{p}{v}$	
Observation I. — M. M.	6	4,5	1,3	Normal.
— II. — M. F.	6	4,3	1,6	Mitral bien compensé.
— III. — M. Del.	8	4,4	1,8	Pléthorique.
— IV. — Mme G.	6	4	1,5	Normal.
— V. — M. L.	5	4,2	1,2	Normal.
— VI. — M. G	8	6,2	1,3	Goutteux.
— VII. — M. Ba.	10	5,6	1,7	Pléthorique.
— VIII — M. Ca.	8	4,4	1,8	Normal.
— IX. — M. Ha.	8	4,8	1,7	Pléthorique
— X. — M. Me.	7	4,7	1,5	Pléthorique. Rhumatisant.
— XI. — M. Re.	9	5,6	1,6	Obèse. Pléthorique.
— XII. — M. Che.	9	5	1,8	Diabétique.

*
* *

Reprenons notre seringue de Pravaz et remplaçons l'aiguille large par une aiguille de même longueur mais beaucoup plus fine, c'est-à-dire d'un calibre beaucoup plus réduit, remplissons-la d'eau distillée comme lors de notre première épreuve, nous devrons pour la vider employer une force beaucoup plus considérable que lors de cette première épreuve. C'est qu'ici le liquide, quoique de même

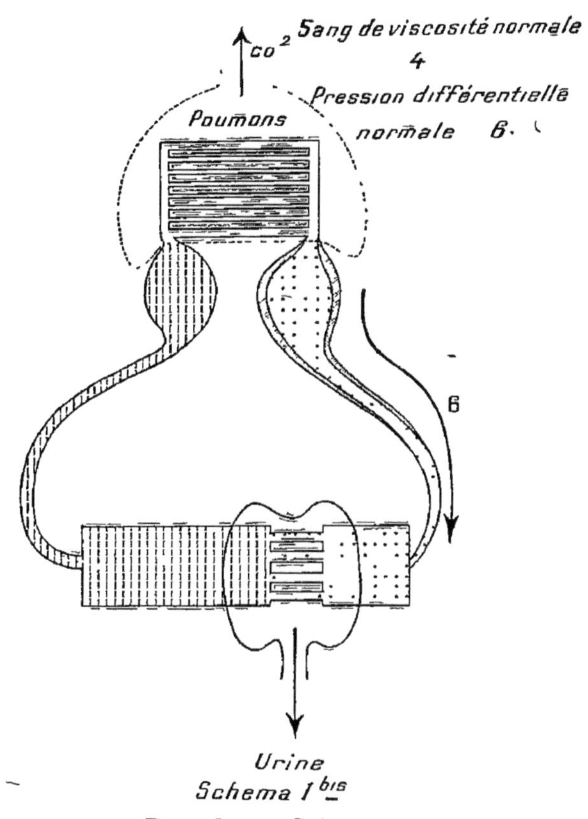

FIG. 139. — Sujet normal.

viscosité, éprouve une résistance beaucoup plus grande à franchir une aiguille beaucoup plus fine. Il y aura discordance entre la force à déployer et la viscosité du liquide à déplacer parce que ce liquide aura à franchir un détroit, d'où un frottement plus fort. C'est ce que met en évidence le schéma 3 de la figure 138.

Il en sera de même en cas de sclérose rénale, du fait du rétrécissement vasculaire à ce niveau et du fait du manque d'élasticité des artères. Le cœur sera obligé d'employer une force relativement beaucoup plus grande pour faire cheminer un sang de viscosité relativement beaucoup plus faible. C'est ce que met en évidence le schéma 3 *bis*. L'hypertension s'accompagne d'hypoviscosité absolue ou rela-

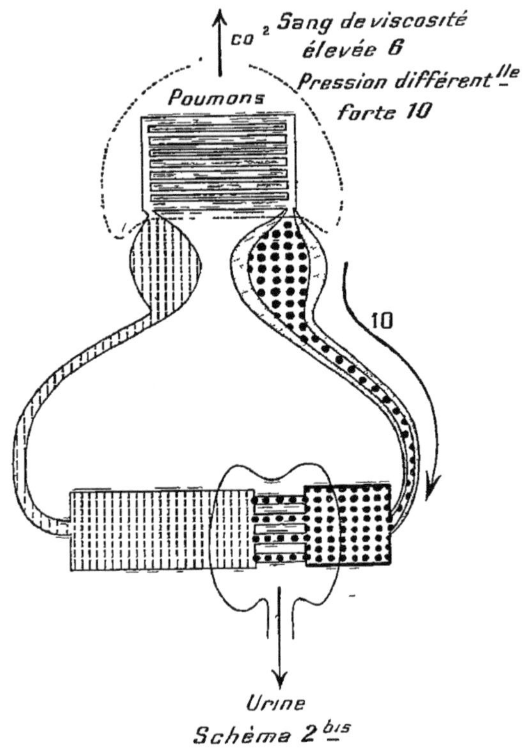

FIG. 140. — Sujet pléthorique.

tive. L'organisme adultéré a le cœur non plus adéquat à son sang, mais à son rein (fig. 139, 140, 141).

Ici le rapport de la différentielle à la viscosité est beaucoup plus élevé que dans les cas précédents. Ce rapport est supérieur à 2,5, nous l'avons vu dépasser 7 (Voy. tableau II).

Qu'il s'agisse du rapport tension et viscosité ou tension et hydrurie, il sera bon, pour obtenir une pression différentielle quotidienne se rapprochant de la moyenne, de la prendre si possible l'après-midi, deux heures au moins après que le patient n'aura absorbé ni liquide ni solide.

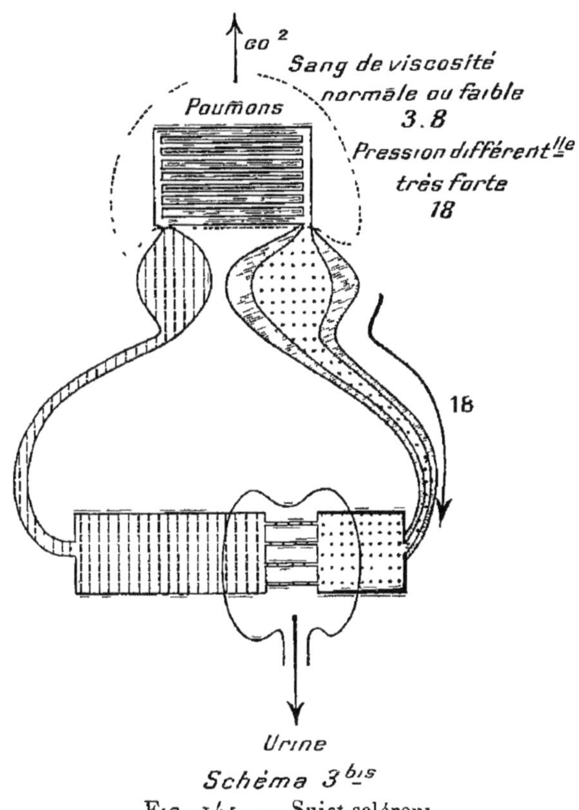

Fig. 141 — Sujet scléreux.

D'où cette deuxième règle : *Le rapport de la pression différentielle à la viscosité du sang est inférieur à 2 chez un sujet indemne de lésion rénale ; il est supérieur à 2,5 dans la sclérose rénale.* Dans le premier cas, l'hypertension est fonctionnelle ; dans le deuxième, elle est lésionnelle[1].

1 Ces coefficients n'ont pas une valeur absolue. Il est possible que des recherches cliniques ultérieures les modifient quelque peu Ils n'en constituent pas moins dès maintenant une approximation pratiquement utilisable.

Au dernier moment nous prenons connaissance du travail extrêmement consciencieux de M Pierre Mareau (Recherches sur la valeur fonctionnelle du rein sénile. *Thèse,* Paris, 1913). — Cet auteur qui a employé les méthodes d'exploration les

TABLEAU II. — ***Hypertendus lésionnels. Néphrite interstitielle avérée.***

	PRESSION DIFFÉRENTIELLE p	VISCOSITÉ v	Rapport sphygmo-viscosimétrique $\frac{p}{v}$	
Observ. XIII = Mme B. .	10 1/2	3,9	2,7	Épistaxis. Angor. Angiospasme. Œdèmes.
— XIV — Mme Du.	10	3,2	3,1	Artério-sclérose manifeste Épistaxis. Attaq. transit aphasie.
— XV. — M. Ga. .	12	4,7	2,55	Hémorragies rétiniennes. Albuminurie intermittente. Œdème des bases
— XVI. — M. Gan .	13	4,5	2,90	Épistaxis. Albuminurie intermittente. Cœur de bœuf. Bruit de galop
— XVII. — M. Hé. .	18	4	4,5	Albumine, 0,12 Sucre, 18. Hémiplégie.
— XVIII. — M. Hu. .	10	3,3	3	Œdèmes. Traces d'albumine Cachexie progressive.
— XIX. — Mme L. .	13	4,2	3,09	Polyurie et nycturie. Rhumatisme déformant Œdème des membres inf
— XX. — Mme Mau.	13	4,2	3,6	Albumine, 2 grammes Artério sclérose généralisée.
— XXI. — M. Mu. .	12	3,9	4	Épistaxis. Cœur de bœuf Bruit de galop intermittent
— XXII. — M Poi.	14	4,4	3,18	Albumine, 0,46. Hémiplégie gauche. Artério-sclérose évidente.
— XXIII. — M. Ri. .	22	3	7,3	Albumine, 4,5. Œdèmes.
— XXIV. — M. Wo.	17	3,9	4,3	Épistaxis. Album. permanente, 0,50.

*
* *

A la vérité, dans les périodes très avancées des scléroses vasculo-rénales, à la période de défaillance cardiaque, cette deuxième règle peut parfois paraître en défaut; la pression fléchissant par asthénie cardiaque et la viscosité se relevant par anoxhémie.

La première conserve toute sa valeur. Et du rapprochement de ces deux règles résulte une nouvelle indication pronostique de premier ordre.

Ajoutons aussi que ces deux constatations ne permettent de conclure à la sclérose rénale définitive que si elles sont permanentes. En effet, à la fin de la période d'hypertension fonctionnelle les patients sont sujets à des crises temporaires hypertensives de blocage rénal momentané avec hypohydrurie et hydrémie relatives, qui cèdent à une médication appropriée et constituent le dernier « garde à vous » à l'entrée du défilé sans issue de la sclérose. C'est le signe précurseur de l'imminente dégénérescence vasculaire, c'est dire s'il est précieux à dépister.

plus modernes conclut que les indications les plus nettes sont données par la sphygmo-viscosimétrie et la recherche de l'azotémie Dans un premier groupe de faits cette exploration (sphygmo-viscosimétrie et azotémie, etc) a confirmé et complété le diagnostic clinique Dans d'autres faits, il y a eu discordance entre l'impression donnée par l'examen clinique du malade et les résultats fournis par l'exploration complète des fonctions rénales Le diagnostic ainsi rectifié a pu souvent être vérifié à l'autopsie.

Nous enregistrons avec plaisir cette nouvelle confirmation de nos méthodes d'investigation artério-rénale.

II

L'HYDRÉMIE — SA RÉALITÉ — SON AUTONOMIE

La notion de « l'hydrémie », de « l'hydropisie sanguine », de « l'œdème du sang » dans les affections rénales est fort ancienne. Elle est réalisée comme son nom l'indique par l'augmentation de la teneur du sang en eau.

Elle n'avait pas échappé aux premiers observateurs auxquels la pratique courante de la saignée rendait plus familière la séméiologie hématique. La diminution de l'albumine du sang, la « désalbumination » du sang, l'hydrémie au cours du mal de Bright avec ou sans œdèmes, sont longuement décrites dans les mémoires de Bright, de Rayer, de Requin, de Becquerel, d'Andral, de Gavarret, etc. Grisolle écrit textuellement : « La désalbumination du sang est donc l'accident essentiel de la maladie de Bright » et conclut avec les précédents à l'hydrémie par pertes albumineuses, par albuminurie — bien embarrassé toutefois pour expliquer les cas de « désalbumination du sang », d'hydrémie et d'hydropisie en dehors de toute albuminurie. Mieux inspiré, semble-t-il, Bartels explique tout au contraire cette hydrémie, cette « pléthore hydrémique » incontestable pour tous les observateurs par l'insuffisance de la sécrétion aqueuse rénale et la rétention d'eau dans le sang.

Bref — quelque mécanisme qu'on put imputer à ce phénomène — l'hydrémie, la désalbumination sanguine fut constatée par les premiers observateurs dans le plus grand nombre des cas de mal de Bright.

Tel est le fait qu'il convient de bien mettre en lumière.

*
* *

Cette hydrémie a été constatée au moyen des techniques les plus modernes par les observateurs les plus récents. Lœper[1] par la méthode des pesées des albumines constata chez les brightiques une hypoalbuminose notable. Strauss[2] constata l'abaissement de l'indice réfractométrique chez les rénaux porteurs d'œdèmes volumineux. Chiray[3] dosa l'albumine du sérum par la méthode des pesées et opposa de façon frappante l'hypoalbuminose des rénaux à l'hyperalbuminose des cardiaques. Widal, Bénard et Vaucher[4] vérifièrent de même l'hydrémie des brightiques par la méthode réfractométrique. Nous-même[5] constatâmes cette hydrémie par l'étude contemporaine de la pression artérielle et de la viscosité sanguine et résumions comme suit dès 1911 nos constatations : « Dans *l'hypertension* avec *hypoviscosité sanguine l'hypertension est d'origine artério-rénale* en rapport étroit avec l'imperméabilité plus ou moins marquée du filtre rénal et la sclérose artérielle avec leurs conséquences : *hydrémie* et diminution de la viscosité sanguine, augmentation du volume du sang et augmentation de la pression en amont de l'obstacle rénal. »

1 Lœper, Mécanisme régulateur de la composition du sang. *Thèse*, Paris, 1903

2 Strauss, Untersuchungen über den Wassergehalt des Blutserums bei Herz und Nierenwassersucht (*Zeitschr. f. Klin. med.*, 1906, LX, 5 6)

3 Chiray, Compte rendu du IXe Congrès de méd., Paris, 1907. *Presse médicale*, 8 janvier 1908, p. 19

4. Widal, Bénard et Vaucher, *Semaine médicale*, février 1911. — Vaucher, L'hydrémie chez les brightiques et les cardiaques œdémateux. *Thèse*, Paris, 1911.

5. Alfred Martinet, Hypertension artérielle et viscosité sanguine. *Presse médicale*, 11 octobre 1911, p. 810 — Pressions artérielles et viscosité sanguine. Masson, édit. 1912

*
* *

L'hydrémie est donc incontestable au moins dans certaines formes de l'insuffisance rénale ; elle a été constatée par les observateurs les plus anciens et les plus modernes et au moyen des méthodes les plus différentes (pesée des albumines du sérum sanguin, recherche de la densité du sérum, indice réfractométrique, mesure viscosimétrique, etc.). Cependant si les anciens lui accordaient dans leur pathogénie une place peut-être excessive — elle semble rayée de la nosologie moderne. Pourquoi ? C'est qu'on n'y a vu, *à tort à notre avis,* qu'une conséquence incidente de la rétention des chlorures.

Il n'est pas douteux, en effet, qu'il y ait une hydrémie contemporaine de la rétention des chlorures du moins dans le plus grand nombre des cas. Les travaux de Widal et Javal, Achard et Castaigne, Lemierre et — en dehors de toute référence — l'épreuve accessible à tous de la chloruration et de la déchloruration organique avec leurs phases correspondantes d'augmentation de poids par rétention hydrique, ou de diminution de poids par déshydratation organique en fournissent d'indéniables preuves.

Mais la relation n'est pas absolue :

1° *Il peut y avoir rétention chlorurée avec un taux chlorurémique stationnaire, augmenté voire diminué.*

Les faits bien mis en lumière par Achard et ses élèves Ribot et Feuillée et sur lesquels nous reviendrons établissent qu'il peut y avoir rétention chlorurée forte avec hydropisie considérable malgré une faible teneur du sérum en chlorures — c'est-à-dire — non seulement sans hyperchlorémie mais même avec hyperchlorémie. Qu'est-ce à dire sinon que dans ces cas la rétention hydrique plus grande que la rétention chlorurée contemporaine a abaissé le taux des chlorures dans le sérum sanguin ?

2° *Il peut y avoir rétention hydrique en dehors de toute rétention chlorurée.*

L'épreuve banale de la polyurie provoquée et ses modalités diverses, d'isurie, d'opsiurie et de nycturie — c'est-à-dire de rétention hydrique au moins temporaire — en dehors de toute rétention chlorurée, voire au cours ou à la suite d'un régime strictement achloruré, chez les scléreux rénaux le prouve surabondamment.

Courtellemont[1] a dès 1909 parfaitement noté cette *imperméabilité quantitative* du rein. Il écrit expressément : « Dans ce syndrome ce que le rein n'élimine pas, ce ne sont plus les poisons, c'est l'eau, c'est la quantité d'eau. Un sujet qui ne présente aucun accès d'oppression quand il absorbe par exemple 800 grammes de liquide par 24 heures, sera pris d'accès d'oppression quand il absorbe un, deux, ou plusieurs jours 1 200 grammes ou plus de liquide. Il existe chez ces malades un coefficient de capacité pour les liquides qui est toléré par l'organisme mais qu'on ne peut pas dépasser. Ce coefficient d'ingestion est, en général, un peu plus élevé que la quantité d'urine qu'il détermine. Toute quantité de boisson supérieure à ce coefficient détermine de la dyspnée ou aggrave la dyspnée initiale. Il y a rétention d'eau très accusée. »

Huchard et Fiessinger[2] ont déclaré d'autre part :

« Chez tout sujet atteint d'imperméabilité rénale quantitative le traitement spécial que réclame ce syndrome est la réduction des boissons. »

3° *Il peut y avoir rétention chlorurée sans rétention hydrique (rétention chlorurée sèche).*

Le fait a été bien mis en lumière par Ambard et Beaujard[3] ;

1 COURTELLEMONT, *Semaine médicale*, 18 août 1909, p 386.
2 HUCHARD et FIESSINGER, *Académie de médecine*, 11 février 1908.
3 AMBARD et BEAUJARD, La rétention chlorurée sèche. *Semaine médicale*, 1905,

ils ont montré d'une part toute une série de cas de néphrites interstitielles où le poids du malade soumis à un régime fixe restait à peu près invariable, malgré une forte déchloruration attestée par le dosage des chlorures urinaires; d'autre part ils ont pu chez certains sujets réaliser un phénomène inverse, c'est-à-dire provoquer de la rétention chlorurée sans que le poids du malade augmente d'une façon parallèle.

4° *Il peut y avoir, il y a souvent dissociation entre les excrétions urinaires hydrique et chlorurée.*

Widal, Lemierre et Digne[1] dans leurs études sur les polyuries nerveuses ont montré l'indépendance relative dans ces cas de l'élimination de l'eau et des chlorures.

Vaquez et Cottet[2] ont noté de même cette dissociation de l'élimination hydrochlorurée au cours de la polyurie expérimentale — polyurie nocturne et polychlorurie diurne — caractéristique pour eux de l'insuffisance cardiaque.

Tout récemment le Pr Roger[3] a bien mis en évidence expérimentalement, et en dehors de toute défaillance cardiaque, cette dissociation.

« Si nous examinons, écrit-il, les effets produits par les liquides hypertoniques (NaCl en injections intra-veineuses, chez le lapin) nous constatons qu'une abondante sécrétion se produit qui atteint son maximum à la fin ou un peu avant la fin de l'injection. Cette polyurie a pour conséquence nécessaire un rejet de chlorure de sodium. *Mais il y a un désaccord manifeste entre l'éli-*

p. 133. — L. Ambard. Rétention chlorurée dans les néphrites interstitielles. *Thèse*, Paris, 1905.

1. Widal, Lemierre et Digne, Polyurie hystérique et polychlorurie *Gazette des Hôpitaux*, 1905.

2 Vaquez et Cottet, Épreuve de la diurèse provoquée *Presse médicale*, 27 novembre 1912

3. Roger, Action du chlorure de sodium sur la sécrétion rénale. *Presse médicale*, 1er novembre 1913.

mination de l'eau et du sel. On aboutit ainsi à une constatation que la théorie ne faisait guère prévoir. L'animal qui reçoit une solution fortement hypertonique aurait besoin semble-t-il de conserver l'eau ; or il s'empresse de l'éliminer et rejette hâtivement un liquide peu concentré, moins concentré même que dans les conditions physiologiques. »

Et plus loin :

« Les solutions hypertoniques de sel marin agissent comme de puissants diurétiques ; elles stimulent le fonctionnement du rein ; *mais l'eau s'échappant plus facilement que le chlorure de sodium,* le liquide excrété ne contient qu'une proportion relativement faible de sel.

« Après la grande polyurie isochrone à l'injection la proportion de sel contenue dans l'urine augmente ; elle s'élève jusqu'à 54,9 pour 1000 ; ce chiffre indique à quelle énorme concentration moléculaire peuvent atteindre les liquides que l'épithélium rénal est capable d'excréter. »

III

FORME HYDRÉMIQUE HYPERTENSIVE HÉMORRAGIPARE DE L'INSUFFISANCE RÉNALE

Les constatations précédentes, la constatation antérieurement faite d'une viscosité habituellement abaissée dans la néphrite interstitielle pure, la discordance dans ces cas entre la tension élevée et la viscosité basse, amènent nécessairement à la notion de l'HYDRÉMIE, c'est-à-dire de rétention relative d'eau dans le sang, comme conséquence d'une filtration rendue plus difficile au niveau du glomérule par suite du rétrécissement et de la sclérose des vaisseaux et probablement aussi de la diminution de la perméabilité de l'épithélium filtrant.

L'hydrémie est donc réelle, certaine, évidente et la mesure de la viscosimétrie en donne dans les cas purs, exempts d'anoxhémie, une approximation suffisante.

Elle est pour nous le signe le plus précoce, nous l'avons déjà dit et nous le répétons, le signe prémonitoire, le signe précurseur de la sclérose artério-rénale. Elle revêt au début une forme intermittente, paroxystique et réductible, réalisant ces *crises paroxystiques d'hydrémie hypertensive* que nous avons longuement décrites à l'occasion de l'évolution des scléroses cardio-rénales. Nous n'y reviendrons pas Graduellement elle s'établit permanente, régulière, irréductible à mesure que la sclérose se développe, et s'accentue. Elle se traduit nous l'avons vu par l'abaissement de la viscosité, l'augmentation de la tension, l'augmentation du rapport sphygmo-viscosimétrique, la diminution progressive du coefficient sphygmo-hydrurique de rendement rénal, par la diminution progressive du coefficient sphygmo-rénal d'atrésie rénale.

Cliniquement elle est dominée par *les symptômes suivants*:

1° *Hypertension* maxima et minima mais surtout maxima, partant *différentielle* élevée, *hypertrophie cardiaque progressive, pouls tendu et volumineux, claquement du deuxième bruit à l'aorte,* parfois *flexuosités apparentes des artères périphériques.*

2° *Anémie progressive,* par *hydrémie,* se traduisant par la diminution de la viscosité sanguine, l'hypohémoglobinémie, la diminution du nombre des hématies, l'hypoalbuminose (Chiray), la *décoloration caractéristique de la peau et des muqueuses,* et à une certaine période le *fléchissement organique général.*

3° *Polyurie à densité basse.* Émission d'urines à l'ordinaire abondantes, limpides et légères, quelquefois, pollakiurie, mais surtout *nycturie* et *opsiurie.* Le taux des urines de la nuit s'élève graduellement et finit par l'emporter sur le taux des urines de jour. L'épreuve de la diurèse provoquée n'est pas immédiatement suivie de l'abondante réaction urinaire normale. Les variations du taux urinaire sont beaucoup moins accentuées que chez les sujets normaux *(isurie)* et la réaction diurétique est tardive, suivant de plusieurs heures l'absorbtion des liquides *(opsiurie* et *nycturie).*

4° *La tendance aux hémorragies* constitue un des grands dangers de l'hydrémie. On sait la place que les petites et les grandes épistaxis tenaient dans la description des petits et des grands symptômes du brightisme de Dieulafoy. Toutes les hémorragies peuvent se constater, évidemment favorisées par la haute tension, les « coups de bélier » d'un cœur hypertrophié, la vulnérabilité de parois vasculaires ayant perdu tout ou partie de leur élasticité et l'abaissement de la viscosité sanguine qui tout à la fois amortit moins les à-coups systoliques et s'accompagnant souvent d'hypocoagulabilité rend les hémorragies plus durables. Les épistaxis, les hémorragies oculaires (conjonctivales et surtout rétiniennes), les hémorragies cérébelleuses, cérébrales et méningées sont les plus fréquentes ; nous avons aussi relevé, exceptionnellement, des hémoptysies, des hématémèses, des hémorragies intestinales, des hémorragies hémorroïdaires, des hémorragies rénales.

5° *L'albuminurie est absente ou minime ou transitoire.* Elle nous a paru à l'ordinaire liée à la surpression glomérulaire, apparaissant et disparaissant parallèlement aux oscillations sphygmomanométriques. Le filtre glomérulaire laissant passer des traces de sérum à une certaine pression et non à une pression plus basse. L'albuminurie nous paraît donc ici, quand elle existe, d'origine mécanique sphygmomanométrique, du moins dans les formes d'hydrémie pure souvent réalisée par les scléroses rénales au début et la néphrite interstitielle pure.

6° C'est surtout chez ces sujets que l'on rencontre les *petits signes du brightisme de Dieulafoy* : vertiges, obnubilations visuelles, tintements et bourdonnements d'oreille, crampes musculaires, phénomène du « doigt mort », etc., qui semblent subordonnés pour la plupart à des spasmes vasculaires et à des sautes de pression.

7° Il y a enfin pendant une période plus ou moins longue *conservation des fonctions rénales chlorurique et azoturique.*

*
* *

Cette FORME HYDRÉMIQUE DE L'INSUFFISANCE RÉNALE a-t-elle une existence autonome, et mérite-t-elle d'être dissociée des formes qui nous restent à décrire, ou au contraire comme on sembla le croire longtemps, est-elle toujours associée à la chlorurémie dont elle ne serait qu'une conséquence. L'hydrémie ne serait-elle et toujours qu'une conséquence de la chlorurémie ?

On peut actuellement absolument affirmer l'autonomie possible, voire fréquente de l'hydrémie.

L'hydrémie en effet peut exister sans chlorurémie et inversement. Ou mieux la rétention hydrique et la rétention chlorurée, quelque lien qui les unisse souvent, peuvent se rencontrer isolées, en tout cas leur évolution n'est ni contemporaine, ni parallèle. L'hydrémie peut exister longtemps sans chlorurémie marquée, du moins pour un taux modéré de chlorures, car il est évident que même chez un sujet normal on décèlera de la rétention chlorurée après ingestion de quantités exagérées de sel.

Les œdèmes, qui sont la marque clinique la plus certaine de la chlorurémie ou mieux de la chloruro-hydrémie, manquent au contraire pendant longtemps dans l'hydrémie pure. On sait combien ils sont à l'ordinaire tardifs dans la néphrite interstitielle qui réalise le type le plus pur de l'hydrémie avec sa tension élevée, sa viscosité basse, son taux d'urine élevé et sa faible densité urinaire, reflet de la faible densité sanguine.

Les épreuves séparées de la *chlorurie expérimentale et de la diurèse provoquée par ingestion de liquide* peut déceler, décèle souvent une dissociation complète des éliminations hydrique et chlorurée.

Dans l'épreuve de la diurèse provoquée, *l'opsiurie* peut porter exclusivement et spécifiquement sur l'élimination de l'eau.

Au surplus la nosologie actuelle même, sans admettre expressément cette *forme hydrémique* de l'insuffisance rénale, et sans en définir avec précision le mécanisme, a bien été obligée de reconnaître les faits d'insuffisance rénale sans azotémie et sans chlorurémie. Potain, Pierre, Teissier, Vaquez et leurs élèves ont bien montré l'importance de l'hypertension au cours des néphrites. Widal a même proposé de décrire une forme spéciale de néphrite chronique à laquelle il donne le nom de forme hypertensive ou de forme cardiaque. « Il existe, dit-il, une forme où d'emblée et durant de longues années souvent les seuls symptômes flagrants sont des signes cardio-vasculaires. »

C'est la forme décrite plus haut et nous la décrirons sous le nom de *forme hydrémique, hypertensive* et *hémorragipare* parce que cette dénomination met nettement en évidence la pathogénie de l'affection, en fait prévoir la symptomatologie et conduit à cette notion thérapeutique capitale de la restriction des boissons.

Elle correspond d'ailleurs comme les *formes chlorurémique et azotémique* à la viciation d'une fonction rénale hautement différenciée et cette notion de l'hydrémie associée à celle de la chlorurémie et de l'azotémie permet une analyse beaucoup plus pénétrante des formes complexes, les plus fréquentes de l'insuffisance rénale.

Cette forme hydrémique hypertensive peut subsister longtemps à l'état pur, sans rétention manifeste de chlorures ou d'urée. De beaucoup le plus souvent elle se complique à une certaine période de son évolution de rétention chlorurée ou de rétention azotée ou des deux, réalisant des formes complexes *hydro-chlorurémique, hydro-azotémique, hydro-chloruro-azotémique.*

IV

FORME CHLORURÉMIQUE HYDROPIGÈNE DE L'INSUFFISANCE RÉNALE

MM. Widal, Achard, Javal, Castaigne, Lemierre et leurs élèves se sont plus particulièrement attachés à l'étude de cette *forme chlorurémique de l'urémie*. M. Widal en a donné dans sa leçon inaugurale de novembre 1912 un lumineux et bref raccourci que nous ne croyons pouvoir mieux faire que de reproduire.

« Des deux syndromes de rétention rénale, *le syndrome chlorurémique* est celui que l'on observe le plus fréquemment. C'est lui qui, dans la plupart des grandes néphrites chroniques, occupe le premier plan de la scène clinique.

« Les phénomènes qui traduisent la chlorurémie sont aujourd'hui bien connus. C'est avant tout l'apparition d'œdèmes périphériques. Quels que soient le siège, l'étendue, le degré de ces œdèmes, on peut être assuré, dès qu'on les constate, qu'il y a rétention chlorurée.

« Seuls, de toutes les substances retenues par le rein, les chlorures, comme nous l'avons montré avec M. Lemierre, sont hydropigènes. C'est pour cette raison que la constatation de l'œdème chez un brightique est l'indice certain de la chlorurémie.

« Mais il n'en est pas l'indice obligé. Et de ce qu'un brightique ne présente pas d'œdème apparent, il ne faudrait pas conclure que la fonction d'excrétion chlorurée de ses reins est normale.

« Tout d'abord l'imperméabilité du rein au chlorure de sodium, même lorsqu'elle est très considérable, n'est jamais absolue ; le rein peut suffire encore à l'élimination d'une dose restreinte de sel. Tant que cette dose n'est pas dépassée dans l'alimentation, on n'observera pas de rétention, et par conséquent pas d'œdèmes.

« L'œdème est, d'autre part, l'indice d'une chlorurémie déjà avancée de l'organisme. La rétention des chlorures et l'hydratation qui en est la conséquence existent déjà depuis quelque temps, sous forme de préœdème quand le godet d'œdème s'observe pour la première fois sur le membre infiltré d'un néphrétique. La balance seule permet de reconnaître le préœdème et d'en mesurer le degré par l'augmentation du poids à une époque où l'hydratation de l'organisme est encore inappréciable pour nos sens. Le pré-œdème est constitué à la fois par l'infiltration histologique des tissus et par l'hydrémie. Nous pouvons nous rendre compte de l'hydrémie, en mesurant le taux de la dilution sanguine à l'aide du réfractomètre[1].

« Pour juger en toute sécurité de l'existence de la rétention chlorurée et pour en apprécier le degré, le médecin devra procéder à certaines épreuves très simples, et que nous décrirons plus loin.

« La chlorurémie ne tient pas seulement sous sa dépendance l'infiltration interstitielle cachée, qui constitue le *préœdème,* et l'infiltration sous-cutanée, qui constitue l'*œdème. Un grand nombre des accidents englobés jusqu'ici dans le cadre de l'urémie relèvent en réalité du même processus.*

« La *chlorurémie respiratoire* est susceptible de revêtir des formes très variées. L'hydrothorax double, la pleurésie

1. F. Widal, R. Bénard et E. Vaucher. L'hydrémie chez les brightiques et les cardiaques œdémateux ; son étude à l'aide de la méthode réfractométrique. *Semaine médicale,* 1er février 1911, p. 49.

brightique si souvent localisée du côté droit, les accidents de « bronchite albuminurique », les œdèmes passifs, du poumon, si communs chez les sujets atteints du mal de Bright, relèvent manifestement de cette pathogénie.

« De même, certains cas d'*urémie digestive*, traduits par des vomissements répétés, abondants, très liquides, et par une diarrhée aqueuse, sont en réalité des cas de chlorurémie gastro-intestinale.

« La chlorurémie revendique encore un grand nombre des accidents de l'*urémie nerveuse*, des classiques, tels que céphalée, crises éclamptiques, coma, respiration de Cheyne-Stokes, idées délirantes.

« Il n'est pas enfin jusqu'à certains organes des sens qui ne puissent subir les contre-coups de la chlorurémie, et nous avons pu montrer, avec M. Vaucher, qu'il existe une variété d'amblyopie brightique qui ne reconnaît pas d'autre pathogénie.

« Aujourd'hui que nous possédons la cure de déchloruration, que nous pouvons faire appel en cas d'urgence aux médications déchlorurantes, nous sommes armés contre les manifestations multiples de la chlorurémie.

« Et l'on peut dire que, de toutes les rétentions pathologiques et de toutes les complications du mal de Bright, celle-là est la moins redoutable assurément. Les accidents qui la traduisent relèvent de la simple hydratation des tissus ; ce sont des accidents d'ordre purement mécanique, et la perméabilité du rein au chlorure de sodium une fois récupérée, tous les phénomènes pathologiques peuvent disparaître pour un temps, sans laisser de traces dans l'organisme.

« Aussi peut-on dire que le danger, en pareil cas, ne vient pas de la chlorurémie elle-même, mais des autres syndromes de brightisme qui, le plus souvent, lui sont associés. Il faut compter toujours avec l'apparition possible de l'azotémie ; la fonction d'excrétion uréique qui, le plus souvent, reste longtemps indemne, s'altère peu à peu et dès lors, c'est ce trouble fonctionnel qui commande tout le pronostic. »

*
* *

Mentionnons expressément dès maintenant les faits si précisément observés par M. Achard et ses élèves Ribot et Feuillée (Société de Biologie, 21 décembre 1912 et Semaine médicale, 27 août 1913) de rétention chlorurée forte avec hydropisie considérable malgré une faible teneur du sérum en chlorures.

La chloruration de l'organisme chez les brightiques œdémateux tantôt relève le seuil d'excrétion chlorurée, tantôt l'abaisse.

Il ressort de leurs constatations que la rétention chlorurée hydropigène des brightiques peut se voir en même temps que l'hypochlorurémie, que la diminution du taux des chlorures dans le sang et que l'abaissement du seuil d'élimination d'Ambard.

L'explication de ces faits est relativement simple si l'on constate parallèlement le développement du processus spécifique hydrémique précédemment décrit ; elle devient très difficile autrement.

En somme la *rétention chlorurée* s'accompagne de façon très fréquente de rétention hydrique, mais cette rétention hydrique procède pour nous d'un double mécanisme : 1° d'une part elle est subordonnée à un *mécanisme d'équilibre humoral extra-rénal* bien mis en évidence par M. Achard et ses élèves, une quantité donnée de sel retenu dans l'organisme, fixant automatiquement une quantité d'eau correspondante conformément aux lois bien connues de l'isotonie ; 2° elle peut être subordonnée à un *mécanisme de rétention physique rénal* indépendant de la rétention chlorurée et commandé par la sclérose et l'imperméabilité relative du filtre glomérulaire.

La disjonction ou au contraire la combinaison en proportions variables de ces 2 processus peut, à notre avis, expliquer ces faits de rétention chlorurée avec hypochlorémie et concilier les 2 thèses rénale et extra-rénale de la rétention chlorurée, qui renferment chacune leur part de vérité.

Cette notion de l'hydrémie associée ou non aux diverses rétentions sanguines est capitale ; faute d'en tenir compte on s'expose à l'inintelligence certaine de maints faits biologiques. Nous venons de montrer que la coexistence de la rétention chlorurée rénale et de l'hypochlorémie si fréquente dans la néphrite interstitielle s'explique facilement à la lueur de l'hydrémie contemporaine.

Les mêmes suggestions s'appliquent à l'étude du taux chlorurique, uréique ou cholestérinique du sang. Faute de tenir compte de la dilution hydrique, de l'hydrémie plus ou moins grande et contemporaine des variations chlorurémique, azotémique et cholestérinémique on n'arrivera de même souvent qu'à des constatations inexplicables voire contradictoires, cela est de toute évidence. Si de façon contemporaine la teneur du sang en eau et en urée, augmente de 1/5, le taux uréique semblera immuable ; si cette même augmentation uréique s'accompagne d'une rétention hydrique supérieure à 1/5, le taux uréique sanguin diminuera ; si enfin cette augmentation uréique s'accompagne d'une rétention hydrique inférieure à 1/5, le taux uréique sanguin augmentera effectivement. Bref le taux chlorurémique, azotémique, cholestérinémique ne prendra toute sa valeur que quand on le confrontera systématiquement au taux hydrémique.

V

FORME AZOTÉMIQUE URÉMIGÈNE DE L'INSUFFISANCE RÉNALE

La *forme azotémique* (rétention sèche de l'urémie) est déterminée par l'insuffisance éliminatoire des reins pour l'urée, par la *rétention uréique.*

3 procédés permettent de la reconnaître avec précision :

1° *La confrontation du taux azoté (approximatif) du régime suivi et du taux uréique urinaire.* Il est bien évident que le fléchissement du taux uréique urinaire constitue, quoiqu'on en ait dit, un excellent indice de rétention uréique, et nous avons observé maints cas, où des confrères avaient, avant l'apparition de tous signes cliniques, assis sur cette seule base, leur diagnostic pleinement vérifié par l'évolution ultérieure.

2° *Le dosage de l'urée sanguine.* Nous en avons donné la technique. Ce dosage s'impose dans les cas douteux. Il permet d'établir le diagnostic d'azotémie sur des bases rigoureuses. Grosso modo on peut dire qu'au-dessus de 0,50 d'urée au litre il n'y a pas azotémie ; de 0,50 à 1 gramme il y a azotémie modérée ; de 1 à 2 grammes azotémie forte et grave ; au-dessus de 2 grammes azotémie très grave. Le pronostic peut donc être en une certaine mesure subordonné au taux uréique sanguin, mais d'une part ce taux uréique ne constitue bien évidemment qu'un élément du pronostic et il n'est pas douteux que la présence ou l'absence de l'hydrémie, de la chlorurémie, de l'insuffisance cardiaque, etc., contribueront singulièrement à l'amender ou à l'aggraver et que le pronostic des néphrites tant aiguës que chroniques devra être basé sur une étude globale, intégrale de l'organisme et que d'autre part le taux uréique sanguin est singulièrement variable suivant le régime plus ou moins azoté suivi par le sujet et l'heure de l'observation. Nous venons enfin de montrer l'influence exercée sur l'azotémie par l'hydrémie. *On ne compte plus les cas d'azotémie grave avec des taux uréiques sanguins moyens ou faibles.*

Cette considération a conduit maints observateurs à confronter les taux uréique sanguin et urinaire (Grèbant) mais c'est incontestablement, nous l'avons dit, M. Ambard qui parvenant à établir la loi au moins approximative de la diurèse uréique a permis une étude plus pénétrante de l'excrétion uréique par

3° *L'établissement du coefficient uréo-secrétoire.* Nous en avons donné précédemment le principe, la formule et la technique. Il donne une approximation beaucoup plus grande de la valeur de la fonction d'excrétion uréique rénale.

Cette « constante » uréo-sécrétoire n'a pas le caractère de « constance » que lui attribuait au début M. Ambard. Elle varie certainement assez largement chez le même individu sous l'influence des ingesta alimentaires et des phases de l'évolution morbide. Il est bon de savoir aussi que le coefficient d'erreur technique peut être assez considérable, en particulier quand on ne sonde pas les malades.

Nous avons parfois noté d'un jour à l'autre de grandes différences. Dans 2 analyses pratiquées à une semaine d'intervalle par 2 observateurs également distingués et particulièrement autorisés chez le même sujet soumis au même régime nous relevons les résultats suivants :

1re analyse : urée sanguine au litre 0,66, urée urinaire au litre 10,60, coefficient uréo-sécrétoire : 0,268.

2e analyse : urée sanguine au litre 0,48, urée urinaire au litre 16,04, coefficient uréo-sécrétoire : 0,17.

Il n'en est pas moins vrai que ce coefficient est des plus précieux à connaître. Normalement il oscille entre 0,05 à 0,08 ; il s'élève d'autant plus que l'excrétion uréique est plus défectueuse.

Cliniquement l'azotémie, rétention sèche, ne se traduisant pas comme l'hydrémie et la chlorurémie par ces symptômes relativement précoces et de constatation clinique facile l'hypertension et l'œdème, est beaucoup plus sournoise.

Les symptômes cliniques qui permettent de la soupçonner portent surtout sur le tube digestif et le système nerveux.

Ces *symptômes digestifs* sont surtout l'anorexie progressive par dégoût alimentaire, la stomatite, les vomissements dans lesquels il est parfois possible de déceler l'urée, la diarrhée séreuse ou séro-sanguinolente par ulcérations intestinales.

Les *symptômes nerveux* sont à l'ordinaire plus précoces. La *torpeur progressive* allant de la simple somnolence au *coma terminal* est peut-être le symptôme le plus fréquent et le plus caractéristique. L'*asthénie*, la fatigue croissantes sont à l'ordinaire associées à cette torpeur.

Mais tous ces signes sont à la fois très tardifs, indices d'une imprégnation organique déjà profonde et très trompeurs par leur banalité même, ils ne prennent de valeur qu'en fonction de leur groupement et de la constatation objective de modifications urinaires et sanguines.

Les suivants sont parfois plus précoces : *prurit, rétinite, péricardite.*

VI

SYNTHÈSE DES CHAPITRES PRÉCÉDENTS

HYDRÉMIE, AZOTÉMIE, CHLORURÉMIE DANS LES NÉPHRITES

Dans les chapitres et nos publications antérieurs[1], nous avons établi la loi biologique générale de la diurèse, entendant par là le débit *hydrurique*. Elle s'énonce et s'écrit comme suit : Le débit hydrurique, en un temps donné, est proportionnel à la pression différentielle, et au carré du calibre des vaisseaux rénaux, inversement proportionnel à la viscosité du sang :

Débit hydrurique =

$$\frac{\text{Pression différentielle}}{\text{Viscosité sanguine}} \times \overline{\text{Calibre des vaisseaux rénaux}}^2.$$

M. Ambard[2], dans diverses publications, a établi la loi biologique générale du *débit uréique urinaire*. Elle s'énonce et s'écrit comme suit : Le débit uréique, en un temps donné, est proportionnel au carré du taux de l'urée dans le sang, et inversement proportionnel à la racine carrée du taux de l'urée dans l'urine :

$$\text{Débit uréique} = \text{Constante} \times \frac{(\text{Taux de l'urée sanguine})^2}{\sqrt{\text{Taux de l'urée urinaire}}}.$$

On ne peut pas ne pas être frappé, à l'examen de ces deux

1. ALFRED MARTINET. « Pressions artérielles et viscosité sanguine », p. 263 (Masson et Cie, édit., mai 1912). « Loi biologique générale de la diurèse ». *La Presse Médicale*, 29 octobre 1912.

2. L. AMBARD. « Lois numériques de la sécrétion de l'urée ». *C. R. de la Soc. de Biol.*, 19 novembre et 9 décembre 1910, p. 411 et 506.

formules, de l'antithèse suivante : Le débit hydrurique est principalement commandé par des facteurs cardio-vasculaires (pression différentielle, calibre des vaisseaux rénaux) et par la

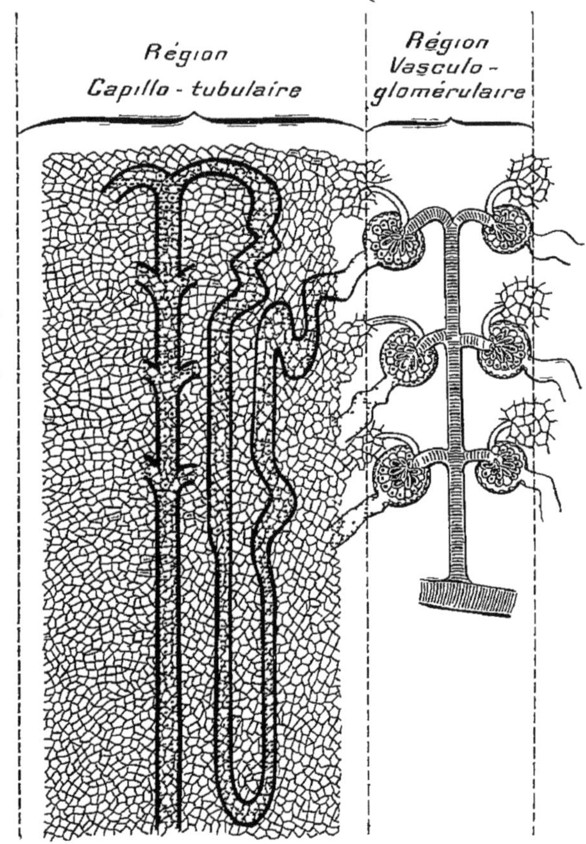

Fig. 142. — Schéma de la circulation rénale tubulo-glomérulaire

viscosité sanguine (complexe puisque, entre autres facteurs secondaires, on note surtout l'hydrémie et l'anoxhémie) ; le débit uréique est indépendant de tout facteur cardiovasculaire ; seuls interviennent la concentration uréique du sang et de l'urine et un coefficient constant pour un individu donné[1].

1. Des recherches cliniques récentes tendent cependant à démontrer que ce dit coefficient est nettement influencé par l'évolution physio-pathologique cardio-vasculaire telle celle des asystolies. Dans leur ensemble les considérations précédentes n'en sont pas moins valables.

Il en résulte nécessairement que la sécrétion hydrique et la sécrétion uréique représentent deux fonctions urinaires tout à fait distinctes se produisant sous des influences tout à fait différentes et vraisemblablement en des régions du rein nettement différenciées, l'une subissant au plus haut degré les variations sphygmolabiles et vasomotrices ; l'autre étant au contraire, soustraite au moins en partie à ces influences cardiovasculaires.

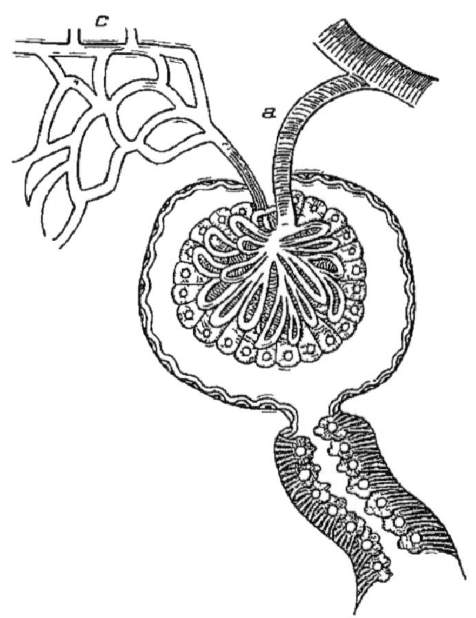

Fig 143 — Schéma d'un glomérule.
a, vaisseau afférent, c, reseau capillaire afferent

Un simple coup d'œil jeté sur l'anatomie du rein délimite nettement ces deux régions: la première est, à n'en pas douter, la région artério-glomérulaire, annexe évidente de l'appareil circulatoire, apte à ressentir au plus haut degré les réactions communes à tout ce système ; la deuxième est non moins évidemment la région capillo-tubulaire où le sang, « détendu » dans le glomérule, et soustrait de ce fait à l'action cardio-vasculaire, s'étale en un lac capillaire, dans lequel baigne l'épithélium des tubuli (fig. 142 et 143).

Les observations d'histologie comparée de Renaud, Régaud, Rathery et Policard permettent d'ailleurs d'assigner le rôle excréteur de l'urée aux formations mitochondriales et aux grains de sécrétion des cellules tubulaires.

On arrive ainsi à cette conception d'ailleurs fort ancienne, — quoique encore fort discutée, — que c'est *surtout* au niveau du glomérule que se fait le filtrage hydrurique et que c'est *surtout* au niveau des tubuli que se fait la sécrétion azoturique et probablement chlorurique, s'il se confirme qu'en tenant compte de la notion de la concentration sanguine chlorurée normale, l'élimination chlorurique urinaire se fait conformément à la loi sus-énoncée d'Ambard.

* * *

Les deux lois sus-énoncées relatives au débit hydrurique et au débit uréique permettent, la première, de calculer un coefficient représentatif du calibre des vaisseaux rénaux

TABLEAU I. — *Coefficient sphygmo-rénal quotidien (cas normaux).*

OBSERVATIONS	p	v	$\frac{p}{v}$	H	COEFFICIENT SPHYGMO-RÉNAL	POIDS	AGE	REMARQUES CLINIQUES
399	6 (15 = 9)	4,5	1,33	1,5	**1,13**	74	44	Normal.
231	6 (15 = 9)	4,3	1,4	1,6	**1,15**	78	43	Mitral bien compensé.
148	8 (17 = 9)	4,4	1,81	2	**1,10**	80	55	Pléthorique.
Mme Gu.	6 (15 = 9)	4	1,5	1,5	**1**	»	50	Inflammation gastro-intestinale, entérite.
378	5	4,2	1,19	1,2	**1**	68	52	Normal.
272	8 (18 — 10)	6,2	1,3	2,1	**1,6**	71	71	Goutte.
390	5 (13 = 8)	3,7	1,35	1,6	**1,19**	»	57	Normal.
249	5 (14 = 9)	4,2	1,20	1,3	**1,08**	»	(?)	Normal

(coefficient sphygmorénal); la deuxième, de calculer un coefficient représentatif de la perméabilité du rein pour l'urée (coefficient uréo-sécrétoire).

On tire, en effet, des lois sus-rappelées :

Calibre des vaisseaux rénaux[2]
(Coefficient sphygmorénal)

$$= \frac{\text{Débit hydrurique}^{1}}{\text{Pression différentielle}} \times \text{Viscosité sanguine.}$$

Constante d'Ambard
(Coefficient uréosécrétoire)

$$= \frac{\text{Taux de l'urée sanguine}}{\sqrt{\text{Débit uréique}}\sqrt{\text{Taux de l'urée urinaire}}}$$

*
* *

Chez un individu normal, exempt de toute adultération lésionnelle ou fonctionnelle du rein, le coefficient sphygmorénal est égal ou supérieur à 1 ; il s'abaisse d'autant plus que la sclérose vasculorénale est plus marquée (tableaux I et II).

Le coefficient uréosécrétoire normal est voisin de 0,07 ; il s'élève d'autant plus que la perméabilité rénale est plus mauvaise.

Dans une étude récente[2], nous avons publié une statistique de 12 cas dans lesquels nous avons calculé concurremment ces deux coefficients (tableau III). Chez 5 sujets cliniquement normaux, les deux coefficients étaient normaux (sphygmorénal égal ou supérieur à 1, uréosécrétoire voisin de 0,075). Dans 5 cas de néphrite interstitielle avérée (brightiques du type cardiovasculaire, hypertendus-hypovisqueux), les deux coefficients étaient anormaux, mais il n'y avait pas

1. Remarquons, à nouveau, que le premier terme $\frac{\text{Débit hydrurique}}{\text{Pression différentielle}}$, abstraction faite de la viscosité sanguine, fournit déjà une approximation souvent très suffisante du calibre des vaisseaux rénaux. Chez un individu normal, il est égal ou supérieur à 0,250. Chez un scléreux rénal, il est inférieur à 0,20 (Voir *La Presse Médicale*, novembre 1912 et chapitres précédents).

2. A. Martinet. « Coefficient sphygmo-rénal et coefficient uréo-sécrétoire ». *Journal d'Urologie*, 15 décembre 1912, p. 789.

TABLEAU II. — *Coefficient sphygmo-rénal quotidien (néphrites interstitielles).*

OBSERVATIONS	p	v	$\frac{p}{v}$	H	COEFFICIENT SPHYGMO-RÉNAL	POIDS	AGE	REMARQUES CLINIQUES
36	10 1/2 (21 — 10 1/2)	3,9	2,7	1,25	0,45	»	62	Épistaxis, angor, œdèmes transitoires.
196	10 (25 — 15)	3,2	3,1	1,60	0,50	»	71	Artério sclérose manifeste humérale et radiale, élèv. de la sous-clavière et crosse aortique, épistaxis, attaq. trans., aphasie, confusion des idées. Mort subite.
245	12 (21 — 9)	4,7	2,55	1	0,38	89	66	Hémorragies rétiniennes, albumine intermittente, œdème des bases.
253	13 (26 — 13)	4,5	2,90	1,20	0,41	68	49	Épistaxis, albumine intermittente, cœur de bœuf, bruit de galop intermittent.
254	12 (26 — 14)	4,7	2,55	0,90	0,35	»	60	Hémorragies diverses, épistaxis, hémorragie cérébrale, sclérose périphérique évidente, cachexie scléreuse.
303	18 (26 — 8)	4	4,5	1,70	0,37	»	60	Albumine : 0,12, sucre : 18, hémiplégie et hémorragie céréb. antérieure, vertiges.
313	16 (26 — 11)	4,8	3,12	1,50	0,48	»	72	Albumine, œdème des bases, sucre 70 gr., sclérose des art. périphériq., cœur de bœuf,
407	13 (21 — 8)	3,6	3,6	1,08	0,30	»	66	Artério-sclérose générale. albumine 2 gr.
393	2 1/2 (15 — 12 1/2)	4,5	0,55	0,30	0,54	»	47	Albuminurie, bruit de galop, œdèmes, oligurie, asystolie.
446	12 (26 — 16)	3,9	3	1,50	0,50	»	47	Cœur de bœuf, bruit de galop, épistaxis.
489	14 (31 — 17)	4,4	3,15	1	0,31	67,5	63	Albumine : 0,46, hémiplégie gauche, sclérose artérielle périphérique évidente.
525	22 (34 — 12)	3	7,3	1,5	0,21	1m,72 66	78	Albumine : 4,5, œdèmes des membres inf., œdème pul.
600	17 (26 — 9)	3,9	4,3	2	0,47	1m,75 93	64	Épistaxis, albumine permanente : 0,50.

TABLEAU III. — *Coefficient sphygmo-rénal et uréo-sécrétoire chez divers sujets.*

OBSERVATIONS	p	v	$\frac{p}{v}$	H	COEFFICIENT SPHYGMO-RÉNAL	POIDS	AGE	COEFFICIENT URÉO-SÉCRÉTOIRE	URÉE SANGUINE	REMARQUES CLINIQUES
42	6 1/4	4,3	1,45	1,25	0,90	96	41	0,079	0,338	Obèse.
60	6	4,3	1,40	1,06	0,75	75	49	0,061	0,27	Un seul rein.
79	6	4,3	1,40	1,40	1	»	51	0,034	0,54	Migraines, prurit
244	16	4,7	3,4	1,92	0,56	»	65	0,082	0,65	Néphrite interstitielle, ataxie.
245	12	4,5	2,66	1	0,37	89	66	0,11	0,54	Néphr. interstitielle, hém. rétiniennes
272	11 1/2	5,7	2	2,5	1,25	71	56	0,05	0,54	Goutteux aucun symptôme rénal.
78	19	4,9	3,87	0,56	0,14	»	61	0,27	0,93	Néphrite interstitielle. Urémie.
328	10	4,1	2,4	2,4	1	»	50	0,077	0,38	Ménopause, aucun symptôme rénal
329	7	4,3	1,62	2,7	1,66	»	50	0,076	0,37	Bronchite chroniq., aucun sympt rénal.
399	7	5	1,4	2,06	1,40	»	44	0,076	0,35	Normal
407	13	3,6	3,6	1,08	0,30	»	66	0,17	0,91	Néphr interstitielle, album. 2 gr., sclérose cardio-aortique, crises d'œdème aigu du poumon.
446	12	3,9	3	1,5	0,50	»	47	0,124	0,48	Néphr. interstitielle.
524 bis	6	5,8	1	0,6	0,58	»	50	0,20	0,54	Asystolo-urémie chez un scléreux.
314 bis	11	4,6	2,60	1,8	0,69	71	48	0,15	0,91	Néphrite mixte.
385 bis	10	4,4	2,27	1,2	0,52	»	70	0,207	0,48	Sclér. cardio-rénale avancée, albumin.
463	10	5,2	1,90	1,2	0,61	95	65	0,17	0,39	Sclér. cardio-rénale.

parallélisme d'anomalie ; le coefficient sphygmorénal était, à l'ordinaire, plus anormal que le coefficient uréosécrétoire.

Dans 2 cas, enfin, il y avait discordance entre les deux coefficients : chez un sujet ayant subi jadis une néphrectomie, le coefficient uréosécrétoire était normal ; le coefficient sphygmorénal, au contraire, fortement abaissé ; chez un sujet exempt de troubles cardio-vasculaires à cœur normal, tension et viscosités moyennes, mais présentant, au contraire, de petits signes d'azotémie (prurit), le coefficient sphygmorénal était normal et, par contre, le coefficient uréosécrétoire anormal.

Bref, l'étude physiopathologique nous révèle la même dissociation fonctionnelle que nous avait déjà révélée l'étude physiologique. Les fonctions rénales hydrurique et uréique peuvent être altérées simultanément ou séparément ; le calcul du coefficient sphygmorénal et du coefficient uréosécrétoire permet de constater la réalité et de mesurer le degré de ces altérations.

Cette dissociation rénale fonctionnelle pathologique est actuellement classique, au moins pour l'excrétion uréique et chlorurique, grâce aux travaux de l'École française, au premier rang desquels il faut citer ceux absolument hors pair de MM. Widal, Achard et Castaigne et de leurs élèves. Grâce à ces travaux, la dissociation est actuellement formelle des *syndromes azotémique* et *chlorurémique*. Nous estimons qu'il convient d'y adjoindre un syndrome hydrémique correspondant à une fonction rénale parfaitement distincte des précédentes, l'excrétion hydrique, et a une modalité clinique parfaitement différenciée, à prédominance cardio-vasculaire.

Le *syndrome hydrémique*, de tous points comparable, au point de vue pathogénique, aux syndromes précédents, correspond aux cas où, par suite d'un trouble intermittent ou permanent de la fonction hydrurique, il y a rétention d'eau dans le sang, hydrémie. Cliniquement, il se traduit par l'augmentation, parfois énorme, de la tension vasculaire, et, partant, l'hypertrophie cardiaque, la diminution absolue ou relative de la viscosité sanguine caractéristique de l'hydrémie (hypertendus, hypovisqueux), la tendance aux hémorragies, la polyurie et la pollakiurie. C'est principalement dans ces cas que l'on rencontre les petits signes de brightisme décrits par Dieulafoy (céphalées, vertiges, troubles oculaires, épistaxis matutinales, crampes musculaires, soubresauts tendineux, doigt mort, etc.). La plupart correspondent au type classique des brightiques cardio-vasculaires.

Bref, la symptomatologie est dominée par le syndrome de l'hypertension artérielle associée à l'hydrémie.

*
* *

Ces différents syndromes peuvent se rencontrer à l'état pur, c'est-à-dire dégagés de toute association avec les autres syndromes rénaux, et c'est grâce à cette circonstance que leur dissociation physiopathologique a pu être faite.

Le *syndrome hydrémique* peut se rencontrer pendant longtemps à l'état quasi pur, sans azotémie, sans chlorurémie, sans albuminurie, sans dyspnée, sans œdème, nettement caractérisé par l'hypertension, associé à l'hypoviscosité absolue ou relative par hydrémie, l'hypertrophie cardiaque, la nycturie, la tendance hémorragipare. Dans une de nos observations où le syndrome précédent était des plus nets et presque pur, le coefficient sphygmo-rénal était fortement abaissé (0,56), le coefficient uréo-sécrétoire était à peine modifié (0,08).

Le *syndrome azotémique* pur présente souvent, au point de vue sphygmo-viscosimétrique, une formule radicalement inverse de la précédente. Dans un cas d'azotémie aiguë à forme surtout respiratoire, que nous avons eu l'occasion de suivre avec M. Heckel, la tension était, au début, de 13-9, avec une viscosité sanguine de 7 ; jamais peut-être, nous n'eûmes l'impression d'une thrombose cardiaque aussi imminente ; il est certain que cette symbiose de l'hypotension et de l'hyperviscosité par azotémie et anoxhémie doit jouer un rôle important dans le mécanisme de ladite thrombose et de l'agonie. Le taux de l'urée sanguine était de 0,86 ; le coefficient uréo-sécrétoire était de 0,41, il s'abaissa ultérieurement à 0,37 ; le coefficient sphygmo-rénal, de 0,70 se releva ultérieurement à 0,92 car le malade se rétablit. Dans un autre cas observé avec le Dr Blind la tension différentielle était de 3 $\left(\frac{13\ 1/2}{10\ 1/2}\right)$ avec une viscosité sanguine de 8, un taux uréique sanguin de 0,945, un débit hydrurique approximatif de 1200, aucun œdème, une dyspnée sine materia intense ; ultérieurement ce sujet thrombosa sa crurale gauche. La rétention uréique dégagée de toute rétention hydrique semble donc réaliser au maximum le syndrome de rétention sèche par déshydratation à rapprocher du syndrome de déshydratation aiguë, constaté par MM. Chauffard et Rendu[1] dans le coma diabétique et dans lesquels ces auteurs notèrent expressément l'hypotension artérielle avec augmentation de la viscosité sanguine.

Le *syndrome chlorurémique pur,* en dehors de toute hydrémie, abstraction faite des cas de dégénérescence amyloïde du rein chez des tuberculeux, par exemple (Bartels, Widal), cas que nous n'avons pas eu encore l'occasion d'étudier personnellement, nous a paru très rare. Il est, le plus souvent, associé soit à l'hydrémie, soit à l'azotémie. Ce sont les formes chlorurées hydrémiques qui nous ont paru réaliser au maximum le syndrome œdémateux ; les formes azotémique et chloruro-azotémique, en l'absence de toute hydrémie, sont, le plus souvent, des formes sèches. Il est, en tout cas, bien digne de remarque que le syndrome hydrémique

1. A. Chauffard et H. Rendu. « Le syndrome de déshydratation aigue dans le coma diabétique ». *Revue de Médecine*, juin 1912.

pur ne conditionne presque jamais l'œdème, hors le cas de fléchissement cardiaque et que le syndrome chloruro hydrémique est, au contraire, le syndrome œdémateux par excellence.

Une communication récente de MM. Achard, Ribot et Feuillié[1] à la Société de Biologie que nous avons déjà signalée est, à ce point de vue, particulièrement suggestive. Chez un malade atteint de sclérose rénale très avancée, avec forte rétention d'urée, l'œdème était énorme et irréductible, malgré le régime sans sel et la théobromine ; or, le seuil chlorurémique se maintint toujours très bas et le taux des chlorures urinaires était également très faible. Si donc, la sclérose rénale tend à relever dans le sang le taux des chlorures, constatent les auteurs précités, d'autres influences peuvent contrebalancer cette action jusqu'à provoquer l'abaissement notable et persistant du seuil d'élimination. L'hydrémie est certainement pour nous le plus important de ces facteurs.

*
* *

Mentionnons, pour finir, que la notion de l'hydrémie et de la rétention hydrique conduit, comme la notion de l'azotémie et de la chlorurémie, à une sanction thérapeutique pratique. L'hydrémie, avec son syndrome cardio-vasculo-sanguin d'hypertension et d'hypoviscosité, commande la réduction hydrique — la ration hypohydrique — avec des réserves que nous avons déjà précisées comme l'azotémie impose la réduction azotée, le régime hypoazoté et la chlorurémie, la réduction chlorurée, le régime hypochloruré.

1. ACHARD, RIBOT et FEUILLIÉ « Rétention chlorurée avec hypochlorémie ». *Soc. de Biol.*, 21 décembre 1912.

VII

FORMES COMPLEXES DE L'INSUFFISANCE RÉNALE FORMES ASSOCIÉES CARDIO-RÉNALES

On ne saurait assez dire et répéter avec Castaigne: « Il faut savoir qu'à côté des formes d'*urémie à type chlorurémique* (et nous ajouterons hydrémique et azotémique), ne se traduisant que par les accidents que nous venons de signaler et où il n'y a aucun signe d hypertension cardio-artérielle. *il existe des cas complexes où les malades sont des hypertendus et où l'azotémie s'ajoute à la chlorurémie* ; dans ces cas, ne voir et ne soigner que la chlorurémie serait une erreur susceptible d'être très funeste aux malades ; aussi doit-on toujours, dans l'examen d'un malade atteint d'urémie hydropigène rechercher avec soin si tous les symptômes sont dus à la chlorurémie (alors le pronostic est relativement bénin et le régime déchloruré suffit à faire disparaître les accidents) ; si l'hypertension intervient (alors le pronostic est plus sérieux car les malades sont menacés d'asystolie, d'œdème aigu du poumon, d'hémorragie cérébrale); si enfin il s'y ajoute de l'azotémie (alors le pronostic est des plus graves et l'importance du traitement déchloruré cède le pas à la nécessité d'interdire les aliments azotés ». Castaigne, *Les Maladies des reins,* p. 103 (Le Livre du médecin).

Les données précédentes, l'analyse clinique d'une part, la recherche des tensions artérielles et de la viscosité sanguine, la confrontation de la pression différentielle et du débit urinaire, l'évaluation de la rétention chlorurée, le dosage de l'urée sanguine et le calcul du coefficient uréo-sécrétoire, permettent de reconnaître la part qui échoit dans ces formes complexes à l'hydrémie, à la chlorurémie, à l'azotémie. Elles permettraient à la rigueur de décrire des formes hydrémiques, chlorurémiques, azotémiques pures et des formes associées, chloruro-hydrémique, chloruro-azotémique, chloruro-hydro-azotémique de beaucoup les plus fréquentes.

Pour apprécier enfin avec une plus grande rigueur l'espèce clinique particulière, il convient d'évaluer la présence ou l'absence d'insuffisance cardiaque, son degré, sa prédominance. Disons seulement grosso modo que les formes hydrémiques se rencontrent le plus souvent avec les cardiopathies artérielles, les scléroses artério-rénales, et s'associent à leur phase avancée avec les insuffisances ventriculaires gauches ; les formes azotémiques s'associent plus souvent aux insuffisances cardiaques droites, aux complications hépato-pulmonaires. mais cette indication un peu schématique souffre de nombreuses exceptions. Nous voulons simplement indiquer que si l'on pousse l'analyse clinique de plus en plus loin on arrive à multiplier quasi à l'infini les espèces cliniques, et que comme nous l'avons déjà dit cette discrimination des variétés particulières est l'essence même de la clinique et que la vraie thérapeutique clinique rationnelle lui est subordonnée. A cette période ultime les syndromes cardiaques et rénaux s'intriquent comme l'avait longuement décrit Huchard et comme le dit si justement Widal :

« A une phase avancée des néphrites chroniques, lorsqu'à l'hypertrophie cardiaque succèdent la défaillance et la dilatation du myocarde, et que le malade, primitivement rénal, est devenu un cardio-brightique, il n'est pas rare de voir un *syndrome cardiaque* prendre le premier plan de la scène morbide et masquer les symptômes proprement rénaux concomitants. A ce moment, la tachycardie, l'arythmie, la teinte cyanique du visage, l'essoufflement, la présence d'œdème pulmonaire et fréquemment même d'infarctus, peuvent en imposer pour une cardiopathie et faire méconnaître la maladie rénale, préexistante et déterminante.

« Ce syndrome cardiaque secondaire mérite d'être bien connu du clinicien, non seulement à cause de sa fréquence, mais aussi à cause des indications thérapeutiques qu'il comporte. Chez de pareils malades, il faut souvent parer plus aux accidents cardiaques qu'aux manifestations purement rénales ; la cardiopathie joue, même dans le développement des œdèmes observés à ce moment, un rôle souvent égal à celui de la néphrite, et c'est autant en traitant l'insuffisance cardiaque que l'insuffisance rénale, que l'on parvient à libérer les malades de leur hydratation. »

Il conviendra donc d'analyser avec toutes les ressources des investigations présentes et futures ces syndromes cardiaques, rénaux et cardio-rénaux qui représentent un pourcentage si élevé de la pratique journalière même générale.

VIII

TRAITEMENT DES SYNDROMES RÉNAUX ET CARDIO-RÉNAUX[1]

Les néphrites hydrémiques, hypertensives, se confondent le plus souvent surtout au début avec le syndrome hypersphyxique dont nous avons antérieurement esquissé l'évolution et le traitement :

Pendant les périodes chroniques :

1° La restriction globale alimentaire, *la restriction des boissons* sur laquelle nous avons déjà trop insisté pour y revenir ici, la suppression de l'alcool et du tabac.

2° *L'exercice corporel systématique modéré,* les balnéations et l'hydrothérapie tiède, les frictions générales.

3° *Certaines médications diurétiques* : benzoate de soude et de lithine, dérivés de la théobromine, digitaline à très petites doses 1/20 à 2/10 de milligramme.

4° *Les dérivations intestinales systématiques* : aloès, jalap, scammonée, etc., etc.

5° *Le traitement spécifique si la syphilis est présente.*

Constitueront les éléments essentiels du traitement.

1. Pour les détails de certains régimes (V. Legendre et Martinet, *Régimes usuels.* — Néphrites, Régime du Mal de Bright, page 365).

Pour les détails d'administration et la posologie médicamenteuse (V. Alfred Martinet, *Médicaments usuels* : articles : digitale, toni-cardiaques, diurétiques, huile camphrée, etc , etc.)

Pendant les épisodes aigus (œdèmes aigus du poumon, angor, épistaxis, hémorragie) : la médication sera symptomatique visant le symptôme actuel (voir angor, asystolie, etc.). Les médications suivantes fondamentales sont applicables à tous les cas :

1° Repos absolu : lit ou fauteuil.

2° Diète hydrique ou lactée réduite (un litre).

3° Exonération sanguine plus ou moins abondante : ventouses scarifiées, sangsues, ponctions veineuses, phlébotomie.

4° La ponction lombaire sera susceptible de rendre des services dans les cas d'accidents cérébraux avec phénomènes d'hypertension du liquide céphalo-rachidien.

La saignée dans les épisodes aigus ; *la restriction alimentaire globale et plus spécialement des liquides* pendant les périodes chroniques ; *la médication toni-cardiaque,* digitale, huile camphrée, injections sous-cutanées d'oxygène, à la période de décompensation cardiaque sont pour nous les médications les plus agissantes.

Quant à la médication iodurée traditionnelle ou presque, en pareil cas, ses dangers l'emportent certainement et de beaucoup sur ses avantages. Cependant elle peut rendre des services dans les périodes de début, quand la pléthore est encore dominante, quand l'hydrémie est minime, transitoire, intermittente, quand l'hypertension et les signes de rétention hydrique (opsiurie) sont modérés : l'iodure de sodium, l'iodure de caféine correctement maniés peuvent être alors réellement utiles. Plus tard et surtout quand l'hypertension est considérable, il n'est pas douteux que la médication iodurée est dangereuse et hémorragipare, comme les cures hydrominérales d'ailleurs.

Les néphrites par rétention chlorurée, hydropigènes, sont surtout justiciables :

1° Du *régime alimentaire déchloruré* (Voir Le Gendre et Alfred Martinet. *Régimes usuels*), avec réduction des liquides. Encore convient-il ni de rendre ce régime déchloruré trop strict, ni de le prolonger trop longtemps, car comme nous aurons l'occasion de le répéter pour les autres formes de néphrites, les régimes trop rigoureux conduisent les sujets à la cachexie. Il conviendra de tâter la tolérance du sujet à l'endroit du sel et de pratiquer de temps à autre des cures achlorurées temporaires et des cures hypochlorurées bien dosées. L'écueil de l'achloruration alimentaire prolongée est l'anorexie, l'anachlorhydrie, l'apepsie, la dénutrition.

2° Des *diurétiques* du type de la théobromine et du chlorure de calcium.

3° Des *purgatifs* anodins (rhubarbe, podophylle, séné, etc.) ou drastiques (aloès, jalap, scammonée).

4° Des *toni-cardiaques* en cas de défaillance cardiaque (Voir Martinet, *Médicaments usuels*).

5° Des *toniques généraux* : quinquina, strychnine, glycéros, etc., en cas de tendance cachectique.

6° Des *moyens locaux anti-œdémateux, en cas d'œdème difficilement réductible :* ponctions, mouchetures aseptiques, drainages, etc., etc.

7° Comme dans toutes les autres formes de néphrite : le *traitement spécifique* si la syphilis est présente.

Les néphrites azotémiques urémigènes sont certainement les formes les plus rebelles à la médication, toutefois elles peuvent être souvent très amendées :

1° Par la pratique systématique d'*un régime hypoazoté* (Voir Le Gendre et A. Martinet. *Régimes usuels*) avec intercalation systématique d'un ou deux jours hebdomadaires de diète hydrique ou lactée réduite. Toutefois il faut bien savoir et c'est le grand mérite de Castaigne d'y avoir longuement insisté que les régimes trop réduits conduisent les malades à la cachexie plus rapidement que la maladie même, que la restriction excessive en matière diététique peut être la thérapeutique du pavé de l'ours et que le mieux est ennemi du bien. Il faut composer avec de tels malades, instituer le régime sous le contrôle du poids, d'analyses urinaires et sanguines, d'investigations cliniques répétées méthodiques et tâcher de réaliser le régime optimum tout à la fois sans dépasser la puissance excrétoire du rein et sans accélérer une dénutrition progressive inévitable du fait même de la maladie.

2° Par des soins attentifs *de la peau* ce grand émonctoire vicariant des reins : balnéations chaudes, frictions sèches au gant de crin ou légèrement alcoolisées.

3° Par des *révulsions lombaires* et des *exonératians sanguines systématiques :* ventouses sèches, voire scarifiées hebdomadaires.

4° Par des *révulsions intestinales régulières* plus particulièrement drastiques : emploi systématique 2, 3 fois par semaine et plus de pilules purgatives (aloès, scammonée, jalap, etc.).

5° C'est ici que la *cure de Guelpa* fait parfois des miracles. Il n'est pas douteux que dans certains cas, même fort avancés, où la toxémie est profonde, où la torpeur a déjà pris un caractère quasi-comateux : la *diète hydrique absolue* associée à une *purgation saline énergique* opère de véritables résurrections. Mais il est rationnel et prudent d'y associer une *médication tonique générale*: injections d'huile camphrée, et *tonique et désintoxiquante* : injections de 1/2 à 2 litres et plus d'oxygène. Les injections sous-cutanées d'oxygène nous ont donné des résultats remarquables tant dans les formes aiguës que dans les formes chroniques (voir plus haut).

6° *Certains diurétiques* tels la *scille* (Pic et Bonamour), paraissent enfin avoir une action azoturique élective. On les prescrira de façon intermittente, associés ou non aux diurétiques théobromiques à la dose de 0gr,10 à 0gr,30 pro die.

7° Il nous est enfin arrivé d'obtenir une sédation marquée d'accidents graves par la *formation d'un exutoire cutané : mouches de Milan* répétées, *vésicatoire camphré* à plaie entretenue ultérieurement suintante, voire *dermatite artificielle* provoquée par une friction térébenthinée, ou réveil d'un *eczéma latent*. Ces phénomènes d'interférence morbide méritent d'être réétudiés avec rigueur.

Dans les formes enfin avancées et compliquées où les insuffisances rénales associées se combinent à l'insuffisance cardiaque — *asystolo-urémies — les indications sont tout à la fois celles des insuffisances rénales diverses et des asystolies.*

Pendant les ÉPISODES AIGUS :

1° Les *émissions sanguines : la saignée large* de 400 à 800 centimètres cubes dans les formes aiguës avec tendance à la dilatation aigue du cœur gauche et à l'œdème pulmonaire — les *saignées modérées* (ventouses scarifiées hépatiques et lombaires) 150 à 300 centimètres cubes dans les formes subaiguës ou chez les cachectiques.

2° *La diète hydrique ou lactée réduite* (cure de Karell) (voir Le Gendre et Martinet, *Régimes usuels*), 0gr,800 à un litre de liquide (lait ou eau lactosée) réparti en 4 prises régulièrement espacées — les 2 ou 3 premiers jours — une *diète* réduite ensuite — puis *mixte modérée.*

3° *L'association des tonicardiaques, des diurétiques et des drastiques.*

La *digitale* à dose élevée tonicardiaque pendant les épisodes aigus — à dose modérée ou minime vaso dilatatrice pendant les périodes intercalaires.

L'usage systématique des *drastiques* (scammonée, jalap, aloès, calomel).

L'emploi judicieux et alterné des diurétiques du type de la *scille* et de la *théobromine* fournissent encore aujourd'hui comme il y a 20 ans les éléments pharmacodynamiques essentiels de l'asystolo-urémie et la très ancienne et si judicieuse association médicamenteuse scille, scammonée, digitale = réalise à merveille ces diverses indications et nous y sommes quant à nous resté fidèle.

4° *Les injections sous-cutanées d'oxygène* enfin dont nous avons longuement exposé la technique à l'occasion du traitement des hyposphyxies — et qui agissent à la fois comme *toni-cardiaques anti-asphyxiques,* et *anti-toxémiques,* paraissent réaliser les indications les plus générales que l'on puisse formuler dans les cas de ce genre.

PENDANT LES PÉRIODES CHRONIQUES, on prescrira :

1° *Un régime modéré* hypoazoté, hypochloruré, hypohydrique avec jours intercalés de diète hydrique ou lactée (voir Le Gendre et Martinet, *Régimes usuels*), en visant toutefois à obtenir une ration suffisante d'entretien.

2° Une stimulation *systématique des fonctions cutanées*: frictions au gant de crin, frictions générales avec un mélange alcoolo-aromatique du type suivant :

Alcoolat de lavande.	} āā 100 grammes.
Alcoolat de romarin.	
Baume de Fioravanti.	

Usage externe.

3° *Une stimulation systématique des fonctions hépato-intestinales* — par l'emploi régulier hebdomadaire ou bi-hebdomadaire des laxatifs et purgatifs salins et drastiques.

4° *Une stimulation continue ou subcontinue du cœur et du système nerveux,* par l'usage continu ou mieux discontinu et alterné de la digitaline, de la strychnine, de la spartéine, de l'huile camphrée, des injections d'oxygène, etc.

C'est particulièrement ici que peut être utile l'emploi quotidien longtemps prolongé d'une préparation de digitale à dose minime, vaso-dilatatrice rénale. On prescrira la digitaline cristallisée à la dose de 1/10 à 1/20 de milligramme, le digalène à la dose de IV à V gouttes, la poudre de feuilles à la dose de trois à cinq centigrammes associée ou non à la scille.

5° *L'emploi judicieux et alterné de certains diurétiques* tels la *diurétine* et la *scille.*

En ce qui concerne l'ordonnance des régimes, la diététique, capitale dans la cure des néphrites — nous croyons devoir rappeler pour finir que : *Dans tous les cas où l'affection prend un caractère chronique la notion de la nutrition générale doit primer celle de la débilité rénale et la ration alimentaire, quel qu'en soit le type, doit être établie de façon à fournir approximativement au malade le nombre de calories et le taux d'albumine et de sels minéraux nécessaires à son équilibre nutritif et à son activité normale.*

IX

HYPER-PERMÉABILITÉ RÉNALE

Mentionnons un syndrome urinaire relativement peu étudié — éclipsé qu'il est par les grands syndromes rénaux que nous venons d'énumérer — mais que Bard (de Genève) et ultérieurement Bernard avaient cependant signalé à l'attention des cliniciens — et qui joue probablement un rôle important dans maintes dégénérescences nutritives et nerveuses c'est le *syndrome de l'hyperperméabilité rénale*. Nous en avons observé des cas très nets et nous nous contenterons d'en rappeler brièvement quelques-uns à titre purement documentaire.

L'emploi systématique des techniques circulatoires semble comme on va voir susceptible de rénover cette question.

L'observation 439 (fig. 144) recueillie avec Castaigne et Maurice Chailloux est une des plus typiques que nous ayons recueillie. Il s'agissait d'un homme de 61 ans, sans antécédents pathologiques notables et qui, fin 1912, à la suite d'une infection vraisemblablement grippale maigrit, s'asthénia ; une analyse d'urine pratiquée à ce moment décela la présence de 3 grammes d'albumine et de cylindres hyalins et granuleux assez nombreux.

Nous le vîmes en janvier 1913, la maxima était de 21, la minima 11, la viscosité sanguine 3,6, le débit hydrurique quotidien 1,600 ce qui donnait un rendement rénal de 0,160. Le coefficient uréo-sécrétoire était de 0,15 avec un taux d'urée sanguine de 0,65. L'albumine des 24 heures atteignait

3 grammes; la présence de cylindres était constatée. L'épreuve de la chlorurie alimentaire ne décelait pas de rétention chlorurée notable ; il n'y avait pas d'œdème; pas de signes de défaillance cardiaque, aucun phénomène toxémique. Le taux élevé de l'albumine, le taux élevé du coefficient uréo-sécrétoire, la présence de cylindres nous firent porter un pronostic des plus réservés que ne justifiait certainement pas l'examen clinique somme toute satisfaisant : — l'évolution ne devait que trop justifier notre pronostic.

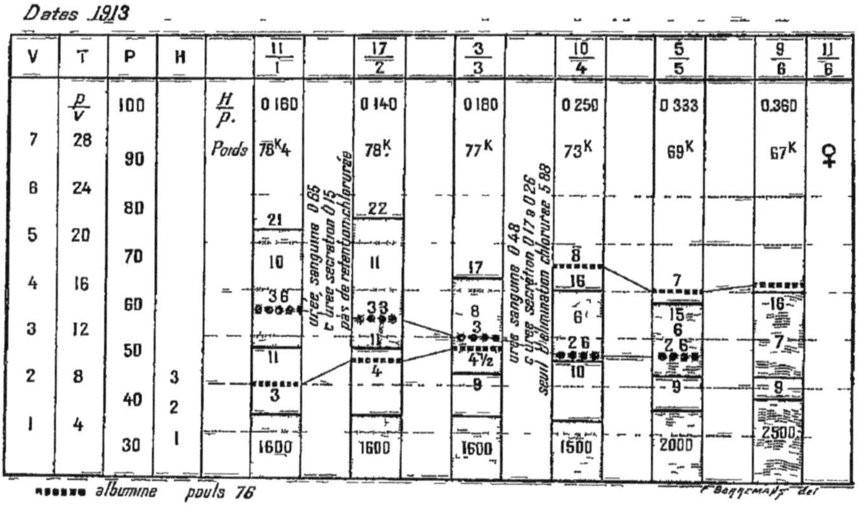

FIG. 144 — (Obs. 439) Hyperperméabilité rénale aigue.

Rien ne put enrayer la dégénérescence rénale progressive — et comme l indique suffisamment la courbe évolutive ci-jointe — nous assistâmes : à l'augmentation progressive du taux albuminurique qui de 3 grammes passa à 5, 8, 10 grammes pour se fixer aux environs de 7 ; à l'augmentation de la perméabilité rénale hydrurique vraisemblablement glomérulaire puisque nous voyons la polyurie s'établir et le rendement sphygmo-hydrurique s'élever graduellement de 0,160 (sub-normal) à 0,360 (sur-normal) ;

au fléchissement progressif de la tension maxima, de la minima, de la différentielle et de la viscosité sanguine. Avec un taux uréique sanguin à peine surnormal (0,65, 0,48), le coefficient uréo-sécrétoire reste mauvais (0,15, 0,17, 0,26), mais sans qu'à la vérité à aucun moment il y eut de manifestations cliniques d'azotémie. Mais ce qui, cliniquement, domina la scène en coïncidence avec l'élévation du taux albuminurique et du taux sphygmo-hydrurique ce fut la dénutrition rapide (perte de 11 kilogrammes en moins de 5 mois) et la cachexie progressive qui emporta le malade en juillet avec des phénomènes ultimes de défaillance cardiaque (asthénie, irrégularités extra-systoliques, développement d'un gros souffle systolique, à la base et à la pointe, tachycardie 134, œdème passif des bases pulmonaires, hépatomégalie douloureuse, splénomégalie sans œdème appréciable des membres inférieurs).

Le taux croissant de l'albumine. le taux croissant du débit hydrurique urinaire en coïncidence avec le fléchissement des pressions maxima, minima, différentielle — conduit inévitablement à la notion du « rein percé ». du « glomérule crevé » avec dénutrition secondaire cachectisante. A noter au contraire l'imperméabilité uréique progressive. L'hyperperméabilité n'est donc pas globale — mais semble porter spécifiquement sur l'eau, l'albumine et probablement les sels.

Ce cas est un type d'*hyperperméabilité rénale progressive et cachectisante à évolution aiguë.*

Le suivant — observation 143 (fig. 145) — est au contraire un type d'hyperperméabilité rénale à marche chronique.

Ici encore nous trouvons à l'origine en mai 1911 une infection mal définie, à l'évolution de laquelle nous n'avons pas assisté — mais que la malade nous décrit comme ayant débuté par un gonflement en apparence spontané des paupières et du front — auquel aurait succédé une fluxion parotidienne brusque d'une durée de 6 semaines. La radiothérapie et une médication iodurée et arsenicale pratiquées à ce moment auraient été suivies d'une éruption purpurique des membres inférieurs. Fluxion, purpura auraient enfin disparu laissant après eux une suppression salivaire complète, de l'anosmie, de la polyurie, des traces d'albumine, un peu de sucre (2 à 3 grammes) et une dénutrition progressive. La malade qui pesait 71^{kg},600 en mai 1911, n'en pesait plus

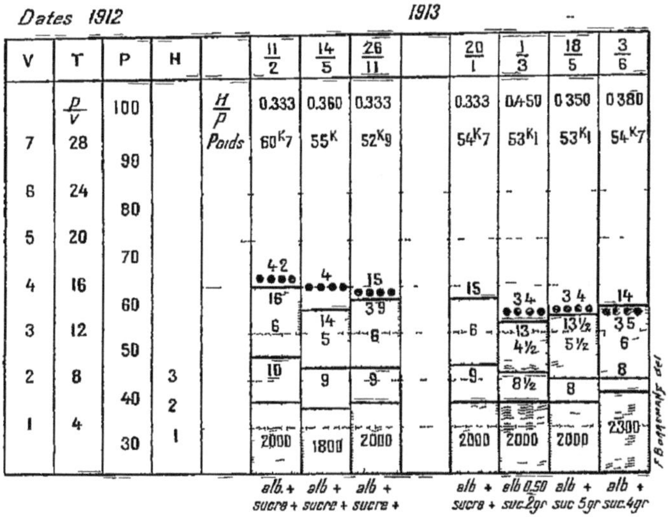

Dates 1912									1913			
V	T	P	H		11/2	14/5	26/11		20/1	1/3	18/5	3/6
	P/V	100		H/P	0.333	0.360	0.333		0.333	0.450	0.350	0.380
7	28	90		Poids	60^{K}7	55^{K}	52^{K}9		54^{K}7	53^{K}1	53^{K}1	54^{K}7
6	24	80										
5	20	70			42	4	15		15	34	34	14
4	16	60			16	14	39		6	13	13½	35
3	12	50			6	5	6			4½	5½	6
2	8	40	3		10	9	9		9	8½	8	8
1	4	30	2		2000	1800	2000		2000	2000	2000	2300
			1		alb. + sucre +	alb + sucre +	alb + sucre +		alb + sucre +	alb 0,50 suc 2gr	alb + suc 5gr	alb + suc 4gr

FIG. 145. — (Obs. 143). Hyperperméabilité rénale chronique

que 60^{kg},700 lors de notre premier examen en janvier 1912. L'asthénie, le découragement, étaient profonds.

L'évolution ici fut fort lente et il semble bien qu'à l'heure actuelle le processus dégénératif et la dénutrition soient enrayés — mais on note comme dans le cas précédent : la présence d'albumine (faible à la vérité 0,50), la présence de cylindres hyalins et granuleux, l'hyperméabilité hydrurique, l'absence d'œdèmes et de tout symptôme azotémique.

La médication fut franchement tonique, hypersthénique

et réminéralisante. A noter aussi la glycosurie faible — quelques grammes — mais persistante.

Le tableau ci-dessous collecte une petite série de 6 cas caractéristiques d'hyperperméabilité rénale du moins hydrurique et probablement minérale avec le syndrome si précis : polyurie et dénutrition, tension normale ou faible avec un coefficient hydrurique exagéré (hyperméabilité rénale). A noter la présence fréquente de l'albuminurie 4 cas sur 6 : la possibilité de la glycosurie minima intermittente. Quelques-uns de ces cas pourraient être considérés comme des diabètes insipides.

Ici le percement du rein, l'hyperperméabilité rénale paraît primitive, l'hypotension et la dénutrition secondaires. On remarquera que ce type s'oppose absolument au syndrome d'hypoperméabilite rénale réalisé par la néphrite interstitielle avec son hypertension secondaire — et combien ces faits sont d'une explication facile à la lumière de la loi biologique de l'hydrurie précédemment exposée :

Schématiquement on pourrait poser :

Polyurie + hypertension = Perméabilité rénale hydrurique normale ou diminuée.

Polyurie + hypotension = Perméabilité rénale hydrurique augmentée.

Notons encore la fréquence de la symbiose hyposphyxie et hyperperméabilité rénale — presque aussi fréquente que la symbiose artério-sclérose et hypoperméabilité.

Il y aura lieu d'étudier systématiquement avec les méthodes précises dont nous disposons actuellement les diverses fonctions rénales — non seulement au point de vue de l'hypoperméabilité comme cela a été presque exclusivement fait jusqu'à ce jour — mais aussi au point de vue de l'hyperperméabilité. C'est comme contribution préliminaire à cette étude que nous avons écrit le présent chapitre.

HYPERPERMÉA

N° D'ORDRE DE L'OBSERVATION	SEXE	AGE	TAILLE	POIDS	FRÉQUENCE DU POULS	TENSION MAXIMA Mx	TENSION MINIMA Mn	TENSION DIFFÉRENTIELLE p	VISCOSITÉ SANGUINE v
436. . .	H	61	1,76	67	96	15	9	6	2,7
143 .	F	53	»	53	»	13	8 1/2	4 1/2	3,4
224 a) . .	F	30	1,60	39	92	11 1/2	10 1/2	1	4,3
224 b) . .		30	1,60	47,5	76	13	9	4	3,9
609. . . .	F	41	1,66	61	76	15	10	5	4,5
660. . . .	F	58	1,59	59	56	15	11	4	4
668. . .	F	48	1,57	64	88	15	10	5	4,8

Ici la *médication tonique générale* et *angiosthénique* paraît être la plus indiquée. En fait d'ailleurs on trouve de nombreuses formes cliniques de transition entre certaines modalités de l'hyperperméabilité rénale et certaines modalités de l'hyposphyxie.

Le régime sera *libéral, tonique, réminéralisant.* C'est sur-

BILITÉ RÉNALE

DÉBIT HYDRURIQUE quotidien H	RAPPORT sphygmo-rénal $\frac{H}{p}$	ALBUMINE	SUCRE	REMARQUES CLINIQUES
2,25	0,375	7 gr.	=	Néphrite subaiguë. Cachexie progressive. Amaigrissement de 12 kg. en 5 mois.
2,00	»	0 gr. 25	5 gr.	Hyperperméabilité rénale post infectieuse. Amaigrissement de 18 kg. en 2 ans.
0,800 à 2,44	1,300	=	—	Syndrome hyposphyxique. Amaigrissement énorme.
1,400	0,350	=	=	A repris 9 kg. en 3 mois, sous influence du traitement.
1,800	0,360	+ (traces)	=	Antécédents héréditaires diabétiques. Amaigrissement considérable, 10 kg. en un an. État neurasthéniforme.
2,500	0,625	+ (traces)	intermittent	Amaigrissement considérable, 10 kg. en 8 mois. État neurasthéniforme.
3,500	0,700	»	»	Polydypsie, polyphagie. Amaigrissement. Asthénie. État neurasthéniforme.

tout ici que les régimes de rigueur, que les régimes de réduction sont désastreux.

On y associera une médication *angiosthénique* (strychnine, spartéine, adrénaline, hypophysine) = *reminéralisante* (sels de chaux, chlorure de calcium, etc.), = *tonique générale* (quinquina et glycéros).

X

NÉPHRITE ALBUMINEUSE SIMPLE

Mentionnons enfin pour finir avec et après Lécorché, Talamon, Dieulafoy, Castaigne, une forme néphritique monosymptomatique, *albuminurie chronique bénigne*, *néphrite albumineuse simple de Castaigne* qui ne s'accompagne ni de chlorurémie, ni d'azotémie, ni d'hydrémie ; dans laquelle on ne constate en conséquence ni rétention chlorurée, ni rétention uréique, ni rétention hydrémique, et partant ni œdèmes, ni hypertension, ni hypoviscosité, ni signes généralement quelconques d'altération des fonctions rénales, abstraction faite de cette albuminurie monosymptomatique.

Si c'est le grand mérite de Graves d'avoir nourri les fébricitants, ce sera celui de Castaigne d'avoir nourri les albuminuriques et d'avoir démontré sans discussion possible, que les régimes restreints et plus particulièrement le régime lacté strict leur étaient funestes, et que tel sujet albuminurique simple cachectisé par de tels régimes recouvrait souvent une santé relativement satisfaisante sous l'influence d'un régime libéral et voyait même parfois de façon contemporaine, fléchir le taux de son albuminurie.

C'est à cette conclusion qu'arrive aussi le Pr Albert Robin pour lequel le régime des albuminuriques doit être établi minutieusement, sans idées préconçues, sous bénéfice d'inventaire, et en visant à un franc libéralisme diététique : « Chaque brightique réclame, a-t-il écrit, un régime et un traitement régulier souvent personnels. »

Comme l'exprimait d'autre part si justement M. Gouget dans une revue générale sur « le Régime alimentaire dans les néphrites » (*Gazette des hôpitaux*, novembre 1907, p. 1503-1510), que nous regrettons de ne pouvoir reproduire intégralement tant elle est à la fois claire et substantielle. « Comme l'urémie, l'anémie est un écueil à éviter, et il ne faut pas tomber dans l'un sous prétexte d'échapper à l'autre, » et plus loin : « Il ne faut pas, comme on a trop souvent tendance à le faire, placer aux deux pôles du régime alimentaire des néphrites d'une part le régime lacté, considéré comme le plus favorable, d'autre part, le régime carné, considéré comme le plus nuisible, le régime végétarien étant en quelque sorte intermédiaire aux précédents par sa valeur. Le lait a ses contre-indications, et la viande peut avoir ses avantages. »

Dans ces cas donc et après étude attentive du sujet, on instituera un régime mixte ordinaire avec ration azotée suffisante (120 à 130 grammes de viande rouge grillée ou rôtie, ou volaille ou poisson, 1 ou 2 œufs, un quart à un demi-litre de lait), la ration étant complétée par des légumes, des pâtes, des fruits, du fromage frais ou cuit, des gâteaux secs, pain 120 à 180 grammes, eau rougie, voire un verre à Bordeaux de bon Bordeaux à la fin du repas. Il sera cependant sage d'interdire la charcuterie (à l'exception du jambon fumé), les conserves, les sauces, le gibier, les crustacés, le poisson de la fraîcheur duquel on ne serait pas absolument certain.

Les frictions générales, de temps à autre un peu de quinquina, peut-être aussi quelques doses de chlorure de calcium, la liberté du ventre, complèteront les indications à remplir dans cette forme particulièrement bénigne. Nous connaissons des sujets âgés actuellement de 60 à 70 ans et de belle santé générale qui ont eu une albuminurie vraisemblablement de cette nature depuis 30 ou 40 ans.

Toutefois, ils finissent, semble-t-il, par verser tous ou presque ultérieurement soit dans l'hydrémie hypertensive avec dégénérescence scléreuse, soit et peut-être plus souvent dans l'azotémie.

Notons enfin qu'il nous a semblé que dans les cas de ce genre les néphrites post-infectieuses prenaient un caractère beaucoup plus sérieux, bref cette albuminurie simple n'introduit pas moins une débilité, une fragilité, une vulnérabilité rénale véritable avec laquelle il faut compter au point de vue pronostic.

LES ASYSTOLIES

GÉNÉRALITÉS

Les chapitres qui vont suivre seront consacrés à une étude succincte de quelques syndromes cardiaques essentiels tels : *les asystolies, les angines de poitrine, les arythmies*. Ce sont là syndromes absolument classiques, et dont l'étude s'est imposée de tous temps aux cliniciens, suffisante démonstration qu'en cardiologie, le syndrome, l'étude physiopathologique l'emporte à l'ordinaire en pratique, sur l'étiologie et l'anatomie pathologique. Nous y joindrons une brève contribution à l'étude des *anévrismes*.

L'étude de ces syndromes, relativement simple il y a moins de 10 ans, est devenue depuis singulièrement touffue et complexe, grâce aux méthodes d'investigations contemporaines dont nous avons donné un rapide aperçu. Chacun de ces syndromes a été dissocié, disséqué, un volume entier ne suffirait pas à l'étude isolée de chacun d'eux.

L'asystolie comme l'urémie est menacée, quant à son existence nosologique même. La tendance actuelle, de tous points identique à celle qui a révolutionné la pathologie rénale, consiste à distinguer dans le bloc asystolique ce qui appartient à l'insuffisance du cœur droit et à l'insuffisance du cœur gauche, à l'insuffisance auriculaire et à l'insuffisance ventriculaire, aux troubles de l'excitabilité, de la conductibilité et de la contractilité myocardique; etc. Cette tendance est en partie au moins légitime. Il n'est pas douteux que nous allons assister à un démembrement de l'asystolie comparable à celui, actuellement réalisé, de l'urémie. Toutefois si ce démembrement, cette dissociation, actuellement quasi parachevé pour l'urémie a abouti a des sanctions pratiques, agissantes, thérapeutiques (restriction hydrique, chlorurée, azotée), il n'en est pas encore de même du démembrement de l'asystolie. Tout en reconnaissant donc le très grand intérêt de cette dissociation de l'asystolie, et y participant dans la mesure de nos moyens, nous croyons inopportun, d'en tenter à l'heure actuelle un exposé didactique complet parce que nous serions hors d'état d'y juxtaposer un exposé pratique, nous entendons par là une tactique thérapeutique correspondante. Nous nous bornerons donc ici, réservant la question intégrale pour des temps meilleurs, nous nous bornerons à exposer les résultats fragmentaires, mais dès maintenant utilisables, de notre observation clinico-technique. La question ne nous paraît pas mûre pour une tentative d'exposé intégral.

Il en sera de même des *angines de poitrine.* Il n'est pas douteux et tous les classiques (Peter, Potain, Huchard) l'avaient déja dit et répété avec un talent insurpassable, il n'est pas douteux que nous décrivons sous cette rubrique des manifestations d'origine, de signification et de gravité fort différentes. Et quelque critique qu'on ait pu faire de cette distinction, il y a bien des angines de poitrine vraies et des angines de poitrine fausses. Elles ont ce point commun d'une symptomatologie en apparence identique et d'intensité très variable depuis la simple sensation d'angoisse avec constriction thoracique et irradiations cervico-brachiales jusqu'au terrifiant accès de l'angor majeur, mais si les unes ne semblent être qu'une localisation neuro cardiaque à l'ordinaire sans gravité d'une névrose ou d'une névropathie, les autres sont le stigmate certain de l'insuffisance ventriculaire gauche qui ne tue pas aussi souvent peut-être que l'enseignaient les classiques, mais qui meurtrit et diminue toujours. Ici de même nous ne tenterons pas un exposé didactique complet dont nous ne posséderions pas les éléments, mais un exposé fragmentaire de quelques cas bien observés, susceptible d'être utile au diagnostic et au traitement.

A fortiori, en sera-t-il de même, des *arythmies* si complètement rénovées grâce à la polygraphie et à l'électro-cardiographie. Nous nous bornerons à rappeler avec exemples à l'appui, les modalités les plus typiques.

Nous terminerons enfin par l'exposé de quelques cas d'*anévrismes aortiques*.

I

LES ASYSTOLIES

La distinction entre les insuffisances ventriculaires gauches et les insuffisances ventriculaires droites est parfaitement légitime.

L'insuffisance ventriculaire gauche est surtout celle des aortiques et des scléreux ; — elle est à peu près constamment associée et consécutive à la sclérose artério-rénale. Elle conjugue à peu près toujours l'insuffisance cardiaque et rénale.

L'insuffisance ventriculaire droite est presque toujours associée à l'insuffisance auriculaire droite ; c'est presque toujours une insuffisance myocardique droite avec souvent insuffisance tricuspidienne. C'est l'insuffisance des endocardites, du rétrécissement mitral, de la maladie mitrale, des pulmonaires et des hépatiques. Elle conjugue à peu près toujours l'insuffisance cardiaque à l'insuffisance pulmonaire et hépatique.

Mais à la vérité de même qu'il est relativement rare de rencontrer des hydrémiques purs, des chlorurémiques purs, des azotémiques purs, des albuminuriques purs et qu'il y a lieu de conserver la dénomination ancienne « urémie » pour désigner ces cas d'insuffisance rénale de beaucoup les plus fréquents qui conjuguent et amalgament en proportions variables ces diverses insuffisances rénales partielles — de même il y a lieu de conserver le mot « asystolie » pour désigner ces cas de beaucoup plus fréquents qui conjuguent et réunissent les diverses modalités de l'insuffisance cardiaque.

Ce sont ces asystolies globales, totales, complexes que nous aurons surtout en vue ici, désignant toutefois le cas échéant la prédominance droite ou gauche, du syndrome.

Ajoutons enfin que pour nous l'asystolie est surtout une question dynamique, qu'elle traduit en dernière analyse la défaillance contractile du myocarde, et que c'est ce fléchissement dynamogénique contractile qui la caractérise et la conditionne. Il nous paraît opportun de rappeler cette notion simple, ancienne et lumineuse — ne fût-ce que pour réagir contre l'obscurité nuageuse qui paraît avoir tendance à enténébrer cette question.

I. — *Lois sphygmomanométriques de l'équilibre et du déséquilibre cardio-vasculaire.*

Le 22 mars 1911 nous publiions dans la *Presse Médicale* un article intitulé : « Essai de dynamique cardiaque. Les lois de l'équilibre cardiovasculaire » où nous énonçions les lois sphygmomanométriques de l'asystolie et mettions en évidence l'importance prépondérante de la tension minima.

Nous en reproduisons ici le texte essentiel.

* * *

Si nous reproduisons sous forme de graphiques les courbes synchrones des tensions maxima et minima, et la surface PD (pression différentielle) chez un même individu en état d'équilibre cardiovasculaire parfait, mais dont —

par suite de circonstances physiologiques ou pathologiques diverses — la tension maxima oscille entre d'assez larges limites nous obtenons les figures suivantes.

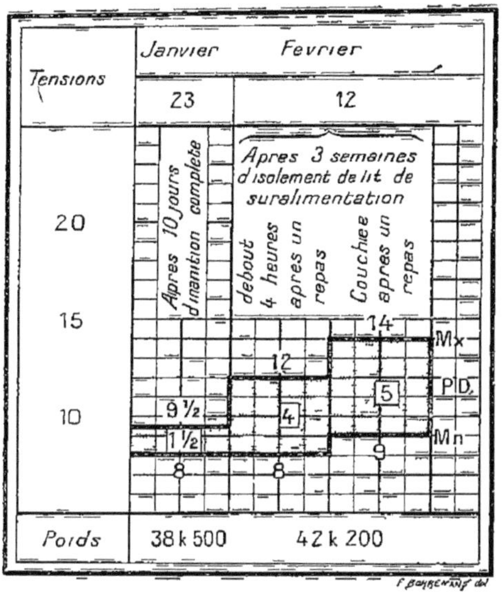

Fig 146

Telle la courbe ci-contre (fig. 146) sur laquelle on peut suivre l'accroissement progressif de PD ou p (puissance cardiaque s'adaptant à une résistance progressive Mx pour maintenir l'état d'équilibre. Il s'agit ici d'un organisme très touché par ailleurs (anémie, neurasthénie, ptoses viscérales diverses, etc.), mais chez lequel nous n'avons constaté, à aucun moment de cette observation, le moindre signe de déséquilibre cardiovasculaire.

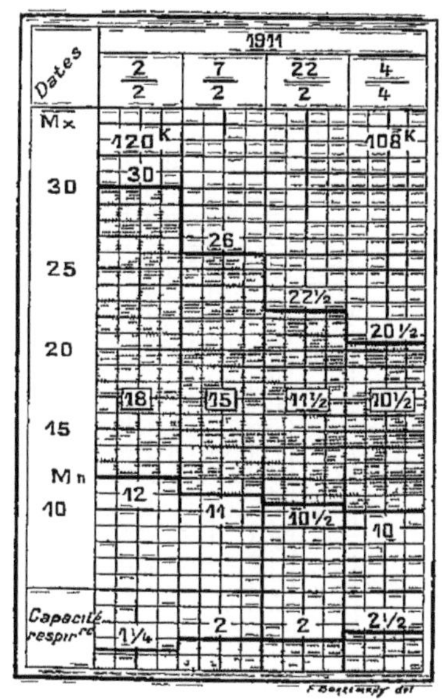

Fig. 147 — M. M .., 50 ans. Pléthorique, éthylique, emphysémateux.

En voici un autre exemple (fig. 147) : il s'agit d'un homme de 50 ans, pléthorique, obèse, emphysémateux, dyspnéique que nous vîmes le 2 février 1911, il pesait 120 kilogrammes, avec 30 comme tension maxima, 12 comme minima, 1 litre 1/4 comme capacité respiratoire ; la courbe ci-dessous montrera comment en 2 mois, le poids ayant fléchi de 12 kilogrammes, la tension systolique était tombée à 20 1/2, la diastolique à 10, en même temps que la capacité respiratoire remontait à 2 litres 1/2. On constatera encore la variation quasi-parallèle de Mx et de PD ou p.

Nous en donnons encore 2 exemples entre beaucoup d'autres (fig. 148 et 149).

D'où cette loi : *Chez un individu donné se maintenant en état d'équilibre cardio-vasculaire, mais dont la pression maxima s'élève ou s'abaisse, la différence* PD *ou p entre les deux pressions maxima et minima varie dans le même sens et d'une quantité assez voisine, la tension minima restant relativement fixe.*

Dates
1911
1912
23/12
4/2
28/2
Mx
103k800
101k500
98k800
25
20
15
10
5
21
17
16
10
7
7
11
10
9
F. du pouls 92
78
78

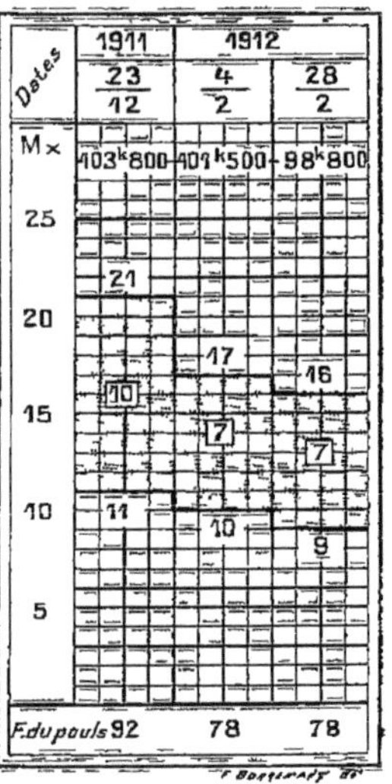

Fig. 148. — M B..., 40 ans, 1m,72. Pléthorique, obèse.

Si on établit les mêmes courbes synchrones chez des individus *sphygmola-*

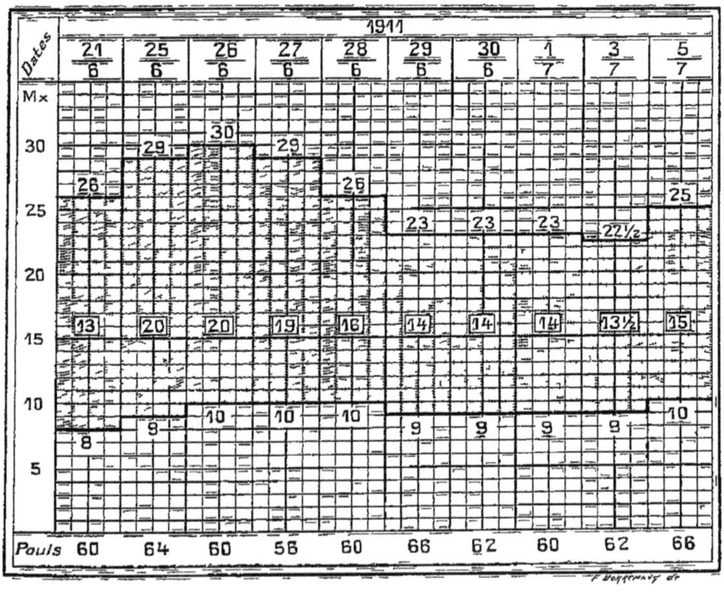

Dates
1911
21/6
25/6
26/6
27/6
28/6
29/6
30/6
1/7
3/7
5/7
Mx
30
25
20
15
10
5
26
29
30
29
26
23
23
23
22½
25
13
20
20
19
16
14
14
14
13½
15
8
9
10
10
10
9
9
9
9
10
Pouls
60
64
60
56
60
66
62
60
62
66

Fig 149. — M. H..., 60 ans. Diabétique, albuminurique, artério-scléreux.

biles, angiospasmodiques sujets à des crises de déséquilibre cardiovasculaire, on obtient, comme le montrent les figures suivantes, des graphiques tout à fait différents (fig. 150 et 151).

Ces deux observations très caractéristiques mettent bien en évidence les variations brusques tant de la pression systolique que de la pression diastolique et partant

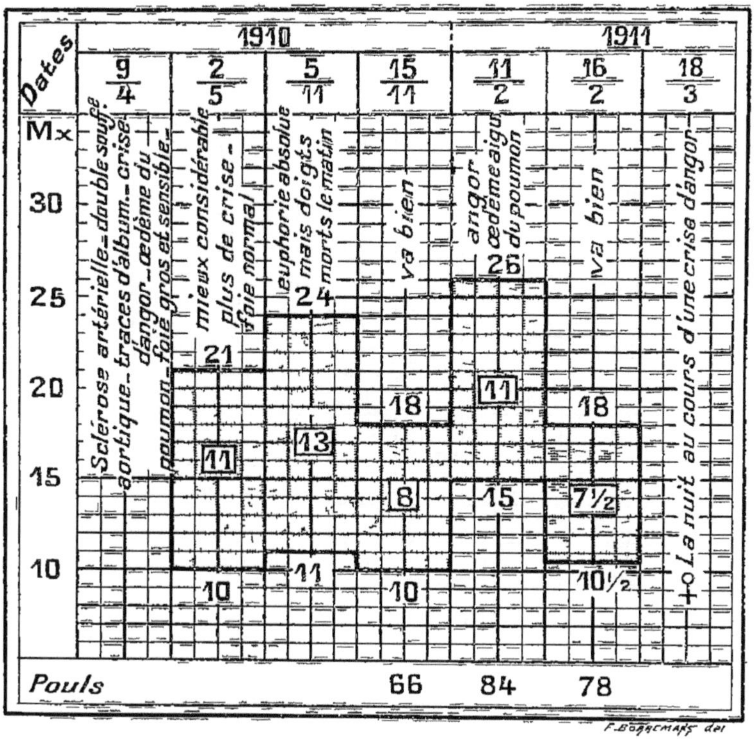

FIG. 150. — M. A. ., 50 ans

de la pression différentielle (PD) au cours de l'angor. Il faut évidemment que le cœur ait une puissance de réserve énorme pour résister à de telles surpressions, *surtout quand la surpression constante, diastolique est très marquée*. C'est là probablement qu'il faut chercher en grande partie la cause de la défaillance cardiaque brusque, de la syncope mortelle.

La figure 152 se rapporte à un asystolique et met de même en évidence la perturbation du rapport normal d'équilibre cardiovasculaire pendant les *périodes d'asystolie.*

Les observations de ce genre que nous pourrions multiplier peuvent en bloc se résumer dans la loi suivante :

Chez un individu donné évoluant vers le déséquilibre cardiovasculaire (hyposystolie ou asystolie), les variations respectives de Mx *(tension maxima, résistance vasculaire) et de* PD *ou p (différence des tensions, pression différentielle, puissance cardiaque) ne sont plus parallèles, la puissanee p décroissant beaucoup plus rapidement ou croissant beaucoup plus lentement que la résistance vasculaire* Mx.

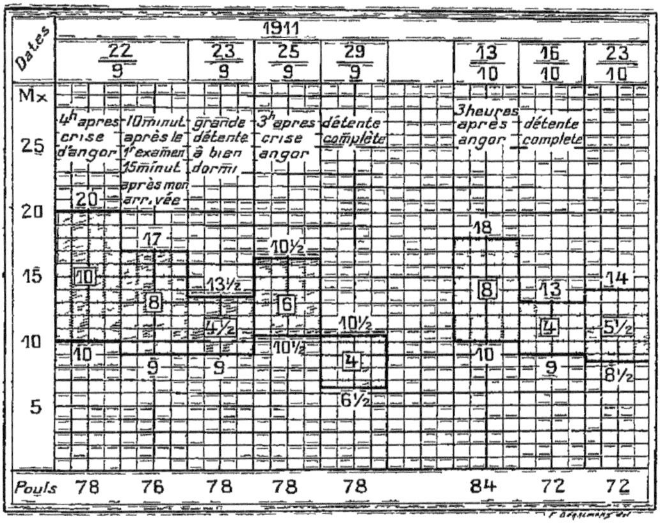

FIG 151 — Mme H..., 50 ans

Plus simplement, on pourrait dire que l'asystolie correspond le plus souvent à une élévation plus ou moins brusque de la tension minima ; mais cette formule plus simple, et qui tend à donner comme on voit aux variations de la tension minima une signification physiopathologique qu'on lui a trop longtemps déniée, est certainement beaucoup moins

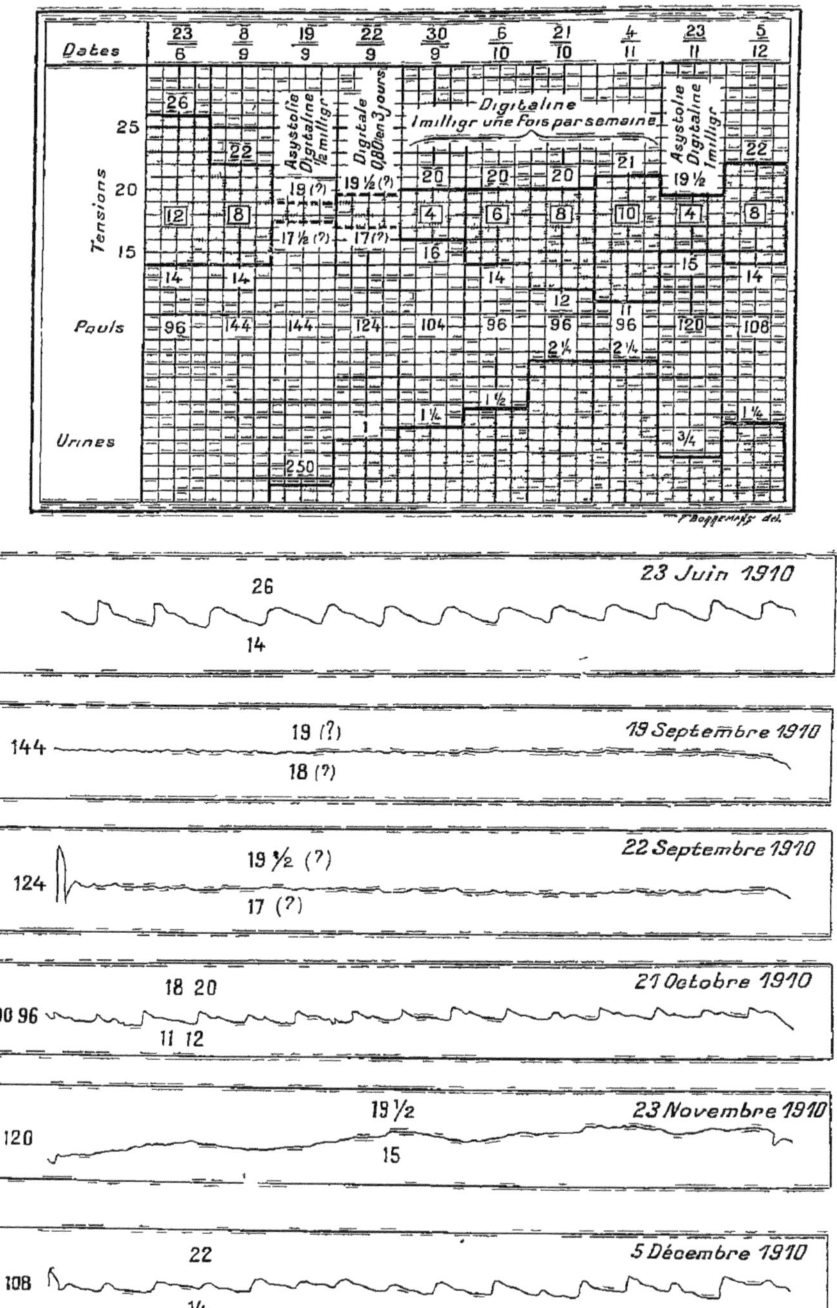

Fig. 152. — M G , 56 ans Sclérose cardio-rénale.

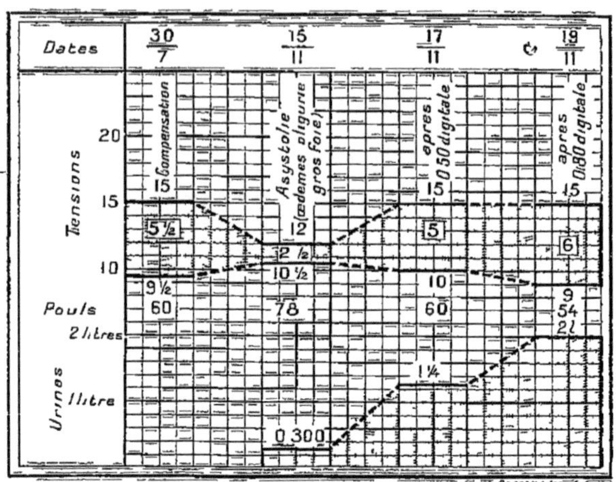

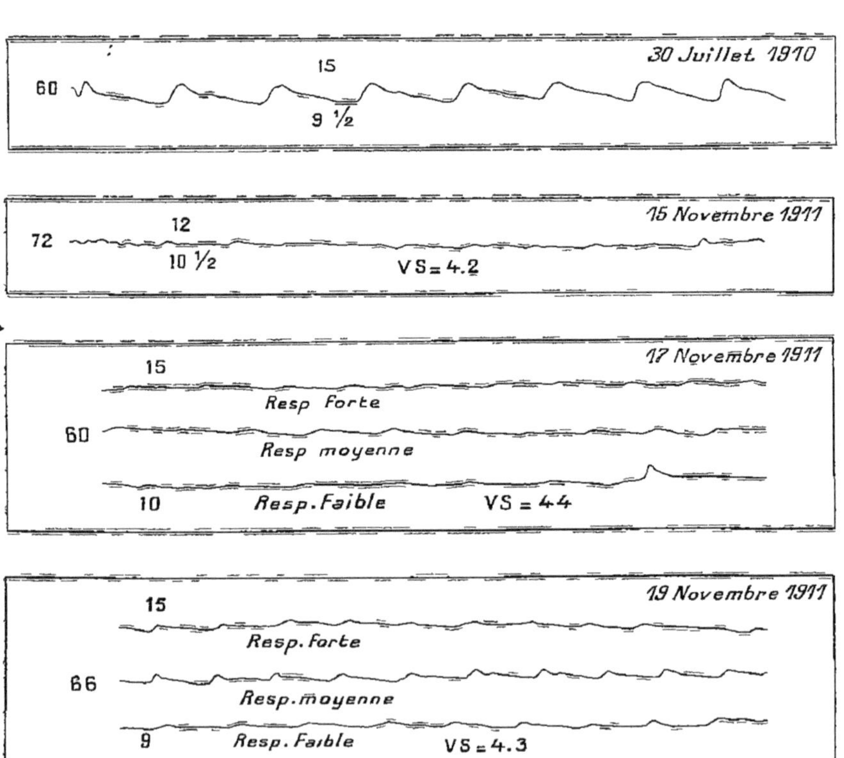

Fig. 153. — M. F..., 40 ans. Maladie initiale.

générale que la précédente, plus compréhensive. Il est des cas, en effet, où l'hyposystolie ou l'asystolie peuvent s'accompagner d'abaissement de la tension minima ; la loi précédente nous semble donc devoir être conservée.

Inversement chez l'individu évoluant de l'asystolie vers l'eusystolie, — *la pression différentielle* PD *p croît beaucoup plus rapidement que la tension maxima* M*x*. *Cet accroissement de la pression différentielle coïncidant surtout à l'ordinaire avec un abaissement de la tension minima,* — ainsi qu'en témoignent les exemples suivants (fig. 153 et 154) :

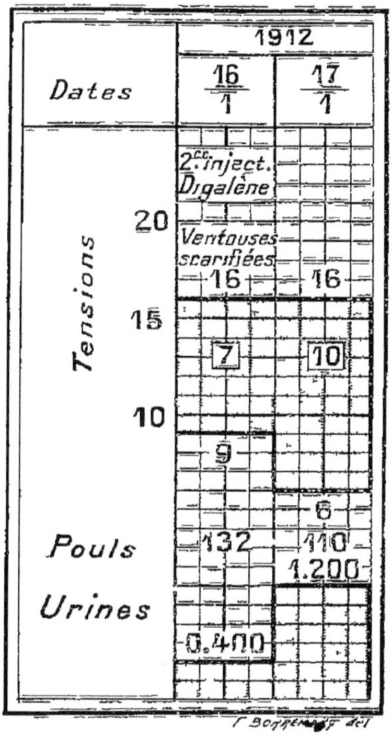

Nous aurons d'ailleurs l'occasion de revenir sur ces faits à l'occasion de l'action de la digitale sur les tensions artérielles.

Fig. 154. — M. D., 40 ans. Congestion pleuro-pulmonaire grippale avec insuffisance cardiaque (gros foie, oligurie, etc.), asystolie

* * *

Les lois précédentes qui nous paraissent fondamentales de la dynamique cardiovasculaire peuvent se résumer dans les schémas graphiques précédents obtenus en établissant les courbes synchrones de la tension maxima M*x* et des différences de tension PD ou $p = Mx - Mn$ (fig. 155).

On peut les résumer comme suit :

1° *En cas d'équilibre cardiovasculaire persistant chez un individu donné, les courbes des tensions maxima* M*x et des* *différences p ou* PD *des tensions maxima et minima sont sensiblement parallèles*;

2° *En cas de tendance au déséquilibre cardiovasculaire et à l'asystolie, lesdites courbes sont divergentes*;

3° *En cas de tendance au retour à l'équilibre et à l'eusystolie, lesdites courbes sont convergentes.*

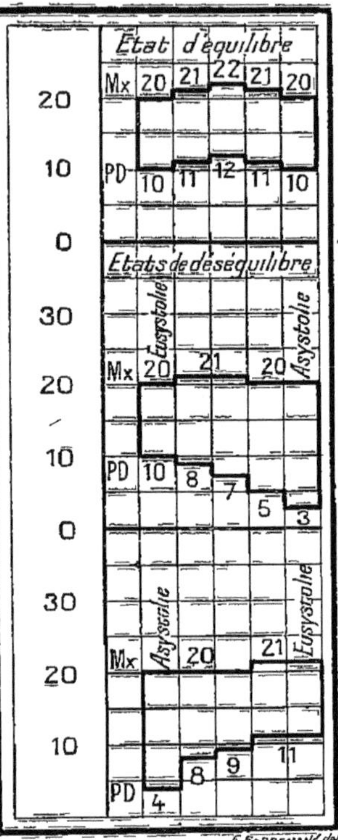

Fig. 155.

Ces faits ont été confirmés par les observations recueillies à Vittel par MM. Henri Dausset et Paul Durand et qui ont fait l'objet de leur communication « Bains de Lumière et tension artérielle » (*Société de médecine de Paris,* 20 octobre 1911).

Mentionnons en passant à titre documentaire que lors de 179 bains de lumière donnés par MM. Dausset et Durand les tensions artérielles prises avec l'oscillomètre de Pachon avant et après le bain ont conduit aux constatations suivantes :

La pression maxima a augmenté	93	fois sur 179
— a diminué	70	—
— n'a pas varié	15	—
La pression minima a augmenté	9	—
— a diminué	160	—
— n'a pas varié	10	—
La pression différentielle PD a augmenté	140	fois sur 179
— a baissé	20	—
— n'a pas varié	19	—

Cette importance capitale de l'évolution de la minima (et de la différentielle) généralement méconnue à l'époque où nous écrivions ces lignes paraît actuellement avoir recueilli un consensus à peu près unanime.

Les lois précédentes ont été confirmées ultérieurement par l'ensemble des observateurs et il nous est particulièrement agréable d'enregistrer l'adhésion de MM. Landouzy et Heitz écrivant textuellement dans leur rapport au Congrès de Berlin, 25 mars 1913 : « Cette pression minima suit dans ses grandes lignes la marche de la pression maxima, et chez les hypertendus, nous la voyons s'abaisser parallèlement à cette dernière, quoique dans une proportion moindre. Mais 2 centimètres d'abaissement de la pression diastolique nous paraissent présenter une importance pronostique bien supérieure à celle de 3 ou même de 4 centimètres d'abaissement systolique. Lorsque la pression minima ne s'abaisse pas ou ne s'abaisse que d'une manière insignifiante, il y a peu à espérer comme résultat de la balnéation, même si la pression maxima s'est abaissée notablement. Une différence de 2 à 3 centimètres du côté de la pression minima assure au contraire au malade un mieux-être sensible et prolongé.

« Du fait de l'abaissement inégal des deux tensions l'*amplitude* du pouls ou écart des deux tensions peut se trouver modifiée. En général elle augmente chez les sujets où cette amplitude était pathologiquement très réduite. Mais ce n'est pas une règle absolue et nous avons observé d'assez nombreux malades chez lesquels avec une amélioration fonctionnelle des plus nettes l'amplitude s'était au contraire trouvée diminuée (l'abaissement de la pression maxima étant plus considérable que celui de la minima) : il est vrai qu'il s'agissait de cas où l'élévation anormale portait surtout sur la pression maxima. » C'est on le voit la confirmation complète et des lois précédemment énoncées et de l'ensemble de la doctrine exposée dans notre volume

« Pressions artérielles et Viscosité sanguine », paru en mai 1912. Masson, éditeur.

M. Vaquez lui-même constatait dans son rapport au Congrès de Londres, août 1913, la valeur de l'étude de la minima dans l'insuffisance cardiaque. « C'est alors, écrit-il, que la constatation d'une élévation anormale de la pression diastolique coïncidant avec une pression systolique d'apparence normale peut rendre d'utiles services pour établir un diagnostic rétrospectif (?). »

Ces citations, particulièrement choisies, nous paraissent suffisamment démonstratives et nous croyons inutile de les multiplier. *Elles sanctionnent l'importance capitale de l'étude de la minima dans l'évolution des états asystoliques* et les hypertensions.

Ainsi se trouvent pleinement vérifiées en clinique physio-pathologique les constatations physiologiques du Pr Pachon sur la pression minima considérée comme étalon sphygmomanométrique cardiovasculaire. C'est qu'en effet comme il l'enseigne avec tant d'éloquence et de clarté :

« C'est que *la pression minima règle l'effort initial du cœur au moment de l'évacuation ventriculaire* ; le ventricule pour ouvrir les sigmoïdes et faire passer son ondée systolique dans le système artériel, doit nécessairement *pour le moins*, proportionner son effort à la résistance c'est-à-dire à la valeur de la pression *minima* qui tient fermées les valvules sigmoïdes. Une pression *minima élevée* (13, 14, 15 centimètres Hg) commandera nécessairement un effort cardiaque augmenté (par rapport à l'état normal) pour assurer l'évacuation ventriculaire. Cet effort pourra être assez considérable pour être pénible et le cœur sera en souffrance, justement d'autant plus que la maxima sera moins élevée, le faible écart $Mx - Mn$ traduisant le fléchissement cardiaque. Et alors si on prend la *maxima* comme base de l'état cardio-vasculaire, on est en plein paradoxe : chiffre normal un peu écarté de la normale et pourtant état clinique franc! La considération de la *minima élevée* exigeant un effort auquel le cœur ne satisfait plus (d'où Mx faible et d'apparence normale) remet d'accord clinique et sphygmomanométrie. Et ainsi qu'une *pression maxima élevée ne traduit pas nécessairement une hypertension réelle pathologique* et peut être, chez un individu normal, seulement l'expression simple de systoles vigoureuses d'un cœur énergique ou peu ménager de son travail, *tandis qu'une pression maxima élevée peut même constituer un noli me tangere* c'est-à-dire une réaction cardiaque défensive et compensatrice dans des cas précisément d'hypotension fondamentale (comme dans l'insuffisance aortique par exemple), tandis qu'un chiffre faible ou fort de pression *maxima* n'a aucune signification spécifique une pression *minima élevée traduit toujours* au contraire *un état d'hypertension réelle et une résistance anormale que le cœur doit vaincre par un effort extra-physiologique* pour accomplir sa fonction évacuatrice, c'est-à-dire assurer l'efficacité de sa systole.

« Au point de vue cardiaque comme au point de vue vasculaire la connaissance de la *pression minima constitue, on le voit, la base rationnelle de la sphygmomanométrie* » (Pr Pachon. La pression minima étalon sphygmomanométrique. *Presse Médicale,* 22 mars 1913, p. 229).

Qu'on ne croie pas que les considérations qui précédent constituent des quintessences purement théoriques. Le chapitre suivant consacré à l'étude de la digitale en montrera l'importance pratique.

II. — *Élément toxémique des asystolies.*

Notons pour finir qu'il faudrait se garder de croire que toute l'asystolie est incluse dans le processus de dynamique circulatoire tout mécanique dont nous venons de tenter la synthèse, il s'y juxtapose un élément toxémique fondamental clairement exposé par M. le Pr Debove (*Presse Médicale*, 5 avril 1913) et qu'il résume en cette formule concise : « L'asystolie est due non à une altération des fibres musculaires du cœur, mais à une toxémie résultant d'une stase sanguine », le lien entre la stase sanguine (hyposphyxie) et la toxémie étant pour lui réalisé comme suit : « Tous les éléments anatomiques du corps humain vivent dans le milieu lymphatique. L'intégrité de ce milieu est nécessaire à leur bon fonctionnement et à leur vie. Si vous interrompez la circulation, leur nutrition est troublée, leurs produits deviennent toxiques et cette toxicité se traduit par les phénomènes si bien mis en évidence par les expériences d'Ambard et Morel. »

Remplaçons « interrompez la circulation » par « ralentissez la circulation » ce qui d'ailleurs est le cas dans l'asystolie modalité aiguë paroxystique de l'hyposphyxie et nous retombons sur la conception exposée à l'occasion de l'hyposphyxie (hyposphyxie et insuffisance pluriglandulaire) qui peut s'exprimer comme suit : *l'hyposphyxie engendre la toxémie hypocrinique*.

II

ACTION DE LA DIGITALE[1]

I. — *Action de la digitale sur les tensions artérielles.*

S'il est une notion pharmacodynamique qui semble fortement et définitivement établie, c'est bien celle — partout répétée — que la digitale élève la tension artérielle. Les expériences de Traube[2] semblent en effet tout à fait démonstratives et ont été confirmées par la plupart des physiologistes dont les conclusions, à ce sujet, sont à peu près unanimes. Au point de vue physiologique, elle paraît donc inattaquable. Il convient toutefois de remarquer que les dites expériences se rapportent à des injections intra-veineuses de solutions de digitaline chez des chiens normaux.

Nous pouvons affirmer que l'observation clinique ne confirme nullement cette proposition, qui paraît fort discutable en pharmacodynamie pathologique, et qu'une fois de plus s'affirme le danger de conclure du chien normal à l'homme malade

1 Nous croyons utile de rappeler les références chronologiques suivantes :
Alfred MARTINET. Digitale et Faisceau de His. *Presse médicale*, 5 juillet 1911.
ID Digitale et tensions artérielles *Presse médicale*, 28 février 1912.
ID. Action diurétique de la digitale *Presse médicale*, 4 octobre 1912
ID Action de la digitale sur les tensions, la viscosité sanguine, la diurèse Indications cliniques Congrès international de Médecine, Londres, août 1913.

2. Traube *a*) Versuche uber die Wirkung des Digitalins *b*) Uber die Veranderung, welche die Spannung des Aortensystems unter dem Einfluss der Digitalis erleidet *c*) Zur Theorie der Digitalis Wirkung Gesammelte 2 Path. u. Phys , I, p 190, 252, 276.

L'action de la digitale sur la tension artérielle chez l'homme malade, et plus particulièrement chez l'asystolique, est toute différente de celle exprimée par la loi précédente.

*
* *

Si l'on envisage seulement l'action de la digitale sur la tension artérielle maxima — à ne considérer que les asystoliques — on constate que la digitale, tantôt l'élève, tantôt l'abaisse, tantôt n'exerce sur elle aucune action. Le fait au surplus n'avait pas échappé à quelques cliniciens. Christeller (cité par Potain) a pu affirmer que l'influence de la digitale sur la tension artérielle n'est soumise à aucune règle. Potain[1] dans ses études sur la pression artérielle en avait été frappé et, relatant un certain nombre d'observations, remarquait : « Voilà donc que la digitale, au lieu d'augmenter la pression, l'abaisse au contraire de 1, 2, 3, et même 4 centimètres », et cette constatation évidemment le troublait, car comme cet abaissement de tension pouvait coïncider avec une diurèse très marquée, il en résultait que « l'augmentation de la diurèse produite par la digitale n'est pas nécessairement et exclusivement le résultat de l'augmentation de la pression » comme on le croyait et comme on le croit encore. Il faut convenir que ces constatations contradictoires rendaient en partie au moins, bien mystérieuse l'action de la digitale sur le cœur malade et le mécanisme de la diurèse digitalique.

*
* *

On ne saurait assez le dire — *l'étude isolée de la tension*

1 POTAIN. La pression artérielle de l'homme à l'état normal et pathologique, p. 177.

maxima est tout à fait insuffisante pour définir un état cardio-vasculaire. De deux individus ayant la même tension maxima 20, le premier avec une tension minima 18 sera en pleine période d'asystolie, le second avec une tension minima de 10 sera en parfait état d'équilibre ; un même sujet en asystolie avec 17 maxima, 14 minima, sera quelques jours plus tard en compensation parfaite avec la même maxima 17 et une minima qui se sera abaissée à 9.

L'étude simultanée des tensions maxima et minima est donc nécessaire ; après administration de la digitale, elle est tout à fait démonstrative, et si elle confirme pleinement les constatations cliniques antérieures de Christeller et de Potain, elle apporte des éléments nouveaux qui permettent de mieux comprendre l'action toni-cardiaque et l'action diurétique.

Les constatations cliniques auxquelles nous sommes arrivés dès le début de 1912[1] et que nos études ultérieures ont pleinement confirmées peuvent se résumer dans la proposition suivante :

Administrée correctement à un asystolique ou à un hyposystolique, la digitale tantôt élève, tantôt abaisse, tantôt ne modifie aucunement la tension maxima ; ELLE ABAISSE TOUJOURS LA TENSION MINIMA ; *elle augmente à l'ordinaire la différence* PD *ou p (Pression différentielle, pulsdruck) entre les tensions maxima et minima.* Elle ralentit le pouls et augmente la diurèse.

Voici quelques exemples cliniques pris entre beaucoup d'autres de cette action digitalique. Nous en avons recueilli beaucoup d'autres pleinement concordantes. Ces constatations ont d'ailleurs été *postérieurement* confirmées par maints auteurs.

1 Alfred MARTINET Digitale et tensions artérielles. *Presse Médicale,* 28 février 1912, p 175, et Pressions artérielles et Viscosité sanguine. Paris, mai 1912. Masson, édit., p 106

Les observations I (231) et II (293) (fig. 156 et fig. 157) sont conformes à la règle classique. L'administration de la digi-

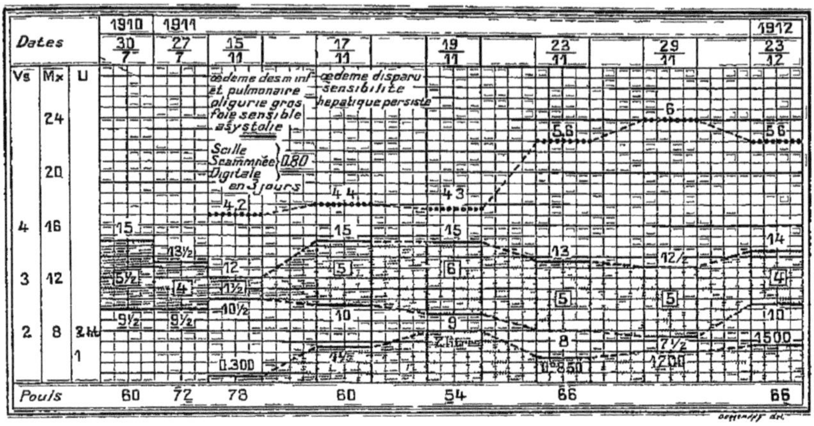

Fig. 156. Obs 231 (I) H . , 40 ans. — Courbe sphygmoviscosimétrique et diurétique d'une asystolie traitée par la digitale

tale a nettement déterminé l'élévation de la tension maxima, le ralentissement du pouls et l'augmentation de la diurèse.

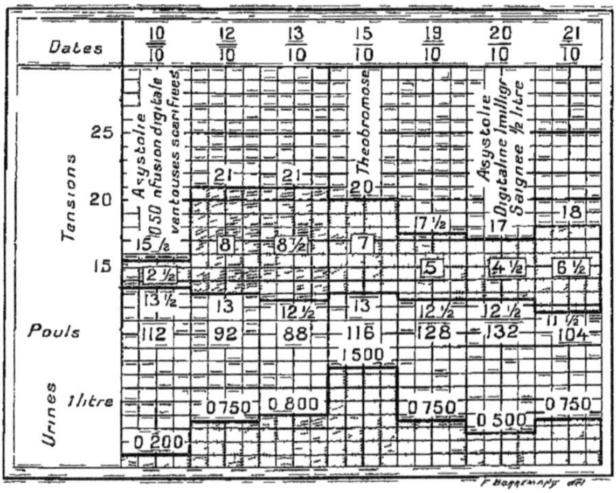

Fig 157. Obs 293 (II). — (1911) H .., 47 ans. Sclérose cardio-rénale chez un éthylique. Accidents asystolo-urémiques.

L'observation I en particulier (fig. 156), asystolie typique, simple, sans complication rénale, est quasi-schématique, tant elle réalise de façon parfaite l'action digitalique classique. A noter l'action dépressive exercée sur la tension minima.

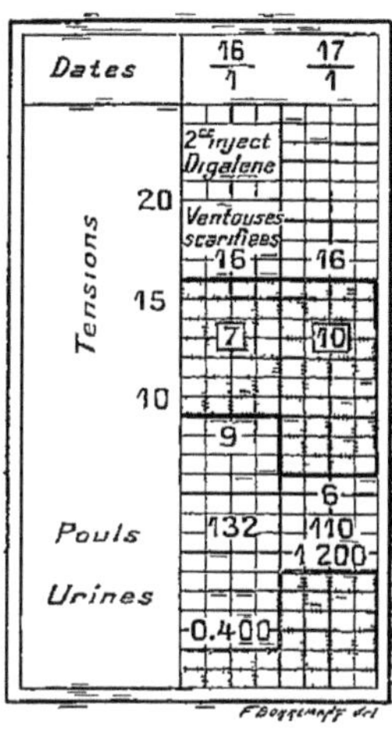

Fig 158 — Obs 201 (III) H.., 40 ans Congestion pleuro-pulmonaire grippale avec insuffisance cardiaque (gros foie, oligurie, etc.), asystolie.

Les observations III (201) et IV (254) (fig. 158 et 159), en revanche, montrent une action digitalique nulle ou minime sur la tension maxima, au contraire une action dépressive marquée sur la tension minima, et, comme dans les observations précédentes, le ralentissement du pouls et l'augmentation de la diurèse.

L'observation V (210) (fig. 160) montre, coïncidant avec le ralentissement du pouls et la stimulation diurétique, une action dépressive marquée portant tout à la fois sur la tension maxima et sur la tension minima.

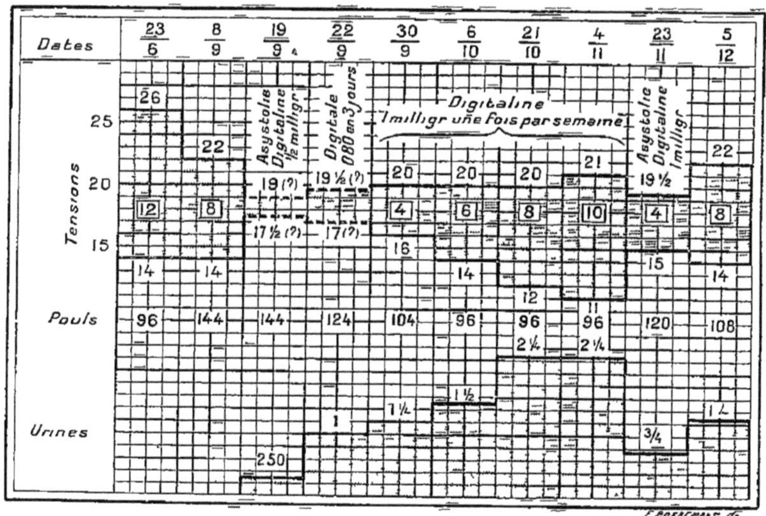

Fig 159. Obs. 254 (IV) H , 56 ans. — Courbes sphygmomanométrique et diurétique d'une asystolie traitée par la digitale.

L'observation VI (182) (fig. 161), enfin, synthétisant en

quelque sorte les précédentes, nous montre chez un même sujet la digitale tantôt élevant la tension maxima, tantôt exerçant sur cette tension une action minime ou nulle, tantôt même l'abaissant ; mais toujours on note l'abaissement de la tension minima, le ralentissement du pouls et l'augmentation de la diurèse.

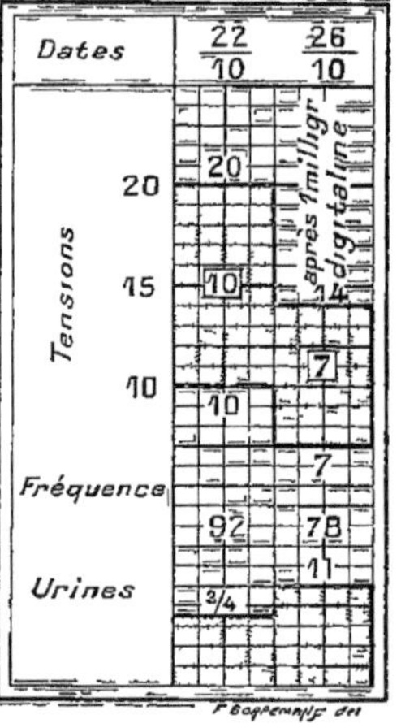

FIG. 160. — (1911). Obs. 210 (V). H..., 61 ans. Congestion pulmonaire grippale avec insuffisance cardiaque (oligurie, foie sensible, arythmie).

*
* *

Ces constatations démontrent — une fois de plus si cela est nécessaire — l'importance peut-être prépondérante de l'étude de la tension minima dans les états d'équilibre cardio-vasculaire. Signalons en passant que *les cas les plus favorables sont précisément ceux dans lesquels l'action dépressive de la tension minima est le*

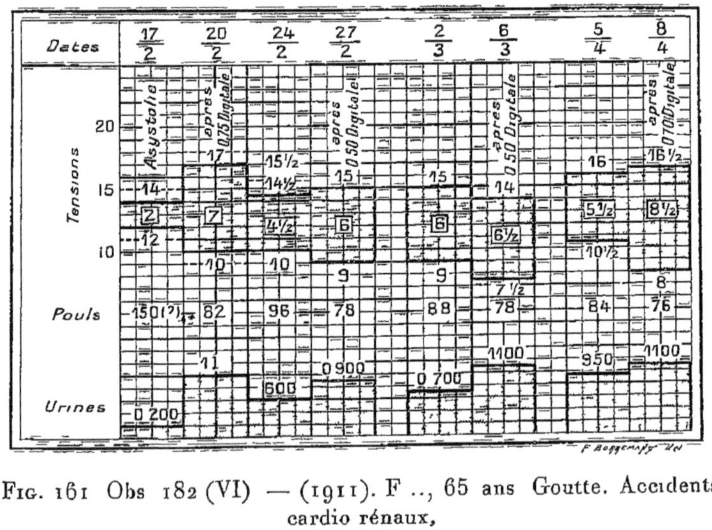

FIG. 161 Obs 182 (VI) — (1911). F.., 65 ans Goutte. Accidents cardio rénaux.

plus marquée ; il y a là un facteur pronostique de tout premier ordre. Lorsque, comme dans l'observation II, une élévation considérable de la tension maxima coïncide avec une dépression insuffisante de la tension minima, c'est que le muscle cardiaque a répondu violemment à la stimulation digitalique, sans parvenir à abaisser notablement les résistances périphériques, le pronostic doit être réservé. Quand, au contraire, comme dans les observations I, III, IV, VI, une élévation minime ou nulle de la tension maxima coïncide avec un abaissement notable et parfois considérable de la tension minima, c'est que la stimulation myocardique s'est accompagnée d'un abaissement net des résistances périphériques, le pronostic est des plus favorables.

Par là se vérifient, d'autre part, les lois sphygmomanométriques de l'équilibre cardio-vasculaire exposées précédemment.

G. Lang et Sophie Manswetona (cités par Gallavardin, *loco citato*) ont étudié l'évolution de la pression systolique chez 35 malades : 18 mitraux, 7 emphysémateux avec cœur droit, 10 aortiques ou artérioscléreux. Dans tous ces cas, la pression fut prise au moment où les troubles de compensation étaient très accusés et lors de l'amélioration de ces troubles. La chute de pression fut la règle presque absolue chez les emphysémateux (7 cas sur 7) et chez les mitraux (17 sur 18), mais se montra bien moins constante chez les aortiques ou les artérioscléreux (5 sur 10).

* * *

II. — *Action diurétique de la digitale.*

De toutes les actions reconnues de la digitale, l'action diurétique est certainement la plus ancienne. Les feuilles de digitale étaient employées à ce titre en Angleterre dès le XIe siècle comme remède populaire ; elles se trouvent mentionnées pour la première fois dans la Pharmacopée de Londres en 1650 ; mais il semble bien que ce soit à Withering (de Birmingham) qu'il faille attribuer l'honneur d'avoir démontré par des observations précises l'action diurétique de la digitale[1].

« Il faut, écrivait cet auteur, en 1775, donner la digitale quand le pouls est faible, intermittent et pas du tout tendu, lorsque l'aspect du malade est pâle et que sa figure est bleuâtre autour de la bouche et des yeux, lorsque la peau est froide au toucher, l'abdomen lâche et que l'on sent l'eau s'y mouvoir, ou bien lorsque la pression des doigts laisse sur les membres enflés des trous persistants. En effet, dans tous ces cas, on peut être certain que la digitale produira une action diurétique. »

Il est difficile de tracer un tableau plus complet et plus classique des indications de la digitale : caractères du pouls, cyanose, hydropisie, œdème, tout s'y trouve.

Cette action diurétique, à ne considérer que le point de vue thérapeutique, est, avec le ralentissement du pouls, la plus constante des actions de la digitale correctement administrée. Mais il s'en faut que nous soyons encore pleinement fixés sur le mécanisme intime de cette action — et cette connaissance pharmacodynamique est pourtant capitale, car c'est d'elle que dépendent le plus souvent et en dernière analyse les indications précises, rigoureuses de cette drogue entre toutes précieuse.

* * *

1 W. Withering — « An account on the Foxglove and some its medical uses ; with practical remarks on dropsy and other diseases » In-8°, Birmingham, 1775

Chez le chien normal, les injections intra-veineuses de digitale déterminent de façon constante l'élévation de la tension *systolique,* et c'est de cette constatation physiologique qu'est émanée la loi pharmacodynamique longtemps classique et partout encore, ou presque, reproduite : la digitale élève la tension artérielle.

Chez l'asystolique, la digitale correctement administrée détermine, on le sait, de façon constante, une augmentation de la diurèse.

Rapprochant ces deux constatations, on en concluait de façon simpliste que la diurèse digitalique est la conséquence de l'hypertension artérielle provoquée. Telle était la doctrine classique, il y a peu de temps encore.

Elle était, comme nous allons le voir, erronée et ne résultait d'ailleurs que du rapprochement défectueux de deux constatations hétérogènes : la 1re relevée chez le chien normal, la 2e relevée chez l'homme malade ; erreur de raisonnement d'ailleurs fort répandue en biologie, quelquefois presque inévitable, et sur laquelle on ne saurait assez appeler l'attention des expérimentateurs biologistes et pharmacodynames.

Elle était erronée, ainsi que le démontrent les deux constatations homogènes suivantes :

1° L'administration chez le chien d'une dose élevée de digitale détermine tout à la fois une élévation considérable de la tension artérielle systolique et une diminution, voire une suppression, de la sécrétion urinaire ;

2° Il est fréquent de constater chez les asystoliques consécutivement à l'administration de la digitale, tout à la fois un abaissement de la tension artérielle (systolique) et une augmentation de la diurèse.

En clinique thérapeutique, on peut donc résolument affirmer : *l'action diurétique de la digitale peut s'accompagner, mais ne s'accompagne pas nécessairement, d'une élévation de la tension artérielle systolique.* Il n'y a, en tout cas, aucun parallélisme entre l'élévation de la tension systolique (quand elle existe) et l'élévation de la diurèse. L'élévation de la diurèse peut même coïncider avec un abaissement de la tension systolique. Ce fait, d'ailleurs, n'avait pas échappé à Potain et on le trouve mentionné expressément en maints de ses écrits. Sahli, Romberg, Frenkel et Schwartz, Horner, Janowsky, von Kriloff, Gallavardin, G. Lang et Manswetona, Amblard, Portocalis, Dugué ont publié, et nous-même, des observations nombreuses d'hyposystolie et d'asystolie dans lesquelles le retour à la compensation et l'augmentation de la diurèse déterminées par la médication digitalique s'accompagnaient d'un abaissement de la tension systolique.

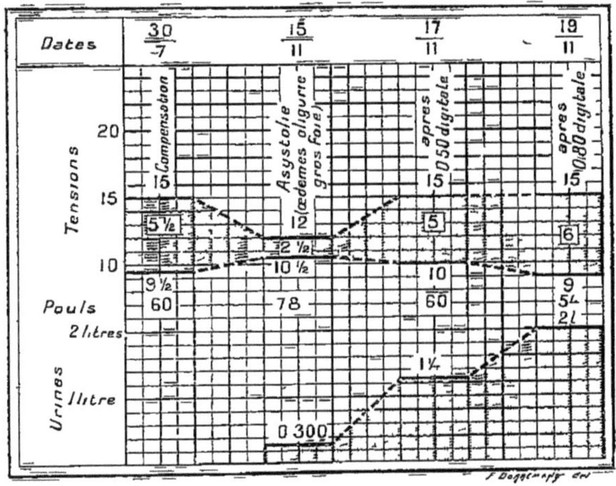

Fig. 162. — Courbes sphygmomanométrique et diurétique d'une asystolie traitée par la digitale. Obs. 231. H. ., 40 ans

C'est que la tension systolique, la tension maxima, est tout à fait insuffisante à caractériser un état d'équilibre cardio-vasculaire et que la tension variable (différence entre la tension maxima et la tension minima) est autrement significative. En fait, *on observe à l'ordinaire un parallélisme impressionnant entre l'augmentation de la pression variable et l'augmentation de la sécrétion urinaire déterminées contemporainement par la digitale.* Les deux observations résumées par les figures 162 et 163 sont à ce point de vue tout à fait démonstratives ; ajoutons-y les suivantes (fig. 164, 165 et 166) recueillies dans deux thèses récentes[1] et de tous points superposables.

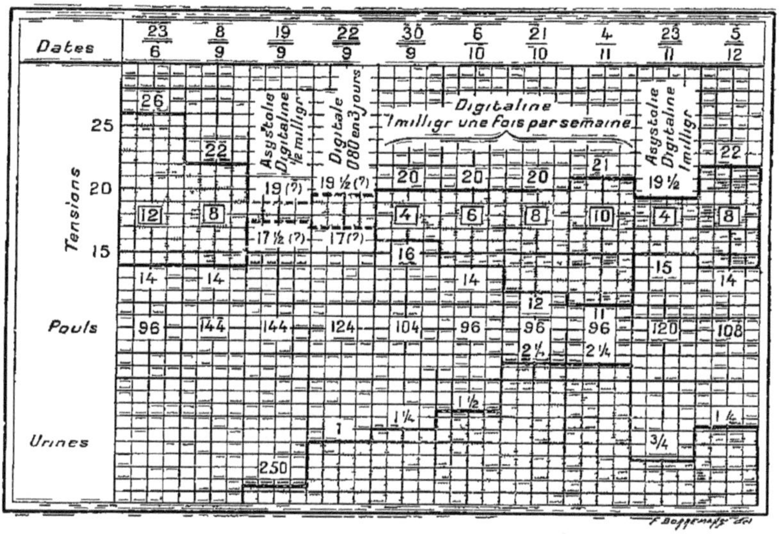

FIG. 163 — Courbes sphygmomanométrique et diurétique d'une asystolie traitée par la digitale

Le fait est trop constamment observé pour qu'il n'y ait là qu'une coïncidence fortuite et sans signification. Au surplus, des observations multiples tendent à faire admettre, chaque jour, avec plus de vraisemblance, que cette pression variable est en rapport certain avec l'énergie cardiaque. Dans ces conditions, on peut, on doit admettre que *la diurèse digitalique est en partie au moins sous la dépendance d'une action centrale cardiaque, d'une augmentation du travail*

1 PORTOCALIS — « L'asystolie avec hypertension » *Thèse*, Paris, 1912, n° 379, p. 135 — DUGUÉ. La tension minima considérée au double point de vue physiologique et pathologique *Thèse*, Paris, 1913, p 80

utile du cœur, d'une accélération consécutive de la circulation, de la circulation rénale en particulier. Cette constatation ne fait d'ailleurs que confirmer une loi depuis longtemps admise en clinique, savoir que *la digitale agit comme diurétique indirect toni-cardiaque.*

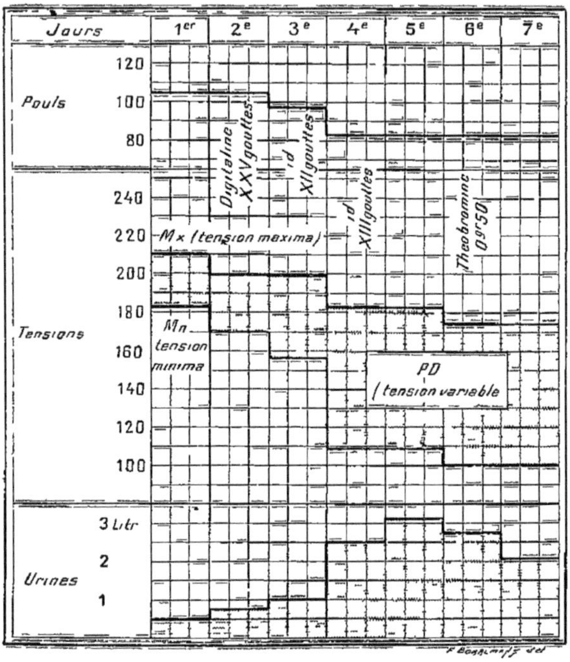

Fig. 164. — Courbes sphygmomanométrique et diurétique d'une asystolie traitée par la digitale,

(D'après Portocalis. *Thèse,* 1913)

* * *

Mais remarquons dès maintenant ces faits très significatifs. L'augmentation de la pression variable constatée peut être due soit à l'élévation de la tension maxima systolique, soit à l'abaissement de la tension minima diastolique, Or :

1° La diurèse est, à l'ordinaire, d'autant plus marquée que l'augmentation de la tension variable est due surtout à l'affaissement de la tension minima, ce qui est le cas dans les observations sus-rappelées. Cet affaissement de la tension minima (en l'absence même de toute élévation de la maxima) paraît avoir une importance capitale quant au degré de la diurèse. En l'absence de cet affaissement de la minima, la diurèse peut être minime, même avec une augmentation considérable de la pression variable résultant de l'élévation de la maxima ;

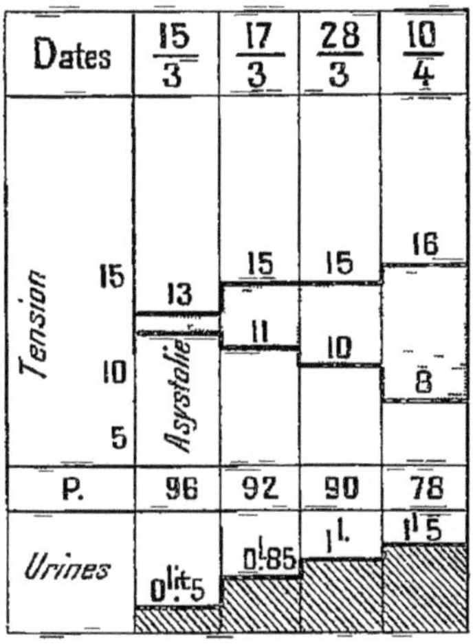

Fig 165
(D'apres Dugue *These*, 1913)

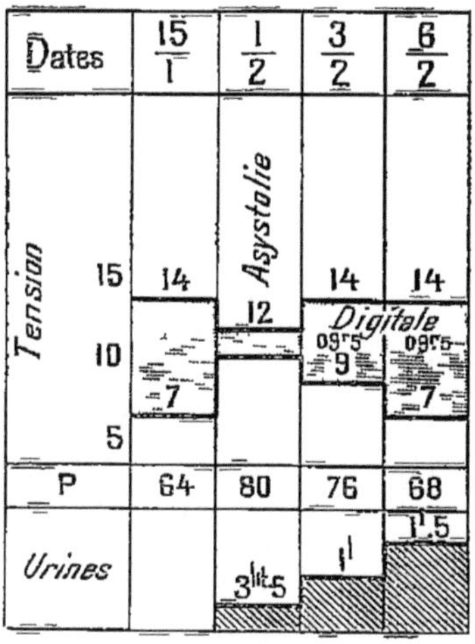

Fig. 166
(D'apres Dugue *Thèse*, 1913)

2° La diurèse peut persister, voire s'accentuer, après que la tension variable ayant passé par un maximum décroît de façon plus ou moins marquée.

Bref, le parallélisme entre les variations de la tension variable et de la diurèse n'est pas absolu ; on peut même parfois observer, quoique exceptionnellement, une divergence relative entre les deux grandeurs. C'est que la diurèse n'est pas seulement fonction de la tension variable, mais, comme nous croyons l'avoir démontré, elle est aussi fonction de la viscosité sanguine et du calibre des vaisseaux rénaux comme nous l'avons montré précédemment [1].

Voyons donc dans quel sens varient ces deux grandeurs sous l'influence de la médication digitalique.

* * *

Dans trois cas où il nous a été possible de suivre assez longtemps et avec une suffisante rigueur l'évolution viscosimétrique après administration digitalique (fig. 156, 167 et 168),

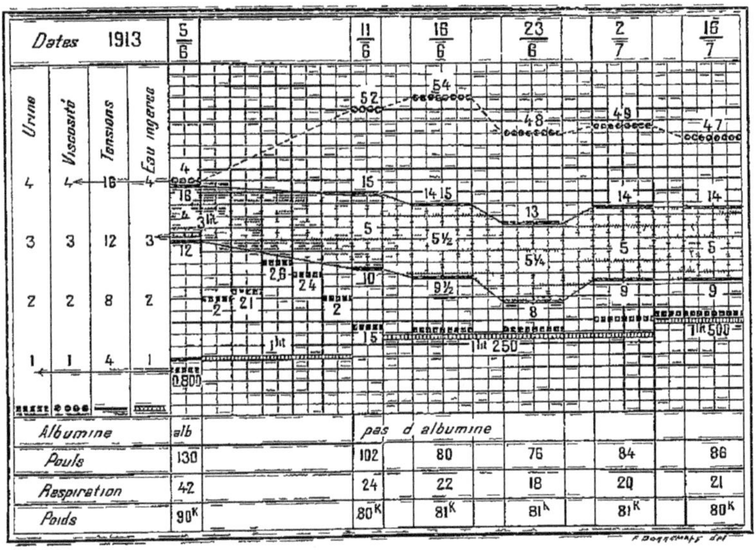

FIG. 167 — Obs 51 *bis* Asystolie.

cette évolution a été comparable et vraiment intéressante.

Pendant la première période de l'action digitalique, alors que les phénomènes d'amélioration cardio-rénale se caractérisaient, que la diurèse s'accentuait, que les œdèmes se

1. ALFRED MARTINET — « Pressions artérielles et viscosité sanguine (circulation, nutrition, diurèse) » Masson, éditeur, 1912, p 259, et dans ce volume (Loi biologique générale de la diurèse).

résorbaient, la viscosité ne se modifia pas sensiblement, puis alors que la diurèse ayant atteint son acmé revenait à un taux normal, quoique encore élevé, les œdèmes et les épanchements étant résorbés, la viscosité subit un brusque et considérable accroissement pour revenir ultérieurement à un taux moins élevé en même temps que pouls, tension et diurèse revenaient sensiblement à leur taux antérieur.

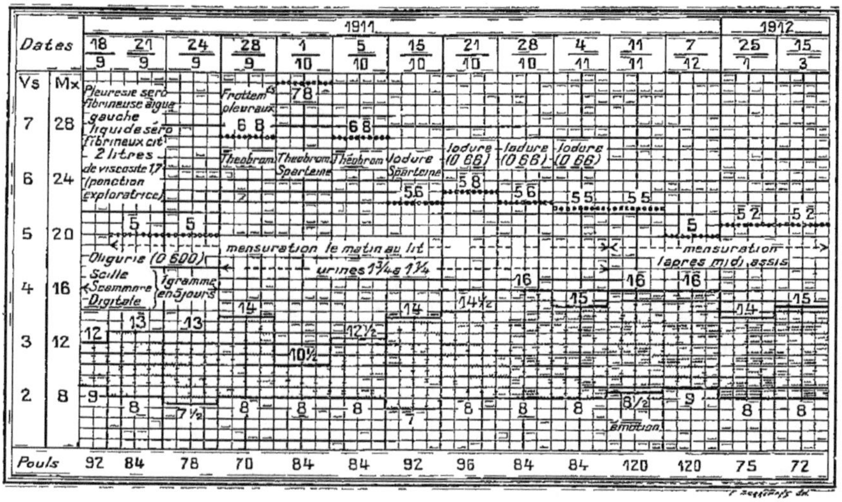

Fig 168 — Obs 589 H. ., 40 ans Endocardite rhumatismale ancienne. Albuminurie permanente Pleurésie séro-fibrineuse aigue pyrétique.

Par la méthode réfractométrique M. Vaucher [1] est amené à des constatations sensiblement superposables aux nôtres. La courbe réfractométrique, qui traduit en somme le degré d'hydrémie sanguine, subit d'abord chez les œdémateux un fléchissement plus ou moins marqué ; mais quand les œdèmes sont résorbés, la courbe réfractométrique s'élève comme notre courbe viscosimétrique.

Donc si dans la première période d'action de la digitale la viscosité est stationnaire (voire même peut légèrement

1 Vaucher. — « L'hydrémie chez les brightiques et les cardiaques œdémateux » *Thèse*, Paris, 1911, Rousset, éditeur

s'abaisser), dans la deuxième période pendant laquelle cependant l'action diurétique est encore manifeste, la viscosité s'élève considérablement.

Or, les lois générales relatives à la circulation et à la filtration des liquides visqueux (Lois de Poiseuille), les recherches expérimentales de Fugitani[1] et de Roger et Garnier[2] amènent à admettre que la sécrétion urinaire est inversement proportionnelle à la viscosité sanguine. Si donc dans la période de résorption des œdèmes la diminution temporaire de la viscosité sanguine peut, concurremment à l'élévation de la tension variable, favoriser la diurèse, ultérieurement l'augmentation de ladite viscosité la contrarierait plutôt.

Bref, on peut conclure de ces constatations que *la digitale n'agit guère* (ou seulement de façon temporaire et pendant la résorption des œdèmes, encore ne l'avons-nous pas personnellement constaté) *comme diurétique hypovisqueux,* par dilution sanguine, par hydrémie. C'est au contraire de cette façon qu'agissent, en partie du moins, les cures hydriatiques.

* * *

Quelle est maintenant l'*action de la digitale sur les vaisseaux rénaux*? c'est une question encore bien controversée. Contrairement aux deux facteurs précédents, tension artérielle et viscosité sanguine, il nous est, bien entendu, impossible ici de procéder cliniquement par constatations directes, mais la méthode sphygmoviscosimétrique appliquée à l'étude des manifestations post-digitaliques nous permet d'arriver indirectement à une forte présomption, à

1. Fugitani (de Tokio). — « Viscosité du sang et sécrétion urinaire » *Arch. int. de Pharmac. et de Thérap.*, 1907.
2. Roger et Garnier — *Soc. de Biol.*, 5 mai 1912.

une quasi-certitude par la confrontation des grandeurs : taux de l'urine, pression variable et viscosité.

La quantité d'eau filtrée au niveau des glomérules est proportionnelle à la quantité de sang qui passe dans les vaisseaux glomérulaires, et cette quantité de sang circulant est, conformément aux lois d'écoulement des liquides visqueux dont le sang est le type, proportionnelle à la pression différentielle (différence de pression vasculaire à l'entrée et à la sortie du glomérule), inversement proportionnelle à la viscosité du liquide circulant, le sang, en l'espèce, et proportionnelle à la quatrième puissance du calibre des vaisseaux[1].

La digitale détermine, nous l'avons vu, un accroissement de la pression différentielle et, partant un accroissement de la diurèse conformément à la loi précédente, fait que nous avons vérifié au cours des observations susmentionnées.

La digitale détermine dans l'ensemble une élévation de la viscosité sanguine, conséquence de la déshydratation interstitielle, puis sanguine, déterminée par la diurèse, et cette viscosité croissante tend à diminuer automatiquement la diurèse a mesure que la déshydratation recherchée s'accentue.

Si nous remarquons qu'à ce moment de l'élévation parfois considérable de la viscosité (antagoniste de la diurèse) et alors que la pression différentielle est stationnaire, voire en décroissance, la diurèse se maintient élevée, on est nécessairement conduit à admettre que le 3e facteur du débit urinaire, le calibre des vaisseaux glomérulaires, augmente. Dans quelques cas même la diurèse observée est tout à fait hors de proportion avec l'augmentation de la pression différentielle, et comme, d'autre part, l'action

1 Alfred Martinet. — *Loc cit.* p. 259

hypervisqueuse de la digitale (au moins dans la deuxième période de son action) est antagoniste de la diurèse, force est encore d'admettre la réalité de la vaso-dilatation rénale. Enfin l'abaissement très marqué de la tension minima qui accompagne toujours les fortes réactions diurétiques plaide encore fortement en faveur de cette interprétation, car la diminution de calibre des vaisseaux glomérulaires est certainement une des causes les plus agissantes de l'élévation de ladite tension minima.

Cette déduction clinique est d'ailleurs conforme aux constatations expérimentales les plus récentes. On sait que, classiquement, on admettait que la digitale exerce une action vaso-constrictive et que c'était en partie à cette action vaso-constrictive qu'était due l'élévation de la tension systolique constatée de façon constante chez le chien. Les recherches les plus récentes ont sensiblement modifié cette manière de voir.

Des constatations expérimentales de Jonescu et Lœwi[1] et de Hedinger[2], il résulte que la digitale exerce une action diurétique même à des doses qui n'élèvent que peu ou pas la tension artérielle. Cette diurèse est sous la dépendance d'une dilatation des vaisseaux rénaux constatée directement à l'oncomètre : cette vaso-dilatation rénale est due à une action directe de la digitale sur les vaisseaux du rein.

De plus, les recherches de Kasztan[3] et de Fahrencamp[4] confirment l'action vaso-dilatatrice rénale des petites doses de digitale, mais y ajoutent cette constatation bien intéressante que les doses qui provoquent cette vaso-dilatation

1 Jonescu et Lœwi. — « Ueber eine spezielle Nierenwirkung der Digitaliskorper ». *Arch. f. experim. Pathol. u. Pharm.*, B LIX, S 71.

2 Hedinger. — *Deutsche Arch f. klin. Med.*, 1910, Bd C.

3. Kasztan. — *Arch. f exp. Path. und Pharm.*, 1910, Bd LXIII.

4. Fahrencamp. — *Arch f. exp. Path. und Pharm* , 1911, Bd LXV

rénale, provoquent en même temps une vaso-dilatation des vaisseaux intestinaux et hépatiques.

Ces résultats ont été confirmés par Gottlieb[1].

*
* *

De l'ensemble de ces constatations, il semble bien que l'on puisse conclure avec une grande vraisemblance :

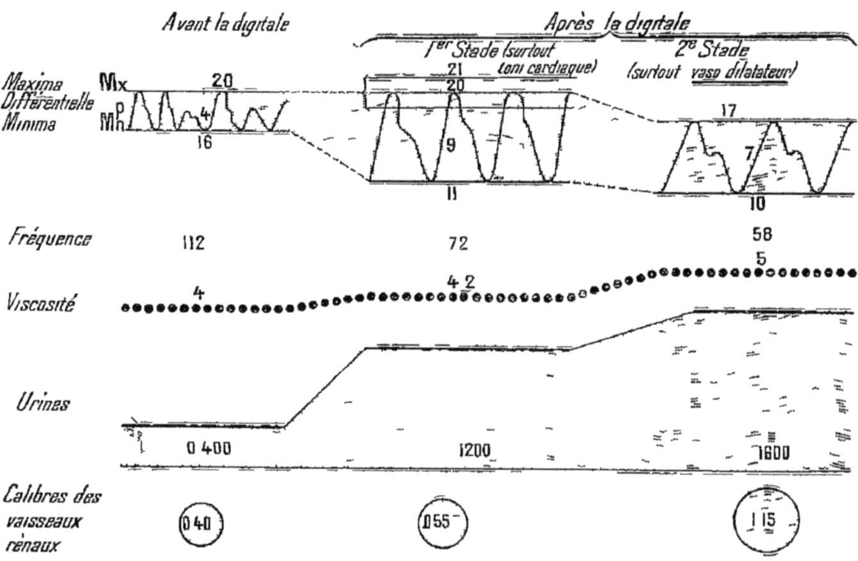

FIG 169. — Schéma représentant l'action pharmacodynamique de la digitale sur la tension maxima, sur la tension minima, la fréquence du pouls, la viscosité sanguine, la diurèse, le calibre des vaisseaux rénaux.

L'action diurétique de la digitale est sous la dépendance d'une ACTION CENTRALE TONI-CARDIAQUE, se traduisant par une augmentation de la pression différentielle, et d'une ACTION PÉRIPHÉRIQUE RÉNALE VASO-DILATATRICE dont l'abaissement de la tension minima est entre autres signes un bon indice,

1 GOTTLIEB — « Haben therapeutische Digitalisgaben Gefasswirkung ? » *Therapeutische Monatshefte*, Juillet 1912, p. 479

(fig. 169). La digitale est donc tout à la fois un *diurétique direct par action tonique cardiaque* et un *diurétique indirect par action vaso-dilatatrice vasculo-rénale.*

Quant à l'action sanguine viscosimétrique, elle se traduit plutôt par une élévation de la viscosité sanguine qui, après la résorption des œdèmes, tend automatiquement à ramener à la normale une diurèse qui pouvait devenir sans cela excessive.

Ces constatations pourront paraître à beaucoup bien théoriques et tout à fait dépourvues d'intérêt pratique : nous allons voir qu'elles conduisent pourtant à élargir singulièrement le champ d'action de la digitale, à en préciser beaucoup les indications et à modifier profondément en plus d'un point les enseignements classiques.

III. — *La digitale dans les asystolies.*

L'emploi de la digitale est classique dans les asystolies. Son action clinique avait été déja parfaitement indiquée, nous l'avons vu, par Withering ; ses indications ont été précisées par les cardiologues contemporains au premier rang desquels il convient de placer Potain, Huchard et Traube. Nous ne pouvons traiter ici la question avec toute l'ampleur qu'elle comporte. Nous renvoyons, en conséquence, le lecteur à notre volume « Les Médicaments usuels, 4e édition, quand, pourquoi et comment il faut administrer la digitale, Masson, édit. » dans lequel on trouvera tous développements utiles. La *partie consacrée à la pharmacodynamie et à certaines indications cliniques a besoin d'être amendée conformément aux développements qui font précisément l'objet de ce chapitre.* Mais nous n'avons rien à modifier à l'exposé de l'emploi de la digitale dans les asystolies quant à ses indications et à son mode d'administration.

Nous nous contenterons de reproduire ici les pages suivantes de Huchard, où dans un de ces lumineux raccourcis dont il avait le secret, il a résumé avec sa vigueur et sa netteté habituelles les indications posologiques de la digitaline.

Les trois doses de digitaline.

« Je ne cesse de répéter après Pécholier que « dans un « médicament, il y a plusieurs médicaments » c'est-à-dire qu'en physiologie clinique, le même médicament est doué d'une action différente avec des doses différentes. Il y a trois manières de prescrire la digitaline cristallisée pour trois indications spéciales dans les maladies et surtout dans les cardiopathies :

1° *Dose massive.* — C'est la dose *antiasystolique et diurétique.* Au cours de l'asystolie, on ordonne L gouttes de la solution au millième (ce qui représente un milligramme de digitaline en une ou deux fois) pendant un seul jour, très bonne méthode adoptée par Potain. Après trente-six ou quarante-huit heures, une diurèse abondante s'établit avec renforcement de la contraction cardiaque, résorption des œdèmes, diminution ou disparition des congestions viscérales, élimination des chlorures, ainsi que je l'ai démontré dès 1896. Si l'effet a été encore insuffisant, on peut et on doit même répéter, huit ou dix jours après, l'administration du médicament à la même dose ou à dose plus faible (XXX à XL gouttes). Dès que l'action diurétique est épuisée, ce que l'on constate par la disparition des œdèmes, et si la contraction cardiaque reste faible, on pourra et on devra prescrire, après dix ou quinze jours, pendant une à deux et même trois semaines, la digitaline cristallisée à dose très faible (dose d'entretien cardiotonique), comme il sera dit plus loin.

2° *Dose faible.* — C'est la dose *sédative,* celle qui combat les palpitations, l'éréthisme cardiaque et la dyspnée du rétrécissement mitral, même à sa période de parfaite compensation.

On donne V à X gouttes de la solution au millième pendant cinq jours de suite, ou encore un granule d'un quart de milligramme pendant trois ou quatre jours, et on recommence toutes les trois ou quatre semaines. Ce mode de procéder est très utile dans la dyspnée du rétrécissement mitral, en produisant ainsi un véritable allongement de la période diastolique, c'est-à-dire de la période de remplissage du cœur. Et cependant, Potain n'a-t-il pas dit que la digitale est absolument contre-indiquée dans la sténose mitrale, parce que dans cette maladie « le cœur est réglé pour un petit travail et que la digitale augmente le travail du cœur » ? C'est là une grave erreur, et si le médicament avait pour effet « d'augmenter le travail du cœur », il ne trouverait son indication dans aucune cardiopathie où l'on doit au contraire, comme pour tout organe malade, ménager, alléger, faciliter son travail, ce que la digitale produit réellement. Du reste, les faits et l'observation clinique sont là pour démontrer les excellents effets de la digitaline dans le rétrécissement mitral, peut-être la seule maladie cardiaque bien compensée où le médicament soit réellement indiqué.

3° *Dose très faible.* — C'est la dose d'*entretien cardiotonique,* celle qui n'exerce qu'une action cardiaque et non diurétique[1], que l'on peut continuer pendant des semaines et des mois, en cessant tous les quinze ou vingt jours pendant une ou deux semaines. Elle a pour but et pour résultat, à la dose quotidienne de III à IV gouttes de la solution au millième, ou encore d'un granule d'un dixième

1. Cette proposition nous paraît erronée (Voir plus haut).

de milligramme, de tonifier le cœur, sans crainte de produire des accidents, même légers, d'intoxication, puisqu'en raison même de sa lenteur d'élimination, une certaine quantité de médicament, restant dans l'organisme, continue toujours à exercer son action tonique sur le myocarde.

Dans une étude très serrée et très documentée (*Revue médicale de la Suisse Romande,* 20 décembre 1910) le Pr Mayor de Genève a précisé comme suit la posologie et les indications du traitement continu par des doses très faibles de digitale ou de digitaline.

« La dose quotidienne optima pour le traitement continu est dans la règle de 10 centigrammes de feuilles ou 1/10 de milligramme de digitoxine (ou de digitaline). Cette dose qui, chez certains individus, amène à la longue quelques symptômes d'accumulation, peut, inversement, se montrer insuffisante chez d'autres...

« Les états pathologiques qui indiquent ce mode de procéder sont particulièrement :

« 1° L'hypertrophie essentielle (?) avec dilatation très manifeste et rapidement récidivante.

« 2° La symphyse péricardique.

« 3° Les insuffisances aortiques, principalement artérielles, à leur période de décompensation.

« 4° Les associations morbides telles que celles réalisées par une lésion valvulaire coïncidant avec une bronchite chronique, une sclérose pulmonaire disséminée avec bronchorrhie, une symphyse pleurale étroite. Ici les réactions réciproques des deux affections rendent l'équilibre tellement instable qu'à moins d'une surveillance journalière on ne peut admettre d'intermittences dans le traitement. »

Avec ces règles, si bien précisées, on n'éprouvera plus aucun embarras ni aucune crainte pour administrer la digitaline. Avec une posologie aussi précise on pourra répondre avec certitude à toutes les indications thérapeutiques. On ne saurait trop citer, à ce sujet, les paroles d'un médecin italien du XVIe siècle, de Cappivaccio (de Crémone) : « Sachez prescrire les remèdes, vous n'accuserez pas tant leur insuffisance ni leurs dangers. »

En ce qui concerne les préparations digitaliques, voici la posologie courante de quelques-unes d'entre-elles :

	DOSE MASSIVE	DOSE FAIBLE	DOSE TRÈS FAIBLE
	=	=	=
Digitaline cristallisée de Nativelle.	XXX à L gouttes	V à X gouttes	III à IV gouttes
Poudre de feuilles fraîchement préparée :	0,60 à 1 gramme	0gr,10 à 0gr,20	0gr,02 à 0gr,04
Digalène	3 à 6 cent. cubes	XX à L gouttes	V à XV gouttes

Cette dernière préparation est, comme on sait, constituée par un extrait total titré de digitale, il combine en quelque sorte les avantages de la digitaline (posologie précise) et de la digitale (totalité des principes actifs de la plante) ; elle peut enfin être administrée par voie hypodermique.

IV. — *Indications dans les hypertensions et les angines de poitrine.*

La constatation de ces trois faits :

1° *Que loin d'élever toujours la tension artérielle maxima, la digitale parfois l'abaisse ;*

2° *Que correctement administrée, la digitale abaisse toujours la tension minima ;*

3° Que *l'action diurétique de la digitale* est au moins en partie subordonnée à une action rénale vaso-dilatatrice, nous a conduit à nous demander si l'hypertension artérielle maxima constituait bien une contre-indication à l'administration de la digitale ainsi que cela est encore à peu près universellement admis et enseigné et nous avons constaté que *souvent la digitale agissait comme un hypotenseur*. Il en est ainsi :

1° Dans les *asystolies avec hypertension*, dans lesquelles l'abaissement post-digitalique de la tension maxima est la règle.

2° *Dans un certain nombre d'hypertensions artérielles subordonnées à une sclérose cardio-rénale et chez lesquelles l'administration de la digitale à doses minimes 1/10 à 1/4 de milligramme de digitaline — par périodes intermittentes de 4 à 10 jours ou de façon bi-hebdomadaire — a souvent déterminé avec une amélioration de la diurèse, un abaissement plus ou moins marqué de la maxima coïncidant avec un abaissement moindre de la minima.*

Il y a même là pour nous un facteur diagnostique et pronostique de tout premier ordre. Les cas de sclérose cardio-rénale dans lesquels la réaction digitalique a été hypertensive, ont été les cas les plus défavorables, les plus irréductibles s'accompagnant des accidents les plus francs et constitués, semble-t-il, par une sclérose rénale avancée et définitive. Les cas au contraire dans lesquels la réaction digitalique a été hypotensive ont été les cas les plus favorables, les plus réductibles, dont les accidents ont en partie rétrocédé et constitués, semble-t-il, par une sclérose rénale au début associée à une vaso-constriction qui cédait à la digitale.

Donc nous nous croyons en droit de conclure que l'*hypertension artérielle maxima ne constitue nullement une contre-indication absolue à l'emploi de la digitale, qui peut même en certains cas agir à la façon d'un hypotenseur.*

Ayant constaté enfin dans l'*angine de poitrine* :

1° Que *la tension maxima n'est pas toujours élevée*, qu'elle est souvent normale ;

2° Que l'*hypertension minima est par contre la règle* ;

3° Que la méthode graphique révèle de façon à peu près

constante une inflexion de la ligne d'élévation systolique, indice d'une discordance surtout manifeste vers la fin de la systole entre la puissance d'impulsion cardiaque et la résistance à vaincre.

Nous avons tenté parfois avec succès — contrairement à l'enseignement classique — la cure préventive des angines de poitrine par la médication digitalique systématique. C'est ce que nous exposerons au chapitre consacré à l'étude des angines de poitrine.

DOCUMENTS

Nous avons déjà reproduit au cours de ce chapitre et des chapitres précédents, un certain nombre de documents — reproduisant sous forme de graphiques évolutifs — quelques observations résumées d'asystolie.

Nous donnons, pour finir, à titre documentaire, un relevé statistique de 20 observations d'asystolies diverses dans lesquelles nous avons pu relever avec précision les tensions maxima et minima, la viscosité sanguine et le débit urinaire.

Nous y joignons à titre d'exemple, une courbe évolutive générale d'un cas typique d'asystolie totale quasi pure (insuffisance auriculaire, insuffisance ventriculaire droite et gauche sans insuffisance rénale manifeste).

Remarquons que dans l'ensemble, les insuffisances cardiaques droites exemptes ou à peu près de complications rénales se distinguent des insuffisances cardiaques gauches par le faible taux de leur pression différentielle et par le retour à un rendement hydrurique normal au moment du retour à la compensation contrairement à ce qui se passe chez les scléreux dont le débit reste bas.

AS

N° D'ORDRE DE L'OBSERVATION	AGE	SEXE	TAILLE	POIDS	CARACTÉRISTIQUES CLINIQUES
28	62	F	»	»	Sclérose cardio-rénale Rétentions azoté chlorurée, hydrique Insuffisance cardiaq totale . . . .
36ter	61	H	»	62	Sclérose cardio-rénale. Rétention azotée préd minante. Insuffisance cardiaque totale . .
44	70	H	»	»	Artério sclérose. Insuffisance cardiaque totale
51bis	56	F	»	90	Insuffisance cardiaque totale à prédominan droite. . . . .
93	56	H	»	»	Sclérose cardio-rénale. Rétention totale. Insuf sance cardiaque totale. . . . .
161	43	H	»	»	Éthylisme Insuffisance cardiaque à prédom nance droite. . . . . .
201	39	H	1,70	101	Insuffisance cardiaque totale mais surtout gauc chez un pléthorique présciéreux. . . .
231	41	H	»	»	Maladie mitrale d'origine rhumatismale. Insuf sance cardiaque totale à prédominance droite
254	56	H	»	»	Sclérose cardio-artério rénale ancienne. Insuf sance cardiaque à prédominance gauche. .
264	50	F	»	»	Insufisance cardiaque totale. . . . . .
272	56	H	1,69	72	Insuffisance cardiaque gauche aigue avec œdèn aigu du poumon chez un goutteux. . .
312	50	H	1,63	91	Insuffisance cardiaque chronique surtout gauc chez un scléreux. . . . .
323	73	F	»	»	Myocardite dégénérative sénile . . . . .
389	53	H	1,63	67	Insuffisance cardiaque chronique surtout gauc chez un scléreux. . . . .
393	47	H	»	»	Sclérose cardio-rénale. Insuffisance card. total
423	23	F	»	»	Insuffisance mitro-aortique d'origine rhumati male. Asystolie totale. . . . . . .
493	59	F	»	»	Azotémie. Insuffisance cardiaque totale. .
524bis	50	H	»	»	Sclérose artério-rénale totale. Insuf. card total
572	60	H	»	»	Catarrhe chronique des bronches. Insuffisance ca diaque surtout droite. . . . . . .
583	50	F	»	58	Bronchite chronique. Insuffisance cardiaque su tout droite . . . .

)LIÉS

FRÉQUENCE DU POULS	TENSION MAXIMA Ma	TENSION MINIMA Mn	VISCOSITÉ SANGUINE v	DÉBIT HYDRURIQUE quotidien H	ALBUMINE	SUCRE
104 (?)	26	14	4,8	0,200 à 1,200	2 gr	»
100	34	18	6,4	1,600	0,34	21,7
98	22	13 1/2	»	»	»	»
130 (?)	16	12	4,2	0,800	+	»
120	28	16	4,5	0,900	»	»
108	20	17	4,2	0,400	»	»
132	16	9	»	0,400	»	»
78 (?)	13	10 1/2	4,2	0,300	»	»
144 (?)	19	17 1/2	»	0,250	»	»
132	29	13	4,5	0,400	+	»
120	26	13	4,8	0,800	+	»
104	25	13	»	0,900	»	»
110	9 1/2	8	»	0,300	»	»
96	19	11	5	0,500	»	»
112	15 1/2	13 1/2	4,4	0,200	+	»
110	14	8	2,4	1,000	+	»
104	10 1/2	9	4,6	0,350	»	»
comptable	18 — 19	11 — 12	5,8	0,600	+	»
96	14	10	»	0,700	»	»
102	17	12	»	0,750	»	»

C'est ainsi que dans les observations 51 *bis* et 231 le débit sphygmo-hydrurique relativement de 0,200 $\left(\frac{0,800}{4}\right)$ et de 0,120 $\left(\frac{0,300}{2,5}\right)$ au moment de l'asystolie se releva à 0,590 $\left(\frac{2,6}{5}\right)$ pour se fixer ultérieurement à 0,300 $\left(\frac{1,500}{5}\right)$ dans un cas (51 *bis*) et à 0,250 $\left(\frac{1,500}{6}\right)$ dans l'autre.

Au contraire, dans les asystolies survenant chez les scléreux confirmés des observations (93) et (28) le débit sphygmo-hydrurique resta toujours inférieur à 0,150 même après réaction digitalique.

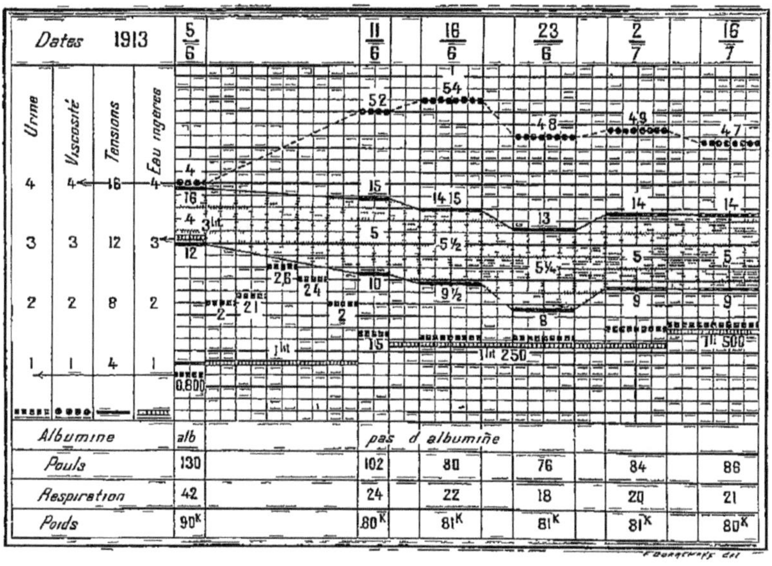
Dates 1913
5/6
11/6
16/6
23/6
2/7
16/7
Urine
Viscosité
Tensions
Eau ingérées
Albumine
alb
pas d'albumine
Pouls
130
102
80
76
84
86
Respiration
42
24
22
18
20
21
Poids
90K
80K
81K
81K
81K
80K

FIG. 170 — Obs 51 *bis*. F., 56 ans. Asystolie.

* * *

L'observation type 51 *bis* dont nous reproduisons avec la courbe évolutive générale les tracés polygraphiques recueillis à 3 phases de cette évolution (fig. 170, 171, 171 *bis*,

171 *ter*) est particulièrement instructive. Cette femme de 56 ans se présenta à nous en juin 1913, en pleine asystolie

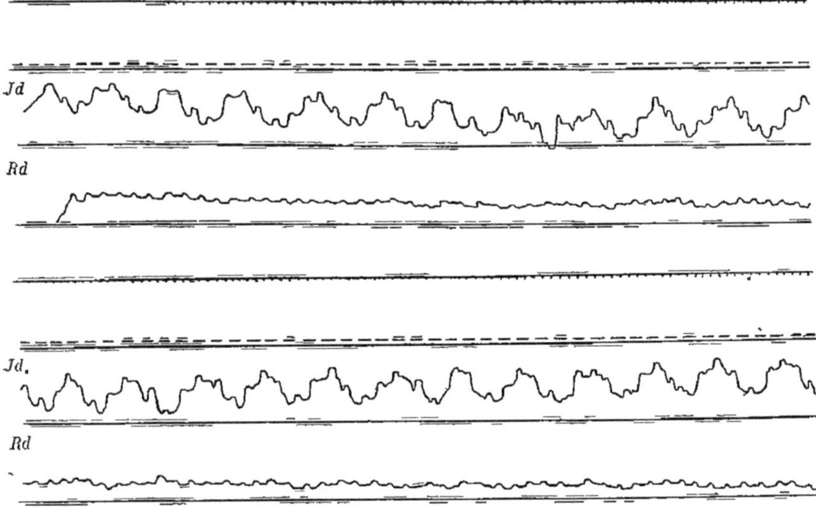

Fig. 171 — Obs. 51 *bis*. F., 56 ans, 90 kil.

5 6 1913, 13 h , 102 (?) $\frac{16}{12}$ Vs = 4 H = 0 800 , traces d'albumine

Jd. Jugulaire droite — *Rd* Radiale droite

tachy-arythmique, oligurique, dyspnéique, œdématiée avec de la congestion des bases remontant jusqu'à la partie

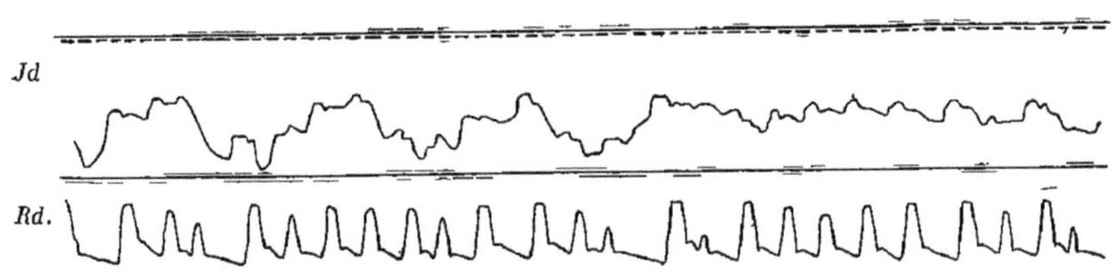

Fig. 171 *bis*. — Obs 51 *bis*. F. 56 ans, 80 kil.

10 6 1913, 14 h ; 102 $\frac{15}{10}$ Vs = 5 2 H = 1500 ; pas d'albumine

Jd. Jugulaire droite — *Rd* Radiale droite

moyenne des omoplates, de l'hypertrophie douloureuse du foie, un peu d'ascite. Elle souffrait depuis un certain temps de cet état, avait été mise aux 3 litres de lait classiques, à la digitale et avait vu son état s'aggraver. Tension différentielle 4; viscosité 4.

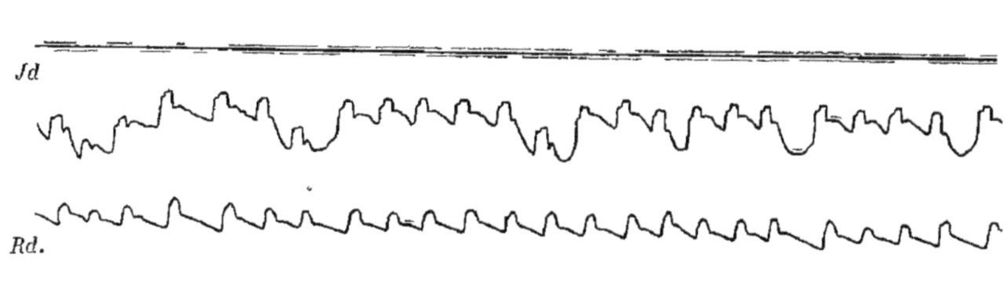

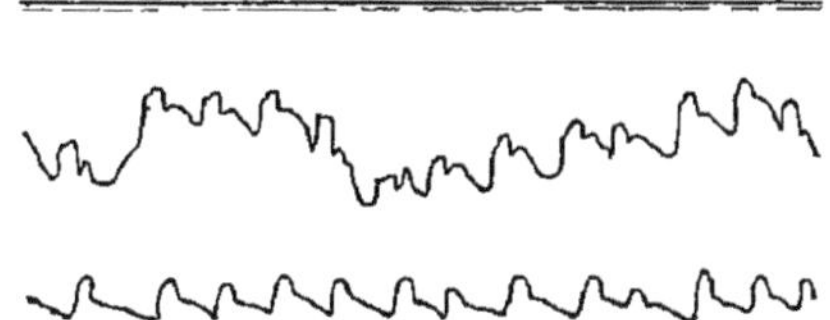

FIG. 171 *ter.* = Obs. 51 *bis* F. 56 ans, 80 kil.

16 7 1913, 13 h., 86 $\frac{14}{9}$ Vs = 4. 7, H = 1500, pas d'albumine

Jd Jugulaire droite — *Rd.* Radiale droite

Le traitement institué fut le suivant :

1° Lit

2° { Eau et infusion (0l,800 les 2 premiers jours en 4 prises).
Lait écrémé (1 litre en 4 prises les jours suivants)

3° Scille. . . . .
Scammonée. .
Digitale. . . . . .
} àà cinq centigrammes

pour une pilule n° 20

4 par jour pendant 5 jours.

4° 30 ventouses quotidiennes sur les reins, les lombes, le thorax, le foie — dont 8 scarifiées les 2 premiers jours.

On voit le résultat : à cette réduction considérable des liquides (0,800 à 1 litre) correspond une polyurie abondante. En cinq jours, du 5 au 11, 5 litres de liquide sont absorbés, 13 litres 500 sont rendus par les urines, une quantité indéterminée par les selles, la perte de poids est de 10 kilogrammes, correspondant bien certainement à la déshydratation organique. Contemporainement la minima s'abaisse, la différentielle s'élève, la viscosité sanguine se relève. Les œdèmes et l'albumine disparaissent, la tachycardie diminue, la dyspnée s'apaise, le foie se dégonfle.

Ultérieurement le traitement suivant est institué :

1° Lit — fauteuil — marche dans la chambre.
Massage et mouvements passifs des membres inférieurs.
Frictions générales.

2° { Lait un litre
Café ou thé 1/4 de litre
Breakfeasts, riz, tapioca, confiture }
En 4 petits repas régulièrement espacés.

3° *Mardi, Jeudi, Samedi*
à 10 heures et à 4 heures une des pilules suivantes :
{ Sulfate de spartéine cinq centigrammes
Sulfate de strychnine : un miligramme }
pour une pilule n° 6.

Lundi, Mercredi, Vendredi
à 10 heures et à 4 heures une des pilules suivantes :
Benzoate de soude. . . . } ââ 0gr,50
Diurétine. . . . }
pour un cachet n° 6.

4° 12 Ventouses sèches hépatiques et pulmonaires quotidiennes

Sous cette influence, on le voit, la situation se consolide, ingesta et excreta s'équilibrent, tension et viscosité se rapprochent sans y atteindre toutefois des taux normaux.

Dans un 3e *stade* :

1° Le même régime est continué avec, au repas de midi, addition de 50 grammes de volaille ou de bœuf grillé, 2 cuillers de confiture, 30 grammes de pain (baguette de gruau) et une tasse d'infusion.

2° La malade est autorisée à descendre dans son jardin et à s'y promener.

Les massages, les mouvements passifs sont continués, avec addition de quelques mouvements actifs (flexion, extension, redressement des jambes, flexion, extension, élévation, abaissement des bras).

3° Une petite cure de 3 jours :

Scille	àâ 0gr,05
Scammonée	
Digitale	

pour une pilule n° 12

4 par jour

est suivie d'une petite cure de théobromine à raison de un gramme par jour.

4° Frictions générales tous les 2 jours.

Ventouses sèches le jour intercalaire.

Dans un *dernier stade enfin* :

1° On revient à un *régime mixte modéré* hypohydrique, hypochloruré, hypo-azoté.

Matin : 250 grammes thé ou café au lait et biscottes.

Midi : Bœuf ou mouton grillé ou rôti sans sauce 80 à 100 grammes.

Purée de légumes frais ou secs à l'eau avec un peu de beurre frais, une pincée de sel et de jus de citron au moment de servir.

Fruits frais de saison.

Ou tartelettes.

Ou gâteaux secs.

40 grammes de pain.

200 centimètres cubes d'infusion.

4 heures : 200 centimètres cubes thé léger sucré avec une biscotte.

7 heures : 250 centimètres cubes potage au lait.

Légume.

Fruit.

150 grammes infusion.

40 grammes de pain.

Peu de sel à la cuisine, pas de sel à table.

Avec l'eau de constitution des aliments, ce régime représente environ 1 600 centimètres cubes d'eau. 1 400 centimètres cubes environ sont rendus par les urines.

2° Des sorties sont autorisées sous forme de promenades progressives de 3/4 heure le matin, 1 heure 1/2 le soir avec pauses, en terrain plat, puis légèrement incliné.

Frictions, massages, mouvement actif, sont continués.

3° Une fois par semaine des ventouses sèches sont appliquées.

4° 2 fois par *semaine* le soir en se couchant une ou deux *pilules d'aloïne*.

2 fois par *semaine* à 10 heures et à 4 heures un cachet.

Diurétine.	āā 0gr,50
Benzoate de soude.	

2 fois par *semaine* à 10 heures un granule de digitaline cristallisée de 1/4 de milligramme.

L'équilibre circulatoire et nutritif se maintient parfait sous cette influence, avec toutefois une tendance manifeste à la tachy-arythmie par fibrillation auriculaire (v. plus loin) ; l'équilibre est satisfaisant mais instable ; la puissance de réserve cardiaque est certainement minime.

Cette observation constitue un bon exemple d'évolution thérapeutique adaptée à l'évolution morbide.

*
* *

Les asystolies sont à peu près toujours associées à l'insuffisance rénale, temporaire ou permanente. Quand l'insuffisance rénale est à prédominance azotémique nous nous sommes toujours bien trouvés de commencer le traitement par la triade thérapeutique: lit, eau, purgation saline réalisant cette association classique, diète hydrique et purgation que M. Guelpa a prônée à nouveau avec une vigueur et une persuasion à laquelle nous nous plaisons à rendre hommage.

On prescrira :

1° Repos absolu au lit.

2° Eau et infusions (un litre en 4 prises).

3° Rubinat, un grand verre.

La suite du traitement se confond avec celui exposé plus haut.

ANGINES DE POITRINE

Aucune question cardiologique ne nous paraît plus délicate à exposer que celle des angines de poitrine, et nous commençons par avouer très sincèrement que nous ne possédons pas les éléments suffisants pour la traiter dans son intégralité.

Et d'abord qu'est-ce que l'angine de poitrine ? S'il n'existe aucune difficulté pour reconnaître le grand accès — l'angor majeur classique — si parfaitement et dramatiquement décrit dans tous les traités, et dont Peter, Potain, Huchard ont laissé des descriptions cliniques impeccables, il est infiniment plus difficile de dire où commence l'angor. Il y a là toute une gamme symptomatique depuis la simple dyspnée douloureuse avec angoisse et algie rétrosternale fugace et bénigne, jusqu'à la crise suraiguë parfois mortelle d'angor majeur avec dilatation aiguë du cœur gauche compliqué ou non d'œdème aigu du poumon.

De cette évolution, de cette gamme morbide, M. Vaquez a donné une description excellente dans son rapport au Congrès de Londres (août 1913), consacré à l'étude des grands syndromes de l'insuffisance cardiaque.

En fait nous serions bien en peine de donner une définition exacte, anatomique, clinique ou physiopathologique de l'angine de poitrine. Tout au plus serions-nous tenté d'y voir une modalité particulière d'expression symptomatique paroxystique d'une insuffisance myocardique ventriculaire gauche, encore ne nous dissimulons-nous pas tout ce que cette vue a d'incomplet et de défectueux.

Nous nous bornerons donc, sans prétendre le moins du monde a un exposé d'ensemble, à publier ici quelques documents fragmentaires susceptibles d'apporter une contribution à l'étude des angines de poitrine. Nous n'avons relevé dans nos tableaux que les cas de grand accès majeur à symptomatologie nettement dessinée, écartant, peut-être a tort, les petits accès anginiformes insuffisamment caractérisés.

TABLEAU I.

SEXE	AGE	CARACTÉRISTIQUES CLINIQUES	PREMIÈRE ATTAQUE	
H	50	Aortite. Spécificité.	1903	Mort dans une crise en 1903
H	40	Aortite	1902	Père et frère morts d'angor Chancre spécifique en 1906. Vivait encore en 1913
F	60	Anévrisme aortique	1895	Mort en 1906 d'hémorragie cérébrale.
F	25	Anévrisme aortique Insuf. aortique. Spécificité probable.	1900	Mort dans crise en 1903. Grandes crises avec œdème aigu du poumon
F	51	Aortite.	1903	Mort dans crise en 1906 Asystolie digitalique en 1898. Hypertrophie cardiaque
H	56	Aortite. Spécificité	»	Mort dans crise post coitum. 1902.
H	58	Artério-sclérose.	1902	Vit encore en 1913.
F	51	Aortite	»	Mort dans crise.
H	53	Aortite. Spécificité.	1904	Vit encore en 1913
F	36	Aortite	1902	Vit encore en 1913.
H	62	Aortite	1907	Vit encore en 1913 Grandes crises avec œdème aigu du poumon.

Le premier tableau collecte 11 cas, tous anciens, que nous n'avons pas pu suivre sous le contrôle de méthodes précises, sphygmomanométriques ou autres.

Il n'en comporte pas moins quelques remarques intéressantes.

L'aortite était, comme on voit, présente dans tous les cas.

1° L'angine de poitrine s'y est révélée assez meurtrière puisque sur 11 cas, nous relevons 6 décès; toutefois 5 seulement relèvent de l'angor même, le 6e s'étant produit 11 ans après le premier accès, ayant été provoqué par une hémorragie cérébrale et le sujet n'ayant eu aucune crise nouvelle dans les dix dernières années de son existence, alors qu'il était resté en état de crises subintrantes et graves pendant plusieurs semaines la première année, et qu'un anévrisme aortique avait été dépisté à ce moment.

2° Cependant l'angine de poitrine est loin d'être aussi fatale que tendraient à le faire croire les descriptions classiques, car dans 6 cas sur 11 de grand angor avec aortite évidente et parfois considérable, nous constatons des survies minima de 6, 9 et 11 ans. Au surplus si dans un des cas de crise mortelle, le décès s'est produit l'année même du premier accès, et dans deux autres cas trois ans après, dans les deux cas restants nous ignorons complètement la date du premier accès. Ajoutons que dans un des cas le sujet qui succomba à une crise en 1903, supporta en 1902, sans aucun incident sous l'anesthésie par chlorure d'éthyle, une dilatation anale pour fissure.

3° En ce qui concerne l'action de la syphilis, nous dirons seulement que dans trois cas la spécificité était certaine; dans un cas probable; dans deux cas douteuse; dans un cas elle était sûrement absente (chancre infectant quatre ans plus tard); dans deux cas elle était à peu près sûrement absente; dans deux cas nous manquons absolument d'information à ce sujet.

TABLEAU II.

N° D'ORDRE DE L'OBSERVATION	AGE	SEXE	TAILLE	POIDS	CARACTERISTIQUES CLINIQUES	PREMIÈRE CRISE	FRÉQUENCE
6	38	F	1,70	56	Aortite peut-être spécifique	1900	»
7	50	H	»	»	Aortite. Spécificité.	1908	»
76	46	H	1,74	93	Aortite. Wassermann —	1912	8
129	52	H	1,65	70	Sclérose rénale	1912	7
155	55	H	»	»	Aortite Insuffisance aortique. Wassermann +. Spécificité ancienne	1898	6
198	59	H	1,67	56	Artério-sclérose généralisée.	1913	9
191	62	F	»	»	Artério-sclérose	1911	7
126bis	61	H	1,52	61	Pléthore	1910	»
272	56	H	1,69	72	Goutte Crises d'angor avec œdème aigu pulmonaire.	1912	12
309	55	H	»	»	Aortite Insuffisance aortique Spécificité. Wassermann +	1904	7
304	62	H	»	»	Aortite Crises d'angor avec œdème aigu pulmonaire.	1904	7
305	58	F	»	»	Angiospasme émotif.	1911	7
241	68	H	1,74	76	Aortite. Sclérose	1913	6
314bis	48	H	»	71	Aortite. Azotémie Wasser. négatif	1912	6
352bis	72	H	»	obèse	Aortite Sclérose. Azotémie	?	»
407	66	F	»	»	Sclérose cardio-artério-rénale Spécificité. Insuffisance aortique. Azot	?	»
293	57	F	»	»	Aortite et hyposystolie. Insuffisance aortique	1906 (?)	10
468	51	F	»	»	Aortite.	1912	4
440	49	H	1,75	84	Intoxication par hypnotiques et div	1900	6
385bis	70	F	»	45	Sclérose cardio-rénale ancienne Azotémie. Crises d'angor avec œdème aigu Wassermann —	?	8
474	63	F	»	»	Aortite.	1910	»
485bis	39	H	1,65	74	Angiospasme	1911	8
548	48	F	»	»	Angiospasme.	1912	7
527	64	H	1,74	95	Sclérose artério rénale	1912	8
602	39	H	1,78	78	Angiospasme Hyposystolie. Wassermann —.	1912	7
275	40	H	1,66	75	Emphysème Hyposystolie	1912	7
413	36	F	»	71,5	Pléthore et angiospasme	?	7
369	68	H	1,73	82	Artério-sclérose. Aortite.	1902	9

TENSION MAXIMA Mx	TENSION MINIMA Mn	TENSION DIFFÉRENTIELLE p	VISCOSITÉ SANGUINE v	DÉBIT HYDRURIQUE quotidien H	ALBUMINE	SUCRE	
16	11	5	»	»	»	»	
26	15	11	»	»	»	»	Mort en crise 1911.
24	14	10	»	»	»	»	
20	11 1/2	8 1/2	3,5	»	»	»	
16	7 1/2	8 1/2	5,2	»	»	»	
32	19	13	4,6	2,000	1 gr.	»	
20	10	10	4	»	traces	»	
17	11	6	4	1,500	»	traces	
26	13	13	4,8	0,800	»	»	
19 1/2	8 1/2	11	4,7	»	»	»	
24	11	13	»	»	+	+	Mort subite en 1911
20	10	10	4,5	»	»	»	
22	10	12	4,3	»	»	»	
26	15	11	4,6	1,800	+	»	
21	14	7	6,8	»	+	»	
24	8	16	3,6	1,100	»	»	Mort de cachexie scléreuse en 1913.
16	7	9	4	»	»	»	
16	12	4	»	»	»	»	
16	11	5	4,5	1,250	»	»	
25	15	10	4,4	1,200	+	»	
19	11	8	4,4	»	»	»	
22	10	12	4,6	»	+	»	
15 1/2	10	5 1/2	»	»	»	»	
28	11 1/2	16 1/2	4,3	1,000	»	»	
17 1/2	12	5 1/2	4	»	»	»	
21	11	10	4,4	»	»	»	
15	10 1/2	4 1/2	3,6	»	»	»	
27	12	15	3,9	»	+	»	(Accalmie complète de 1903 à 1913.)

Tout en reconnaissant donc le rôle très important de la syphilis dans la genèse des aortites et des angors, nous ne pouvons pas lui accorder le rôle quasi exclusif que voudraient lui donner quelques syphiligraphes.

Le tableau II collecte 28 cas de grand angor typique, observés depuis 1911, chez lesquels nous avons pu recueillir des renseignements objectifs plus précis.

1° Les cas sont. on le voit, beaucoup plus disparates que dans le tableau précédent. L'aortite n'y est pas constante. A côté de cas d'aortite évidente, d'insuffisance aortique, d'artério-sclérose généralisée, de sclérose cardio-rénale, nous rencontrons un certain nombre de cas, où en l'absence de lésions cardio-vasculo-rénales avérées, la pléthore, la goutte, l'angiospasme (crises hydrémiques hypertensives des prescléreux) l'intoxication semblent jouer le rôle le plus important dans la genèse du syndrome.

2° Nous n'avons pas pu chiffrer avec une absolue rigueur, d'ailleurs est-ce actuellement possible? le pourcentage des syphilis. Elle était sûrement présente dans un nombre assez considérable de cas, 1/4 environ ; elle était sûrement absente dans un nombre à peu près égal de cas; nous ne possédons pas dans les autres de renseignements formelsen dehors de l'examen clinique et de l'interrogatoire négatif.

On n'en peut pas moins conclure que la syphilis joue un rôle important et probablement déterminant dans nombre de cas d'angor (aortite, coronarite et névrite spécifiques), mais que nombre de cas n'en relèvent sûrement pas, et que la dégénérescence scléreuse banale, la goutte, la pléthore, l'angiospasme peuvent suffire à provoquer l'angor, comme l'a tout récemment encore confirmé Mougeot (*Royat thermal*, avril 1913).

3° Notons, probablement parce que ce tableau relève un plus grand nombre de cas et d'étiologie plus variée, et de date plus récente, la bénignité beaucoup plus grande que dans le tableau précédent, 3 décès seulement sur 28 cas.

A la vérité, pour beaucoup, la première attaque est récente 1911, 1912, 1913, mais cependant nombre de cas datent de 4, 5, 6, 13 ans. Quelques-uns, comme nous l'avons déjà noté dans le tableau précédent, ont, après une première série de crises graves groupées en salves, joui d'une accalmie complète pendant des années, 10 dans un cas (de 1903 à 1913). Et qu'on ne croie pas qu'il s'agisse de cas cliniquement bénins et sans lésions apparentes, ces cas de rémissions peuvent être observés avec de très graves lésions aortiques (anévrisme aortique, artério-sclérose avec localisation aortique, grosse aortite de nature indéterminée avec dilatation, crises graves avec œdème aigu).

On voit qu'il convient de ne pas assombrir outre mesure le pronostic, même en cas de lésions aortiques importantes, même en cas de crises avec œdème aigu pulmonaire. Il convient certes de faire des réserves, mais il convient aussi de savoir et de dire que l'angor majeur peut être compatible avec une survie parfois longue et avec des accalmies souvent considérables.

4° Remarquons encore que si l'*hypertension systolique* est la règle, pourtant en nombre de cas, même avec aortite avérée, la tension systolique peut être normale ou à peine surnormale (cas 6, 55, 293, 468, 474). L'absence d'hypertension systolique ne permet donc pas d'éliminer sûrement le diagnostic d'angor. Il y a des angines de poitrine à tension systolique normale peu élevée, même avec de l'aortite.

5° En revanche, abstraction faite des cas d'insuffisance aortique où comme on sait l'hypotension diastolique (couplée à l'hypertension systolique) est la règle, *l'hypertension diastolique est constante dans l'angine de poitrine*. Elle est comme on voit toujours au moins égale, et beaucoup plus souvent supérieure à 10, même dans les périodes interangineuses ; elle atteint souvent 14, 15, 19 même dans un cas. Mais ce qui est beaucoup plus caractéristique, c'est l'élévation brusque et brutale de la tension diastolique de la minima au moment même de l'angor. Dans tous les cas où il nous a été donné d'assister à une attaque d'angor nous avons constaté une élévation considérable de la minima qui peut atteindre 5 à 6 centimètres cubes de mercure. Nous signalions déjà le fait dans notre volume antérieur : « Pressions artérielles et viscosité sanguine », et écrivions à ce sujet : « Il faut évidemment que le cœur ait une puissance de réserve énorme pour résister à de telles surpressions surtout quand la surpression constante, diastolique est très marquée. C'est la probablement qu'il faut chercher en grande partie la cause de la défaillance cardiaque, brusque de la syncope mortelle ». En fait l'élévation progressive de cette minima pendant les périodes interangineuses, nous paraît avoir une signification pronostique des plus graves, car c'est la puissance de réserve cardiaque qui juge en dernière analyse le pronostic de l'angor, et cette puissance décroît très vite quand la minima s'élève.

6° La viscosité ne fournit aucun renseignement intéressant autre que celui lié au diagnostic de l'affection causale.

7° Nous serions bien en peine de fournir des cas ci-dessus une classification clinique rationnelle. Toutefois on voit immédiatement :

a) Que l'*aortite scléreuse*, la dégénérescence artério-scléreuse, les scléroses cardio-rénales, fournit un premier groupe assez homogène d'angines de poitrine des vieillards ou du moins des gens ayant dépassé la cinquantaine. C'est une *angine grave*, notre tableau I et celui-ci l'indiquent nettement.

b) Que l'*aortite spécifique* fournit un second groupe, moins nombreux, mais très homogène, sensiblement moins âgé dans l'ensemble que le précédent. C'est l'angine de l'âge moyen de la vie prédominant de 35 à 55 ans. Elle peut être aussi grave que la précédente.

c) Que l'*angine de la pléthore, de la présclérose, de l'angiospasme, de la goutte,* est à l'ordinaire, beaucoup plus bénigne que les formes précédentes; elle est à peu près contemporaine de l'angor liée à l'aortite spécifique, soit de 35 à 55 ans; elle est le plus souvent curable.

d) Il convient d'y ajouter avec Albert Robin et Ch. Fiessinger, l'*angine de poitrine des aérophages,* que nous avons en effet assez souvent rencontrée quoique nous ne l'ayons pas relevée dans les tableaux ci-dessus, parce qu'isolée elle revêt rarement la forme du grand angor, de l'angor vrai.

UN SYMPTOME GRAPHIQUE DE L'INSUFFISANCE CARDIAQUE GAUCHE

La méthode graphique nous a décelé ici dans un certain nombre de cas un symptôme qui paraît mériter d'être signalé, c'est le brisement à coudure de la ligne d'élévation systolique radiale. La ligne d'ascension au lieu d'être rectiligne comme dans les tracés normaux, est nettement coudée, en deux temps; elle traduit manifestement une systole pénible, avec un premier temps net, franc, facile, et un deuxième temps infléchi, difficultueux; le myocarde est obligé de s'y prendre à deux fois pour parfaire sa tâche indice évident du déséquilibre latent d'un cœur qui ne se résigne pas encore, traduisant seulement sa défaillance imminente par une sensation obtuse d'étreinte angoissée.

Et remarquons que ces tracés, et ceux similaires que nous possédons, n'ont pas été pris au moment d'une crise, mais dans leur intervalle chez des sujets en période de mal d'angor.

Mais ce qui est peut-être plus démonstratif que ce symp-

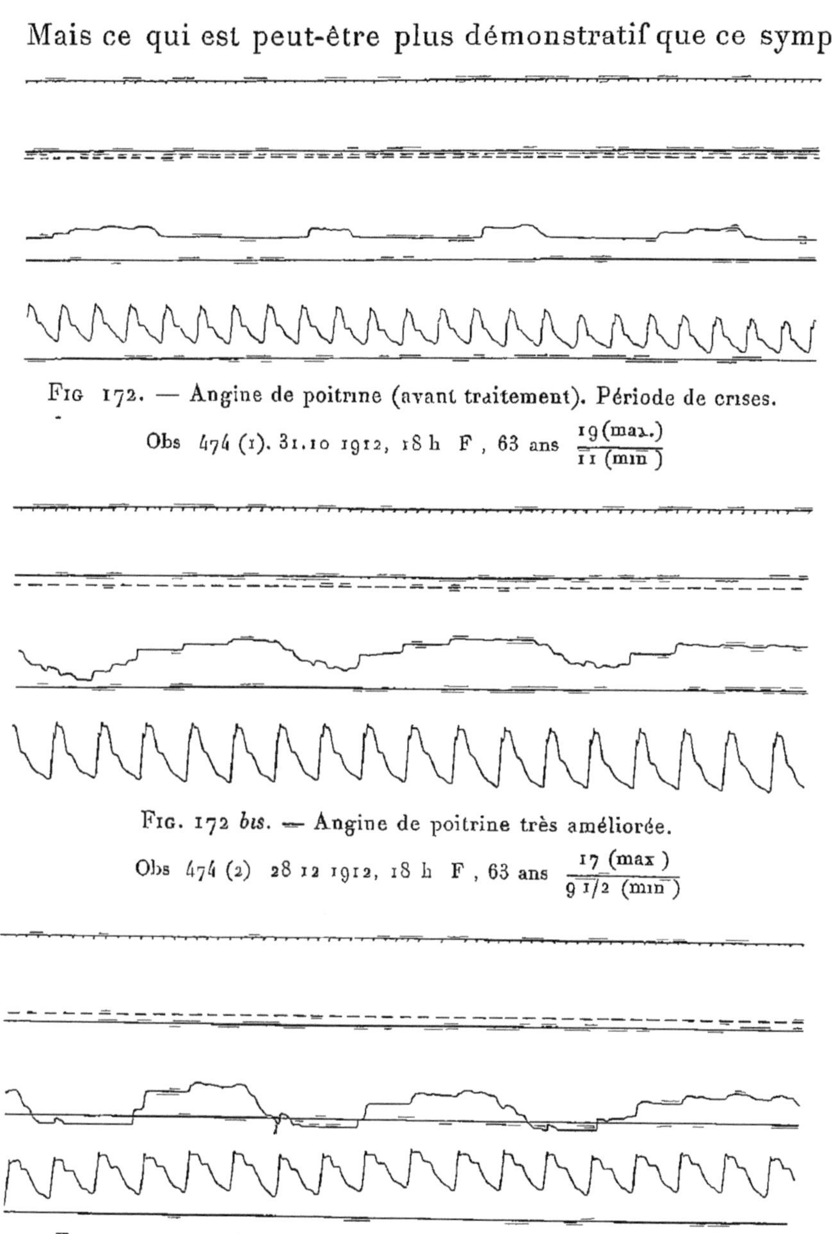

Fig 172. — Angine de poitrine (avant traitement). Période de crises.

Obs 474 (1). 31.10 1912, 18 h F, 63 ans $\frac{19 \text{ (max.)}}{11 \text{ (min)}}$

Fig. 172 *bis*. — Angine de poitrine très améliorée.

Obs 474 (2) 28 12 1912, 18 h F, 63 ans $\frac{17 \text{ (max)}}{9\ 1/2 \text{ (min)}}$

Fig. 172 *ter*. — Angine de poitrine (plus de crises depuis 3 mois).

Obs 474 (3) 22 3 1913, 17 h F, 63 ans. $\frac{17 \text{ (max)}}{10 \text{ (min)}}$

tôme c'est sa disparition en coïncidence avec la disparition du mal d'angor chez les sujets traités systématiquement par la digitale. Nous en produisons deux exemples (fig. 172, 172 *bis*, 172 *ter*, 173, 173 *bis*).

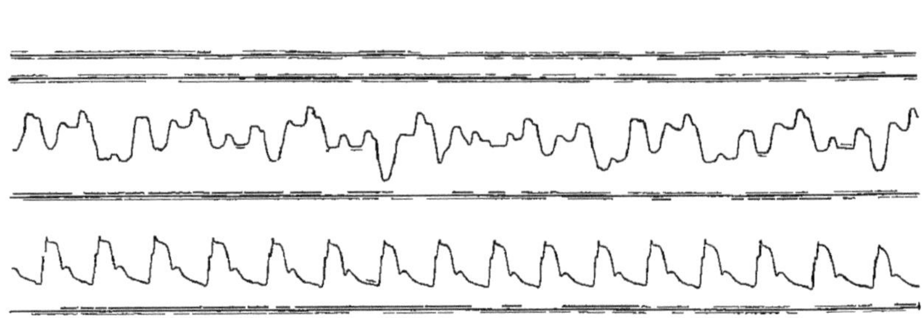

Fig. 173. — Angine de poitrine (période de crises).

Obs 548 (1) 6 12 1912, 13 h F, 48 ans 72 $\frac{17 \text{ (max)}}{11 \text{ (min)}}$

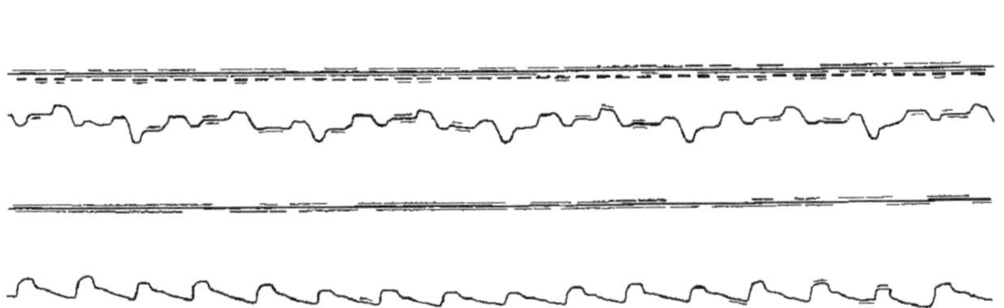

Fig. 173 *bis*. — Angine de poitrine (plus de crises depuis plus de 4 mois).

Obs 548 (2) 22 5 1913, 13 h. F., 48 ans 72 $\frac{15\ 1/2 \text{ (max)}}{10 \text{ (min)}}$

LA DIGITALE DANS LES ANGINES DE POITRINE[1]

Ayant constaté que dans les angines de poitrine :

1° La *tension maxima n'est pas toujours élevée,* qu'elle est souvent normale ;

1. Alfred Martinet, Communication au Congrès de Londres. Août 1913.

2° Que l'*hypertension minima est par contre la règle* ;

3° Que la méthode graphique révèle avec une grande fréquence une inflexion de la ligne d'élévation systolique = une systole en deux temps = indice d'une discordance surtout manifeste vers la fin de la systole entre la puissance d'impulsion cardiaque et la résistance à vaincre ; nous avons tenté — contrairement à l'enseignement classique = la cure préventive des angines de poitrine par la médication digitalique.

Dans dix cas d'angines de poitrine s'accompagnant de symptômes d'aortite plus ou moins nets et que nous avons pu suivre avec une suffisante rigueur, la médication digitalique intermittente (période de 10 jours de 1/10 de milligramme de digitaline cristallisée ou cinq gouttes de Digalène avec repos de 10 à 20 jours) a déterminé :

1° Un abaissement constant plus ou moins marqué de la tension minima ;

2° Une action inconstante, mais le plus souvent hypotensive, sur la tension maxima ;

3° Un redressement de la ligne d'inscription graphique de l'élévation systolique, indice d'une adaptation meilleure de la contraction cardiaque aux résistances périphériques ;

4° Une amélioration subjective très nette se traduisant par l'atténuation, l'espacement, voire la disparition des crises d'angor ; par l'amélioration de l'activité générale et la rétrocession de la dyspnée d'effort.

Bref, la *médication digitalique n'est nullement contre-indiquée, du moins de façon formelle, dans l'angine de poitrine*. Dans les cas que nous avons observés jusqu'ici, non seulement la dite médication n'a pas déterminé d'aggravation, mais au contraire une action nettement favorable. S'il y a contre-indication, ce que l'avenir nous enseignera, c'est en tout cas une question d'espèce.

TRAITEMENT

Dans le traitement des angines on doit envisager deux périodes très différentes :

1° *Traitement symptomatique de la crise, au moment de l'accès* ;

2° *Traitement pathogénique de la cause pendant les périodes inter-angineuses.*

En présence d'un GRAND ACCÈS D'ANGOR, en général notre conduite est la suivante :

1° Injection à une des *cuisses*, comme *sédatif, antispasmodique,* de un centimètre cube de la solution suivante :

Sulfate d'atropine	deux milligrammes
Chl. de morphine	dix centigrammes
Eau distillée.	10 cent. cubes

Injection quasi-contemporaine à l'autre cuisse de 2 à 3 centimètres cubes d'huile camphrée à 10 pour 100, comme *toni-cardiaque.*

2° *Grand enveloppement sinapisé du thorax,* pratiqué comme suit :

Dans une cuvette, verser 2 litres d'eau très chaude, 2 poignées de farine de moutarde, rouler dedans une serviette-éponge, bien exprimer, envelopper le thorax, recouvrir de taffetas gommé, fixer par une ceinture de flanelle, laisser à demeure 15 à 30 minutes jusqu'à réaction rouge franc de la peau thoracique.

Cette pratique dont la description exige cinq lignes et paraît à la lire longue et pénible — demande en fait trois minutes — et nécessite deux mouvements du patient. Serviette humide chaude sinapisée, imperméable, ceinture de flanelle sont disposées au préalable, roulées sous le sujet à la façon d'un bandage de corps, dépliées et fixées en moins de temps qu'il ne faut pour l'écrire — à condition que — comme pour toute technique — on s'y soit familiarisé au préalable, et qu'on opère sans hâte et avec précision.

3° L'inhalation de *nitrite d'amyle* est parfois utile — pour gagner du temps. — Son action immédiate, instantanée, procure au sujet un soulagement fugace, temporaire, mais qui permet du moins à la crise de s'éteindre — et aux médications sus-indiquées d'agir.

4° En cas d'œdème aigu du poumon, de dilatation du cœur gauche ou même de simple menace — aucune hésitation — *la saignée*, la vraie, par phlébotomie franche au pli du coude. Nous l'avons parfois pratiquée dans des conditions si graves, si désespérées, chez des sujets si cachectisés par une sclérose ancienne, que maints confrères avaient reculé — estimant « ne pas devoir achever une agonisante ». En fait, elle nous a toujours donné un résultat immédiat remarquable. En écrivant ces lignes, nous avons surtout en vue la mère d'un très distingué confrère, arrivée au terme ultime d'une cachexie scléreuse fort ancienne, anémiée, émaciée, exsangue — sujette à des crises terribles d'angor avec œdème aigu, expectoration sanguinolente, cyanose, dyspnée extrême. Chaque fois la mort paraissait fatale, imminente ; chaque fois une saignée procura avec un soulagement presque immédiat, une amélioration ultérieure appréciable et en fait une survie de près d'un an. Certain soir, en particulier à 18 heures, crise d'angor brusque, violente avec dyspnée intense et ultérieurement cyanose, crachats sanglants assez abondants, très gros foyer d'œdème occupant les deux tiers inférieurs du poumon gauche ; deux amis requis par notre confrère se refusent à toute intervention tant la malade semblait agonisante. Nous la voyons à 20 heures, inerte, refroidie, les extrémités humides et cyanosées, les bronches pleines, le pouls à 130, l'aspect agonique. Nous pratiquons par ponction veineuse une saignée de 300 centimètres cubes d'un sang noir en même temps que nous faisons pratiquer des enveloppements chauds et une injection de 4 centimètres cubes d'huile camphrée. Progressivement, la dyspnée s'atténue, la nuit est assez satisfaisante, avec une grosse selle et une abondante miction. Le lendemain matin, à 10 heures, la malade est réchauffée, le pouls à 98, bien frappé, sans trop de dureté, les bronches libres, la dyspnée modérée. La survie fut encore de près d'un semestre.

Dans l'intervalle des crises d'angor mais pendant « l'état de mal » la médication sera subordonnée à la cause. Cependant comme l'insuffisance (au moins relative) du ventricule gauche nous a paru constante et se traduisant entre autres symptômes par la dyspnée d'effort, l'hypertension minima, le brisement de la ligne d'ascension systolique du sphygmogramme, la *médication digitalique systématique* nous a paru, nous l'avons dit, indiquée et nous a donné en fait les résultats les plus satisfaisants ; non pas la médication digitalique intensive à haute dose de l'asystolie, mais la *médication digitalique à doses minimes et intermittentes*, 1/10 de milligramme de digitaline cristallisée ou cinq à huit gouttes de Digalène ou cinq à dix centigrammes de poudre de digitale pendant 10 jours. C'est d'ailleurs aussi l'avis de M. Ch. Fiessinger qui dans sa communication à l'Académie[1] sur les formes curables de l'angine de poitrine recommande la digitaline à la dose de 1/10 de milligramme 3 ou 4 fois par semaine.

S'il s'agit d'une angine de poitrine de scléreux agé (artério-sclérose, sclérose artério-rénale, etc.), le traitement se con-

1. Ch. Fiessinger, Les crises subintrantes et les formes curables d'angine de poitrine. *Académie de médecine*, 7 octobre 1913.

fondra avec celui précédemment exposé des scléroses artério-rénales. Le repos relatif, un régime très réduit (hypohydrique, hypoazoté, hypochloruré), la médication digitalique systématique sus rappelée alternée avec des cures diurétiques (théobromine, scille, lactose) en feront tous les frais.

S'il s'agit d'une AORTITE INFLAMMATOIRE SYPHILITIQUE le *traitement spécifique* sera formellement indiqué. On le réalisera de préférence par l'association d'un traitement hydrargyrique (injections intra-veineuses de cyanure de mercure, hypodermiques de biiodure, de benzoate, d'hectargyre) et d'un traitement ioduré très surveillé (1 à 3 grammes par jour, 20 jours par mois). L'action est parfois remarquable sinon sur les phénomènes objectifs (auscultation et pression) du moins sur les phénomènes subjectifs (petit et grand angor).

Dans les cas de ce genre nous nous sommes souvent bien trouvés comme dans la forme suivante, d'ailleurs, de pratiquer une *révulsion thoracique violente* au niveau de la base du cœur, soit au moyen d'applications répétées de mouches de Milan, renouvelées de 5 en 5 jours, les plaies étant pansées avec de la vaseline morphinée, soit au moyen d'un cautère à demeure suivant l'enseignement de Peter. Nous avons dû parfois à cette pratique des résultats inespérés, comme chez cet Arménien dont le père et 2 frères étaient morts d'angor, et qui lui-même porteur d'aortite et sujet à des crises d'angor majeur vit en 1901, 1903, 1904 ses crises disparaître après l'application d'un cautère à demeure, et jouit d'une accalmie complète jusqu'en 1912.

*S'il s'agit d'*ANGOR *survenant chez un* PLÉTHORIQUE, CHEZ UN GOUTTEUX, CHEZ UN PRÉSCLÉREUX CHEZ UN ANGIOSPASMODIQUE. Le traitement sera celui de la pléthore, de la goutte, de la présclérose, de l'angiospasme.

Nous avons déjà relaté à l'occasion de la restriction des

boissons dans la cure de l'hypertension, un cas absolument typique, d'état de mal avec grand angor, œdème aigu du poumon, après une cure hydriatique intensive chez un goutteux, fils et petit-fils de goutteux et qui fut complètement jugulé par la restriction hydrique et une médication diurétique et toni-cardiaque appropriée.

D'une façon générale tous ces sujets, en état de mal se trouvent bien du *système des petits repas préconisé* par M. Ch. Fiessinger dans sa communication qui serait à citer dans son intégralité.

« Le *système des petits repas composés d'un plat* et répétés toutes les deux heures, de manière à parfaire à la fin du jour un ensemble de 7 repas. Ce système des petits repas peu abondants offre l'avantage d'éviter la distension stomacale, dont le retentissement sur la douleur angineuse est si manifeste. A partir de 8 heures du matin, toutes les deux heures, soit: un légume ou des pâtes, 60 à 80 grammes (4 à 5 cuillerées à soupe) environ et un verre à bordeaux d'eau chaude, soit 60 grammes d'entremets sucré ou de fruits sucrés, suivis de leur verre à bordeaux d'eau chaude. Une tasse de cacao au lait de 150 grammes peut être ordonnée deux fois par jour ; à midi : 50 grammes de viandes tendres (volaille rôtie, poisson, jambon) seront supportés, lorsqu'une bonne dépuration urinaire s'associera à une résistance suffisante du myocarde. Le verre à bordeaux d'eau chaude sera administré après chaque plat solide ; comme quantité de pain, 60 à 80 grammes par jour. »

Sans être aussi systématique nous n'en prescrivons pas moins une restriction alimentaire considérable et un régime très étudié. D'autant plus que les phénomènes dyspeptiques sont fréquents chez ces sujets, et que comme l'ont fort bien remarqué MM. Huchard et Albert Robin, angor, gastralgie, aérophagie, constituent un couple reversible et que s'il est fréquent de constater des répercussions angineuses de la dyspepsie, il est non moins fréquent de relever des répercussions stomacales de l'angor; les liens anatomo-physio-pathologiques de l'estomac et du cœur sont tellement étroits qu'il n'y a pas lieu de s'étonner d'une telle symbiose. Si le danger est au cœur, on n'en oubliera pas pour cela de soigner l'estomac.

Enfin il n'est pas douteux que dans les périodes de crise, *le repos absolu au lit*, le calme, le silence sont déjà en soi, comme l'a bien montré M. Fiessinger, des éléments curateurs.

A l'exception de l'action fugace mais évidente du nitrite d'amyle, nous n'avons pas noté de résultats bien nets de l'emploi des nitrites, de la trinitrine, et du tétranitrol dans les périodes intercalaires de l'état angineux.

L'administration des iodures est routinière. Elle semble utile chez les spécifiques; elle est souvent néfaste chez les scléreux ; elle est presque toujours, associée aux bromures, recommandable aux nerveux, angiospasmodiques, sphygmolabiles auxquels on pourra prescrire :

KI. . . .	ãã 10 grammes
KBr. .	
Eau distillée . .	300 cent. cubes

une cuiller à soupe à *midi* et le *soir* pendant les périodes d'éréthisme nerveux.

Nous avons enfin observé comme M. F. Heckel l'*action parfois favorable et quasi curatrice exercée sur maints syndromes angineux par une myothérápie régulière, progressive, méthodique,* même et j'ai tendance à dire surtout chez des sujets éprouvant le symptôme à la marche, à la montée et dans l'effort. Le fait paraît paradoxal, il est tel. Et ce, non pas dans des cas d'angor névropathique, mais dans des cas d'angor grave avec aortite évidente. Cette question mérite une étude approfondie : nous y reviendrons en temps opportun.

ANÉVRISMES

En ce qui concerne les anévrismes aortiques notre documentation est assez restreinte, elle ne comporte que 14 cas. C'est que nous n'avons collecté que ceux pour lesquels le diagnostic était certain soit qu'il fût assis sur des symptômes cliniques, classiques évidents (tumeur pulsatile externe, syndrome récurrentiel associé à d'autres manifestations aortiques, etc.), soit qu'il fût étayé sur la radioscopie.

Nous les avons répartis comme les angines de poitrine en 2 catégories: ceux, en majorité plus anciens, pour lesquels nous n'avons recueilli que les renseignements cliniques classiques; ceux, en majorité plus récents, pour lesquels notre examen a pu combiner à l'investigation clinique traditionnelle les méthodes plus récentes sphygmomanométriques, viscosimétriques, radioscopiques et séro-diagnostiques.

Le tableau I collecte 7 cas.

1° De ces 7 cas 5 ont succombé ; un 6e dont nous n'avons aucune nouvelle depuis 1903 a vraisemblablement succombé aussi ; le 7e vit encore. Cette série a donc été particulièrement meurtrière. Disons de suite que tous ces cas, à l'exception d'un seul, étaient évidents, volumineux, vraisemblablement fort anciens ; qu'ils se sont présentés à notre examen à une période très avancée de leur évolution, dont il nous est impossible d'apprécier même approximativement la durée et que le seul cas, le dernier du tableau, pour lequel le diagnostic a été relativement précoce a eu une survie de 11 ans.

Tableau I

SEXE	AGE	CARACTÉRISTIQUES CLINIQUES	DATE DU DIAGNOSTIC	
F	22	Spécificité récente (3 ou 4 ans) Anévrisme de crosse aortique et sous-clavière	1911	Morte en 1912 de *cachexie*.
H	32	Spécificité ancienne (10 à 12 ans) Anévrisme récurrent.	1899	Mort en 1900. *Mort subite* vraisemblablement par rupture
F	40	Anévrisme de crosse aortique. Phénomènes de compression de trachée et œsophage.	1911	Améliorée par traitement spécifique.
H	50	Spécificité probable Anévrisme de crosse aortique, tronc brachio céphalique Sclérose artério-rénale	1909	Mort en 1910 *Asystolo-urémie*.
F	55	Spécificité probable. Anévrisme de crosse aortique	1908	Morte en 1908 *Asystolie*.
H	19	Pas de spécificité. Rhumatisme articulaire aigu à répétition Insuffisance mitro-aortique avec cœur de bœuf et dilatation anévrismale d'aorte et de sous-clavière	janvier 1901	Pas de nouvelles depuis décembre 1903
F	50	Pas de spécificité. Anévrisme de crosse aortique.	1895	Morte en 1906. *Hémorragie cérébrale*.

2° La cause de la mort a bien été déterminée directement ou indirectement par l'anévrisme mais, en fait, un seul cas de cette série semble avoir succombé à la rupture. Les autres décès ont été provoqués par l'asystolie, l'asystolo-urémie, la cachexie, l'hémorragie cérébrale. Cette trop brève statistique tendrait à démontrer que les sujets porteurs d'anévrismes ne succombent en somme qu'exceptionnellement à la rupture dudit anévrisme mais bien plutôt soit à la défaillance cardio-rénale, soit à une complication subordonnée à l'affection causale.

3° Comme pour les angines de poitrine la spécificité est notée avec une grande fréquence mais elle n'est certainement pas exclusive d'autres causes pathogéniques. Elle était certaine dans 3 cas, probable dans 2 autres. La syphilis était donc présente sûrement dans près de la moitié des cas, à peu près sûrement dans près des trois quarts ; elle était à peu près sûrement absente dans environ un quart des cas.

Mention spéciale nous paraît devoir être faite de cette dilatation anévrismale de la crosse aortique volumineuse (grosse comme une mandarine) constatée chez un sujet de 19 ans atteint d'insuffisance mitro-aortique considérable et n'ayant pour tout antécédent que des attaques répétées et violentes de rhumatisme articulaire aigu. Ajoutons que ce sujet que nous pûmes suivre pendant 3 ans fit pendant toute cette période le dur métier de porteur de formes dans une imprimerie et ascensionna 2 fois par jour toute la butte Montmartre depuis la rue La Fayette plus les 6 étages de sa maison.

Le tableau II comporte de même 7 cas.

1° En ce qui concerne la syphilis, elle était certaine dans 3 cas (1*bis*, 407, 354,) sûrement absente dans 2 cas (402, 538); nous manquons de renseignements précis dans les 2 autres cas

TABLEAU II.

Nº D'ORDRE DE L'OBSERVATION	SEXE	AGE	CARACTÉRISTIQUES CLINIQUES	FRÉQUENCE DU POULS	TENSION MAXIMA Mx	TENSION MINIMA Mn	VISCOSITÉ SANGUINE v	
1 bis	H	68	Spécif ancienne Énorme anévrisme de crosse aortiq. Hyposystolie.	98	18	8	4	Les premiers symptômes remontent à 1903. Mort en 1913 par *asystolo-urémie.*
402	F	40	Pas de spécificité. Wassermann négatif. Énorme anévrisme de crosse aortique. Anc rhumatis	90	19	7 1/2	4	Les premiers symptômes remontent à 6 ou 8 ans.
538	H	67	Pas de spécificité. Wassermann négatif Petit anévrisme récurrent	80	16	9	»	Les premiers symptômes de compression du récurrent remontent au début de 1912.
				Débit urinaire. 1,200				
407	F	66	Specificité. Wassermann positif Sclérose généralisée Azotémie. Dilatation ectasique de la crosse	110	24	8	3,6	Les premiers symptômes remontent à 18 ou 20 ans. Mort en 1913 par *cachexie scléreuse.*
				Coef. uréo secrét. 0,17 Débit urinaire 1,100				
414	H	60	Pas de renseignements relatifs à la spécificité. Anév de crosse aortiq	80	20	10	4	Les premiers symptômes remontent à 4 ou 5 ans
343	H	60	Pas de renseignements relatifs à la spécificité Anév. d'aorte thoracique descendante. Scl art.-rénale.	88	21	7	2,5	Les premiers symptômes remontent à 4 ou 5 ans
354	F	50	Spécific certaine Anév. de sous-clavière gauche.	84	20 1/2	12	3,6	Les premiers symptômes remontent à 6 ou 8 ans.

Cette nouvelle série pour restreinte qu'elle soit nous oblige à admettre comme la précédente que la syphilis n'est pas toujours présente dans les cas d'anévrisme et que l'infection rhumatismale d'une part, la dégénérescence scléreuse artério-rénale d'autre part peuvent vraisemblablement être la cause efficiente de certaines ectasies aortiques.

2° L'hypertension maxima est la règle mais elle peut être minime 18, 19 ; nous n'avons jamais rencontré ces hypertensions énormes supérieures à 25, qui détermineraient probablement la rupture de la poche ; en revanche nous avons trouvé une fois une tension normale avec un petit anévrisme récurrent.

A l'exception d'un cas d'anévrisme de la sous-clavière où, en coïncidence avec un état hyposystolique, nous avons relevé de l'hypertension diastolique 12, tous les autres nous ont révélé une tension diastolique normale ou basse. L'hypotension minima est la plus fréquente en coïncidence d'ailleurs avec l'insuffisance aortique.

3° Dans ces 7 cas la viscosité relevée était normale ou basse.

4° Tous ces diagnostics à l'exception d'un (n° 1bis) ont été vérifiés par la radioscopie et la radiographie. C'est elle qui en particulier nous a permis d'affirmer l'existence d'un petit anévrisme récurrent dans l'observation (538) où il n'existait qu'un seul symptôme d'ailleurs classique, la paralysie de la corde vocale du côté gauche. Dans l'observation 1bis elle était d'ailleurs superflue car il existait dans la région sous-claviculaire et parasternale droite une tumeur pulsatile dont nous pûmes enregistrer les battements.

M. Letulle a bien montré dans un article récent (Diagnostic des anévrismes de l'aorte. *Presse Médicale*, 15 mars 1913, p. 215) et la fréquence relative des anévrismes *latents* de l'aorte, et les incomparables services rendus chaque jour par les rayons X dans le diagnostic de ces affections. Il n'est pas douteux que ce soit ici la méthode de choix. Il convient de bien rappeler qu'il ne suffit pas pour porter le diagnostic d'anévrisme aortique de constater l'existence sur l'écran d'une ombre anormale localisée dans la région aortique mais il faut encore que cette *ombre* soit animée de mouvements d'expansion, de battements synchrones avec les contractions ventriculaires du cœur, bref il faut qu'elle soit *pulsatile*. Une ombre non pulsatile peut être déterminée par des ganglions, par une tumeur du médiastin, etc. Cependant s'il faut bien avoir présente à l'esprit cette règle générale, il faut savoir aussi qu'elle comporte des exceptions et qu'on ne peut pas affirmer « toute tumeur du médiastin qui ne bat pas n'est pas un anévrisme ». Maints exemples de tumeur non pulsatile du médiastin ont été reconnus ultérieurement soit au cours d'une intervention, soit au cours d'une nécropsie comme étant des anévrismes à parois indurées, inextensibles. Aussi croyons-nous devoir rappeler les conclusions de M. Letulle, *loco citato* :

a) Les merveilleux services rendus à la clinique des anévrismes de l'aorte par l'écran radiologique ne doivent pas nous faire oublier l'existence toujours possible, de quelques causes d'erreur d'interprétation des signes obtenus.

b) Les rayons X révélent maintes fois la présence d'anévrismes intrathoraciques qui, faute d'un examen radiologique, seraient demeurés absolument latents.

c) Au cours d'examens radioscopiques réitérés d'une tumeur du médiastin, l'absence de battements et de mouvements d'expansion ne suffit point pour permettre de repousser le diagnostic d'un anevrisme de l'aorte.

*
* *

Le *pronostic global* est en somme beaucoup moins sombre que ne tendrait à le faire croire le tableau I dans lequel n'ont été relevés que des anévrismes évidents, anciens et volumineux.

Tous les cas du tableau II, certains cas du tableau I, démontrent que l'on peut espérer le plus souvent une survie, même très longue, 10 à 20 ans. La vie est compatible avec la présence d'anévrismes monstrueux ; les pièces anatomopathologiques si elles nous démontrent l'extension inimaginable que peuvent prendre certaines de ces ectasies nous démontrent aussi ipso facto que du moins en ce qui concerne la vie on a le droit d'être longtemps optimiste et de l'être d'autant plus que la mort subite ou rapide par rupture anévrismale paraît être en somme très exceptionnelle (une seule fois sur 7 décès) et que le plus souvent le sujet succombe à la façon d'un circulatoire ordinaire, consécutivement à l'aggravation progressive des processus morbides associés, à l'asystolie, à l'asystolo-urémie, à la cachexie.

* * *

Le TRAITEMENT des *anévrismes de l'aorte* peut se schématiser comme suit :

1° Il sera *étiologique* : antisyphilitique, antirhumatismal, antiscléreux = suivant la cause évidente ou probable de l'ectasie.

La syphilis étant a coup sûr la cause la plus fréquente de l'ectasie, il est presque rationnel de conseiller à tout hasard un traitement d'épreuve ioduro-hydrargyrique : hydrargyre en ingestion (liqueur de Van Svieten), frictions (onguent hydrargyrique), suppositoires ou injections (benzoate ou biiodure) ; iodure en solution, potion ou globules glutineux. Il n'est pas douteux que l'on n'obtienne parfois par cette thérapeutique des améliorations considérables, voire de quasi-guérisons. Le plus souvent elle échoue.

L'iodure à lui seul aurait donné des résultats remarquables à Potain, Dujardin-Beaumetz, Bucquoy, etc. Les auteurs ne sont pas d'ailleurs très unanimes au sujet de la posologie. Les uns préconisent des doses massives de 4 à 6 grammes ; les autres des doses modérées prolongées de 0,75 à 1 gramme. En fait nous n'avons jamais constaté de résultats objectifs appréciables soit à doses massives, soit à doses moyennes. Toutefois nous devons reconnaître que quelques sujets éprouvent d'une cure iodurée à dose modérée, une amélioration appréciable de leurs symptômes subjectifs.

Le salicylate de soude, les diurétiques, le traitement diététique et médicamenteux précédemment esquissé de l'hypersphyxie trouveront leurs indications dans les cas s'accompagnant d'hypertension et d'insuffisance rénale manifeste.

2° On pourra parfois tenter un *traitement curatif* consistant en un traitement interne visant à la formation des caillots oblitérants dans la poche anévrismale. Lancereaux et Paulesco ont préconisé à cet effet des injections sous-cutanées hebdomadaires répétées de 100 à 150 centimètres cubes de sérum isotonique gélatiné à 1 pour 100. Quelques beaux cas de guérison ont été publiés ; des cas de mort subite par embolie et de tétanos ont par contre assombri le tableau. Le tétanos peut être sûrement évité par une stérilisation parfaite de la gélatine. Il n'en est malheureusement pas de même de l'embolie et de la thrombose — car il est impossible de limiter exactement le processus curateur de coagulation. En fait nous devons à cette méthode un très beau cas de cure et qui tient encore après 3 ans d'un gros anévrisme de la sous-clavière gauche — mais nous frisâmes de bien près la thrombose totale. Il s'agissait d'une dame de 50 ans grande et forte, présentant au niveau de la région sus-claviculaire gauche une tumeur pulsatile dans toute son étendue, au niveau de laquelle se percevait un gros souffle râpeux. Le bras gauche, manifestement augmenté de volume dans toute son étendue, était cya-

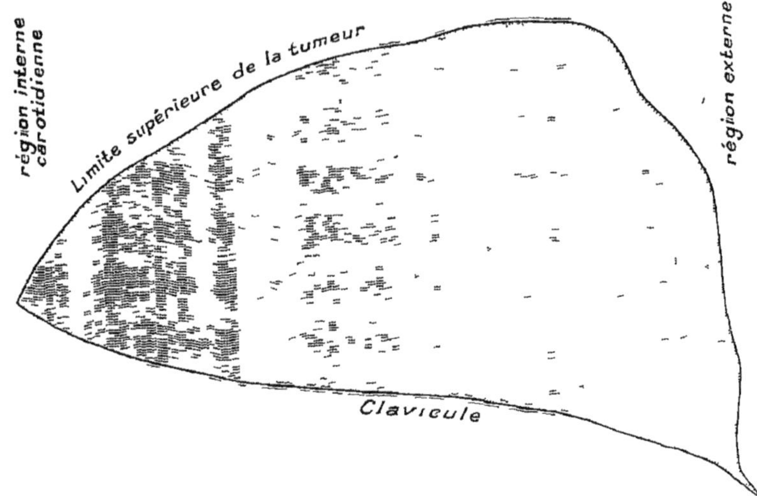

Projection sur la paroi antérieure, le 2 mars 1911. Tumeur pulsatile.

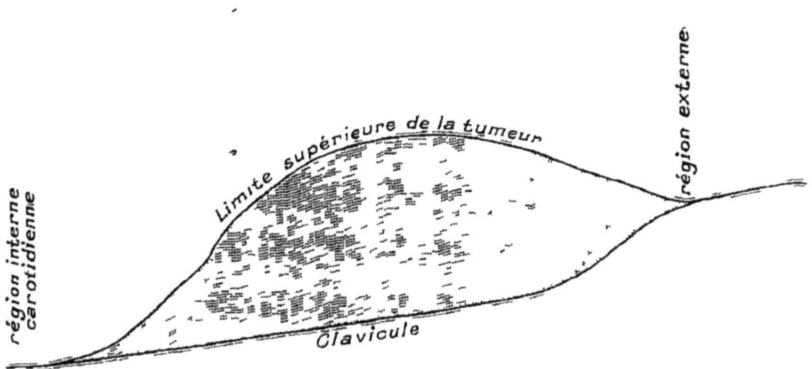

FIG 174 — Projection sur la paroi antérieure le 27 mars 1911.
Tumeur non pulsatile

nosé. Le diagnostic d'anévrisme de la sous-clavière avec troubles de la circulation veineuse du bras gauche s'imposait. Il avait d'ailleurs été porté par le Dr Delbecque et le regretté Guinard. La figure (174) qui reproduit le décalque des contours de cette tumeur pulsatile donnera une idée de son volume à la date du 2 mars 1911. Le pouls gauche vraisemblablement par dilatation générale des artères de ce côté était plus fort que celui du côté droit et cette impression était confirmée par l'examen sphygmomanométrique qui donnait comme l'indique la figure 175 une différence considérable entre les 2 côtés (24-14) à gauche, (20 1/2-13) à droite. Le traitement spécifique avait été antérieurement suivi sans résultat. Nous conseillons, le repos absolu au lit, une restriction alimentaire considérable qui fait tomber manifestement les tensions, mais sans modifier sensiblement ni le volume de la tumeur, ni les différences sphygmomanométriques entre les 2 pouls (20 1/2-12 1/2) à gauche, (17 1/2-11) à droite. En conséquence nous pratiquons le 5 mars une première injection intramusculaire de 80 centimètres cubes de sérum gélatiné qui diminue légèrement le volume de la tumeur et atténue sans les faire disparaître les différences sphygmomanométriques des 2 pouls (18-11) à gauche, (16 1/2-10 1/2) à droite. Une seconde injection de 120 centimètres cubes est pratiquée le 13 mars, elle détermine un engourdissement total du bras gauche, avec fourmillements, malaise, pouls imperceptible; la tumeur se réduit, on n'y perçoit plus de pulsations. Les mesures sphygmomanométriques donnent de ces modifications une traduction objective qui se manifeste par l'inversion de la formule des pouls: le pouls droit (16-10) est manifestement plus développé que le pouls gauche (13-11). Ces modifications se sont maintenues depuis cette époque comme on voit sur la figure sphygmomanométrique: la tumeur s'est réduite considérablement et n'a plus présenté de pulsations, tout souffle a disparu, le bras a diminué de volume, les signes de compression veineuse, la cyanose, ont disparu; plus pâle et plus froid les premiers jours par suite de l'insuffisance circulatoire, il a repris graduellement un volume et un aspect normaux. Ces résultats se maintenaient sensiblement 3 mois plus tard. L'état circulatoire de cette malade n'a pas subi de modification très sensible depuis cette époque.

Il est bien évident que le sérum gélatiné a déterminé l'obturation de la poche anévrismale avec rétraction secondaire de la poche et diminution du calibre de la sous-clavière gauche, réalisant une manière d'endartérite oblitérante expérimentale.

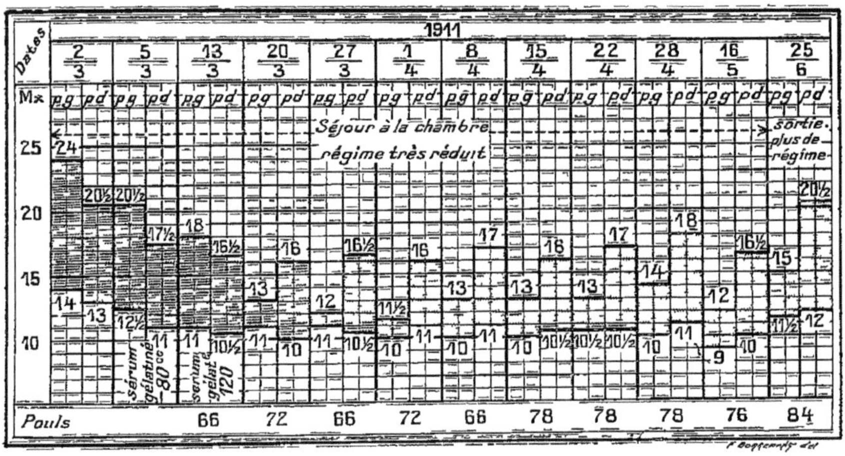

FIG 175. — F..., 50 ans Anévrisme de la sous-clavière gauche, traité par des injections de sérum gélatiné. — *pg* = pouls gauche ; *pd* = pouls droit

Visant au même but, savoir l'oblitération de la poche anévrismale par coagulation provoquée, organisation et rétraction secondaire du caillot, on a préconisé : l'*électro-puncture*, la *galvanopuncture* et surtout l'*acupuncture*, c'est-à-dire l'introduction dans la tumeur anévrismale de corps étrangers divers (fils de fer doux, crins de Florence, ressorts de montres, etc.). Les 2 premières méthodes n'ont donné que des résultats très incertains et très incomplets — et le moins qu'on puisse dire de la dernière c'est qu'elle paraît plus dangereuse que l'anévrisme même. Les nombreuses pièces anatomo-pathologiques que nous avons pu examiner à l'exposition anatomo-pathologique du Congrès de Londres, en août 1913, nous paraissent jusqu'ici confirmer l'impression désastreuse de la statistique déjà ancienne de Verneuil rapportant 34 cas d'acupuncture ectasique avec 30 morts immédiates ou dans les mois qui suivirent l'opération.

Les ligatures palliatives diverses proposées (carotide, carotide et sous-clavière) n'ont donné que des résultats médiocres et temporaires.

Ce sont sûrement encore à l'heure actuelle les injections gélatinées qui avec le moins d'accidents ont donné le maximum de résultats.

Somme toute jusqu'ici le bilan thérapeutique des anévrismes aortiques est (abstraction faite du traitement spécifique d'ailleurs souvent inefficace) à peu près négatif. Seules les injections de sérum gélatiné nous paraissent pouvoir être réellement agissantes — pour dangereuses qu'elles puissent être.

En dehors de cela : un repos absolu ou relatif — un régime réduit sont indiqués.

Il convient d'ailleurs de répéter — pour atténuer ce que ce raccourci thérapeutique a de décevant — que les anévrismes aortiques même fort étendus sont compatibles avec des survies parfois fort longues.

3° Au surplus les tableaux publiés ci-dessus démontrent que les patients succombent beaucoup plus souvent à une complication, ou à l'évolution progressive de leur déchéance cardio-rénale ou générale qu'à la rupture même de leur anévrisme. *On traitera donc avec soin les syndromes associés* : hyposystolie, asystolie, asystolo-urémie conformément aux indications précédemment énoncées.

4° *Le traitement enfin sera symptomatique et parera au mieux aux complications.* Le spasme glottique pourra imposer la trachéotomie ; l'urémie, la saignée ; la compression de l'œsophage, la gastrostomie ; les hémoptysies, la médication hémostatique, etc., etc.

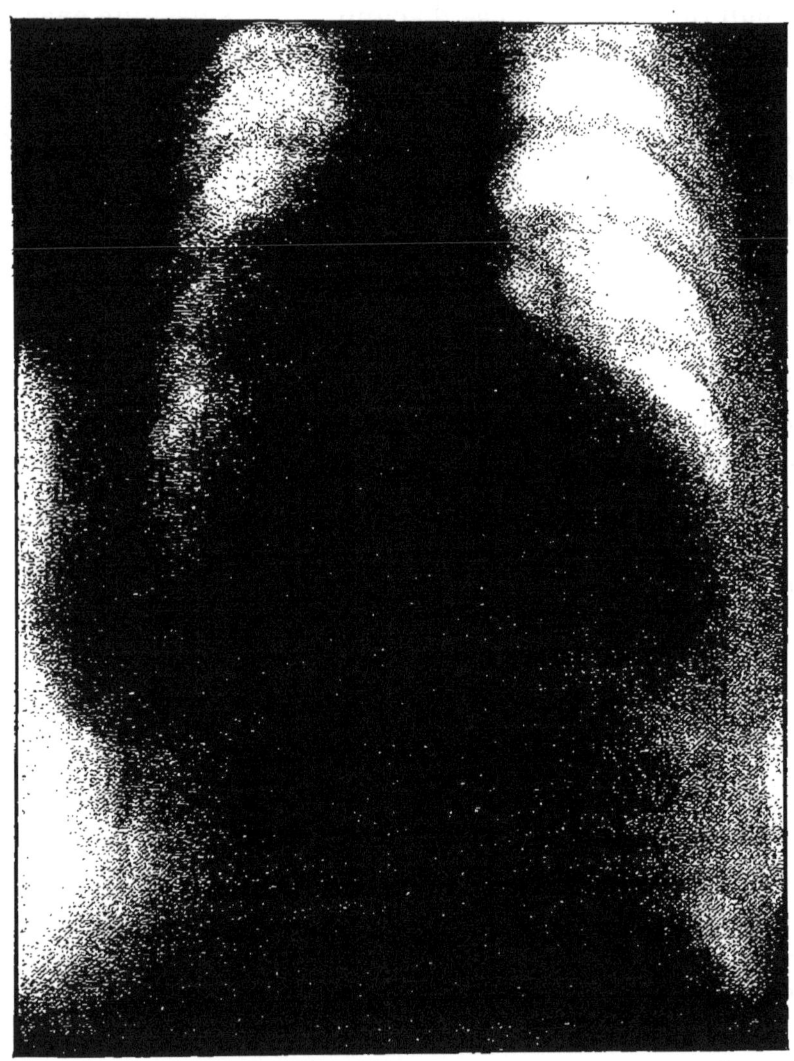

Fig. 176. — Obs. 402 (Telé-Radiographie Aubourg).

F., 40 ans, anévrisme aortique, $50 \frac{19}{7\ 1/2}$ Vs = 4.

DOCUMENTS

Nous nous bornons à reproduire à titre documentaire — la radiographie d'un anévrisme aortique monstrueux (fig. 176)

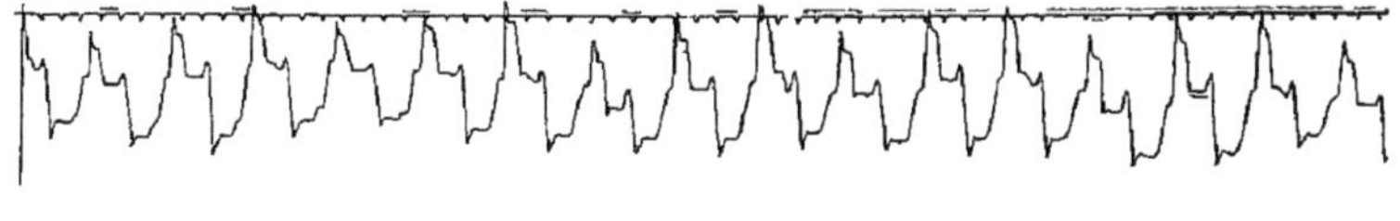

Fig. 177. — Obs. 402 (1). Radiale gauche et 6e espace intercostal gauche (en dehors du mamelon).

ayant envahi la majeure partie du thorax droit, débordé en haut dans les régions sus claviculaires — animé de batte-

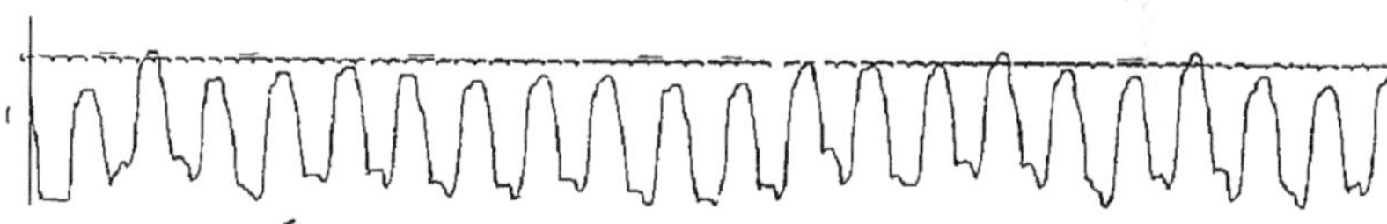

Fig. 178 — Obs. 402 (2). Radiale et 6e espace intercostal droit à 3 travers de doigt en dehors du mamelon.

ments d'énorme amplitude que nous avons pu enregistrer en largeur du 6e espace intercostal droit à 3 travers de doigt en dehors du mamelon, au 6e espace intercostal gauche à 3 travers de doigt en dehors du mamelon et en hauteur desdits 6es espaces à plusieurs travers de doigt au-dessus des clavicules (fig. 176, 177, 178, 179, 180, 181). A noter :

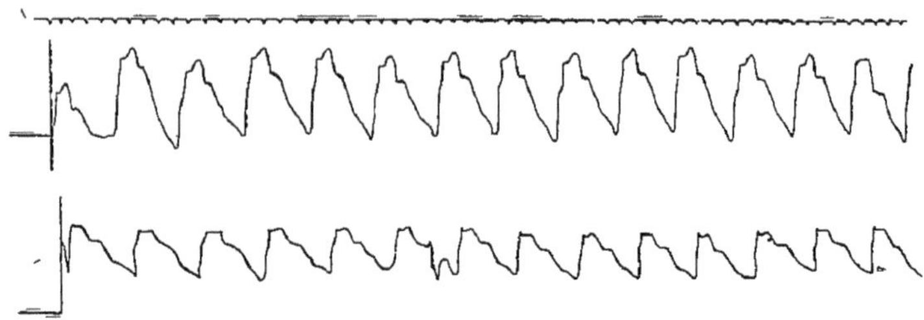

Fig. 179. — Obs. 402 (3) Radiale et sous-clavière gauches.

1° Au point de vue graphique : *a*) l'expansion systolique en deux temps et la détente avec ressaut secondaire de la

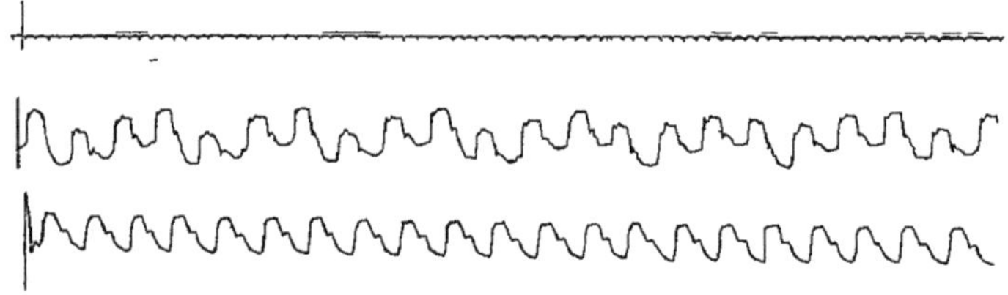

Fig. 180 — Obs 402 (4). Radiale et sous-clavière droites.

branche descendante du cardiogramme ; *b*) la jolie courbe rythmée par la respiration du type thoracique supérieur recueillie dans le 2e espace intercostal du côté droit.

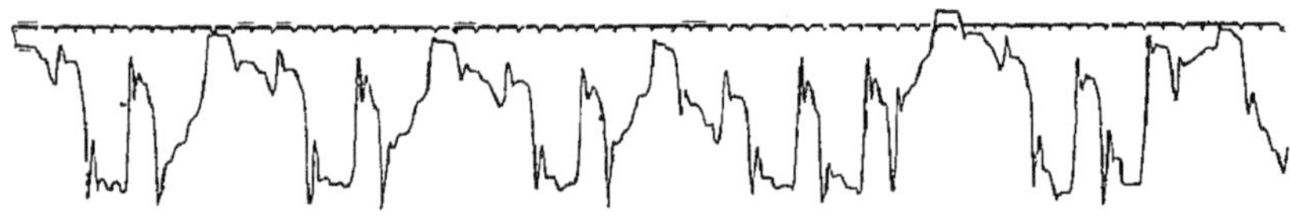

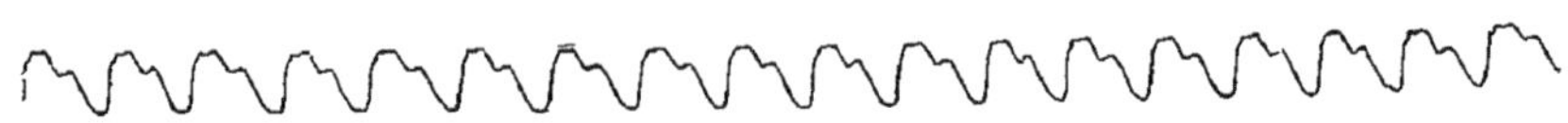

Fig 181 — Obs 402 (5) Radiale et 2e espace intercostal droit à 3 centimètres en dehors du sternum.

2° Au point de vue sphygmomanométrique :

a) l'hypertension maxima modérée ;

b) l'hypotension minima caractéristique de l'insuffisance aortique ;

c) la faible différenciation des 2 pouls.

3° Au point de vue étiologique :

L'absence à peu près certaine de la syphilis (aucun antécédent, aucun accident, Wassermann négatif non seulement chez le sujet mais dans son entourage).

LES ARYTHMIES[1]

RYTHME CARDIAQUE NORMAL

Nous ne publierons dans ce chapitre que quelques exemples typiques des cas d'arythmie les plus fréquemment observés dans la pratique, que tout médecin aura certainement l'occasion d'observer, qu'il peut déceler assez facilement — et qu'il doit en conséquence connaître.

En fait les arythmies les plus fréquemment rencontrées sont :

Les *arythmies respiratoires.*

Les *tachycardies paroxystiques.*

Les *extra-systoles* ou systoles prématurées.

Les *dissociations auriculo-ventriculaires* ou *blocages du cœur.*

Les *pouls alternants.*

Les *arythmies perpétuelles.*

*
* *

Pour interpréter avec quelque précision la plupart de ces arythmies il convient de rappeler en quelques mots les

1. Dans la rédaction de ce chapitre nous nous sommes souvent inspirés de la remarquable monographie de Th. Lewis (*Clinical Disorders of the Hear Beats.* London, 1912). Notre distingué collègue le Dr Daniel Routier a bien voulu d'autre part nous faire bénéficier de son abondante documentation graphique — et nous tenons à l'en remercier ici tout particulièrement.

notions acquises actuellement relatives au mécanisme de contraction du cœur normal.

La révolution cardiaque est comme on sait représentée par une succession de mouvements rythmiques, contractions ou systoles alternées avec des périodes de repos ou diastoles. Les divers mouvements constitutifs de la révolution cardiaque se succèdent régulièrement comme suit : systole auriculaire, systole ventriculaire, diastole générale, systole auriculaire, systole ventriculaire, diastole générale, etc.

Toutes les recherches anatomiques, physiologiques et physiopathologiques actuelles tendent à faire admettre que cette succession rythmique des mouvements du cœur, est déterminée par une excitation de nature encore inconnue, qui prenant naissance à la partie supérieure de l'oreillette droite au voisinage du sinus veineux cave supérieur se propage de ce point à travers le septum auriculo-ventriculaire aux fascicules musculaires constitutifs du myocarde. C'est à ce système de propagation de l'influx excito-musculaire, à ce faisceau de transmission neuro-myocardique que l'on donne le nom de *faisceau de His*, du nom de l'anatomiste célèbre qui le premier le décrivit.

Schématiquement on peut se le représenter comme suit (fig. 182) : il prend naissance dans le *nœud sino-auriculaire,* petite masse de tissu spécialisé de cellules musculaires intriquées avec un riche réseau de terminaisons nerveuses émanant des nerfs du cœur et qui siège dans la partie supérieure de l'oreillette droite au voisinage de l'abouchement cave supérieure.

L'excitation rythmique de nature inconnue, élaborée dans ce centre se propage le long d'une étroite bande neuro-musculaire, *bande auriculo-ventriculaire* à un centre secondaire, *noyau auriculo-ventriculaire* — d'où elle est transmise aux fascicules myocardiques ventriculaires de chaque ventricule par deux branches principales et leurs subdivisions.

Schématiquement on peut dire que *l'excitation systolique* prend naissance à intervalles réguliers (une seconde environ) au niveau du *noyau sino-auriculaire* [1] ; qu'elle détermine à ce moment la systole auriculaire (droite et gauche) ;

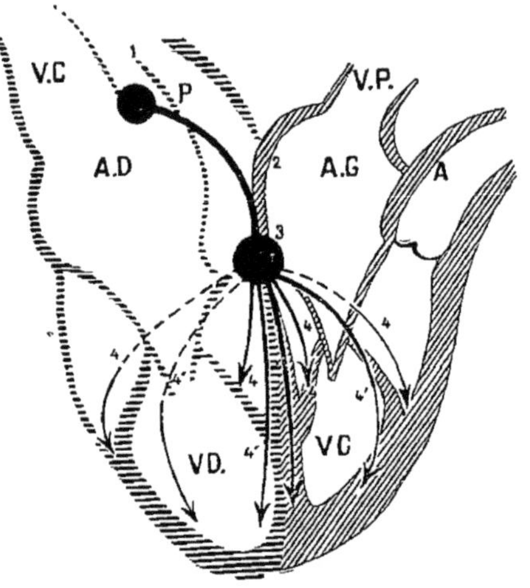

V. C Veine cave
V P Veine pulmonaire
P Artere pulmonaire
A Artere aorte
A. D Oreillette droite.
A. G. Oreillette gauche
V. D Ventricule droit
V G Ventricule gauche

Fig. 182. — Schéma du faisceau de transmission des excitations neuro-myocardiques (faisceau de His).

1. Noyau sino-auricullaire
2. Bande auriculo-ventriculaire
3. Noyau auriculo ventriculaire
4. 4'. Branches de distribution terminales neuro myocardiques du faisceau.

qu'elle se propage alors le long de la bande auriculo-ventriculaire au *noyau auriculo-ventriculaire* [2], la durée de cette propagation étant normalement de 1/5 de seconde ; qu'elle détermine alors la systole ventriculaire par transmission de l'influx excito-contractile aux fascicules myocardiques par l'intermédiaire des branches de division du faisceau susdécrit. Oreillettes et ventricules entrent alors en repos

1. Nœud sino-auriculaire = nœud de Keith et Flach.
2 Nœud auriculo-ventriculaire = nœud de Tawara.

et sont inexcitables pendant une période d'une durée de 2 à 3 cinquièmes de seconde après laquelle le cycle contractile sus-décrit recommence.

La représentation objective de ce cycle est bien donnée soit par les polygrammes inscrivant contemporainement une pulsation artérielle (radiale) par exemple, qui enregistre franchement la systole ventriculaire avec un retard approximatif de 1/10 de seconde (durée de transmission de l'impulsion cardiaque à la radiale) et les pulsations de la jugulaire droite, pratiquement représentatives des pulsations de la veine cave supérieure et de l'oreillette droite — soit par un bon cardiogramme pris en décubitus latéral gauche (Pachon).

Nous reproduisons ci-contre quelques spécimens de polygrammes rythmiquement normaux et typiques à ce point de vue.

Sur un polygramme le début de l'expansion systolique radiale est très facile à repérer, c'est le point de départ de la ligne ascensionnelle ; si tenant compte du temps de transmission de la contraction systolique ventriculaire à la radiale (1/10 de seconde environ) on se reporte du tracé radial au tracé jugulaire à un point antérieur de 1/10 de seconde au point susdit on obtient le point correspondant chronologiquement et pratiquement à la systole ventriculaire. Le tracé jugulaire est alors des plus faciles à déchiffrer (fig 183 et 184). Chaque révolution cardiaque se manifeste sur le tracé jugulaire par trois élévations :

1° Une élévation *présystolique a*, correspondant à la systole auriculaire (présystolique par rapport à la systole ventriculaire). Elle est à l'ordinaire désignée par la lettre *a* (*auriculaire*).

2° Une *élévation systolique c* qui suit immédiatement la précédente dont elle n'est à l'ordinaire séparée que par une très légère dépression ; elle correspond à la systole ventriculaire. Elle est à l'ordinaire désignée par la lettre *c* *(carotide)* parce que les premiers observateurs, Mackenzie entre autres, l'attribuaient à la pulsation carotidienne, ce qui ne paraît pas toujours exact. Quoi qu'il en soit, nous conserverons cette annotation.

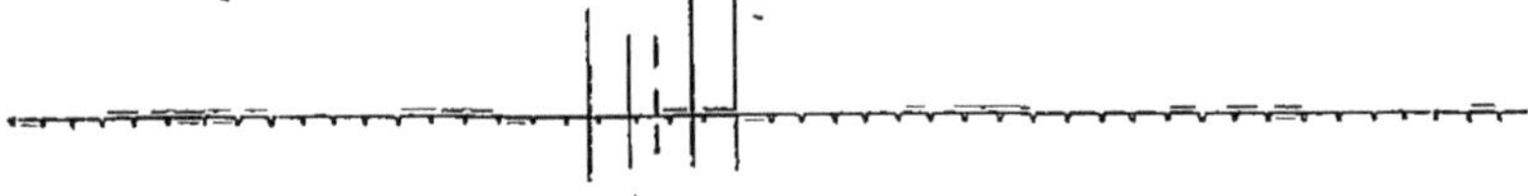

Jd.

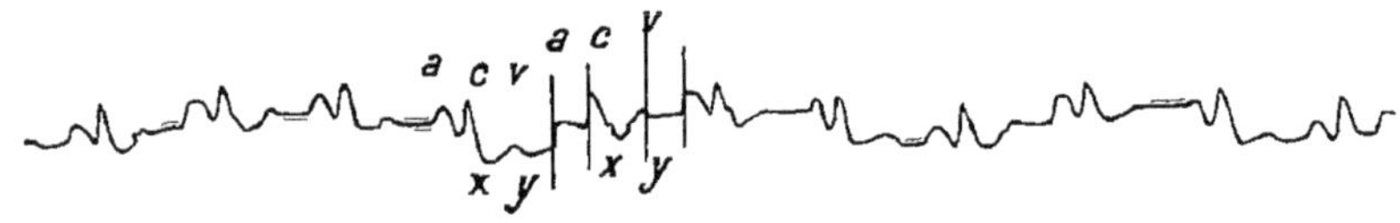

Rd

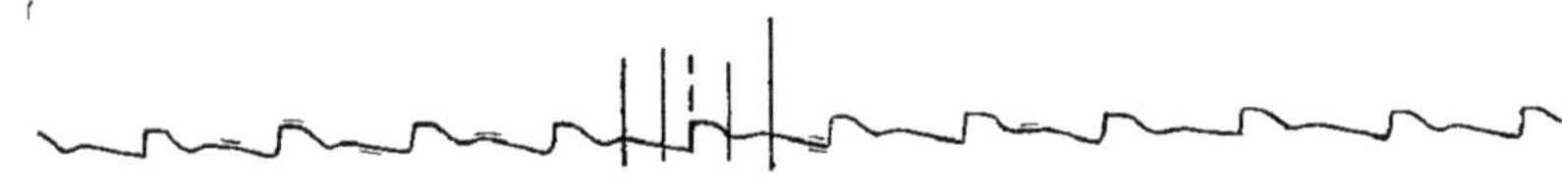

Fig 183. — Obs. 157. Pouls normal.
Jd Jugulaire droite — *Rd.* Radiale droite

3° Une troisième élévation *post-systolique* *v*, nettement séparée de celle qui la précède *c* et de celle qui suit *a*, dans la nouvelle révolution cardiaque par deux dépressions

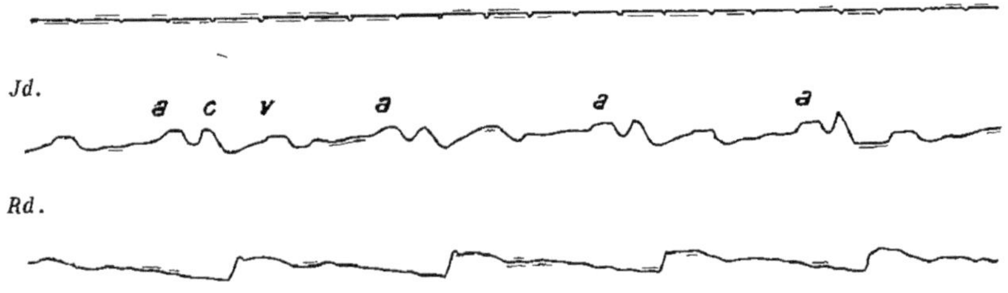

Fig 184. — Obs 504 Pouls normal.
Jd Jugulaire droite — *Rd* Radiale droite

franches *x* et *y*. On désigne d'ordinaire cette élévation, avec Mackenzie, par la lettre *v* (ventriculaire) parce que Mackenzie l'attribuait, du moins sa terminaison, au relâchement du ventricule droit et à l'ouverture de la tricuspide. On a beaucoup discuté, on discute beaucoup encore

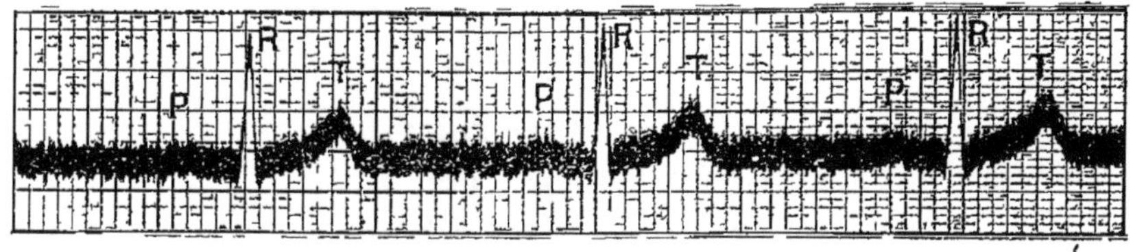

FIG. 185. — Électro-cardiogramme normal (d'après le Dr Daniel Routier)

sur sa signification exacte ; en fait c'est un des points les plus fixes, les plus constants et souvent les plus accusés de la

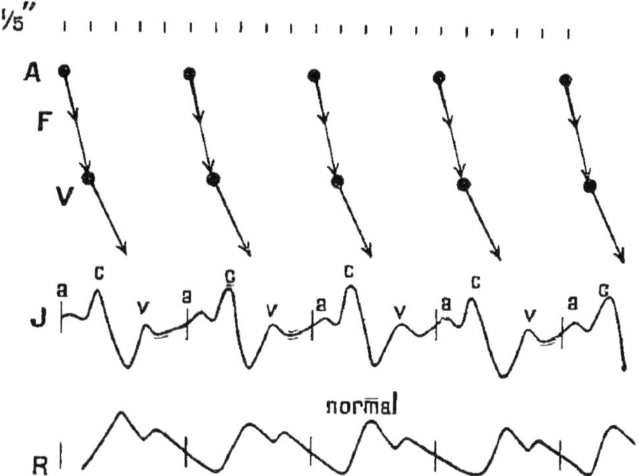

FIG. 186. — Diagramme représentant la succession des mouvements du cœur normal

L'oreillette A se contracte la première et transmet son impulsion au ventricule V par le faisceau F Le ventricule entre en systole aussitot La durce de transmission sensiblement egale à celle de la systole auriculaire est d'environ 1/5e de seconde

R Trace radial

J Trace jugulaire

Divisions supérieures temps en cinquiemes de secondes.

courbe veineuse, — il correspond sensiblement au ressaut diastolique du pouls radial, à l'ouverture de la valvule tricuspide et à la fermeture des sigmoides, en sorte que la désignation *v* lui convient très bien, à la condition d'y at-

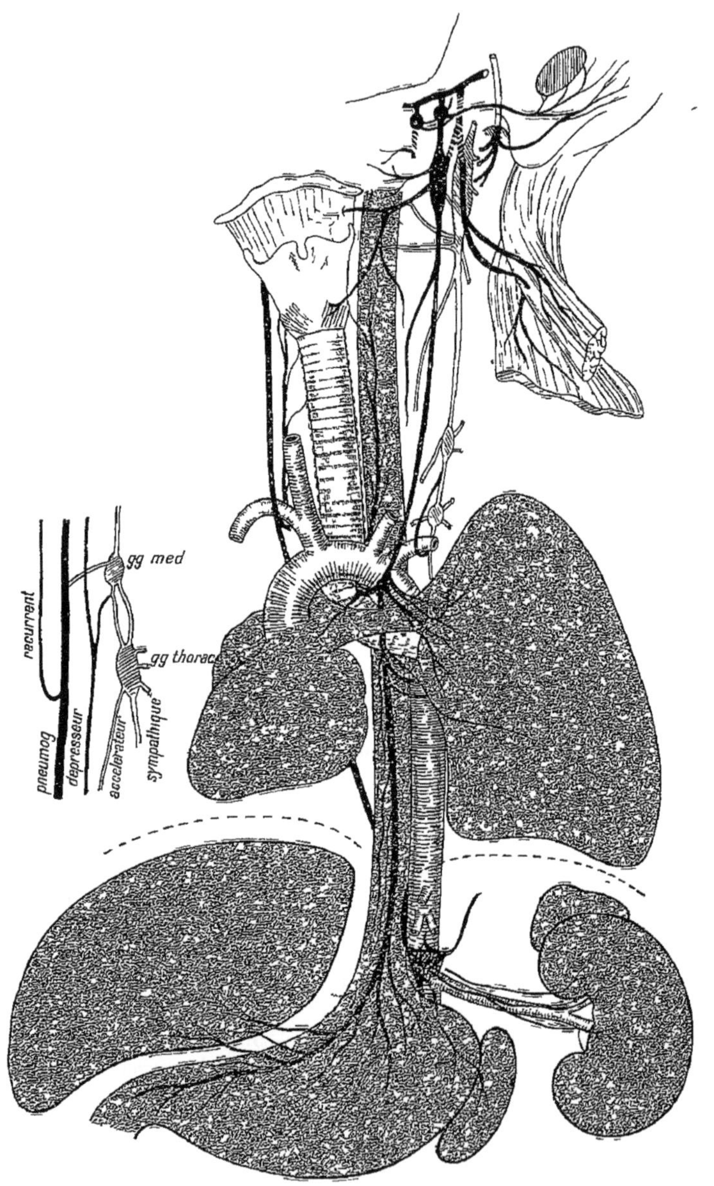

FIG. 187. — Les pneumogastriques (d'après Landois).

tacher la signification *valvulaire* qui paraît plus compréhensive ; il marque en fait la fin de la systole ventriculaire et le commencement de la diastole générale du cœur.

L'électro-cardiogramme normal prête aux mêmes considérations (fig. 185).

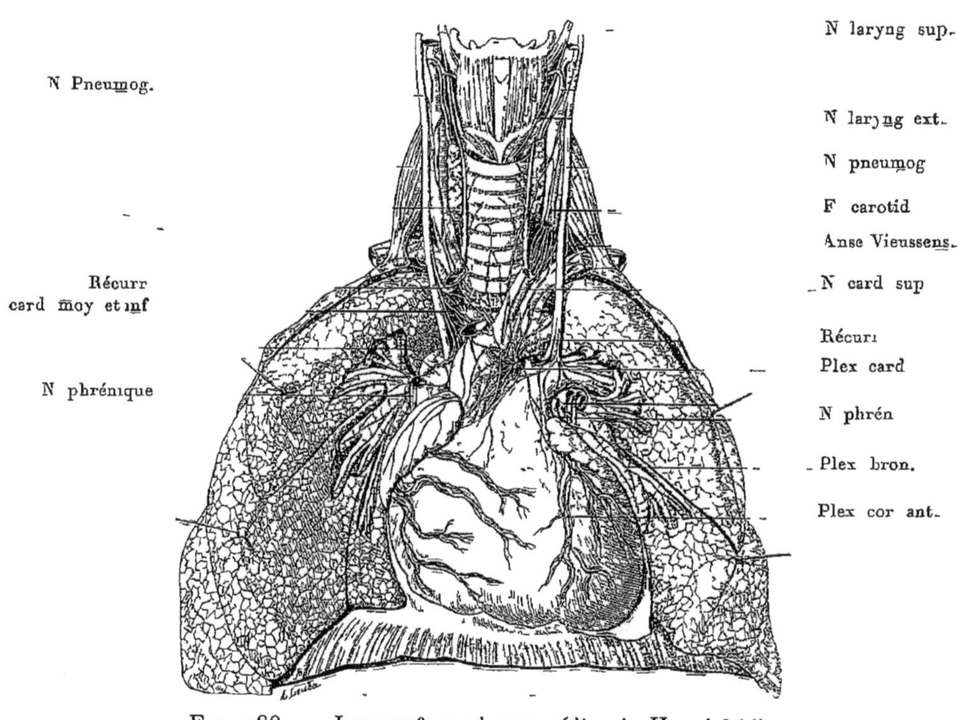

Fig. 188. — Les nerfs cardiaques (d'après Hirschfeld)

On peut représenter la succession des mouvements du cœur normal et la transmission de l'influx neuro-myocardique par un diagramme qui nous simplifiera beaucoup l'exposé des arythmies (fig. 186) :

Le système de conductibilité intra-cardiaque peut être, est sûrement influencé et en partie contrôlé par le pneumogastrique et le sympathique. Un certain nombre d'arythmies cardiaques ont sûrement leur origine dans le système nerveux extra-cardiaque représenté surtout par le bulbe, le pneumogastrique et le sympathique, aussi croyons-nous utile de reproduire et de schématiser la répartition de ces systèmes (fig. 187, 188, 189). — Ces figures rendront plus facile la compréhension de certaines formes d'arythmies.

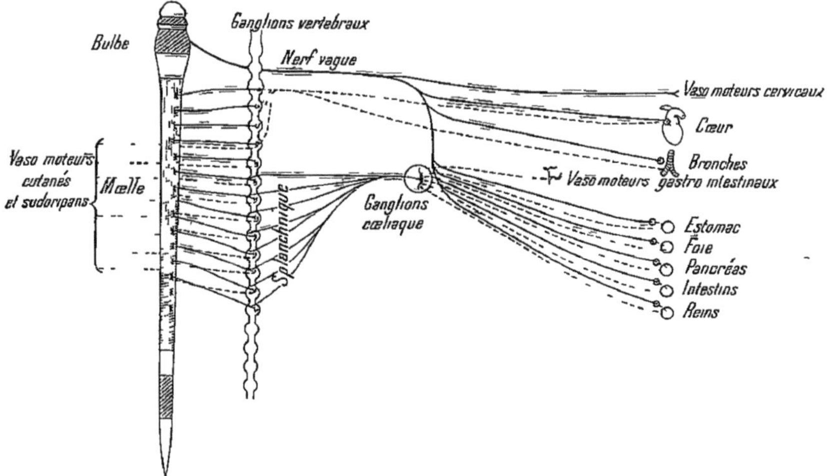

Fig. 189. — Système nerveux circulatoire. Connexions du nerf vague et du sympathique.

EXTRA-SYSTOLES

Le rythme normal du cœur est donc produit par une excitation qui prenant naissance à intervalles réguliers dans le nœud sino-auriculaire (de Keith et Flach) — parcourt successivement le système de conductibilité sus-décrit — déterminant successivement la contraction de l'oreillette, puis la contraction du ventricule. Tout se passe en somme comme si tout le rythme cardiaque était commandé par les contractions rythmiques primaires de l'oreillette, déclenchant les contractions rythmiques secondaires du ventricule.

Une extra-systole est une systole extraordinaire, prématurée, se produisant en dehors de la série régulière rythmique sus-décrite. Tout se passe comme si l'excitation initiale prenait naissance extraordinairement — en dehors du nœud sino-auriculaire — soit au niveau de l'oreillette — soit au niveau du ventricule — soit au niveau du nœud intermédiaire auriculo-ventriculaire ; d'où trois espèces d'extra-systoles : *extra-systoles auriculaires, extra-systoles ventriculaires, extra-systoles auriculo-ventriculaires* — d'une distinction d'ailleurs parfois assez délicate.

L'extra-systole est à l'ordinaire perçue par le sujet sous forme d'un choc précordial, s'accompagnant d'une légère sensation d'angoisse et d'une tendance fugace à la défaillance.

Elle est perçue par le médecin lors de la palpation du pouls — sous forme d'une intermittence du pouls — d'une pause d'une longueur anormale — de la suppression d'une pulsation — d'un « faux pas du cœur ». Parfois à une pulsation ordinaire succède, très rapprochée, une pulsation minime suivie d'une longue pause ; d'autres fois il n'y a qu'une pulsation ordinaire suivie d'une longue pause.

L'auscultation est fort intéressante (fig. 190 et 191). Si l'extra-systole est assez puissante (et assez tardive par rapport à la précédente) pour forcer les valvules sigmoïdes, le double bruit de la systole précédente est suivi immédiatement d'un double bruit en écho dû à l'extra-systole, puis d'un long silence ; le rythme est dédoublé ; c'est un rythme à 4 temps. Si l'extra-systole est trop faible (et trop précoce par rapport à la précédente) pour pouvoir soulever les valvules sigmoïdes, le double bruit de la systole précédente est suivi d'un seul bruit dû à la contraction ventriculaire de l'extra-systole (c'est un rythme à trois temps) puis d'une longue pause.

Ces extra-systoles peuvent se reproduire à intervalles tout à fait irréguliers, sans aucun rythme. Si au contraire elle se reproduisent en séries, à intervalles réguliers, elles

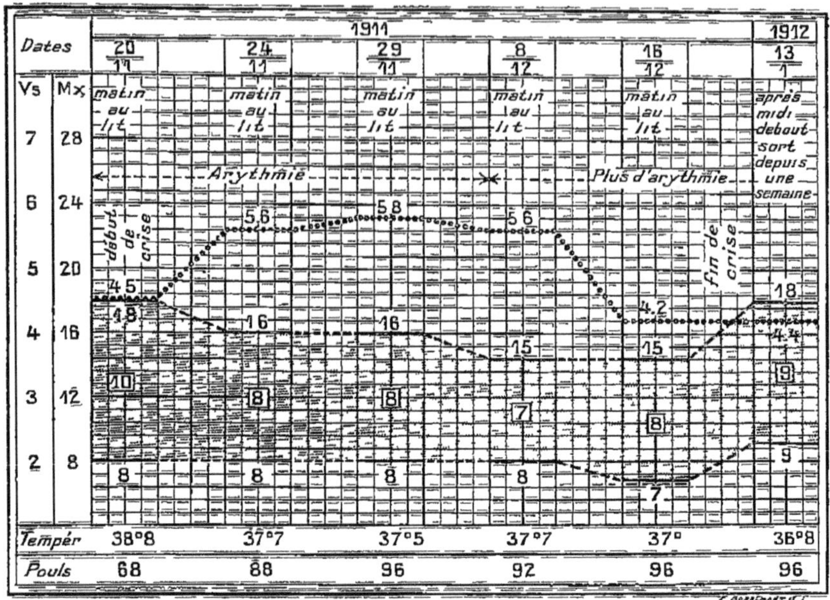

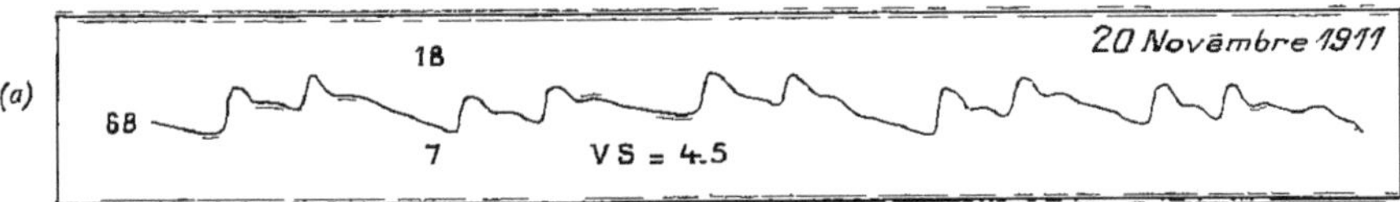

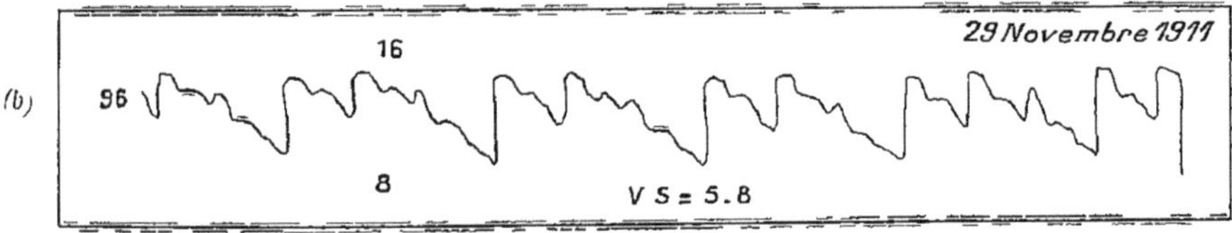

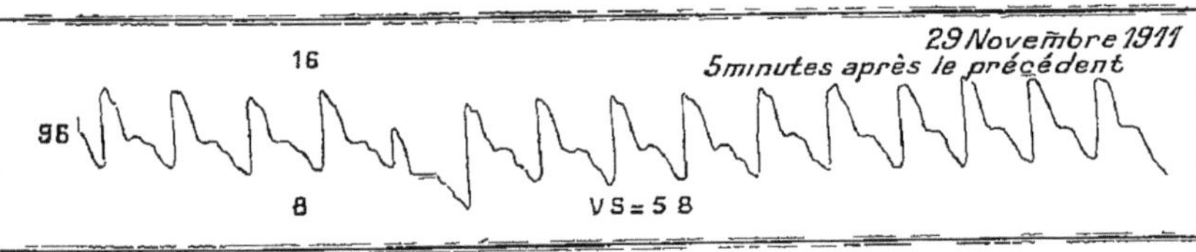

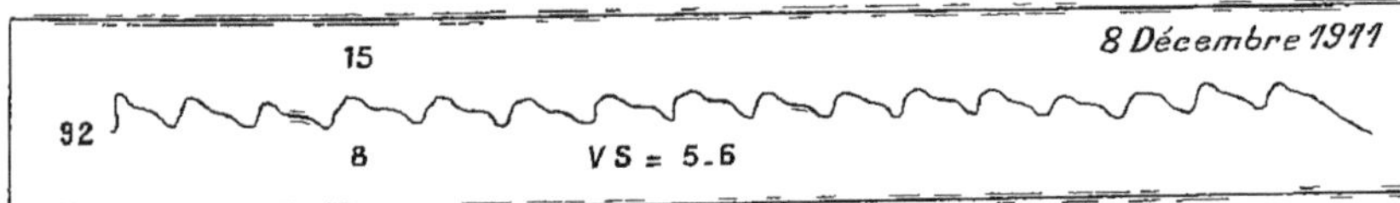

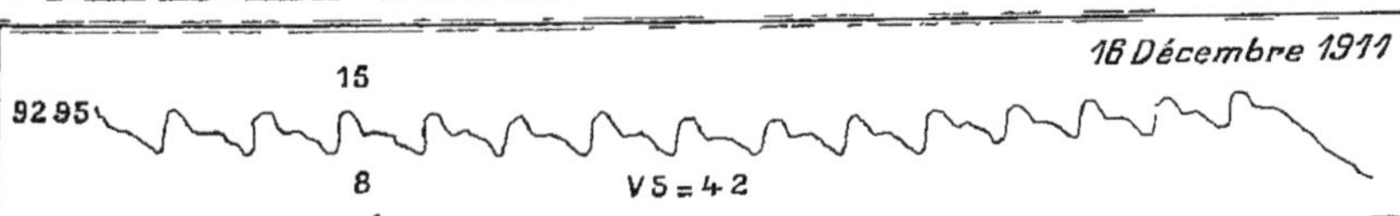

Fig 190. — Pouls bigéminé *(a)* et trigéminé *(b)*.

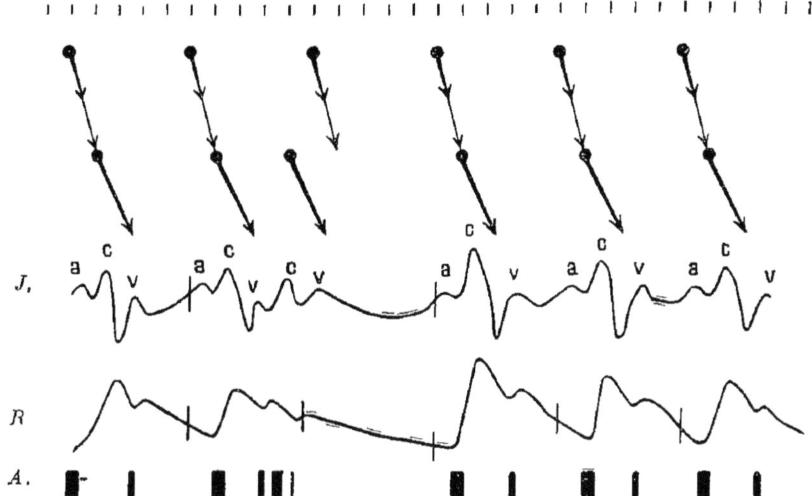

Fig 191. — Extra-systole ventriculaire La 3e systole ventriculaire est anticipée (extra-systole ventriculaire). La 3e systole auriculaire se produisant pendant la période d'inexcitabilité ventriculaire, ne détermine pas de contraction du ventricule.

J. Jugulaire — *R* Radiale — *A.* Auscultation.

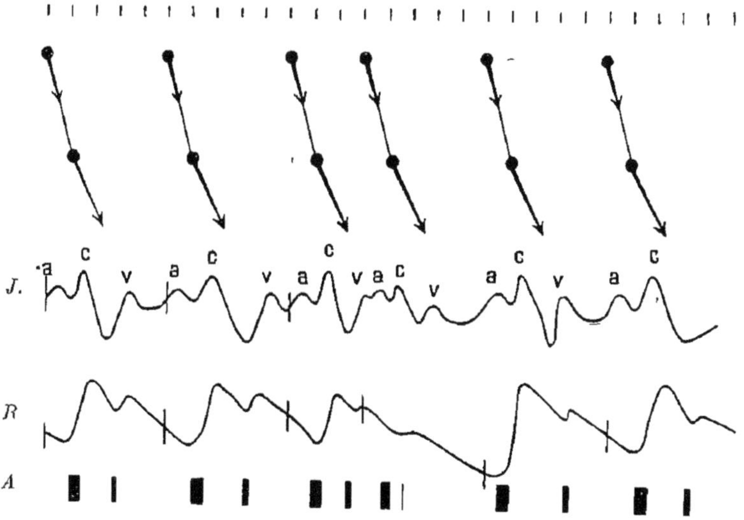

Fig 192 — Extra-systole auriculaire

J Jugulaire — *R* Radiale — *A* Auscultation

constituent des *allorythmies*. Si chaque systole régulière est suivie d'une extra-systole le pouls prend le caractère bigéminé; si l'extra-systole se reproduit régulièrement après deux systoles régulières le pouls est trigéminé, après trois systoles régulières le pouls est quadrigéminé, etc. (fig. 190.)

Telles sont les constatations cliniques les plus simples et les plus essentielles que l'on puisse faire sans le secours d'aucune instrumentation.

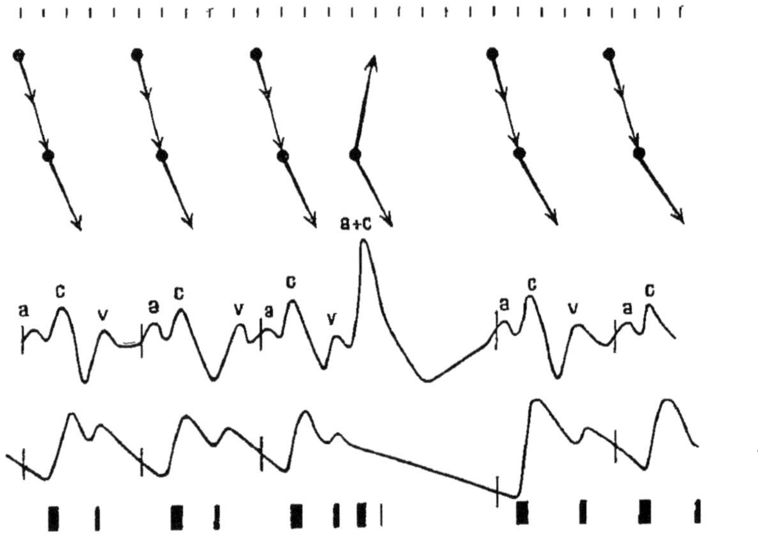

Fig. 192 *bis*. — Extra-systole auriculo-ventriculaire.

Les diagrammes précédents rendent bien compte de la nature du phénomène (fig. 191 et 192, 192 *bis*).

*
* *

La distinction entre les diverses variétés d'extra-systoles est plus délicate; elle nécessite l'emploi de la méthode graphique ; elle peut être difficile même avec l'emploi de ces procédés.

Les extra-systoles ventriculaires se distinguent des extra-systoles auriculaires aux trois caractères suivants :

1° *La durée totale du cycle formé par une systole ordinaire et une extra-systole ventriculaire est égale à celle du cycle formé par deux systoles ordinaires ; cette durée est sensiblement moindre pour le cycle formé par une systole ordinaire et une extra-systole auriculaire.* Ce signe est le plus simple, le plus constant, le plus facile à constater des signes de différenciation entre ces deux variétés d'extrasystoles. Il est reconnaissable même sur un tracé radial simple (fig. 193).

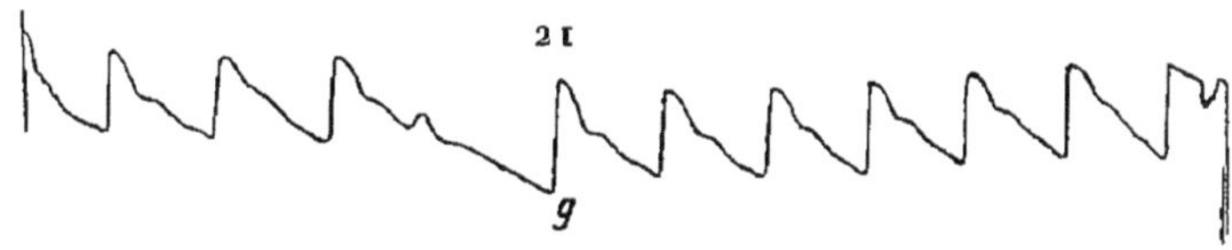

Fig. 193. — Obs. 205. Extra-systole ventriculaire

Pouls = 74 $\frac{21}{9}$

2° Sur les polygrammes, si l'extra-systole a forcé les sigmoïdes, elle se traduit sur le tracé radial par une pulsation prématurée suivie d'une pause plus ou moins longue, mais en tous cas sensiblement plus longue que la pause diastolique normale (fig. 193, 194). Si l'extra-systole n'a pas forcé les sigmoïdes, le tracé radial ne porte pas trace d'élévation prématurée intercalaire, on constate seulement l'absence d'une pulsation, une pause diastolique de longueur manifestement anormale. Le tracé jugulaire quand il est net est assez caractéristique de l'une et l'autre variété d'extra-systoles : dans *l'extra-systole ventriculaire* on constate pendant la pause anormale en coïncidence avec l'extra-systole une élévation synchrone de l'élévation extra-systolique radiale ;

dans l'extra-systole auriculo-ventriculaire, l'élévation jugulaire extra-systolique occupe souvent exactement la place qu'aurait dû occuper l'élévation auriculaire et comme elle

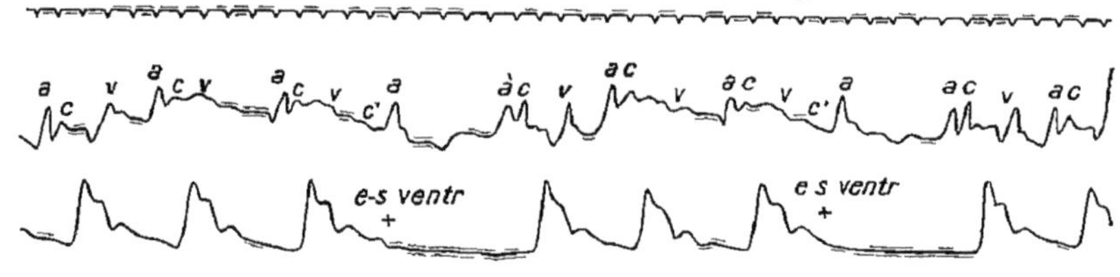

Fig. 194. — Extra-systole ventriculaire (Daniel Routier).

conjugue simultanément les systoles auriculaire et ventriculaire elle est unique et souvent sensiblement plus élevée que les systoles normales qui la précèdent et qui la suivent;

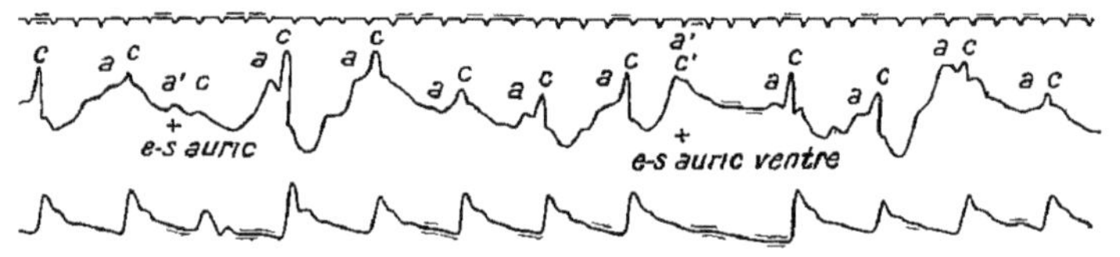

Fig. 195. — Extra-systole auriculaire auriculo-ventriculaire (Daniel-Routier)

dans l'extra-systole auriculaire, le tracé jugulaire extra-systolique intercalé reproduit en diminutif les accidents d'une révolution cardiaque ordinaire avec ses trois élévations

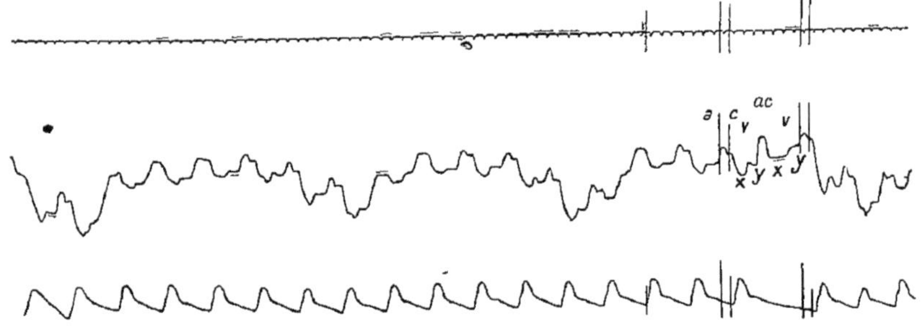

Fig 196 — Obs 72. Extra-systole auriculo-ventriculaire

a, présystolique (auriculaire), *c,* systolique (ventriculaire), *v,* post-systolique (valvulaire) (fig. 193, 194, 195, 196).

Ne dissimulons pas que parfois les tracés sont d'interprétation délicate, c'est alors que l'électrocardiographie peut être utile.

3° D'autre part alors que dans les extra-systoles ventriculaires le rythme normal du cœur, en dehors de l'extra-systole même, n'est pas modifié ; il n'en est pas de même dans les extra-systoles auriculaires, où en dehors même de l'extra-systole le rythme du cœur peut se montrer plus ou moins irrégulier.

*
* *

L'extra-systole est l'arythmie de beaucoup le plus souvent rencontrée dans la pratique cardiologique. On a vu à quel degré de précision on peut à l'heure actuelle pousser le diagnostic physio-pathologique. En revanche on discute encore beaucoup sur le *pronostic* — c'est que l'extra-systole est un symptôme banal de réaction myocardique qui peut être rencontré dans les circonstances les plus diverses. La dyspepsie, l'aérophagie déterminent fréquemment des extra-systoles d'origine réflexe à peu près dépourvues de signification au point de vue cardiaque; mais ces mêmes extra-systoles peuvent traduire une dégénérescence plus ou moins marquée du myocarde.

Bref *en soi l'extra-systole* ne possède aucune valeur pronostique, tout dépend des symptômes circulatoires qui l'accompagnent.

Pratiquement on peut distinguer :

1° Les *extra-systoles fonctionnelles,* réflexes (aérophagie, dyspepsie, névropathie) ou toxiques (goutte), extra-systoles intermittentes, temporaires, ne s'accompagnant d'aucun trouble circulatoire généralement quelconque et dépourvues de toute signification pronostique cardiologique et circulatoire.

2° *Les extra-systoles lésionnelles*, à l'ordinaire quasi permanentes, accompagnant une lésion myocardique et s'accompagnant des signes ordinaires de la dégénérescence myocardique et vasculaire que nous avons énumérés à maintes reprises au cours de ces études (modifications des tensions artérielles, phénomènes de stase, dyspnée d'effort, signes de dégénérescence aortique, etc., etc.) Dans ce cas l'extra-systole est un symptôme de dégénérescence myocardique qui ajouté aux autres comporte le pronostic réservé habituel des myocardites.

Bref la constatation d'extra-systole doit nous inciter à un examen méthodique complet de la circulation. Si cet examen est négatif, le pronostic sera franchement favorable, celui de l'aérophagie ou de la dyspepsie ou de la goutte sus-visée ; si au contraire il nous conduit à la constatation des signes habituels de la myocardite — notre pronostic sera celui de la myocardite. Il n'est pas douteux que l'extra-systole puisse être pour le sujet le premier symptôme révélateur d'une myocardite dégénérative — c'est à ce point de vue qu'elle est si intéressante à dépister pour le cardiologue.

* * *

Le traitement découle évidemment non du symptôme extra-systole — mais de sa cause.

Si l'extra-systole est d'origine fonctionnelle et réflexe.

1° On *traitera la cause* : aérophagie, dyspepsie, goutte ;

2° On *calmera* le cas échéant *l'éréthisme nerveux* : par l'hydrothérapie tiède, les grands bains chauds, la suppression du tabac, de l'alcool, du thé et du café, la valériane et surtout les bromures à la dose de 0 gr. 50 à 1 gr. 50 par jour ;

3° On rassurera surtout le malade, on le « désangoissera »,

car l'extra-systole affecte beaucoup le moral des patients, on *dissipera l'inquiétude* par une psychothérapie appropriée démonstrative, affirmative et persuasive. On se gardera en particulier de toute prescription comportant une modification profonde au point de vue professionnel, car le sujet l'interpréterait inévitablement comme de signification grave.

Si l'extra-systole est lésionnelle, elle est l'indice d'une myocardite avec tendance à la localisation dans le septum interauriculo-ventriculaire et troubles dans la fonction de conductibilité et d'excitabilité du myocarde.

L'indication sera triple :

1° Celle de *l'éréthisme neuro-cardiaque* qu'on traitera comme il a été dit précédemment par l'hydrothérapie tiède, les grands bains, la suppression des excitants, les bromures, la valériane. Il n'est pas douteux que la spartéine à la dose quotidienne de 0 gr. 03 à 0 gr. 10 ne soit parfois fort efficace. Nous considérons la spartéine comme un des meilleurs sédatifs toni-cardiaques.

2° Celle de *l'insuffisance cardiaque progressive.* — C'est celle de l'hyposystolie et de l'asystolie — qui tient en ces trois lignes :

a) Régime mixte réduit surveillé avec cures de réduction temporaire.

b) Exercices modérés — marche en terrain plat.

c) Toni-cardiaques évacuateurs et diurétiques en temps opportun :

α) Spartéine plutôt que digitaline.

β) Drastiques plutôt que purgatifs salins.

γ) Scille ou théobromine ou les deux suivant l'état des reins.

3° Celle de *la spécificité* si le Wassermann est positif.

TACHYCARDIES PAROXYSTIQUES

Si nous plaçons l'étude des tachycardies paroxystiques immédiatement après celles des extra-systoles, c'est que toutes les recherches cardiologiques contemporaines conduisent à considérer les *tachycardies paroxystiques comme constituées par des extra-systoles le plus souvent auriculaires, se répétant en séries, sans interruption pendant une période, un paroxysme qui peut durer de quelques secondes à quelques semaines.*

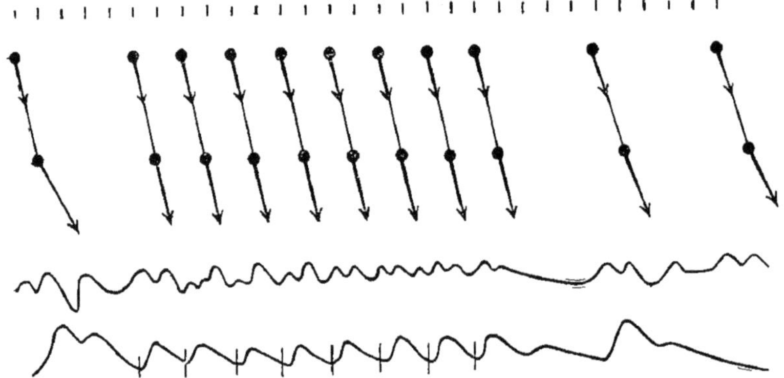

FIG 197. — Diagramme représentant une attaque brève de tachycardie paroxystique constituée par une série de 8 extra-systoles auriculaires. A chaque excitation auriculaire correspond une systole ventriculaire A noter le début brusque et la cessation brusque de l'accès, et l'allongement anormal de la pause terminale.

Le diagramme suivant rend bien compte de ce mécanisme et peut tenir lieu de définition (fig. 197).

Nous insisterons peu sur cette arythmie relativement rare (nous n'en avons pu suivre que 6 cas).

Son diagnostic est relativement facile : on peut poser en principe que toute tachycardie dépassant 110, dont le début est brusque, qui ne s'accompagne pas de goître exophtalmique, qui ne survient pas à l'occasion d'un épisode fébrile *et dont le taux n'est pas sensiblement modifié par le passage de la position horizontale à la position verticale*, est une tachycardie paroxystique. La seule difficulté se rencontre chez les sujets que l'on voit pour la première fois, dont on ignore les antécédents et qui avec une tachycardie, une tachy-arythmie plus ou moins considérable présentent des signes évidents de défaillance cardiaque (dilatation du cœur, œdème pulmonaire, congestion hépatique et splénique, oligurie, œdème, etc.). Il peut être difficile de savoir si la tachycardie paroxystique a été le début des accidents ou si au contraire la tachy-arythmie constatée n'est qu'un symptôme secondaire de l'asystolie. Le début brusque, l'étude graphique précise, l'épreuve thérapeutique trancheront la question.

Le début est toujours brusque — et souvent perçu par le sujet sous forme d'un choc précordial subit, d'une sensation de déclanchement cardiaque, de grosse palpitation avec sensation générale de malaise — parfois au contraire il n'est pas perçu par le sujet.

La durée peut être extrêmement brève — la crise étant constituée seulement par une série plus ou moins longue de quelques extra-systoles ou quelques dizaines. Le plus ordinairement elle dure de quelques heures à quelques jours, plus rarement quelques semaines.

Parfois *la crise* ne s'accompagne pour le sujet d'aucun symptôme appréciable. Le plus habituellement au contraire on constate des *troubles digestifs* (flatulences, régurgitations, nausées, vomissements) et des *troubles cardiaques* les uns du type angineux (dyspnée douloureuse, sensation de constriction, de griffe, de barre, d'étreinte), les autres du type asystolique (engouement hépato pulmonaire, cyanose, engorgements veineux, etc.).

A l'ordinaire la *crise se termine* brusquement comme elle a commencé — et c'est le cas de beaucoup le plus fréquent — Il en fut ainsi dans 5 de nos cas. Très exceptionnellement on a noté la mort subite ; parfois mais nous le répétons rarement on assiste à la défaillance progressive du myocarde et à la mort par asystolie.

Comme pour les extra-systoles le *pronostic* des tachycardies paroxystiques est beaucoup moins subordonné à la tachycardie paroxystique même qu'aux facteurs associés et plus particulièrement à l'état antérieur du myocarde.

Pratiquement on pourrait comme pour les extra-systoles distinguer :

Les tachycardies paroxystiques fonctionnelles des émotifs, des impressionnables, des sphygmolabiles, sans substratum anatomique appréciable avec, dans l'intervalle des crises, un équilibre circulatoire parfait et l'absence de tout symptôme durable — elles sont à l'ordinaire bénignes.

Les tachycardies paroxystiques lésionnelles associées sinon subordonnées à des lésions myocardiques ou endocardiques évidentes dont les plus fréquentes sont la sclérose cardio-artério-rénale et la sténose mitrale. Le pronostic est celui de la maladie causale aggravé par une crise qui peut, par sa durée même, constituer une cause d'épuisement rapide du myocarde.

C'est dans ces conditions que nous avons vu survenir la mort par insuffisance cardiaque progressive en 7 jours chez une patiente de 80 ans atteinte de sclérose cardio-artério-rénale bien compensée qui fut prise un soir de tachycardie paroxystique (170 à 180). La dyspnée était assez marquée 22 à 48 suivant les moments ; les bruits sourds et inégaux ; pas de toux, pas de fièvre, pas d'expectoration, pas d'œdème, pas de congestion hépatique ou pulmonaire ; des borborygmes abondants, du météorisme et une recrudescence des phénomènes dyspnéiques et arythmiques à la moindre ingestion ; étreinte, barre, oppression, syndrome angineux au moindre effort.

Sans être complètement inefficace la thérapeutique (enveloppements sinapisés, digalène, huile camphrée, spartéine, injections d'oxygène, etc.) fut insuffisante. On assista à la défaillance cardiaque progressive : encombrement des bases pulmonaires, crises paroxystiques de dyspnée cardiaque, oligurie, polypnée. La mort suivit au 7e jour.

Nos autres cas guérirent après des crises d'une durée de quelques heures à quelques semaines (fig. 198).

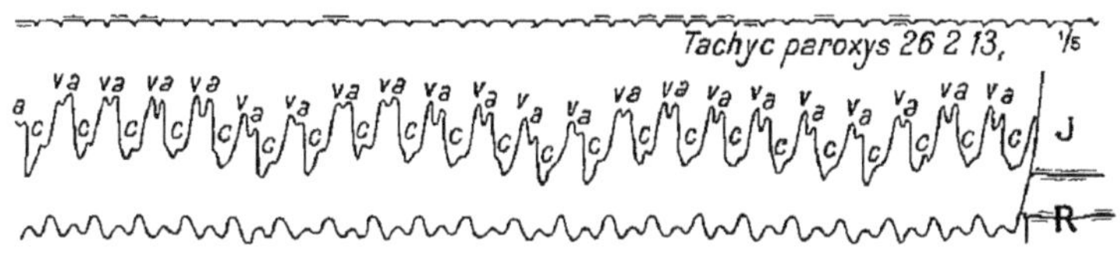

Fig. 198. — Tachycardie paroxystique (Daniel Routier)

Bref, les lésions associées au syndrome et la durée de la crise sont les facteurs qui dominent le pronostic. Habituellement il est — quant à la vie — favorable même avec des lésions scléreuses avancées.

Le traitement comporte le traitement de la crise et celui des périodes intercalaires.

Pendant la crise tout réussit et tout échoue. On a vu réussir et on doit essayer : les poudres absorbantes antiméteorisantes, l'application d'une ceinture abdominale, l'application précordiale d'une vessie de glace. La médication nauséeuse (ipéca a doses réfractées), la médication digitalique, et strophantique, ont donné — effet réel ou coïncidence — quelques résultats favorables. Le plus souvent tout échoue — la crise cesse à son heure.

Les sujets prennent instinctivement une attitude déterminée ; certains restent couchés, d'autres s'assooient la tête entre les genoux, d'autres préfèrent marcher un peu.

Le régime sera en tout cas réduit et de digestion facile, constitué par de petits repas. A noter d'ailleurs comme pour les extra-systoles que la déglutition et semble-t-il plus spécialement le passage de liquides au niveau du cardia est chez certains sujets l'occasion d'une recrudescence de malaise (voire du déclenchement de la crise) en sorte qu'ils évitent d'instinct toute ingestion pendant la période de la crise.

Dans l'*intervalle des crises* le traitement sera exactement celui que nous avons indiqué à l'occasion des extra-systoles.

LES ARYTHMIES RESPIRATOIRES

Les arythmies respiratoires sont après les arythmies extra-systoliques les plus fréquemment observées dans la pratique ; elles sont à coup sûr les plus bénignes.

L'exposé que nous avons fait précédemment du rythme normal du cœur nous en facilitera singulièrement la compréhension. D'après les constatations physiopathologiques sus-rappelées, le rythme normal du cœur est conditionné par des excitations régulières prenant naissance rythmiquement au niveau du noyau sino-auriculaire (nœud de Keith et Flach) et propagées de là successivement au myocarde auriculaire puis ventriculaire par le système de conductibilité sus-décrit. Mais ce noyau sino-auriculaire est manifestement contrôlé par le nerf vague, par le pneumogastrique qui exerce sur lui une influence inhibitrice : la destruction du pneumogastrique, plus particulièrement de la branche droite ou sa suppression physiologique par administration d'atropine qui le paralyse, accélère de ce fait les battements du pouls ; son excitation au contraire les ralentit.

Le plus souvent chez l'homme cette action frénatrice,

inhibitrice du vague est inappréciable. Chez certains sujets au contraire et en particulier chez la plupart des

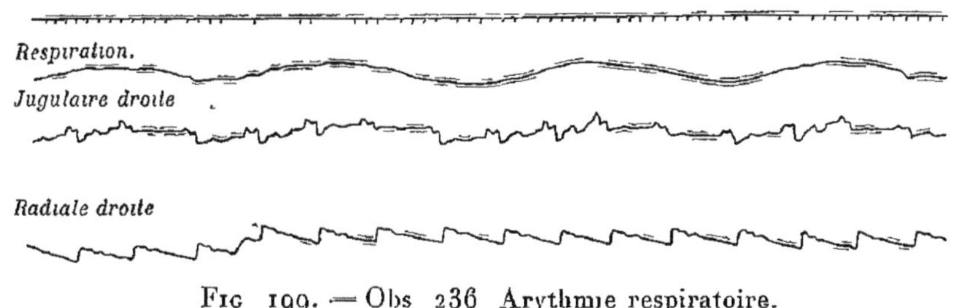

FIG 199. — Obs 236 Arythmie respiratoire.

enfants, chez quelques adultes (et chez tous les chiens) cette action est manifeste et se traduit par une arythmie

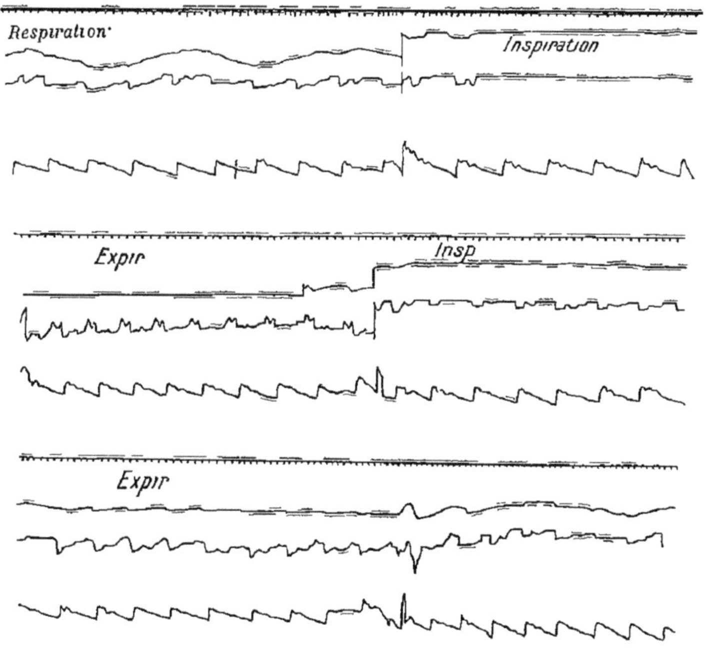

FIG. 200. — Obs 236. Arythmie respiratoire.

considérable portant tant sur la fréquence que sur l'insité des systoles cardiaques et nettement subordonnée à la respiration. Un examen même superficiel, la simple observation synchrone des pulsations radiales et du temps respiratoire (inspiration et expiration) permet d'établir une relation évidente entre l'arythmie et le moment respiratoire et de constater que l'arythmie circulatoire consiste en

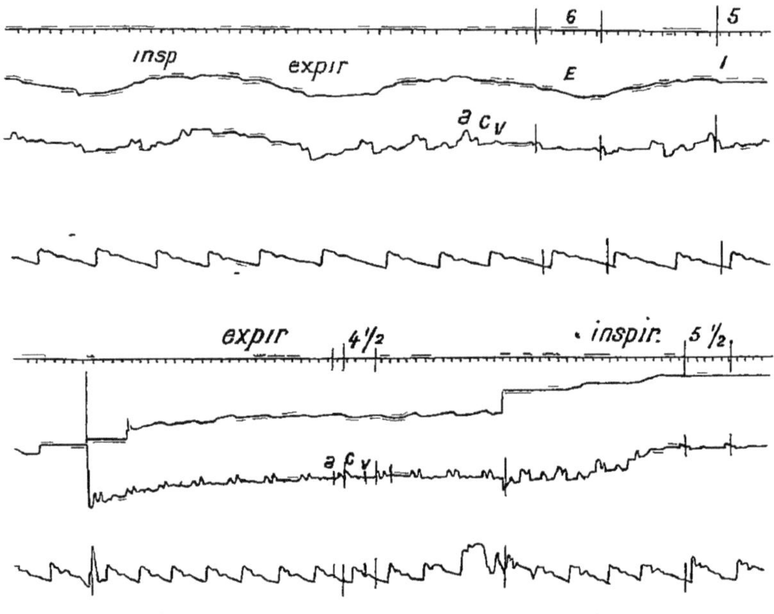

FIG. 201. — Obs. 236. Arythmie respiratoire.

une accélération du pouls contemporaine de l'inspiration et un ralentissement contemporain de l'expiration.

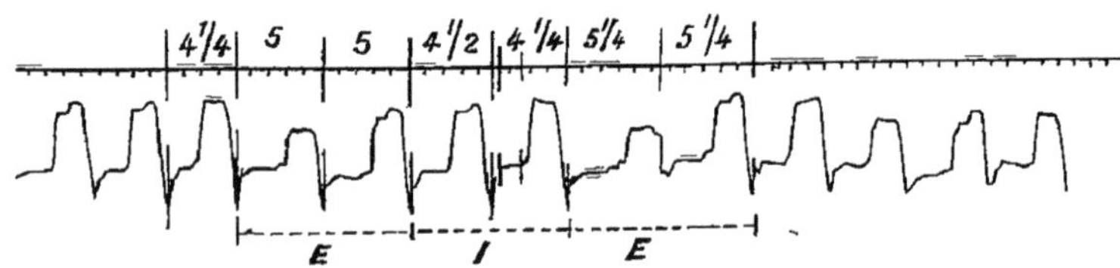

FIG 202. — Obs 263. Arythmie respiratoire. Cardiogramme.
E. Expiration — *I.* Inspiration.

Les graphiques reproduits ci-dessus (fig. 199, 200, 201, 202) mettent bien en évidence cette dépendance étroite de la circulation et de la respiration. A la vérité ils ne sont que l'exagération d'un phénomène physiologique et qu'on enregistre de façon a peu près constante pour peu que l'on fasse au cours d'un enregistrement graphique amplifier le mouvement respiratoire de l'inspiration profonde à l'expiration forcée.

Cette arythmie — exagération tout au plus d'un phénomène normal — indique peut-être une certaine hyperexcitabilité

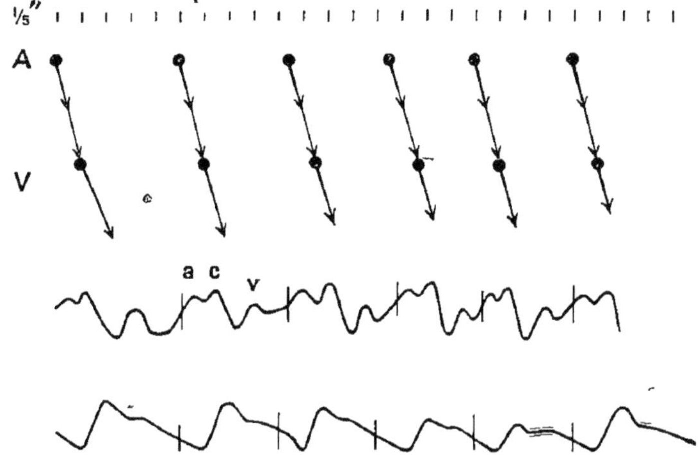

FIG. 203. — Diagramme représentant une arythmie du sinus (arythmie respiratoire) A et V représentent respectivement les systoles auriculaire et ventriculaire se succédant normalement. L'arythmie consiste ici en une accélération et un ralentissement des cycles auriculo-ventriculaires dont le point de départ est dans l'arythmie même de l'excitation initiale partant du sinus.

du noyau sino-auriculaire ; elle est en tout cas sûrement dépourvue de toute signification pronostique, et ne comporte qu'une seule indication thérapeutique : celle de rassurer complètement le sujet et son entourage et de n'instituer, de ce fait du moins, aucune thérapeutique qui ne pourrait qu'inciter le malade à croire et à craindre que son cas ne soit réellement pathologique.

Le diagramme ci-dessus fait bien saisir le mécanisme probable de cette arythmie (fig. 203).

A titre documentaire nous reproduisons d'autre part un

cas d'arythmie respiratoire à la vérité tout à fait différent des précédents et recueilli chez un azotémique au moment

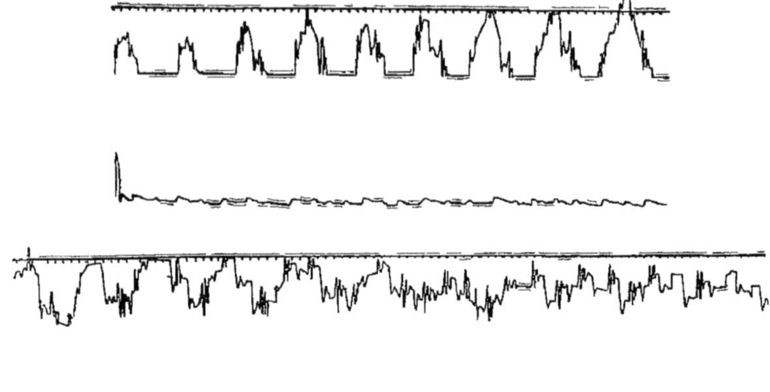

FIG. 203. — Obs. 36 *ter*. Rythme de Cheynes Stockes.

H, 61 ans, 28 février 1913 (position assise), 100 (P) $\frac{34}{18}$ Vs = 6 4.

d'une crise de dypsnée cardio-respiratoire du type dit de Cheyne Stockes (fig. 203 et 204).

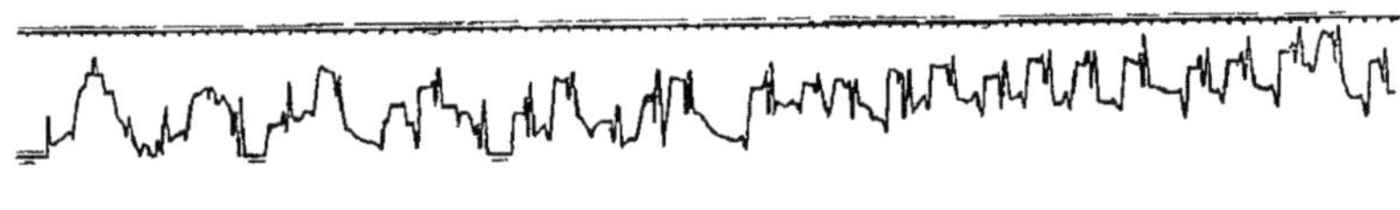

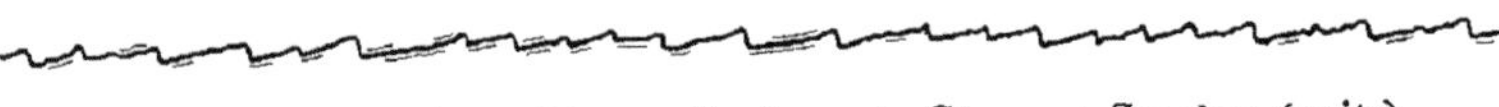

FIG. 204. — Obs. 36 *ter*. Rythme de Cheynes Stockes (*suite*).
(a lire de droite a gauche).

DISSOCIATION AURICULO-VENTRICULAIRE

Les diagrammes dont nous nous sommes déjà servis pour exposer la nature du rythme normal du cœur, des extra-systoles et des tachycardies paroxystiques nous seront d'un bien plus grand secours encore pour définir et schématiser les *dissociations auriculo-ventriculaires* ou *blocages du cœur*.

Nous répétons que le rythme normal du cœur est subordonné à la transmission régulière de l'oreillette au ventricule le long du faisceau de His d'une excitation contractile émanée du noyau sino-auriculaire (de Keith et Flach) (fig. 205).

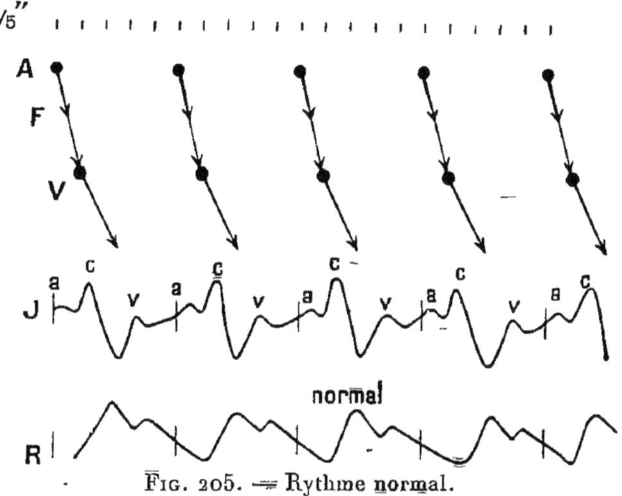

Fig. 205. — Rythme normal.

Que cette transmission soit plus longue, qu'elle soit retardée par une propagation plus difficile comme dans le schéma 206, il y aura tendance au blocage qui se traduira sur les graphiques par l'allongement de l'espace *a* — *c* et par l'apparition d'une courte pause entre la fin de la systole auriculaire et le commencement de la systole ventriculaire. Ce sera le *1er degré de la dissociation auriculo-ventriculaire* ou mieux la tendance au blocage du cœur (fig. 206).

Que cette transmission soit par moments interrompue, que la propagation plus difficile soit supprimée de temps à autre, un certain nombre de systoles auriculaires ne transmettront pas leur excitation contractile au ventricule.

Il y aura suppression d'un certain nombre de systoles ven-

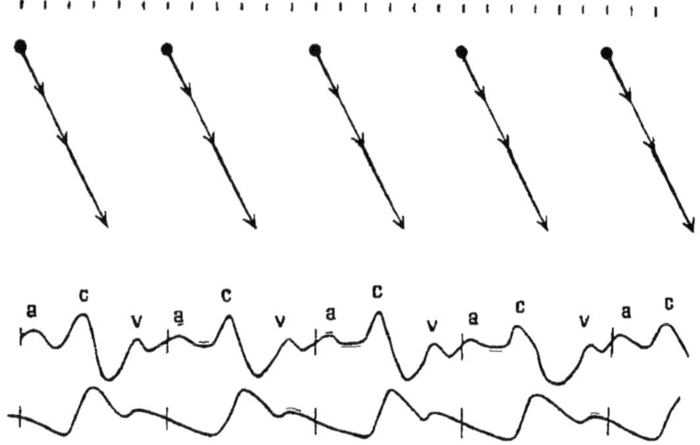

Fig 206. — Tendance à la dissociation auriculo-ventriculaire Retard de conductibilité. Allongement de la période *ac*.

triculaires. Ce sera le 2e *degré de la dissociation auriculo-ventriculaire ou le blocage incomplet du cœur* (fig. 207). Si

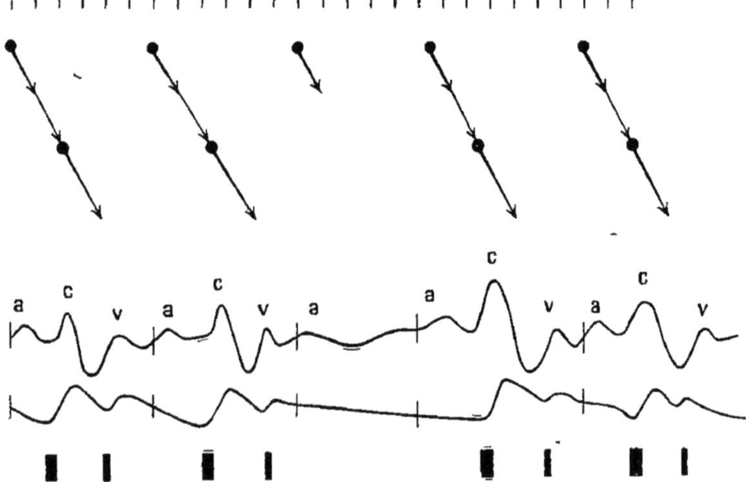

Fig. 207. — Blocage partiel. Dissociation auriculo-ventriculaire incomplète

cette interruption d'accidentelle et irrégulière, augmentant, devient régulière et rythmique on pourra exprimer par un chiffre le degré de cette dissociation. Si par exemple le ventricule ne répond qu'une fois sur deux à l'incitation auriculaire, on dira que le blocage est comme 2 est à 1, s'il ne répond qu'une fois sur trois comme 3 est à 1, etc.

Si enfin toute transmission est supprimée entre l'oreillette et le ventricule comme dans le diagramme *c'est le dernier degré de la dissociation auriculo-ventriculaire, il y a blocage*

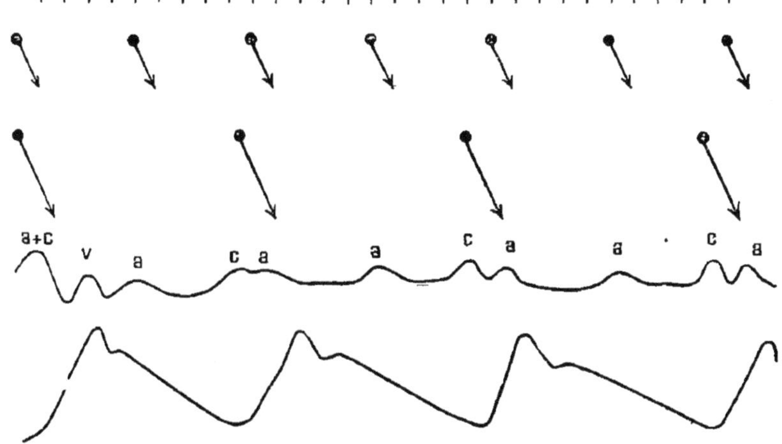

Fig 208. — Dissociation auriculo-ventriculaire complète. Oreillettes et ventricule se contractent sans coordination aucune.

complet du cœur (fig. 208) ; oreillettes et ventricules se contractent séparément ; leurs rythmes sont absolument dissociés et sans aucune correspondance. Le rythme auriculaire est d'environ 72 à la minute, le rythme ventriculaire de 30. Il y a bradycardie par dissociation auriculo-ventriculaire.

Telle est l'idée la plus simple que l'on puisse donner de la dissociation auriculo-ventriculaire, du blocage du cœur (fig. 205, 206, 207, 208).

Le siège de cette arythmie est manifestement le faisceau de His ; il a été trouvé altéré dans la plupart des cas de dissociation auriculo-ventriculaire où l'autopsie a été pratiquée ; toutefois cette recherche systématique a été absolument négative dans un certain nombre d'observations. On est donc conduit à admettre, comme pour les extra-systoles ou les tachycardies, l'existence à côté des *dissociations auriculo-ventriculaires lésionnelles permanentes* par altérations du faisceau de His (gommes, scléroses, dégénérescences post-infectieuses, post-rhumatismales), *de dissociations auriculo-ventriculaires fonctionnelles transitoires* (dissociation digitalique, dissociation temporaire du rhumatisme et des maladies infectieuses, stimulation du vague, etc.).

Pratiquement la syphilis, le rhumatisme et les dégénérescences scléreuses dominent l'étiologie des dissociations auriculo-ventriculaires.

Ajoutons enfin qu'au point de vue de la séméiologie des bradycardies il y a lieu de distinguer les *bradycardies* qu'on pourrait appeler *fasciculaires* par lésion ou fonctionnement défectueux du faisceau de His sous la dépendance de la dissociation auriculo-ventriculaire et les *bradycardies nodales* ou *totales*, dépendant d'un ralentissement du processus excitatif au niveau même du noyau sino-auriculaire, elles ne s'accompagnent pas de dissociation auriculo-ventriculaire.

*
* *

Le diagnostic de la dissociation auriculo-ventriculaire tel qu'il se pose pour le praticien non spécialisé, nous paraît se présenter comme suit :

Le *diagnostic de la dissociation auriculo-ventriculaire incomplète* ne se pose guère *qu'avec l'extra-systole*. La palpation radiale et l'auscultation simultanée du cœur permettent de trancher facilement et presque à coup sûr la question. Dans la dissociation auriculo-ventriculaire la pause perçue à la radiale se conjugue à un silence cardiaque complet puisqu'il n'y a pas de contraction ventriculaire (fig. 210); dans l'extra-systole au contraire, la pause radiale se conjugue à un ou deux bruits cardiaques provoqués par la contraction ventriculaire extra-systolique surajoutée (fig. 209). Dans le

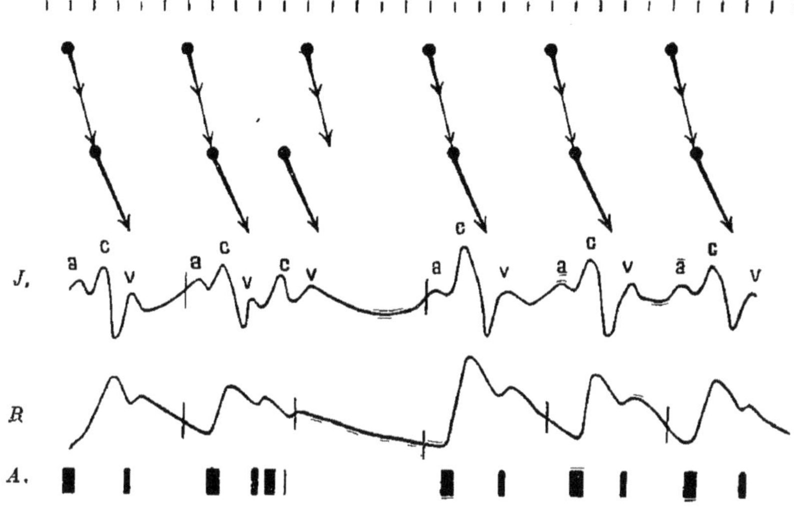

Fig 209 — Extra-systole.

premier cas il y a le rythme ordinaire simplement ralenti à deux temps, ou plutôt constitué par les deux bruits

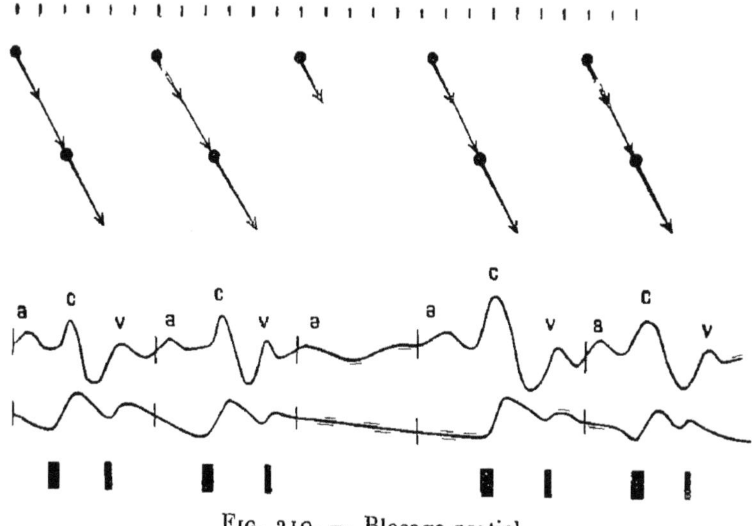

Fig. 210. — Blocage partiel.

systolique et diastolique; dans le deuxième cas il y a un

rythme à trois temps constitué par les deux bruits systolique et diastolique normaux suivis du bruit systolique de l'extra-systole ou à quatre temps (rythme en écho) si l'extra-systole ayant forcé les sigmoïdes, s'accompagne d'un second bruit diastolique (fig. 209 et 210).

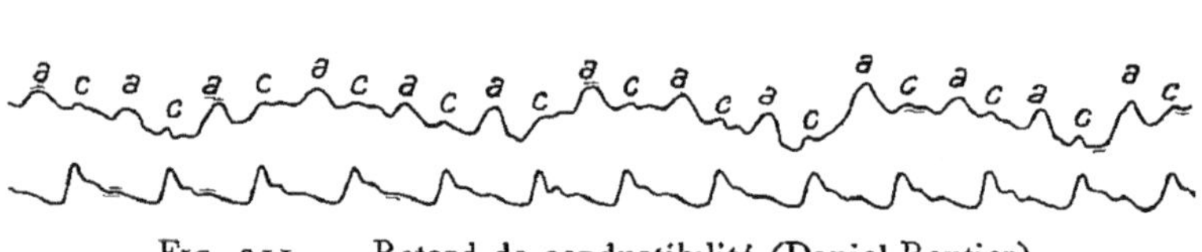

FIG. 211. — Retard de conductibilité (Daniel Routier).

Le diagnostic de la dissociation auriculo-ventriculaire complète qui se traduit objectivement par une bradycardie très accentuée (30 à 40) se pose comme suit :

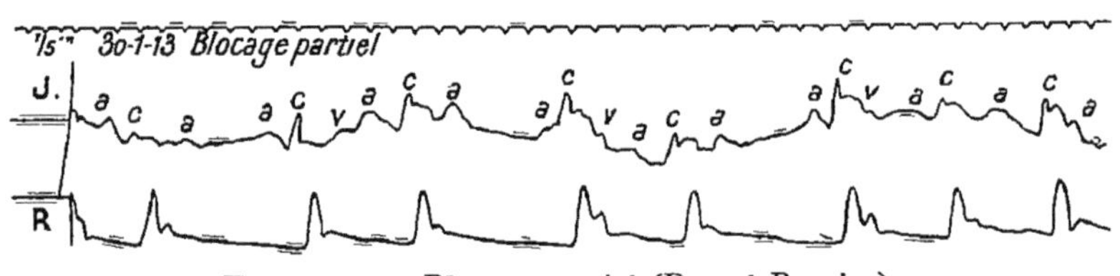

FIG. 212. — Blocage partiel (Daniel Routier)

1° *Y a-t-il bradycardie ou bradysphigmie ?*

2° *La dissociation est-elle fonctionnelle* (le plus souvent

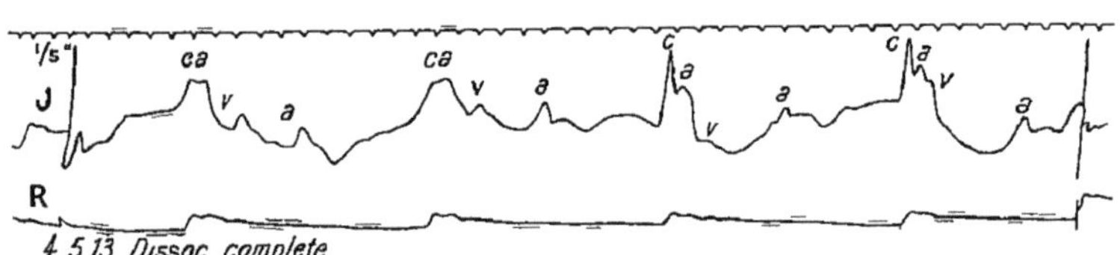

FIG. 213. — Dissociation complète (Daniel Routier).

d'origine extra-cardiaque subordonnée à une excitation anormale et à un fonctionnement défectueux du pneumogastrique) — *ou lésionnelle* (d'origine intra-cardiaque subordonnée à une lésion syphilitique rhumatismale, scléreuse du faisceau de His) ?

L'auscultation tranchera immédiatement la première question comme elle l'a fait pour les extra-systoles. La palpation radiale et l'auscultation combinées démontreront que pour une pulsation radiale perçue il y a deux systoles cardiaques (une systole et une extra-systole).

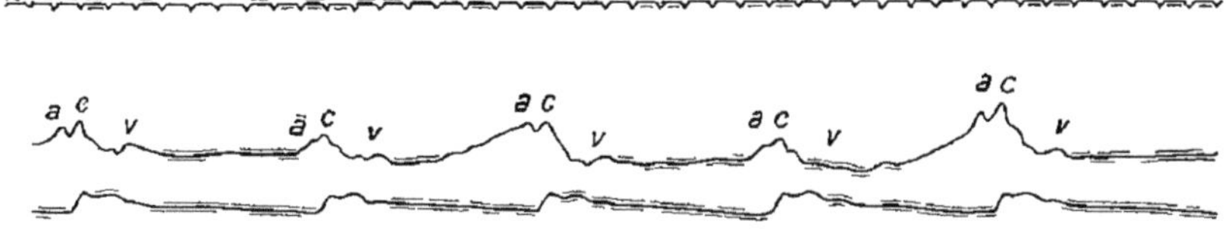

Fig. 214 — Bradycardie totale (Daniel Routtier)

Pour trancher la seconde on s'inspirera des données cliniques suivantes :

1° La bradycardie fonctionnelle (d'origine extra-cardiaque) est à l'ordinaire temporaire, elle cesse avec la cause qui lui a donné naissance ; la bradycardie lésionnelle (d'origine intra-cardiaque) est permanente.

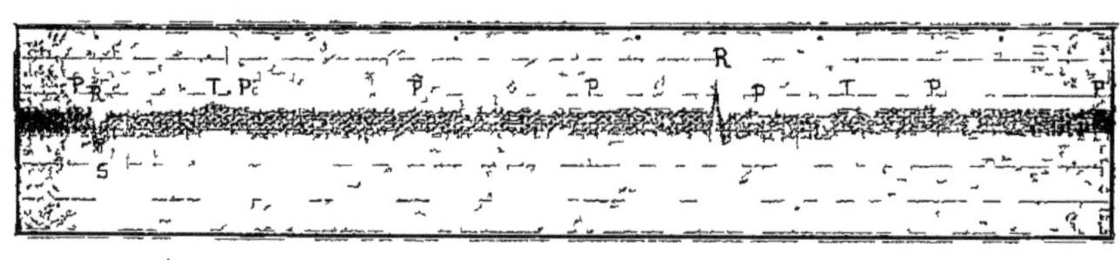

Fig 215. — Dissociation complète Électro-cardiogramme (Daniel Routier)
52 11 12 Or = 62, ventr = 17, Der I, ord 1^{cm} = 1 millivolt, absc 2^{cm} 1/2 = 1^{m}

2° L'administration de 2 milligrammes d'atropine paralysant les terminaisons cardiaques du pneumogastrique fait à l'ordinaire disparaître momentanément la bradycardie fonctionnelle ; elle n'influence pas sensiblement la bradycardie lésionnelle.

3° Les modifications de position (passage de la station couchée à la station debout et inversement), les efforts, l'inspiration profonde ou l'inspiration forcée, la fièvre, la marche altèrent sensiblement le rythme de la bradycardie fonctionnelle ; ils n'exercent pas d'action appréciable sur la bradycardie lésionnelle.

Maints travaux récents semblent démontrer que ces signes n'ont pas une valeur absolue. Pratiquement, cliniquement ils sont suffisants.

Pour le praticien spécialisé la question diagnostique sera souvent singulièrement facilitée et précisée par les méthodes graphiques qui inscriront sur les tracés jugulaires, radiaux et cardiaques la dissociation auriculo-ventriculaire ainsi qu'en témoignent les graphiques ci-contre que nous devons à l'obligeance de notre très distingué collègue le Dr Daniel Routier (fig. 211, 212, 213, 214). L'électro-cardiographie tranchera presque à coup sûr et en dernier ressort les cas douteux (fig. 215). Les signes graphiques les plus caractéristiques sont :

1° L'allongement anormal de la période *a-c*.

2° La pause si minime soit-elle entre la fin de *a* et le commencement de *c* dans les dissociations incomplètes.

3° La dissociation des rythmes auriculaires *a* du tracé jugulaire et ventriculaire (élévation radiale, choc apexien) dans les dissociations complètes.

A noter dans cette dissociation complète l'adaptation souvent parfaite de l'organisme à ce nouveau régime circulatoire. Le ralentissement des systoles étant compensé par leur puissance qui se traduit objectivement par la plénitude, l'amplitude du pouls (si impressionnante à la palpation, si évidente sur les tracés) et l'élévation des tensions tant maxima que différentielle. Le ventricule bien rempli au cours d'une diastole prolongée se vide pleinement grâce à une systole puissante.

Le diagnostic de la dissociation auriculo-ventriculaire présente une grande importance pronostique et thérapeutique — *fontionnelle* elle est à l'ordinaire bénigne et cesse avec la cause qui lui a donné naissance — *lésionnelle* elle est soit l'indice d'une dégénérescence myocardique grave dont elle ne constitue qu'une localisation particulièrement redoutable, soit l'indice de la localisation au niveau du faisceau de His d'un processus destructif ou dégénératif (syphilis, rhumatisme, infection).

L'étude des dissociations auriculo-ventriculaires et plus particulièrement des bradycardies est étroitement liée à celle du syndrome de Stockes Adams. On sait en quoi il consiste. Le patient qui en est atteint est sujet à des crises syncopales ou épileptiformes ou syncopo-épileptiformes. La crise est annoncée par une sorte d'aura : malaise général, bourdonnement d'oreille, pâleur du visage, etc.; elle s'accompagne d'un ralentissement paroxystique du pouls avec pauses — asystolies vraies au sens absolu du mot — qui peuvent atteindre 10 secondes et plus. La maladie peut présenter tous les degrés — et toutes les fréquences — depuis la simple obnubilation fugace analogue à celle que provoque chez certains sujets une extra-systole — jusqu'à la crise syncopale grave avec arrêt prolongé du cœur — jusqu'à la mort subite.

Avant Charcot on incriminait surtout le myocarde qu'on avait parfois trouvé dégénéré ; avec Charcot on incrimina surtout le système nerveux extra-cardiaque (bulbe ou pneumogastrique) ; après la découverte du blocage du cœur on incrimina exclusivement la dissociation auriculo-ventriculaire par lésion du faisceau de His. Actuellement on revient à une conception beaucoup plus éclectique et on admet que le syndrome de Stockes Adams (ralentissement du pouls avec crises syncopales ou épileptiformes) peut être provoqué par tout trouble fonctionnel ou toute lésion susceptible de déterminer un ralentissement considérable du pouls :

1° Lésion ou trouble fonctionnel du bulbe ou du pneumogastrique.

2° Lésion du faisceau de His et parfois plus spécialement du nœud de Keith.

3° Et même lésions étendues et graves du myocarde sans siège spécial.

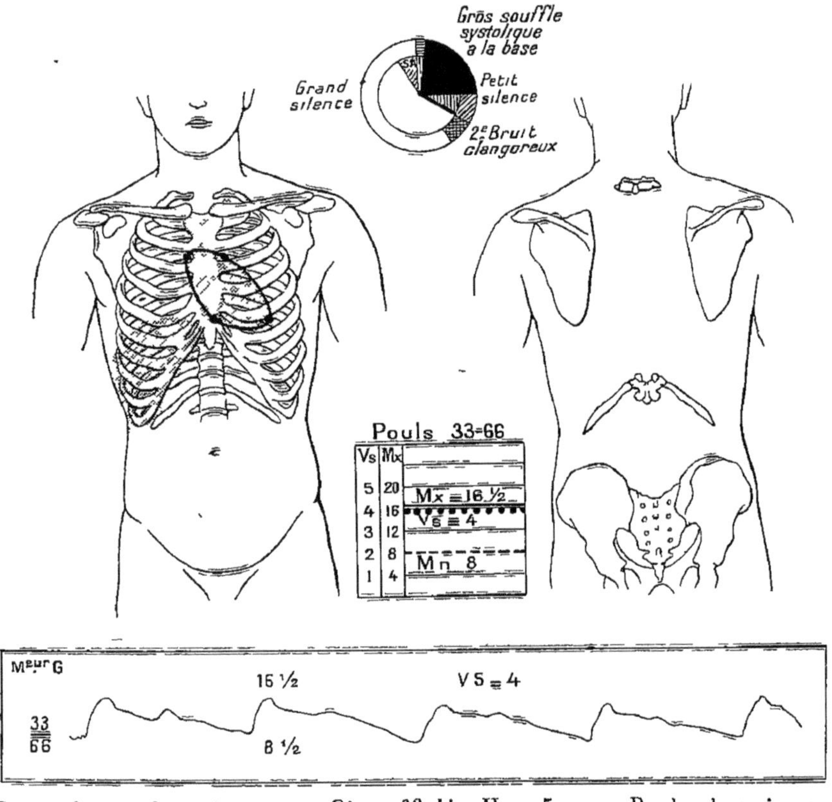

Fig. 216. — 16 octobre 1911. Obs. 263 *bis* II.., 59 ans. Bradysphygmie supprimée par la belladone. Grosse dilatation aortique Hypertrophie cardiaque. Élévation des sous-clavières.

En fait nous l'avons rencontré en 2 cas où toute dissociation auriculo-ventriculaire semblait bien pouvoir être écartée.

Dans le 1er cas (fig. 216, 217) il s'agissait d'un patient de 59 ans rhumatisant et ictérique ancien, porteur d'une grosse lésion aortique, présentant à la base un gros souffle systolique prolongé en roulement pendant tout le petit silence qui pendant plusieurs années avait constaté au réveil un ralentissement du pouls (à 55) ; depuis 7 ou 8 mois était sujet à des vertiges et des éblouissements contemporains d'un

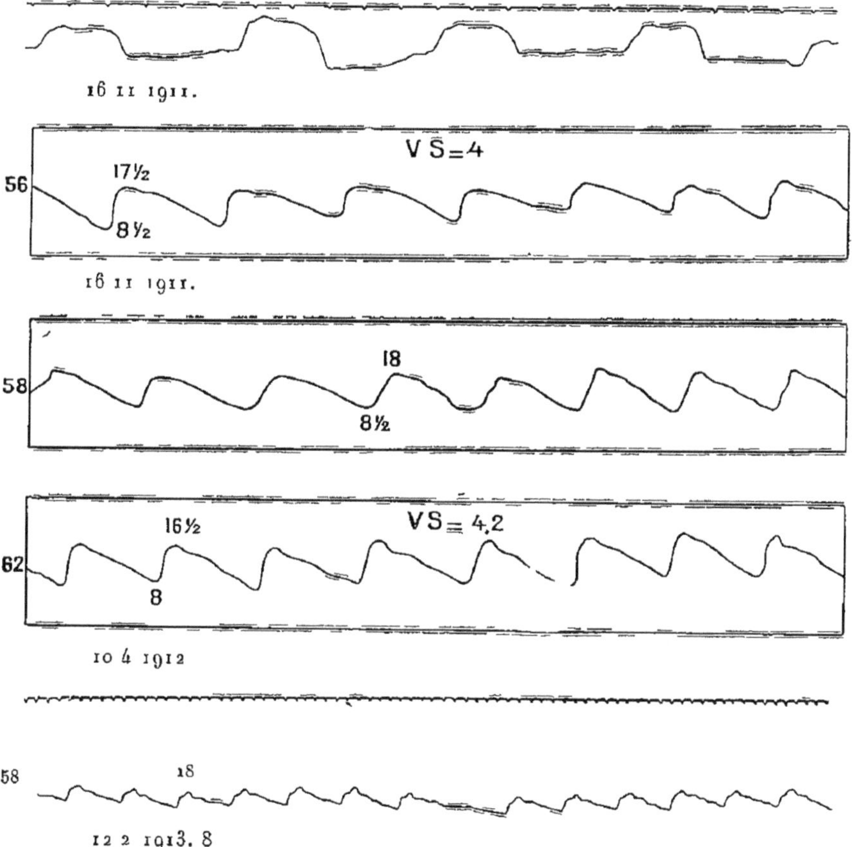

Fig. 217 = Obs. 263 *bis*. Cardiogramme et sphygmogramme à différentes phases de son évolution

ralentissement du pouls à 48, et qui enfin depuis 6 mois était sujet à des crises subites, alarmantes, quasi syncopales avec pâleur subite, amnésie transitoire qui l'avaient obligé à interrompre complètement ses occupations. Obligé à ce moment à garder le lit pendant 7 semaines par impossibilité absolue de se lever sous peine de syncope, il avait constaté que couché il était très bien et en pleine possession de ses facultés, assis il était défaillant et atteint d'amnésie complète. Un régime sévère et une cure combinée d'adonis et de théobromine avait plutôt aggravé son état; un régime plus libéral lui avait permis de sortir du lit; un séjour en Savoie lui avait procuré un mieux relatif. Bradycardie (?) et crises syncopales persistaient et c'est dans ces conditions que le patient se présentait à notre examen. Il était porteur d'une grosse et évidente lésion aortique (gros souffle systolique prolongé en roulement pendant le petit silence, claquement diastolique en marteau). Le pouls était remarquablement lent, 33, mais les battements cardiaques étaient doubles, 66. L'auscultation révélait le rythme en écho si caractéristique TOC TOC, *toc toc*. L'inscription radiale était typique = pouls bigéminé par extra-systoles avec seconde pulsation inappréciable à la palpation, d'où *la bradysphygmie*. Maxima seize et demi, minima huit et demi, viscosité sanguine 4, pas d'albumine.

Bref, *aortite et dégénérescence myocardique*, *bradysphygmie par extra-systoles bigéminées* avec *crises syncopales* = tel était le diagnostic.

Nous prescrivons simplement avec un régime libéral les pilules suivantes :

Extrait de belladone.	un centigramme
Extrait d'adonis.	dix centigrammes
	pour une pilule

5 par jour.

De façon quasi immédiate, vertiges, malaise disparaissent en même temps que le pouls remonte autour de 60 par disparition des extra-systoles. La tension remonte légèrement à $\frac{17\ 1/2}{8\ 1/2}$, $\frac{18}{8}$. Le sujet reprend graduellement ses occupations. Cet état a persisté depuis 2 ans.

Dans un second cas (Obs. 164 *bis*) observé chez un patient de 54 ans porteur de même d'une lésion aortique et sujet à des crises tantôt syncopales, tantôt épileptoïdes avec ralentissement considérable du pouls, la méthode graphique ne révélait dans l'intervalle des crises aucune altération du rythme cardiaque qu'une légère tendance au ralentissement 58 et des tensions sensiblement normales $\frac{14\ 1/2}{9\ 1/2}$ avec une viscosité un peu forte, 4, 5.

Le *pronostic* dépend :

1° De la nature de la *dissociation* : fonctionnelle elle est à l'ordinaire bénigne et cesse avec la cause toxique ou diathésique ou infectieuse (rhumatisme, pneumonie, typhoïde) qui lui a donné naissance.

2° De son *degré*, il est bien évident que les formes légères, incomplètes et temporaires sont moins graves que les formes accentuées, complètes et permanentes.

3° *Des autres lésions myocardiques ou endocardiques* qui l'accompagnent. La dissociation auriculo-ventriculaire complète et permanente comporte un pronostic grave d'abord parce qu'elle traduit une localisation particulièrement redoutable de la myocardite, ensuite et surtout parce qu'elle est à l'ordinaire accompagnée de lésions de dégénérescence myocardique profondes et étendues.

4° *Des crises syncopales et épileptiformes* qui peuvent l'accompagner :

a) A un premier degré on note de brèves attaques de défaillance avec perte momentanée de conscience, pâleur de la face et arrêt très limité du pouls.

b) A un degré plus avancé — à la perte de connaissance s'ajoute la cyanose, le stertor, les mouvements convulsifs de la face et des membres supérieurs — à noter l'absence habituelle de l'incontinence d'urine et de la morsure linguale. La circulation se caractérise à ce moment par l'absence des mouvements ventriculaires se traduisant par l'abolition du pouls et la persistance des mouvements auriculaires se traduisant par les ondulations rapides des veines du cou.

c) La mort enfin peut être observée — exceptionnellement à la vérité — au cours d'une attaque ou d'une série d'attaques du type sus-décrit.

Il est difficile de présenter un exposé d'ensemble du TRAITEMENT des *dissociations auriculo-ventriculaires*.

La *1re indication* est évidemment celle de *la cause* possible de la lésion ou du trouble de la fonction (traitement spécifique dans la syphilis, salicyclate de soude dans le rhumatisme, médications anti-infectieuses dans les pneumonies, fièvres typhoïdes et infections généralement quelconques).

La *2e indication* est celle de la *myocardite et de l'insuffisance cardiaque* en général. Rappelons brièvement et un peu schématiquement à ce sujet les indications et les contre-indications de la digitale dans les dissociations auriculo-ventriculaires.

I. — Rappelons, au préalable, les trois lois suivantes :

1° L'excitation du vague agit directement sur les battements auriculaires qu'il diminue, et indirectement seulement sur les battements ventriculaires, précisément par l'intermédiaire des oreillettes et du faisceau de His ;

2° La digitale, stimulant puissant du vague, ralentit primitivement, directement les systoles auriculaires, et secondairement indirectement, les systoles ventriculaires ;

3° La digitale, stimulant direct du muscle cardiaque, agit puissamment sur les ventricules dont les systoles sont renforcées, et faiblement sur les oreillettes.

Si l'on fait application des lois précédentes au cas de bloquages du cœur, on voit que, *dans un cas de bloquage partiel du cœur*, dans lequel, par exemple, le nombre des contractions ventriculaires n'est que le tiers de celui des contractions auriculaires, *l'administration de la digitale sera dangereuse* en ralentissant les systoles auriculaires, en diminuant encore ainsi le nombre de celles qui sont susceptibles de stimuler les ventricules par l'intermédiaire du faisceau de His ; une attaque fatale du syndrome de Stockes-Adams peut en être la conséquence. Dans un cas de *bloquage complet du cœur,* les systoles auriculaires et ventriculaires sont complètement indépendantes ; l'administration de la digitale ralentira, en les renforçant quelque peu, les contractions auriculaires, ce qui, le faisceau de His étant détruit, sera sans influence sur la fréquence des contractions ventriculaires ; en revanche, l'action directe de la digitale sur la musculature ventriculaire se traduira par des systoles plus rapides et plus puissantes.

Dans un cas de Bachman, demonstrator of Physiology in the Jefferson College, le taux respectif des systoles auririculaires et ventriculaires, qui était de 3,72 à 1 dans un cas de bloquage complet, s'abaissa à 1,45 à 1 après administration de digitale, se rapprochant ainsi du rythme normal.

Bref, *la digitale peut être indiquée dans les cas de bloquage complet du cœur ; elle est habituellement contre-indiquée dans les cas de bloquage partiel.*

II. — Ces notions nouvelles de physiologie pathologique permettent de préciser l'opportunité si discutée de l'*administration de la digitale dans le rétrécissement mitral.* Huchard dit oui, Potain dit non.

Hare[1] et Mackenzie[2], s'appuyant sur les notions précé-

1. Hare. — « The relation of Digitalis to the Bundle of His » *Therapeutic Gazette*, 15 avril 1910, p. 244.

2. Mackenzie. — « Heart's Diseases », 2e édit., p. 186.

dentes, répondent oui ou non ; oui, si la sténose est large, si le rythme cardiaque n'est pas sensiblement modifié, si l'on constate les signes habituels de l'insuffisance ventriculaire, bref, si le fonctionnement du faisceau de His paraît normal ; non, si l'attaque morbide qui a provoqué la sténose valvulaire a altéré aussi le faisceau inter-auriculo-ventriculaire, déterminant son hypo ou son hyperexcitabilité. S'il y a hypoexcitabilité, un bloquage partiel du cœur est réalisé, nous avons vu précisément qu'il contre-indique l'usage de la digitale. S'il y a hyperexcitabilité, la contraction musculaire cardiaque pourra, conformément a une loi très générale de pathologie, commencer par la région hyperexcitable, le rythme cardiaque en être renversé, la systole ventriculaire débutant une fraction de seconde avant la systole auriculaire ; la digitale stimulant encore ce tissu hyperexcitable ne pourra qu'accroître l'anomalie et exagérer l'insuffisance : elle est encore contre-indiquée.

III. — Certains signes cliniques, facilement appréciables, traduisent ces troubles de la conductilité cardiaque, ce sont :

1° La *constatation d'un pouls jugulaire et* a fortiori *d'un pouls hépatique synchrone aux systoles ventriculaires* qui extériorise la contraction simultanée, voire inversée, de l'oreillette et du ventricule droits ;

2° La *constatation d'intermittences pulsatiles* plus ou moins régulièrement rythmées, par hypoexcitabilité du faisceau de His ;

3° La *constatation au moyen de tracés sphygmographiques de certaines arythmies cardiaques, extra-systoles* vraies ou fausses.

Il convient d'y ajouter :

4° Dans les rétrécissements serrés, *la disparition du souffle présystolique,* traduisant l'incapacité, au moins relative, de l'oreillette, à faire franchir au sang l'orifice stenosé, c'est-à-dire la distension et un état parétique de l'oreillette forcée.

La stimulation digitalique du ventricule droit ne pourrait qu'augmenter cette réplétion dangereuse de l'oreillette gauche déjà défaillante et exagérer le trouble circulatoire.

*
* *

Pratiquement donc, on peut conclure qu'en présence d'un cas de rétrécissement mitral :

1° La disparition du souffle présystolique ;

2° La constatation d'un pouls jugulaire ou hépatique synchrone aux systoles cardiaques ;

3° La constatation d'intermittences cardiaques ;

4° La constatation sur les tracés sphygmographiques de troubles de la conductibilité cardiaque (bloquage du cœur) contre-indiquent l'administration de la digitale.

*
* *

La 3e indication enfin est celle qui découle de l'existence de *crises syncopales* ou *épileptiformes*. Le traitement préventif consiste évidemment en un traitement causal correct et une bonne hygiène générale — nous avons vu que le traitement systématique belladono-adoinidé nous avait donné un remarquable résultat. Quant au traitement même de la crise les inhalations de nitrite d'amyle et les injections sous-cutanées d'huile camphrée, de strychnine et d'oxygène sont nettement indiquées.

POULS ALTERNANT

Toutes les arythmies sus-décrites (extra-systoles, tachycardies paroxystiques, arythmies sinusales, bradycardies) n'avaient en soi aucune signification pronostique formelle; nous avons suffisamment insisté sur ce fait qu'elles ne constituaient pas, isolées, un facteur pronostique précis, que chacune de ces variétés d'arythmies suivant qu'elle était purement fonctionnelle ou au contraire lésionnelle avait une signification tout à fait différente et qu'en somme le symptôme n'avait de valeur et de signification qu'en fonction de ceux qui l'accompagnaient. Il en est tout autrement des deux arythmies qui nous restent à décrire : *le pouls alternant* et *l'arythmie perpétuelle* qui l'une et l'autre ont une signification précise et grave. Le premier étant l'expression d'une dégénérescence myocardique profonde, le second de la fibrillation articulaire.

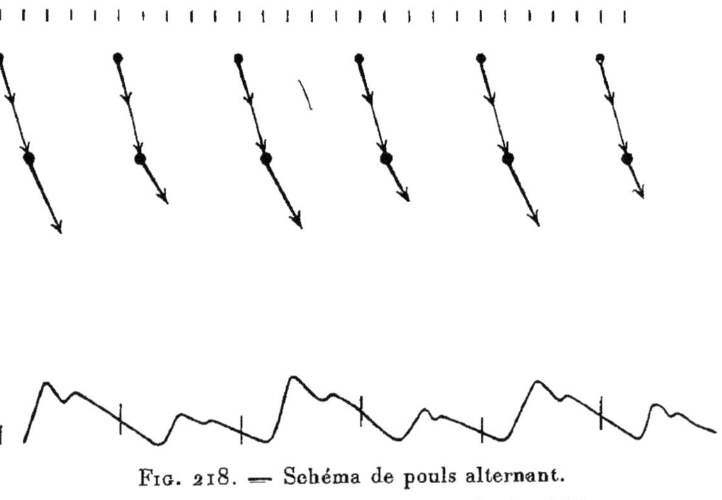

Fig. 218. — Schéma de pouls alternant.
Une pulsation forte alterne avec une pulsation faible.

Le pouls alternant est essentiellement constitué par la succession alternante à intervalles sensiblement normaux, réguliers, équidistants d'une pulsation forte et d'une pulsation faible. Il n'y a pas arythmie à proprement parler mais alternance régulière de 2 pulsations inégales. Tout au plus la pulsation faible peut être retardée légèrement du fait d'une propagation cardio-périphérique légèrement ralentie (fig. 218).

A la rigueur un pouls bigéminé par extra-systoles pourrait prêter à la confusion car il présenterait de même une alternance de pulsations fortes et de pulsations faibles. Mais à l'inverse du pouls alternant vrai, l'extra-systole (systole faible) est plus rapprochée de la systole précédente que de la suivante; dans le pouls alternant la pulsation faible est plus rapprochée de la suivante que de la précédente. Si la palpation et l'auscultation attentives ne parvenaient pas à trancher la question, un simple sphygmogramme assoierait sans discussion le diagnostic.

Le pouls alternant vrai a une signification pronostique des plus graves et Lewis n'hésite pas à le mettre en parallèle avec les soubresauts tendineux, la névrite optique et le rictus sardonique comme signe du plus mauvais augure. Il est d'ailleurs souvent associé à la dyspnée cardiaque, aux accès angineux, au rythme de Cheynes-Stockes. Mais même isolé il conserve une signification pronostique très sombre : c'est l'indice certain d'une dégénérescence myocardique profonde, d'un épuisement très avancé du muscle cardiaque.

Quelques observations récentes, de Gallavardin entre autres, semblent de nature à atténuer légèrement la sévérité de ce pronostic.

Le repos absolu physique et intellectuel, un régime tout à la fois substantiel et de digestibilité facile constitué par des petits repas fréquents et régulièrement espacés, une médication tonique, générale et neuro-cardiaque (quinquina, glycérophosphate, strychnine, spartéine, injections d'oxygène, vieux Bordeaux, Champagne, etc.), une médication symptomatique opportune (ventouses, sinapisations, diurétiques, etc.) seront les éléments essentiels du traitement.

ARYTHMIE PERPÉTUELLE

L'arythmie perpétuelle, delirium cordis des anciens, a longtemps dérouté la sagacité des cardiologues. C'est l'électro-cardiographie qui en a donné sinon la signification absolue, intégrale, du moins l'explication qui correspond au plus grand nombre des cas et qui en explique le mieux le mécanisme.

L'arythmie perpétuelle est comme son nom l'indique constituée par une arythmie permanente d'une irrégularité extrême et qui déjoue toute description. Les systoles se succèdent irrégulières quant a leur durée et quant à leur force.

On a discuté longtemps relativement à sa pathogénie exacte — l'électro=cardiographie semble avoir nettement démontré que cette arythmie était conditionnée par un état particulier de a contraction auriculaire qu'exprime bien le terme : fibrillation auriculaire.

Nous en empruntons la description à Th. Lewis qui en a fait une étude approfondie. « Quand nous examinons les battements cardiaques d'un animal les systoles auriculaire et ventriculaire sont parfaitement distinctes. La systole auriculaire consiste en une rapide contraction rythmique, particulièrement perceptible dans le sens de la longueur où le raccourcissement est le plus grand. Quand l'oreillette est en état de fibrillation ou de délire, le phénomène est tout à fait différent. Les parois musculaires restent comme fixées dans la position diastolique ; une systole complète ou incomplète n'est jamais réalisée ; dans l'ensemble l'oreillette paraît immobile ; mais une observation attentive de la surface musculaire révèle son activité extrême et incessante, sous forme d'ondulations rapides et minimes de chacun de ses points.

« C'est comme si la masse du tissu auriculaire avait subi une fragmentation fonctionnelle et s'était dissociée en un grand nombre de petits foyers indépendants donnant naissance à des impulsions locales.

« L'effet de la confusion auriculaire sur l'activité ventriculaire est double. D'une part les contractions auriculaires régulières, normales, coordonnées étant supprimées, les ventricules ne reçoivent pas les excitations régulières correspondantes qui déterminent leurs contractions normales.

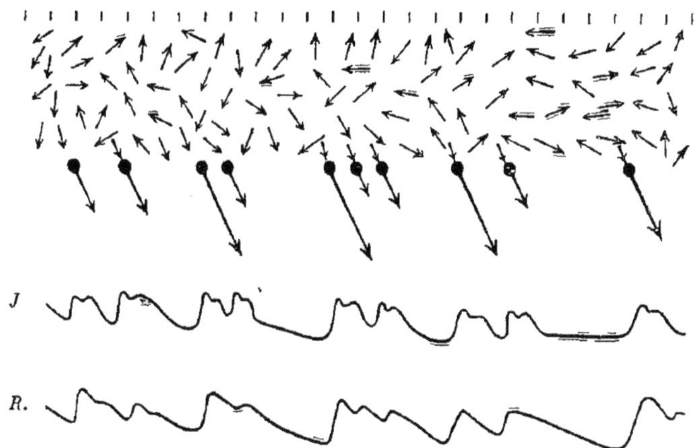

Fig. 219 — Les fibres auriculaires ne se contractent pas de façon coordonnée et rythmique, mais au contraire le tissu auriculaire est dissocié en un grand nombre de petites aires contractiles indépendantes. Quelques-unes des impulsions auriculaires, à intervalles absolument irréguliers, atteignent le ventricule y déterminant des contractions tout à la fois rapides et irrégulières.

J. Jugulaire. — *R*. Radiale.

Elles sont remplacées par des impulsions nombreuses et incoordonnées, dont quelques-unes seulement parviennent au ventricule : le changement apporté au travail ventriculaire est en conséquence profond. La fréquence des contractions ventriculaires s'élève considérablement et elles se succèdent sans ordre aucun. »

Le diagramme ci-dessous donne une idée schématique du processus (fig. 219.)

En fait l'électro-cardiographie met bien en évidence la

réalité du mécanisme sus-décrit. L'onde P caractéristique de la systole auriculaire est supprimée et remplacée par

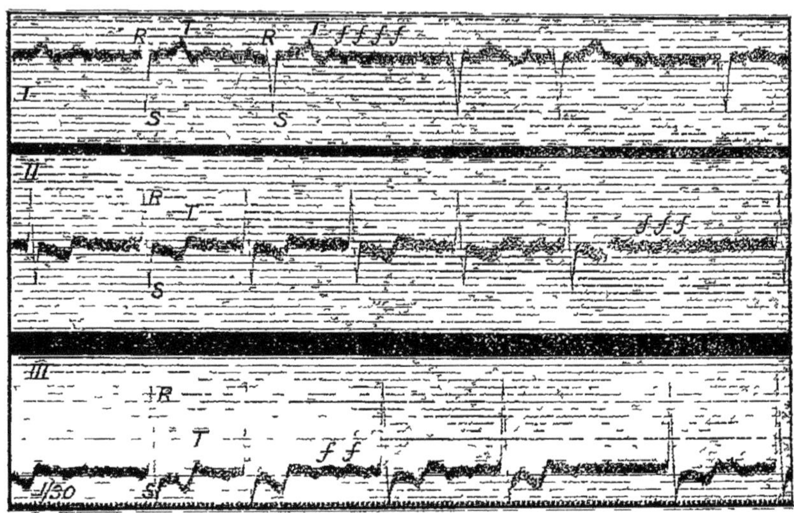

Fig. 220. — (D'après la Cambridge association). Électrocardiogrammes des trois connexions dans un cas de rétrécissement mitral avec fibrillation auriculaire. L'ondulation R dans la connexion I est bien petite alors que S est profonde ; dans la connexion III, R se montre la plus haute Il y a des signes d'hypertrophie du ventricule droit. Le rythme ventriculaire est très irrégulier. Il n'y a pas d'ondulations P mais, en revanche, l'on constate un certain nombre d'oscillations rapides *ff* produites par la fibrillation des oreillettes.

une série d'oscillations rapides, irrégulières et de faible amplitude *ffff* (fig. 220).

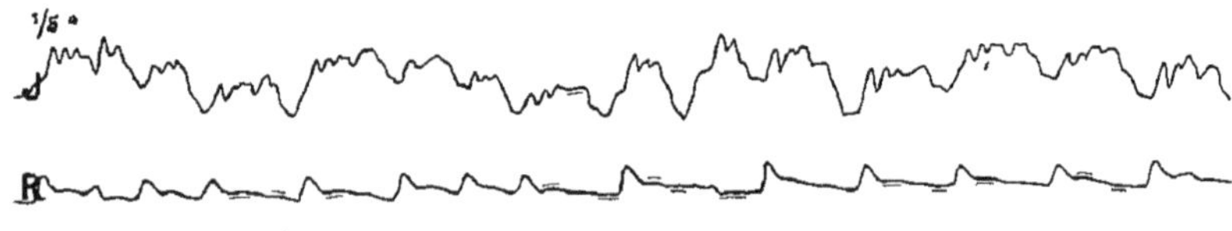

Fig. 221. — Fibrillation auriculaire (Daniel Routier).

Quelquefois on peut même dépister assez nettement les ondulations fibrillaires de l'oreillette sur un bon tracé polygraphique (fig. 221, 222).

Seule l'électro-cardiographie peut conduire à la constatation objective, à l'enregistrement certain de la fibrillation auriculaire et de l'arythmie perpétuelle.

Cliniquement et *pratiquement* on peut cependant en faire le diagnostic avec ou sans le concours de la méthode graphique.

On peut donner les trois règles pratiques suivantes :

1° Toute tachy-arythmie dont le taux dépasse 120 est presque toujours liée à la fibrillation auriculaire et à l'arythmie perpétuelle (la notion de l'irrégularité de l'arythmie élimine les tachycardies fébriles, émotionnelles, nerveuses, paroxystiques, etc.).

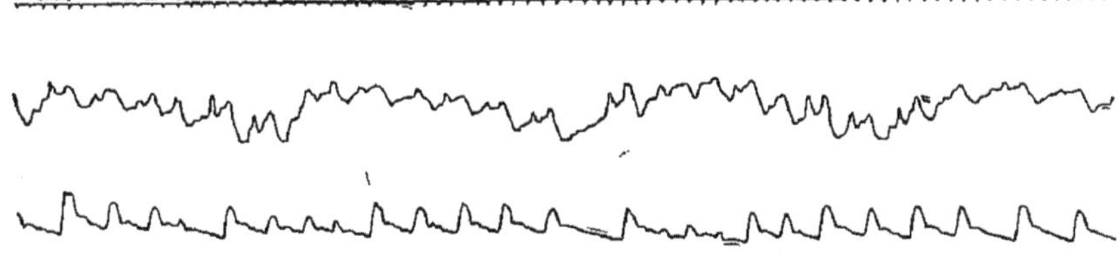

Fig. 222 — Obs. 248 H, 56 ans, 1 m 69, 64 kil. 800. Arythmie perpétuelle.
23 6 1913 72 (P) $\frac{13\ 1/2}{10\ (P)}$ Vs = 4 3 H = 1 200, alb = 0

2° Toute arythmie permanente conjuguée à des signes de défaillance cardiaque avancée est à peu près sûrement dépendante de la fibrillation auriculaire. La probabilité devient une quasi-certitude si l'arythmie est associée à la tachycardie ;

3° Toute arythmie, même non accompagnée de signes actuels évidents de défaillance cardiaque, toute arythmie qui s'exagère par l'accélération du pouls provoquée par exemple par un exercice modéré, est vraisemblablement une arythmie perpétuelle. A l'ordinaire en effet et au contraire, les autres arythmies et en particulier les arythmies extra-systoliques s'atténuent, voire disparaissent sous l'influence de l'accélération du pouls.

La polygraphie enregistre une arythmie extrême et permanente. Le tracé radial est constitué par des systoles inégales et irrégulières, de durée et de force incessamment variables; le tracé jugulaire prend à l'ordinaire le type dit ventriculaire, présentant une série d'oscillations synchrones aux systoles ventriculaires, l'ondulation *a* caractéristique de la systole auriculaire est absente ; quelquefois sur des tracés très réussis on note une série de petites ondulations présystoliques minimes et rapides traduisant précisément la fibrillation auriculaire (fig. 221 et 222).

L'électrocardiographie enregistre plus ou moins nettement cette fibrillation auriculaire (fig. 220).

Y a-t-il toujours insuffisance tricuspidienne en cas d'arythmie perpétuelle ? et reconnaître l'existence de l'arythmie perpétuelle serait-il reconnaître, ipso facto, la présence d'une insuffisance tricuspidienne. Certains auteurs croient pouvoir l'affirmer. Nous avons observé maints cas d'arythmie perpétuelle dans lesquels nous n'avons pas constaté de signes nous permettant de reconnaître l'existence d'une insuffisance tricuspidienne. Elle nous a paru relativement fréquente mais non constante.

La fibrillation auriculaire et l'arythmie perpétuelle sont toujours associées et probablement sous la dépendance d'une dégénérescence profonde du myocarde et d'une insuffisance cardiaque avancée. On en trouvera donc les signes associés à ceux de la dégénérescence myocardique et de l'insuffisance cardiaque (dyspnée d'effort, cyanose, stase veineuse, congestions passives, engorgement hépatique, œdèmes, oligurie, etc., etc.) et il est bien difficile de dire si quelqu'un de ces symptômes en dépend ou même s'ils sont exagérés par l'existence de la fibrillation et de l'arythmie (ce qui est toutefois bien vraisemblable).

On peut noter des crises de fibrillation paroxystique avec

recrudescence manifeste et de l'arythmie et des symptômes associés (dyspnée, cyanose, œdème, etc.). D'autres sujets au contraire en semblent à peine affectés. Il en est d'ailleurs de même dans les tachycardies paroxystiques ; il est probable que ces réactions si différentes sont sous la dépendance de l'état du myocarde ; est-il peu altéré, la circulation générale est relativement peu influencée par la recrudescence de l'arythmie ; est-il au contraire profondément dégénéré, les signes habituels de l'insuffisance cardiaque apparaissent rapidement.

C'est la sténose mitrale et la dégénérescence myocardique, les scléroses artério-rénales que l'on rencontre à peu près toujours accouplées à l'arythmie perpétuelle.

Le pronostic de *l'arythmie perpétuelle* est donc toujours réservé, parce que la *fibrillation auriculaire* constitue en soi un signe certain de dégénérescence plus ou moins avancée du myocarde et un signe probable de dégénérescence étendue. Toutefois — et ici l'épreuve thérapeutique est souvent décisive — certaines arythmies perpétuelles sont considérablement réduites par une médication correctement dirigée — tel fut le cas de l'obs. 51 *bis* que nous avons publiée au chapitre des asystolies ; — d'autres sont absolument irréductibles. Le pronostic en est évidemment profondément influencé. On arrive en somme toujours à la même conclusion, c'est l'étude de la contractilité myocardique beaucoup plus que sa conductibilité qui domine le pronostic.

Le *traitement de l'arythmie perpétuelle et de la fibrillation auriculaire* tient en un mot : *digitale*. L'indication de la médication digitalique est ici formelle et précise et on peut en attendre à l'ordinaire les plus beaux résultats, pendant et en dehors même des périodes asystoliques.

L'observation 51 *bis* précitée (voir asystolie) en est un bel exemple.

En présence d'un cas de tachy-arythmie par arythmie perpétuelle, le traitement sera dirigé comme suit :

Le sujet :

1° Sera mis au lit pendant quelques jours ;

2° Soumis à une diète réduite (petits repas régulièrement espacés).

Sous cette double influence, la tachycardie à l'ordinaire se réduira quelque peu tout en restant élevée, et l'arythmie s'atténuera ;

3° On administrera alors, le sujet étant toujours couché, digitale, digitaline ou digalène à doses moyennes. En 3 ou 5 jours : un milligramme de digitaline (3/10 de milligramme pro die) ou 0,80 de digitale (0,20 par jour) ou 3 centimètres cubes de digalène, etc.). Sous cette influence :

Ou bien, ce qui est exceptionnel, on ne constate aucune modification du rythme. Le pronostic sera grave et il y aura peu à attendre de la thérapeutique médicamenteuse quelle qu'elle soit.

Ou au contraire, la tachycardie sera ramenée à un taux normal, et l'arythmie extrêmement réduite.

4° On fera alors lever le sujet et on enregistrera avec soin l'influence de la station verticale et de la marche sur l'arythmie.

Si l'arythmie subit une recrudescence peu marquée, il suffira souvent alors de petites doses très minimes de digitaline et d'une bonne hygiène générale exclusive des fatigues, des émotions, des surcharges alimentaires pour maintenir un modus vivendi très acceptable. On prescrira par exemple 1/10 de milligramme de digitaline 2 ou 3 fois par semaine ou X à XV gouttes de digalène, ou à la façon de Huchard et Mayor 1/20 ou 1/30 de digitaline quotidiennement, 1 ou 2 gouttes de la solution de digitaline cristallisée au millième ou V gouttes de digalène. Souvent le sujet ainsi dirigé pourra reprendre tout ou partie de ses occupations.

Si au contraire la tachy-arythmie réapparaît avec son acuité primitive, c'est que la puissance de réserve cardiaque est quasi épuisée. Un repos presque absolu et des cures réitérées et assez fortes de digitale peuvent être indiquées.

La médication digitalique sera donc tout à la fois curative et pronostique. Car là où la digitale n'aura pas réussi les autres tonicardiaques ne réussiront pas mieux : strophantus, spartéine, convallaria échoueront de même.

Toutefois il est bien évident qu'on traitera concurremment les symptômes associés, les congestions, les œdèmes, etc. Là où la digitale a échoué avant une saignée, ou des ventouses, ou une ponction suivant les opportunités cliniques, elle réussit parfois merveilleusement après.

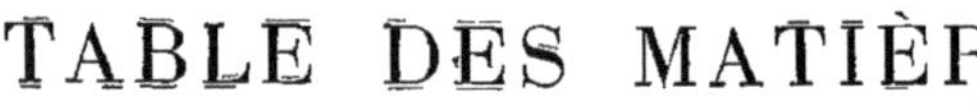

TABLE DES MATIÈRES

INTRODUCTION

PREMIÈRE PARTIE

TECHNIQUES CIRCULATOIRES

DEUXIÈME PARTIE

LES SYNDROMES CIRCULATOIRES

V. Les hyposphyxiques.

VI. Syndromes rénaux et cardio-rénaux.

VII. Les asystolies. Généralités. 449

VIII. Les angines de poitrine.

CHARTRES. — IMPRIMERIE DURAND, RUE FULBERT

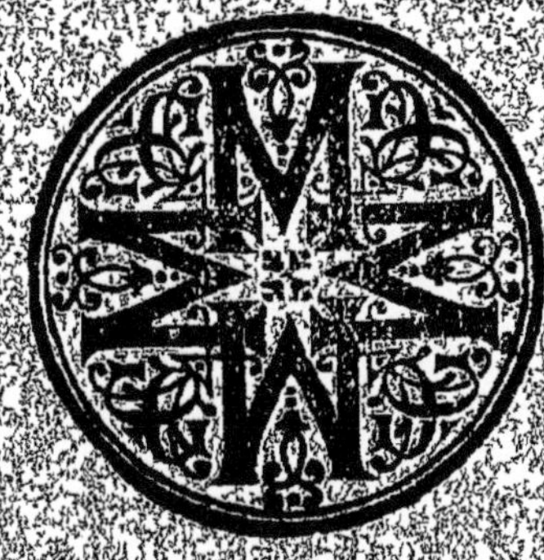

www.ingramcontent.com/pod-product-compliance
Ingram Content Group UK Ltd.
Pitfield, Milton Keynes, MK11 3LW, UK
UKHW020304200726
13857UKWH00001B/84